临床影像诊断必备丛书

X线读片指南

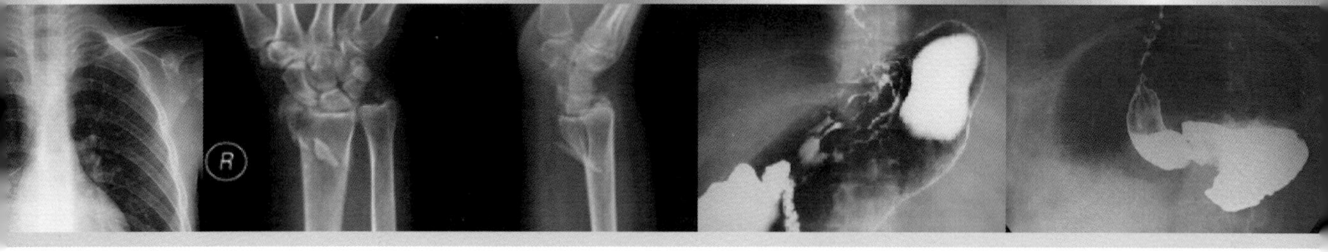

主　编　吕国义　彭俊红

北京大学医学出版社

X'XIAN DUPIAN ZHINAN

图书在版编目（CIP）数据

X线读片指南 / 吕国义，彭俊红主编 .—北京：北京大学医学出版社，2016.1（2017.10 重印）
ISBN 978-7-5659-1151-4

Ⅰ．①X… Ⅱ．①吕… ②彭… Ⅲ．①X射线诊断—指南
Ⅳ．①R814-62

中国版本图书馆 CIP 数据核字 (2015) 第 156019 号

X线读片指南

主　　编：吕国义　彭俊红
出版发行：北京大学医学出版社
地　　址：（100191）北京市海淀区学院路 38 号　北京大学医学部院内
电　　话：发行部 010-82802230；图书邮购 010-82802495
网　　址：http：//www.pumpress.com.cn
E － mail：booksale@bjmu.edu.cn
印　　刷：北京佳信达欣艺术印刷有限公司
经　　销：新华书店
责任编辑：宋小妹　　责任校对：金彤文　　责任印制：李　啸
开　　本：787 mm × 1092 mm　1/16　　印张：19.25　　字数：493 千字
版　　次：2016 年 1 月第 1 版　2017 年 10 月第 2 次印刷
书　　号：ISBN 978-7-5659-1151-4
定　　价：85.00 元

临床影像诊断必备丛书

编 委 会

总 主 编　王仁法　夏黎明

副总主编　黄道中　邵剑波　吕国义

编　　委（按姓氏汉语拼音排序）

陈　浪　陈欣林　邓又斌　龚良庚　黄　璐

黄道中　黎春雷　李开艳　吕国义　彭红芬

彭俊红　彭维恒　秦增辉　邵剑波　孙子燕

唐　超　王　敏　王　翔　王仁法　夏黎明

杨敏洁　杨四清　游　建　张　菁　张　清

《X线读片指南》

编委会

主　编　吕国义　彭俊红

副主编　彭红芬　张　清　秦增辉　杨四清

编　委（按姓氏汉语拼音排序）

程煜方　崔　伟　郭俊林　郭向荣　胡　芸
蒋　鸿　李华玲　刘　松　刘海峰　罗晓雯
吕国义　欧　玲　彭红芬　彭俊红　秦增辉
孙宗璞　王　晨　王　翔　王慧明　王仁法
徐良波　许　觅　阳　义　杨四清　喻汉华
袁德华　张　清　张会霞　周利华　祝　志

出 版 说 明

医学影像学随着影像设备的发展而突飞猛进，X 线、CT、MRI、超声已成为重要的检查手段，且在临床诊疗工作中日益普及，可为循证医学提供重要、客观的诊断依据。医疗的发展要求放射科医师需要不断学习、不断提高。另外，X 线、CT 检查、超声早已普及到基层医院，但很多基层医生没有机会接受更深入的专业教育，所见病种局限，读片存在困难。目前市场上影像方面的图书或者起点较高（如按专题介绍的诊断及鉴别诊断），或者是针对学生的入门小手册，过于浅显，另有相当多的图书图片质量及印刷质量较差，不能满足实际需要。针对目前现状，我们特邀请华中科技大学同济医学院附属同济医院王仁法教授作为总主编，组织编写“临床影像诊断必备丛书”。经过两年多的艰辛付出，本丛书终于与读者见面。

丛书共 4 个分册，分别是《X 线读片指南》《CT 读片指南》《MRI 读片指南》和《超声诊断指南》，具有下述特点：

1. 以系统分章，以常见病及多发病为主。以《X 线读片指南》为例，各疾病从临床表现、X 线表现、鉴别诊断三方面叙述。

2. 贴近临床实际，注重理论和临床实际的紧密结合。

3. 叙述诊断征象时结合病理改变。

4. 注意医学影像学的统一性与完整性。

5. 以典型的图片资料为主线，用最简明的语言给出读片分析和鉴别思路。

在编写中我们注重老、中、青专家、学者的配合，采用中老年专家与工作在一线的年轻精英组合完成丛书的编写工作。本丛书在编写过程中得到华中科技大学同济医学院附属同济医院、华中科技大学同济医学院附属协和医院、华中科技大学同济医学院附属普爱医院、首都医科大学附属同仁医院、北京积水潭医院等多家医院专家的支持与帮助，在此表示诚挚的谢意。

希望广大读者不吝赐教，多提意见，以便再版时修订完善。

北京大学医学出版社

2015 年 8 月

前　　言

随着医学影像学的迅猛发展，X线平片、CT、MRI已经成为临床诊断疾病的主要方法。X线、CT检查早已在基层医院普及，近年来基层医院也纷纷引进MRI诊断设备，为提高基层医院诊断疾病的水平提供了基础。在诸多检查手段中，相比之下，X线检查有被人忽视的倾向，但它又是必不可少的，特别是在急诊X线诊断中，我们深刻体会到X线诊断的优点：方便、迅速、经济、实惠，最主要的是可以快速判断骨折、骨肿瘤、气胸、气腹、食管异物、肠梗阻等易耽误病情甚至危及生命的疾病。

本书从基本理论、基本征象入手，较系统地介绍各系统的常见病、多发病及部分少见病的X线平片表现。以医学影像学基本知识、基本理论为基础，以经典图片为主线，联系临床实际，以实用为目的，紧扣影像科工作实践，以尽量简洁的语言写明各系统读片的共性技巧，兼顾专业技术的进展及其他相关知识，做到重点突出、深度适宜、实用性强。由于头颈部大部分X线检查已为CT检查所替代，故本书在内容方面省略头颈部X线检查部分，着重以呼吸系统、乳腺及骨关节系统等为主；在病例选择上，以常见病、多发病为主，贴近临床实际工作，注重理论及临床实践的紧密结合。整本书基本上涵盖X线诊断过程中的必备知识，旨在促进年轻医师，在学习现代医疗先进技术的同时，也增加一些普通X线诊断知识，期望通过实践使X线诊断水平进一步提高。

本书的编写得到了华中科技大学附属同济医院多位专家以及金朝林、张东友教授的支持与帮助，罗彦、艾涛、黄文、张文娟等诸多同道为本书无偿提供珍贵影像资料，周利华、刘松在此书的成稿中做了大量的工作，在此一并表示诚挚谢意。

在本书编写过程中尽管各位编者都付出了巨大努力和辛勤的劳动，对稿件进行了多次认真修改，尽可能把最基本的医学影像概念和最新的影像研究成果呈献给读者，但由于水平有限，谬误之处在所难免，恳请广大读者批评、指正。

华中科技大学同济医学院附属普爱医院
吕国义
2015年10月

目　录

第一章　X线读片概述

第一节　X线成像的基本原理及应用

自1895年伦琴发现X线后，应用X线成像以辅助临床疾病诊断，已有逾百年历史。在各种影像检查手段发展迅速的当今，X线仍以相对简便、迅速、价格低廉等优势，占据不可或缺的地位。

一、X线的产生

X线是真空管内高速行进的电子流轰击钨靶时产生的，它的产生需要具备3个条件：自由活动的电子群，电子群以高速度运行，以及电子群在高速度运行中突然受阻。上述3个必要条件需要X线球管和高压发生器这两个基本设备来完成。X线球管为一个高度真空的玻璃管，其一端是钨制斜形靶面，为阳极；另一端是钨制灯丝，为阴极。当灯丝加热后，其周围产生大量自由电子。当球管通入高压时，灯丝周围的自由电子以极快的速度冲击阳极的靶面，其中不足0.2%的能量形成X线，其余绝大部分能量转化为热能后被散发。

二、X线的特性及成像原理

X线是一种波长很短的电磁波，波长范围为0.006～500nm，目前X线诊断常用波长范围为0.08～0.31nm，相当于X线管在40～150kV时产生的X线。X线具有如下几个与X线成像及X线检查相关的特性。①穿透性：X线的波长较短，对物质有很强的穿透性，能穿透人类肉眼可见光线所不能穿透的物质。X线的穿透力与X线的管电压高低成正比，管电压高，所产生X线的波长短，穿透力强；而管电压低，所产生的X线波长长，其穿透力较弱。另一方面，X线的穿透力与被穿透物质的原子序数有关，原子序数高，X线难穿透；原子序数低，容易穿透。X线的穿透力还与被穿透物的密度、厚度有关，密度、厚度大不易被穿透，反之容易穿透。②荧光效应：X线可激发钨酸钙及铂氰化钡等荧光物质，使波长短的X线转换成波长长的可见荧光，这种转换叫做荧光效应，是进行透视检查的基础。③感光效应：涂有溴化银的胶片经X线照射后，感光而产生潜影，经显、定影处理，感光的溴化银中的银离子（Ag^+）被还原成金属银（Ag），沉积于胶片的胶膜内。感光的金属银微粒，在胶片上呈黑色；而未感光的溴化银，则在定影过程中被清除，呈胶片片基透明的本色。胶片各部依金属银沉积的多少产生从黑至白不同灰度的影像。④电离效应与电离效应：X线通过任何物质都可产生电离效应。空气的电离程度与空气所吸收X线的量成正比，因此通过测量空气电离的程度可检测X线的量。X线射入人体，也产生电离效应，可引起生物学方面的改变，即生物效应，可导致放射损伤，也是放射治疗的基础。

三、X线设备

传统的X线设备包括通用型X线机、胃肠X线机、心血管造影X线机、床旁X线机、乳腺X线机和牙科X线机等，这些设备摄片是以胶片作为载体，对透过人体的X线信息进行采集、显示和存储的。它们具有图像的空间分辨力较高，能够整体显示较大范围的组织结构，X线射剂量相对较低，检查费用低廉等优点。但是传统X线检查具有很多不足：如对摄片条件要求严格；图像的密度分辨力较低，对病变细节显示有一定影响；图像的灰度与摄片条件不能调节，X线胶片的利用和管理繁琐等。

近三十年来数字化X线设备发展迅速，使传统X线设备得到极大的改进：它使数字化X线设备的检查参数便于调节，可最大限度降低X线辐射剂量；图像质量明显提高，可使不同密度的组织结构同时达到清晰显示的效果；具有测量、边缘锐化、减影等多种图像处理功能；X线图像的数字化信息既可经转换打印成照片或在监视屏上视读，也可存储在光盘、硬盘中，还可通过影像归档和通信系统（picture archiving and communication systems，PACS）进行传输。数字化X线成像根据技术原理不同分为计算机X线成像(CR)和数字X线成像(DR)设备。其中CR设备可与传统X线设备进行组合；而DR设备，包括DR通用型机、DR胃肠机、DR乳腺机和DR床旁机等则不能与原有X线设备兼容。应用CR或DR设备进行摄片时，均将透过人体的X线信息进行像素化和数字化，通过计算机系统进行各种处理，最后转换为模拟X线图像。不同的是，CR以影像板(image plate，IP)代替胶片，作为透过人体X线信息的载体，而DR则用平板探测器(flat panel detectors，FPD)。CR成像速度相对较慢，不能进行透视检查。DR较CR又大大缩短了成像时间，提高了X线检测效率，降低了辐射剂量，还可用于透视，并具有更多的处理功能，例如，多体层容积成像（一次检测就可获得投照部位任意深度、厚度的多层面体层图像）、图像自动拼接技术（一次检测可获取大范围如全脊柱的无缝拼接DR图像）等。在此基础上，伴随网络和图像存档与传输系统（PACS）的广泛应用，X线诊断技术数字化或无胶片影像科及远程会诊等正逐步成为现实。

四、X线图像特点

X线影像是灰阶图像，由从黑到白不同灰度的影像组成，这些不同灰度形成的影像反映人体组织结构的解剖及病理状态。人体组织结构的密度与X线图像上影像的密度是密切相关的两个不同的概念，前者是指人体组织中单位体积内物质的质量，而后者则指X线图像上所显示影像的黑白。高密度的物质比重大，吸收的X线量多，影像在图像上呈白影。而低密度的物质比重小，吸收的X线量少，影像在图像上呈黑影。因此，图像上的白影与黑影，主要反映的是物质密度的高低。在X线影像的观察和描述中，也通常用密度的高与低表述影像的白与黑。如用高密度、中等密度和低密度分别表述白影、灰影和黑影。另外，X线图像是X线束穿透某一部位的不同密度和厚度组织结构后的投影总和，是该穿透路径上所有结构影的重叠影像。这种重叠可使某些部位如心膈角、膈面下的病变难以显示。另外，X线束是从X线管向人体作锥形投射的，因此，X线影像有一定程度的放大和失真，并可以产生伴影降低 X 线影像的清晰度。

五、X 线检查方法

1. X 线摄影　对比度及清晰度均较好，可以较好地显示密度、厚度较大的部位或密度差别较小的病变。常需行互相垂直的两个方位摄影，如正位及侧位。胶片或影像可以长期保留，但不能显示器官功能的动态变化。

2. 荧光透视　透视时可转动患者体位，改变方向进行观察。用于观察心脏、大血管搏动，膈肌运动及胃肠蠕动等器官的动态变化，其操作方便，费用低。但透视的影像对比度及清晰度较差，难以观察密度差别小的病变，以及头颅、脊柱、骨盆等密度与厚度较大的部位的细节情况，同时缺乏客观记录。

3. 软 X 线检查　软线摄影采用能发射软 X 线，即长波长 (平均波长为 0.07nm) 的钼靶 X 线管球，常用电压为 22 ~ 35kV，用于检查软组织，主要是乳腺。为了提高图像分辨力，增加微小癌的显示率，软 X 线摄影装备及技术不断发展完善，具有乳腺钼靶体层摄影、数字乳腺摄影、乳腺数字减影血管造影及开展立体定位和立体定位针刺活检等多种检查手段。

4. 造影检查　对缺乏自然对比的结构或器官，可将密度高于或低于该结构或器官的物质引入器官内或其周围间隙，使之产生对比以显影，此即造影检查。引入的物质称为对比剂，也称造影剂。造影检查的应用，扩大了 X 线检查的范围。

六、X 线检查的安全性及选用原则

X 线检查应用较为广泛，由于其生物效应可能对检查者造成损害，各设备厂家都不遗余力对检查设备进行大幅改进，其中高千伏技术、影像增强技术、高速增感屏和快速 X 线感光胶片等的逐步推广使用，显著降低了 X 线辐射量，使发生放射损害的可能性微乎其微。但是合理使用 X 线检查，避免不必要的 X 线辐射，掌握并向临床医师介绍各种 X 线检查方法的适应证、禁忌证和优缺点，促进临床医生选择安全、简便而又经济的方法，合理安排检查顺序，如应首先用普通检查，再考虑造影检查等，仍然十分必要。此外，重视对孕妇、小儿患者和长期接触射线的工作人员防护任何时候都不可松懈。

第二节　阅片的程序及技巧

一、阅片前的准备工作

1. 仔细查对患者与影像基本信息是否相符　包括姓名、性别、年龄、编号、科别、病房、部位、左右侧别、检查目的，排除检查患者错误、左右侧别错误等低级而严重的失误。

2. 影像资料是否符合诊断要求

（1）投照部位、投照方式、投照角度是否正确，检查部位位置是否正确，检查部位是否包括完全。如颈椎张口位片是否清晰显示枢椎齿状突与寰椎左右侧块的关系，体格较大

的患者胸部X线检查是否将整个胸廓全部摄入。

（2）投照管电压是否恰当，有无曝光不足、曝光过度等情况。中心线是否对准，各部分距离是否恰当，影像有无明显失真。X线影像是否清晰、对比良好，能否清晰地显示需要观察的病灶和其他组织的细微结构。

（3）胸部X线片拍摄时，患者是否正确、有效地屏气；婴幼儿或意识不清无法合作的患者，是否采用缩短曝光时间或妥善固定被照部位有效避免呼吸运动伪影及不自主运动产生的伪影。

（4）有无体表或体内异物伪影干扰，体表有无异物，体内有无造影检查或服食高密度食品、药品等形成的伪影。X线胶片有无划痕或污损等影响影像观察诊断的因素。

二、阅片基本顺序

1. 按一定程序观察X线片　遵循一定顺序，系统而周密地阅片以免遗漏重要的X线征象。如观察胸片时，应按胸廓、纵隔、膈及胸膜等逐步观察；观察肺野时，可从肺尖到肺底，从肺门到肺周依次进行观察；在分析骨关节片时，应依次观察骨骼、关节及软组织，其中在分析骨骼时，则应顺序观察骨皮质、骨松质及骨髓等；观察脊柱X线片时，按脊柱的生理曲度、序列、椎体、椎间隙、椎管、附件及椎旁软组织的顺序观察。养成按一定顺序观察X线影像的习惯，可以防止被突出的病变吸引，出现注意力的“盲区”，遗漏病变。

2. 对比观察　相对对称的结构或区域，进行左右两侧对比观察是非常有效的方法。肺野某部位怀疑有病变，尤其是在上肺发现可疑的条索状影，需鉴别是正常肺纹理还是少量的纤维化灶；上肺野内带高密度影需鉴别是病变还是正常肋软骨钙化；下肺野结节影需鉴别是肺内结节灶还是乳头影；儿童外伤后需确定是否存在关节半脱位、骨骺分离或鉴别骨骺与撕脱性骨折，双侧对比观察常常能提供非常有力的帮助。某些患者手术或药物治疗后复查X线检查，此时对比治疗前X线片，观察病灶的变化，对于治疗效果的评价至关重要。如在肺部发现片状阴影，而临床症状轻微，经过抗感染治疗后，阴影消失，则支持肺炎而非结核的诊断。骨骼的广泛性囊样骨吸收，经过甲状旁腺摘除后，病情好转，则支持甲状旁腺功能亢进症的诊断。

三、X线图像观察内容

1. 病变的部位和分布　每种疾病都有独特的病理生理基础，所以好发部位也各有不同，很多疾病的发布部位和分布都具有一定规律和特征性，成骨肉瘤多发生于骨干骺端，而尤因肉瘤多在骨干；肺结核以上肺多见，大叶性肺炎以下肺多见。脊柱转移性肿瘤分布具有“跳跃性”，脊柱结核多发生于相邻的椎体。

2. 病变的数目　病变的数目也常与其性质有关，如化脓性关节炎多单关节发病，类风湿关节炎常为多发性关节病变。原发性周围性肺癌多为单发，肺内转移瘤常为多发。

3. 病变的形状　肺内云絮状或斑片状阴影多为炎症，而团块状或球形阴影多为肿瘤性病变或结核球、炎性假瘤。骨囊肿往往呈现囊状透光区，而恶性骨肿瘤表现为不规则虫蚀状骨破坏。

4. 病变的大小　良性病变体积多较小，恶性病变多体积较大。在肺内弥漫性病变中，急性粟粒性肺结核，其斑点状阴影直径为1～2mm，矽肺结节一般为2～4mm，而转移瘤因形成时间不一，往往呈大小不等的结节状影。

5. 病变的边缘　肺内良性肿瘤边缘光滑锐利，恶性肿瘤边缘多不规则，可呈分叶状，而肺内炎症往往边缘模糊不清。骨的良性病变或慢性感染性病变边缘锐利，可有硬化，恶性病变或急性感染性病变边缘模糊不清。胃的良性溃疡龛影口部边缘光整，而恶性溃疡边缘不光整，可见指压迹、裂隙征。

6. 病变的密度　病变的密度可以较周围组织增高或减低。浸润型肺结核初期病灶的密度较为浅淡，疾病好转，硬结钙化灶形成时密度增高。急性骨髓炎时以骨破坏为主，表现为密度减低；当骨质破坏转向修复时，可见骨质增生、硬化，密度增高。

7. 器官本身的功能变化　慢性支气管炎伴肺气肿患者，透视下呼吸时，膈肌移动度及胸廓容积变化较小，肺野透亮度改变甚微，反映患者换气功能下降。上消化道钡餐检查时，胃窦炎患者，可见胃窦部处于半收缩状态，但形态可有所变化；而胃窦癌患者，其胃壁变得僵硬，蠕动消失。

8. 病变周围的组织结构　观察病变时，对其周围组织结构的观察和分析也十分重要，当上肺野发现占位性病变时，周围是否可见纤维条索影、钙化影及胸膜牵拉凹陷，或是否可见邻近肋骨骨质破坏及肺容积缩小、肺不张表现，对鉴别结核球及肿瘤性病变意义重大。上消化道造影检查时，如发现龛影周围可见癌灶浸润所致的僵硬的“环堤征”，并见周围黏膜不规则、破坏等征象，那么恶性溃疡的可能性极高。外伤和感染导致的软组织肿胀，局部密度增高，软组织内的正常层次模糊不清。而开放损伤、产气细菌的感染于X线影像上可见皮下或肌纤维间气体影。软组织肿瘤或恶性骨肿瘤侵犯软组织，则可见软组织肿块影。如果肢体长期活动受限，则表现为肢体变细、肌肉萎缩变薄。

四、X线影像的分析原则

1. 抽丝剥茧，由表象探究根本　发现肺部大片密实阴影时应留意胸廓、叶间裂、肺门纵隔和横膈的位置有无改变，如有位置的改变，患侧胸廓容积是增大还是容积缩小？容积增大是肺实变、大量胸腔积液，还是占位性病变所致？如为肺不张，那么造成肺不张的原因是什么？逐步从影像表现深入至病变根本。

2. 直接征象与间接征象并重，局部征象与整体征象并重　如肺动脉高压时肺动脉段突出、右下肺动脉段增宽等直接征象容易辨认，而肺血流减少，肺透亮度增高等间接征象需要进一步仔细寻找、确认。甲状旁腺功能亢进症患者，除可以发现局限性骨质溶解破坏区外，可见普遍性骨质疏松，如仅仅注意局部表现，忽略全身表现，极易作出骨巨细胞瘤或骨囊肿等错误诊断，导致不必要的手术治疗。

3. 抓“大”不放“小”　异常表现较多时抓住主要矛盾，也不因此忽视不显著的异常征象，不太显著的蛛丝马迹挖掘有依赖于很强的责任心和细致的观察。如外伤患者，在发现明显的骨折时，不要掉以轻心，忽略骨病及其他病变同时存在的可能。胸部X线片，肺部有病变时，不要忽略肋骨、胸椎、锁骨、肩胛骨等处的病变，有些不显著的骨骼转移灶可以反过来帮助骨骼外的占位性病变的诊断。

4. 先有调查研究，再有诊断结论　绝不是为结论而搜集证据，如急诊外伤患者在外踝发现游离的小骨片，不仔细阅片和了解病史、体检患者就先入为主，简单地认为是当次外伤导致的撕脱性骨折，不考虑是否有腓下小骨的变异或陈旧性外伤等情况的可能，造成不恰当的治疗或纠纷。

5. 以动态和发展的眼光观察和分析问题　绝不可把影像征象看成是孤立和静止的，只看结果不看原因。如发现肩关节神经性关节病（亦称夏科关节病）时应考虑到脊髓空洞症等疾病的可能。老年男性患者发生明显骨质疏松时，应考虑多发性骨髓瘤的可能。

6. 注重医学基础学科、临床医学与影像学的有机结合　不可就影像论影像、不作解释地下结论，尽量用“一元论”解释问题，找出各学科之间对同一种疾病解释的内在联系，要有同一疾病有不同表现，不同疾病有相同表现的辩证思维，但不可勉强硬凑或犯经验主义的错误。

7. 思维要符合疾病发生的正态分布规律　要从常见病、多发病入手，提高诊断正确性。

五、密切结合临床

X线诊断如脱离临床、思想狭隘，可能导致严重的诊断失误，详细的病史及临床信息常常能为影像诊断指引正确的方向，被誉为影像诊断的“金钥匙”。

1. 现病史及既往史　采集病史力求客观、准确、全面。特别是急诊患者，缺乏医学知识，常不能准确地表述病情，往往以次当主，甚至遗漏重要病史。因此，不可以迷信临床医生提供的病史，必要时放射科诊断医生需要亲自询问病史。病史内容包括发病时间，发病的方式，发病的缓急，是突发还是逐渐发病，有无诱因及外伤等。对急腹症患者需了解疼痛的时间，有无周期性发作，每次发作持续时间和间隔时间，疼痛部位，疼痛的性质，疼痛的程度，饮食情况，肛门排气，有无呕吐、血便等伴随症状对于疾病的诊断及鉴别诊断具有重要的价值。仔细询问既往病史，常也可意外地获得有助于诊断的重要线索，例如既往有长期溃疡病史者突发上腹剧痛时，提示溃疡并发穿孔。粘连性肠梗阻者常有腹部手术或外伤史。

2. 性别和年龄　不同疾病好发的性别和年龄不同，类风湿关节炎多发生于30岁以上的女性，而强直性脊柱炎多见于青少年男性。肠套叠及胆道蛔虫好发于婴幼儿及儿童，所以婴幼儿及儿童急腹症患者需要特别加以排除。老年患者发生肠梗阻需要特别注意排除肠道肿瘤性病变。育龄期女性急腹症患者，需要结合病史排除异位妊娠破裂、黄体破裂或卵巢囊肿蒂扭转等疾病。冠状动脉粥样硬化性心脏病（简称冠心病）多于40岁以上发病，而原发性心肌病发病年龄偏轻，骨肉瘤患者一般发病年龄在15～25岁，而骨巨细胞瘤患者多于20～40岁发病，年长者骨肿瘤以转移瘤多见。

3. 籍贯和居住地　需了解患者是否来自疫区；是否来自具有导致食管癌等疾病发生的特殊的饮食或生活习惯的地域或民族；是否来自环境中微量元素过高或过低的区域；是否来自环境中铅、氟等重金属含量过高的区域。

4. 职业史　肺部弥漫性病变者，需要结合职业史排除排除硅沉着病（矽肺）或肺尘埃沉着病（尘肺）的可能。

5. 临床体征　结合临床医师提供的相关体征，必要时亲自体检患者，外伤患者有无骨关节活动障碍，疼痛点、疼痛性质，怀疑慢性骨髓炎患者有无皮肤窦道形成等。

6. 实验室检查　骨关节病变者是否有类风湿因子、血尿酸、HBL-27等的异常表现。

7. 生活习性及治疗史　需了解患者是否有烟酒及其他特殊嗜好，有无特殊的手术或药物治疗史，怀疑股骨头坏死者有无酗酒或激素治疗史等。

第三节　报告内容及书写规范

一、X 线诊断报告的重要性

医学服务涉及人的生命与健康，其质量的重要意义不言而喻。X 线诊断报告书是报告医师观察 X 线影像的表现及其所反映的病理变化、功能变化的客观记录，是报告医生对该患者影像的理解、概括和总结，是对病情进行治疗疗效观察和比较病情发展的最重要依据之一。它直接反映了医学影像的诊断质量，同时也是重要的医疗和法律文件，以及学习和科研的珍贵材料。一份规范的诊断报告书中可以提供检查使用的设备、检查的操作技术或程序、诊断者观察是否全面、诊断的思路是否正确等全面的信息。诊断报告书的规范化在逐步完善医学影像学质量保证或质量控制的进程占据重要的地位。

二、报告格式、内容、顺序

1. 一般记载　包括姓名、性别、年龄、门诊号 / 住院号、病区、床号、检查及报告的时间等。

2. 检查相关技术　投射方向和方位：前后或后前位、卧位等。特殊检查：造影检查一定要说明造影剂的名称、浓度、剂量、引入方法、速率、摄片时间以及体位。若用导管引入造影剂必须说明其准确的引入位置。

3. 对诊断和鉴别诊断有重要意义的阳性与阴性征象都需要描述，正常表现可以简明扼要、一笔带过，异常表现的描述应该客观、全面、精确、具体、突出。描述中不应该出现诊断性语言。

4. 依重要性先后列出诊断意见，诊断意见应与描述密切关联和对应。如影像学表现与临床不符或信息不够不足以作出诊断时，可建议临床进行敏感性和特异性更高的检查。

5. 诊断医生及审核医生签名。

6. 必要时加盖科室公章。

三、影像表现的描述

1. 影像表现的描述的内容

（1）位置：结合各方位的 X 线影像，判断病变所在位置，肺内病变判断其所在肺叶和肺段，乳腺病变定位所在的象限及方位等。

（2）形态：结节状、类圆形或团块状，有无分叶等。

（3）大小：应尽量精确，最好结合不同方位，测量病变前后径、左右径、上下径并加以说明。

（4）数目和分布：病变是单发、多发，多发者病变大约的数量。多发病变是散在的、簇状的还是弥漫分布。分布区域，如肺内病灶，均匀分布或位于某一肺叶或肺段，是否靠近胸膜等。

（5）密度特点：高密度、低密度、等密度或以某种密度为主的混杂密度改变。

（6）结构：病变内有无液化坏死区，有无气液平面，有空洞或空腔者，洞壁是否规则，有无壁结节等。

（7）边缘及邻近组织结构：光滑还是毛糙、有无分叶、对邻近解剖结构是压迫还是侵蚀。有无卫星病灶等。

（8）功能变化：对运动器官的实时成像动态观察功能变化十分重要，胃肠道的收缩和蠕动情况，也是相关造影检查描述中不可或缺的内容。

2. 动态观察病变的发展和转归情况，有既往影像资料者，需要依时间先后次序仔细阅片。

3. 描述要有序。使用专业术语描述病变，不用俗语和俚语，不自造简化字和简称，不要画符号和外语缩写。描述应有序，从外向内、自上而下、从点到面、从主到次，不要混乱无序，无重点，不知所云。描述内容要与结论统一，根据报告描述内容，可以大致推断诊断结论，反之亦然，不可脱节，各说各话。

四、诊断意见确立

影像诊断与临床诊断及病理诊断有关联，但又不尽相同，合理的影像诊断对指导临床进一步诊断和治疗意义重大。

1. 从 X 线诊断确定性程度上分类，影像诊断可以分为：

（1）肯定性诊断：是经 X 线检查可以确诊的诊断，如骨折、异物、气胸等，包括明确的疾病名称、准确的解剖定位、病变范围、病变的主要阶段以及存在的并发症等。一个诊断意见要充分反映出疾病的内在的本质联系，不要孤立地把疾病的整体性分离开来，科学的诊断意见也并不是越多越好。如肋骨骨折导致液气胸、皮下气肿，慢性支气管炎、肺气肿、肺动脉高压、肺源性心脏病，这些诊断是彼此关联或为疾病并发症及疾病发展不同时期的表现，不要彼此割裂开。

（2）排除性诊断：即经过 X 线检查，排除了某些疾病，如排除高密度异物存在或某些疾病等。但应注意 X 线检查影像重叠、X 线影像表现滞后于临床表现等，正确评价否定性诊断的意义。

（3）可能性诊断，经过 X 线检查发现了某些异常表现，但是不能确定病变的性质，需要做其他检查或追踪观察，提出几种可能性的疾病，按照可能性的大小先后排列。

2. 从诊断内容上，X 线诊断分为：

（1）病因（原）诊断：指明了发病原因，如结核性关节炎、风湿性心脏病、心源性肺水肿等，是比较理想的诊断。

（2）病理诊断：从微观的病理学改变基础定义病变，如类风湿关节炎、股骨头缺血坏死等，X 线诊断主要基于疾病的大体改变影像，不要轻率地作出病理诊断。

（3）描述性诊断：如骨质疏松、骨质软化等描述的是疾病影像征象，不能对征象进行确定。

（4）建议性诊断：在诊断确有困难时，可作“性质待定，建议进一步检查”这种建议性诊断，给临床提供线索，进一步寻找病因。

（5）综合性诊断：即归纳性诊断，将定位、病因、病理、范围及并发症等综合起来下诊断，是最科学、最全面、最准确的诊断意见。

五、X线诊断报告签名及其时效性

签名医师即为这份X线诊断报告的责任人，报告医师应具有有效的医师资格证，并有主治医师以上的医师在“审核医师”栏签字，如只有一位医师签名，则其应具备主治医师以上资质。签名医师的字迹应该清晰，以便阅读报告医师需要时与之联系，如字迹不便于辨认者，最好加盖图章。X线诊断报告，应在相关规定所要求的时间内完成，急诊患者通知其在规定时间内换取由上级医师审核后的正式报告。

第四节　常见X线诊断错误及防范

误诊和漏诊是医师对疾病诊断的错误或遗漏。由于新技术使用等因素带来的各家医院X线检查数量的激增，工作繁忙紧张，诊断技术水平不足、责任心不够等多种原因，导致误诊、漏诊在任何级别的医院都难以避免。而误诊或漏诊必然导致误治，可能极大地危害患者的健康，加剧医患关系的紧张，甚至诱发法律纠纷和恶性事件发生，在日常工作实践中，成为普遍存在的棘手问题，需要高度警惕并对症下药。

一、由于主观原因导致X线诊断错误及防范

1. 理论水平及经验不足　影像诊断医师的诊断能力首先依赖于本专业的基本知识及技能，其次系统全面的解剖、生理、病理、临床各科，甚至生物力学等相关学科的基础理论也必不可少。如胫骨下段的螺旋形骨折，常合并腓骨近段的骨折，对生物力学传导的理论基础的了解，可以减少远端部位骨折的漏诊。同时影像的认识在一定程度上基于主观的感性观察和评判，对于肺纹理是否增多，是否能较细致地发现重叠部位或其他隐蔽部位的病变，是否能敏锐地发现密度改变微弱的病变，需要相当大数量、相当长时间的阅片的积累。年资较低、经验不足、知识面窄和对新技术缺乏了解的医生，面对密度改变不明显的病变或重叠、隐蔽部位的病变可能视而不见；对少见或罕见病变感到茫然无措，或临时查找相关书籍资料，对号入座，错失影像本质造成误诊。这就要求影像医生不仅需要加强多学科理论学习，而且需要尽可能多阅片，注意积累经验教训。

2. 对解剖变异和不同年龄的正常表现不了解　在常规检查中，存在大量的正常表现和无危害性的变异，对变异的认识不足，一方面可导致将变异误以为是病变，而给予不恰当的治疗；另一方面，可能将真正的病变误以为是变异，而贻误治疗时机。了解不同器官，尤其是骨骼系统的变异以及其随生长发育发生的变化及其重要。在临床工作中，将骨骺误以为是撕脱的骨片，或将撕脱的骨片误以为是骨骺，将二分髌骨误以为陈旧性骨折的情况均有发生，此时摄健侧对照或进一步行计算机断层扫描（CT）及磁共振成像（MRI）检查、详细询问病史鉴别诊断并不困难。

3. 思维方式片面　其一，思维的主观性，脱离患者的客观实际，从自己的主观想象出

发，仅凭某一病史、某一主诉、某一体征，就先入为主地断定为某病，继而把某病的概念从大脑中提取出来，以期患者的某一征象与之相符。其二，以一成不变的思路去思考，任何疾病都在发展变化中，原来不典型的疾病可能逐渐变得典型，原来隐匿发展的疾病可能逐渐浮出水面。如果在临床诊断过程中不随病情的发展而修正，那么误诊同样不可避免。如一患者肺部多发病变曾经明确诊断为肺结核，患者多次拍片，诊断医师固守之前的诊断，没有逐个对比前片，观察病变大小和变化，其中一个病灶在短期内发生恶变、体积迅速增大，没有及时发现，而贻误了治疗时机。集体读片，定期业务学习，加强与患者及临床医生的沟通，以及上级医生审核对减少此类错误的发生是必要的。

4. 缺乏责任心　对没有发现显著异常的患者轻易放过，没有仔细阅读申请单或询问病史。对已经发现一处病变的影像掉以轻心，忽视次要病变。PACS系统中诊断模板的使用大大提高了诊断工作的效率，某些医生因为工作紧张或患者家属等催促结果，麻痹大意，简单套用诊断模板，造成部位、检查侧别错位，观察不全面等情况发生。严格的组织纪律管理，上级医师审核制度及奖惩制度有助于减少和杜绝此类错位的发生。

二、由于客观原因导致X线诊断错误及防范

1. X线检查固有的缺陷　X线检查是三维结构投影形成的二维图像，存在解剖结构的重叠的弊病，所以对于结构复杂的部位，如手、足、头颅、脊柱等处细节显示能力有限，在阅片及与临床及患者沟通时，都应该对此有充足的认识和告知。

2. 隐匿性骨折早期或疾病发生早期　无错位的隐匿性骨折，由于不存在骨皮质的明显折断及错位，或急性期局部存在高密度出血掩盖了骨折线，在普通X线检查上无法发现骨质的异常。隐匿性骨折或微小骨折发生1～2周后，局部骨质疏松及血肿吸收，骨折线方显示出来。很多疾病早期X线检查常为阴性，或异常表现似是而非，极难辨认，如股骨头缺血坏死，在疾病早期可以仅仅表现为患侧股骨头骨质疏松。强直性脊柱炎早期仅仅表现为骶髂关节面的模糊。此时，结合临床及相关实验室检查，敦促临床采取更为敏感的检查手段，如CT及MRI检查或定期复查观察十分重要。

3. 无法获得全面可靠地病史　患儿不能准确表述自己的病史，脑卒中失语患者不能言语，患者陪护或家属对病情表述不全面，或有意隐瞒病史，谎报病情。脑卒中患者陪护为隐瞒工作失误造成患者坠床，没有提供外伤史，但是在胸部平片检查中意外发现患者肋骨骨折，这种情况曾有发生，如果此时只是重点观察肺部与纵隔，不考虑外伤可能性，不仔细观察胸廓骨骼情况，发生漏诊的概率非常高。

4. 病因复杂、病种各异　随着医学的发展和认识水平的不断加深，人们逐渐认识到，致病因素不仅来自众多生物的、自然的和社会的，还有心理情绪因素。不同职业、不同地域的患者，也会影响医师对疾病的准确认识，如在西北地区就容易把肺孢子虫病误诊为肺癌，或把肺癌误诊为肺孢子虫病。同是股骨头缺血性坏死，在潜水员应考虑为减压病，而在长期服用激素者则应考虑为医源性疾病。可见，病史不明、职业不同也容易造成误诊。医学在不断地发展过程中，医生对疾病的认识也是在不断地发展中，所以，影像科医生需要与时俱进，终生学习。

（吕国义　喻汉华）

第二章　呼吸系统疾病的 X 线诊断

第一节　呼吸系统的正常 X 线表现

一、胸廓

胸廓由软组织及骨骼构成。

（一）软组织

1. 胸锁乳突肌与锁骨上皮肤皱褶　胸锁乳突肌是从两侧颈部向下方斜行，附着于胸骨柄和锁骨内端，遮盖肺尖内侧形成外缘清楚的密度均匀影。当体位不正或两侧发育不对称时，两侧胸锁乳突肌的密度和宽度可不一致，勿误为病变。其下端与锁骨上缘的横行皮肤皱褶相连，后者表现为锁骨上缘 3～5mm 宽的薄层软组织影，系锁骨上皮肤及皮下组织的投影。当锁骨上淋巴结增大或存在软组织肿块时，该阴影消失。因此，当该影显示不清时，应提示临床进一步检查。

2. 胸大肌　个体差异较大。胸大肌发达者，在两胸中部外带显示为扇形淡薄影，下界清楚，密度较浓，由内下向外上斜行，与腋前皱襞相连续，右侧常较明显，勿误为肺内病变。

3. 女性乳房和乳头　乳房在两肺下野形成下缘清楚、上缘不清，且密度逐渐变淡的半圆形致密影，其下缘向外与腋部皮肤连续。随着乳房形状、大小、下垂与否而有变异。乳头有时在两肺下部大致相当于第 5 肋间处形成小结节状影，年龄较大的妇女多见，有时亦见于男性，勿误为肺内病变。当两侧乳头不对称或仅显示一侧时，需与肺内结节，特别是转移瘤相鉴别。可进行透视确定或标记乳头后摄片确定。

4. 伴随影　是由壁层胸膜及肋骨下软组织所形成。常见于第 1、第 2 肋骨下缘，或两侧中下肋骨的腋缘。与胸廓走行方向一致，呈 1～2mm 宽、密度较高的线状影。正常者显示边缘光滑整齐，若不整齐则为胸膜粘连、肥厚。

5. 其他　胸壁软组织肿块、皮肤赘瘤及膏药等，可误为肺内结节或肿块影，若有侧位胸片则鉴别多无困难。

（二）骨骼

1. 肋骨　肋骨位于胸椎两侧，后段较前段厚故显影较前段致密。第 1～10 肋骨前端有肋软骨与胸骨相连，软骨不显影故胸片上肋骨前端似游离状。肋骨上缘密度较高，边缘光滑整齐，下缘密度较低，常呈花边状，与肋间血管及神经在此走行有关。

20～30 岁时第 1 对肋软骨首先钙化，随着年龄增长，其他肋骨也自下而上逐条钙化，表现为不规则的斑片、斑点状致密影，勿误认为肺内病变。

肋骨有多种先天性变异，常见的有颈肋、叉状肋、铲状肋及肋骨联合等，勿误为肺内病变。此外，还可见肋骨发育不良、肋骨缺如、再生肋等。颈肋，自第 7 颈椎发出，表现为短小较直的小肋骨，可一侧或两侧；叉状肋，肋骨的前端呈叉状，有时叉枝之一粗大，另一短小，甚至仅在肋骨上见一突起；肋骨联合，这种变异往往发生在肋骨后端脊椎旁处，以第 5、第 6 肋骨间骨联合为最常见。

2. 锁骨　正位胸片上表现为横置的带状密度增高影，边缘光滑整齐，两侧胸锁关节距离中线应相等，否则为投照位置不正。锁骨内端下缘有时可见半圆形凹陷，为菱形韧带附着处，勿误为病变。当怀疑锁骨对肺内病变有遮盖时，可用前弓位帮助显示肺内病变。

3. 肩胛骨　肩胛骨内缘如与肺外带重叠，可影响肺内病变观察，亦勿误认为局部胸膜增厚。有时，肩胛骨下角呈圆形密度增高影重叠于肺野内，勿误为肺内球形病变。发育期的肩胛骨，其下角的二次骨化中心影勿误为骨折。

4. 胸骨与胸椎　在正位片上大部分与纵隔影重叠，只有胸骨柄的两侧上角和一部分胸椎横突可露于纵隔影之外，勿误为肿大的淋巴结，通过气管气柱影可较清楚地见到第 1 ~ 4 胸椎。胸椎侧弯为常见畸形，正位示纵隔一侧性增宽，勿误为纵隔肿瘤。

二、纵隔

纵隔位于两肺之间，上界为胸廓入口，下界为横膈，前界为胸骨，后界为胸椎。它包含心脏、大血管、气管、主支气管、食管、胸腺、淋巴组织、神经及脂肪等器官和组织。除气管及支气管可以分辨外，其余结构间无明显对比，只能观察其与肺部邻接的轮廓。

纵隔的分区在判断纵隔肿块的来源和性质上有重要意义。纵隔的分区有几种，我们常采用九分区法，即在侧位胸片上，将纵隔分为前、中、后及上、中、下九个区。纵的方向分区如下。①前纵隔：系胸骨后缘与气管、升主动脉和心脏前缘的间隙，为较透光的倒置狭长的三角形，其中主要有胸腺和前纵隔淋巴结。②中纵隔：相当于心脏、主动脉弓、气管和肺门所占据的范围。③后纵隔：食管前缘以后，内含食管、降主动脉、胸导管、静脉、交感神经及淋巴结等。横的方向划为自胸骨柄、体交界处至第 4 胸椎体下缘画水平线，其上为上纵隔，该线以下至肺门下缘（相当于第 8 胸椎下缘）水平线之间为中纵隔，其下方至横膈之间为下纵隔。

正常纵隔的长度及宽度受体位和呼吸影响，卧位、矮胖体型及呼气时，纵隔宽而短。立位、瘦高体型及吸气时，纵隔窄而长，尤以小儿为著。婴幼儿的胸腺可致纵隔向一侧或两侧增宽，呈弧形或帆形影，勿误为纵隔肿瘤。

三、膈

膈肌分左右两叶，由薄层肌腱组织构成，位于胸、腹腔之间，呈圆顶状。膈在外侧及前、后方与胸壁相交形成肋膈角，在内侧与心脏之间形成心膈角。膈的圆顶偏内前方，因而外、后肋膈角深而锐利，前肋膈角由于心包脂肪垫的影响可不甚锐利及清晰。心膈角多为锐角，但在左侧，特别是体胖者，其密度常增高，角度变钝，为心包脂肪垫所致，勿误为病变。

吸气时横膈位置降低，膈顶相当于第 10 后肋或第 6 前肋平面，右膈较左膈高 1 ~ 2cm。

呼气时横膈升高，膈肌运动为呼吸动作的重要组成部分。平静呼吸时横膈的运动范围为1～3cm，深呼吸可达3～6cm。膈膨升及膈神经麻痹时，由于膈的运动功能减弱或丧失，可出现矛盾运动，即吸气时正常侧下降而患侧上升，呼气时反之。

膈肌局部发育差、较薄时，向上隆起呈半圆形，亦称局限性膈膨升，多发生于右侧及前方，中老年多见，为正常变异。有时深吸气时，膈顶可呈波浪状，称波浪膈，系因膈附着于各肋骨前端，在深吸气时受肋骨牵拉所致，勿误为胸膜粘连。

胸腔及腹腔压力的改变可影响膈的位置。胸腔压力减低如肺不张、肺纤维性变；腹腔压力增高，如妊娠、腹水、腹部巨大肿块等均可使膈升高。膈神经麻痹或膈膨升时，膈也升高。膈位置降低多见于广泛的局限的肺气肿，大量气胸和胸腔积液等。

四、胸膜

正常胸膜极薄，一般不显影，仅在胸膜反折处或走行与X线方向平行时，才在X线片上显示为薄层状或线状致密影。正位胸片上常于两侧第1、第2肋骨下缘见到的线状伴随影，自两侧肋膈角上与胸壁内缘并行的线状影，及右肺中部水平叶间裂形成的横形线条影。另外，侧位片还可见自后上向前下方斜行的线条状斜裂影。

五、气管、支气管

气管、支气管在胸部平片上观察不满意，但在断层摄影和支气管造影时可清楚显示。

（一）气管

由环状软骨开始，经颈部和上纵隔在正中面下行。长11～13cm，宽1.5～2.0cm，进入胸腔以后，气管稍偏向右，在第5胸椎或第6胸椎水平分成左、右主支气管。气管分叉部下壁形成隆突，分叉角度为50°～70°，吸气时角度略大。两侧主支气管与气管长轴的角度不同，右侧为20°～30°，左侧为30°～45°。

（二）支气管分支

右侧主支气管较短，长约2.5cm。最先分出上叶支气管，随后继续下行分出中间段支气管。右上叶支气管进入上叶后分成三支，分别为尖支、后支和前支。中间段支气管则分为中叶支和下叶支，其中中叶支分为外、内两支；下叶支则分为背支及内、前、外、后基底支。

左主支气管位于肺动脉的下方，长约5cm。左上叶支有两个分支，其中向上的一支又分为尖后支和前支，向下的一个分支进入舌叶，分为上舌支和下舌支。左下叶支气管分支中除内基底支与前基底支合并为前内基底支外，其余分支与右侧基本相似。

六、肺

肺组织由肺实质和肺间质组成。肺实质为肺部具有气体交换功能的含气间隙及结构，包括肺泡和肺泡壁，肺泡内含大量空气，X线表现为均匀一致的透光区。肺间质是支气管和血管周围、肺泡囊间隔，以及脏层胸膜下由结缔组织所组成的支架和间隙。

右肺由斜裂和水平裂将其分为上、中、下三个肺叶，左肺由斜裂分为上、下两叶。肺叶由 2～5 个肺段组成，每一段的名称与相应的支气管一致（图 2-1-1）。

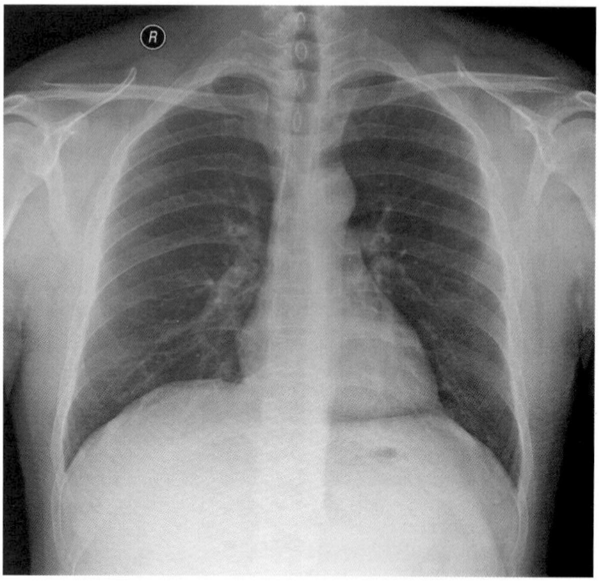

图 2-1-1 正常胸片（正位）
肺的各解剖结构的投影在 X 线上表现为肺野、肺门及肺纹理

（一）肺野

肺野是含有空气的肺在胸片上所显示的透光影。为便于标明病变位置，人为地将一侧肺野纵行分为三等分，称为内、中、外带。又分别在第 2、第 4 肋骨前端下缘各画一水平线，将肺野分为上、中、下三野。

（二）肺门

肺门影是肺动脉、肺静脉、支气管及淋巴组织等所显示的纵横交错，互相重叠的影像；肺动脉和肺静脉的大分支为其主要组成部分。后前位上，肺门位于两肺中野内带第 2～4 前肋间处，左侧比右侧高 1～2cm。右肺门分上、下两部：上部由上肺静脉、上肺动脉及下肺动脉干后回归支组成，其外缘由上肺静脉的下后干形成；下部由右下肺动脉构成，其内侧有含气的中间段支气管衬托，轮廓清晰，正常成人宽度不超过 15mm。上下部相交形成一较钝的夹角，称肺门角。左肺门主要由左肺动脉及上肺静脉的分支构成。上部为左肺动脉的浓密影，边缘光滑，呈半圆形，易被误认为肿块；下部由左下肺动脉及其分支构成。因左肺门血管解剖变异较大，且与心脏影相重叠，未能完全显示，所以不利于观察与测量。

（三）肺纹理

由肺动脉、肺静脉、支气管、淋巴管及其周围的结缔组织、神经组织等组成，以肺血管为主。由两肺门向肺野呈放射状伸出的树枝状影。正常肺纹理轮廓清楚，不断分支，由粗逐渐变细，达外带更细而终不可见，肺上野肺纹理较下野显得略少。

第二节 气管及支气管疾病

一、气管、支气管异物

【临床表现】

气管、支气管异物 80%～90% 见于 5 岁以下的儿童，偶见于成人。异物停留的部位依异物的大小、形态和气流情况而不同，一般下叶较上叶多见，右侧较左侧多见。异物可以是不透 X 线的金属制品，如钉、针、钱币及发卡等；也可以是可透 X 线的植物性异物如果核、花生米、瓜子和其他豆类等。

（1）异物进入期：异物经声门进入气管时，即发生剧烈的痉挛性咳嗽、面潮红、憋气。异物随气流向上冲击声门下区，偶可听到拍击音。若异物镶入声门，则出现声嘶、呼吸困难，异物大者可窒息。异物进入气管支气管，除轻微咳嗽外可无其他症状。

（2）安静期：异物进入气管支气管后，停留于某一部位，刺激性小，除轻微咳嗽外可无其他症状。

（3）炎症期：异物局部刺激和继发炎症，出现咳嗽、肺气肿、肺不张。体温开始升高。

（4）并发症期：随炎症发展出现肺炎、肺脓肿、脓胸。患者可有高热、咳嗽、浓痰、咯血、呼吸困难等症状。

【X 线表现】

可疑有气管、支气管异物的患者，均应进行 X 线胸部透视或摄胸片检查。透视可以观察呼气和吸气时肺野透光度的变化及纵隔移位的情况（图 2-2-1），这些征象对异物的定位有特殊的价值，故为诊断支气管异物不可缺少的检查手段。照片有时见不到典型征象，容易漏诊。气管和支气管异物在 X 线上有直接征象和间接征象两种表现形式。

1. 直接征象 不透光 X 线异物可透视或摄片时直接显示其大小、形状及部位。气管内不透光异物的特点是，在侧位可见异物的最大宽面，在正位上则可见其呈条形。此点与食管异物表现正好相反。

2. 间接征象

（1）气管内透光性异物：常表现为两肺弥漫性对称性肺气肿征象，即深呼气时，两肺野透亮度增加，两肺体积不缩小，横膈不升高或升高很少，心影不增大甚至缩小。当异物较小时，也可无异常发现。

（2）支气管内透光性异物

①纵隔摆动：正常呼吸时，纵隔无左右摆动现象。支气管异物时，一侧支气管发生部分性阻塞，呼气、吸气时两侧胸腔压力失衡，使纵隔发生两侧摆动。如为吸气性活瓣阻塞，深吸气时纵隔向患侧移动；如为呼气性活瓣阻塞，则呼气时纵隔向健侧移动。

②阻塞性肺气肿：常与纵隔摆动同时存在，为诊断支气管异物的重要征象。表现为相应部位肺透光度增高，肺纹理稀少，呼气时表现明显。肺气肿范围对异物定位具有重要价值。一侧性肺气肿说明异物位于患侧主支气管或其分叉处。如为肺叶性肺气肿，可根据气肿范围确定异物位置。

③肺不张：当支气管异物完全阻塞支气管腔时，相应的肺组织出现肺不张。表现为一侧肺或某个肺叶、肺段的密度增高及体积缩小。

④肺部感染：如异物存留时间较久，相应肺叶可发生肺炎，表现为密度不均匀的片絮状模糊影，甚至发生肺脓肿，出现含有液面的空洞。

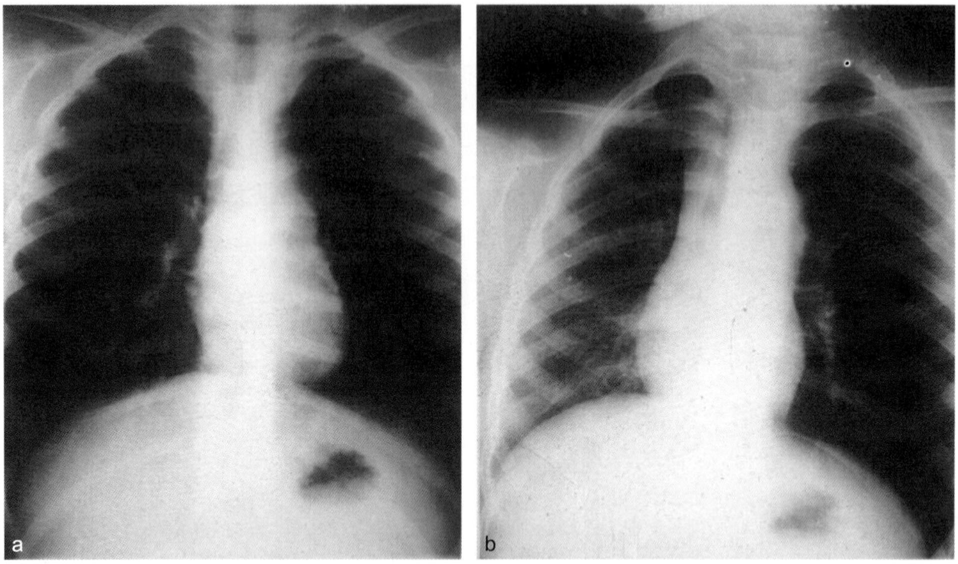

吸气相　　呼气相

图 2-2-1　支气管异物

胸部正位片示双侧肺野透亮度增高，肺纹理稀少，纵隔狭长，为阻塞性肺气肿表现；吸气相纵隔居中，呼气相纵隔向右侧偏移，表现为纵隔摆动

【鉴别诊断】

多有异物吸入史及典型异物吸入症状。常出现发热、咳嗽、咳痰等急性支气管炎或肺炎症状。颈胸检查：可听到拍击声、笛哨声或听到拍击感。呼吸运动度差，肺患侧呼吸音弱，可有肺不张或肺气肿、气胸等体征。X 线检查可能有纵隔摆动、肺不张、肺气肿。异物如为金属即可确诊。支气管镜检查可确诊。

异物不明显时，需与急性气管支气管炎、支气管哮喘鉴别。

二、支气管扩张

【临床表现】

支气管扩张症是常见的慢性支气管疾病。其典型症状为慢性咳嗽伴大量脓痰和反复咯血。

若反复继发感染支气管引流不畅，痰不易咳出，可感到胸闷不适。炎症扩展到病变周围的肺组织，出现高热、食缺缺乏、盗汗、消瘦、贫血等症状。

慢性重症支气管扩张致肺功能严重障碍时，患者体力明显减退，稍活动即有气急、发绀，伴有杵状指（趾）。

【X 线表现】

（1）肺纹理增强：表现为病变区肺纹理增多、增粗、排列紊乱，若扩张的支气管内有分泌物潴留时，该处纹理远侧反较近侧粗，形如杵状。当管腔内分泌物被咯出，并为气体所代替时，则呈管状透亮阴影，衬托增厚的管壁，称“轨道征”。

（2）肺炎：是支气管扩张肺部继发感染的表现，显示为多数斑片甚至大片不均匀的密度增加、边缘模糊影，常伴有肺部分萎陷甚至完全不张。故同一肺区反复发生肺炎时，应怀疑该支气管本身有病变。

（3）肺不张：支气管扩张与肺不张往往同时存在，互为因果。多见于中叶，其次为两肺下叶及左肺舌叶。不张的肺叶表现为密度增高的狭长的三角形致密影，尖端连在肺门，体积比正常充气时的肺叶小，局部肺纹理分布与走行失常，且互相聚拢。

（4）囊状或蜂窝状阴影：示支气管囊状扩张，常呈现为多个圆形或卵圆形薄壁透光区（图 2-2-2），直径 0.5 ~ 3.0cm，有时可见囊底有小液平，常伴有肺纹理粗乱或肺炎。

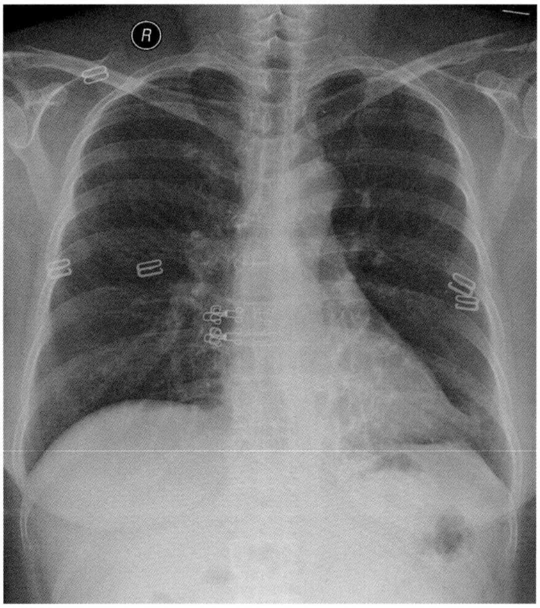

图 2-2-2　支气管扩张

胸部正位片示左下肺见多发类圆形透亮区

【鉴别诊断】

根据反复咳痰、咯血的病史和体征，再结合童年诱发支气管扩张的呼吸系统病史，一般临床可作出诊断。进一步应做 X 线检查，早期轻症患者胸部平片示一侧或两侧下肺纹理局部增多及增粗现象；典型的 X 线表现为粗乱肺纹理中有多个不规则的环状透亮阴影或沿支气管的卷发状阴影，感染时阴影内出现液平。

支气管扩张需与以下疾病鉴别：

（1）慢性支气管炎：多发生在中年以上的患者，在气候多变的冬、春季节咳嗽、咳痰明显，多为白色黏液痰，很少有脓性痰。两肺底有散在的、细的干、湿啰音。

（2）肺大疱：壁薄，多位于胸膜下、肺尖和肺底部。

（3）蜂窝肺：大小为 3 ~ 5mm，多位于胸膜下 5mm 内，呈多发环形透亮影。严重肺间质纤维化，蜂窝肺表现中常包含有支气管扩张的成分。

（4）先天性多发肺囊肿：X 线检查可见多个边界清楚的圆形或椭圆阴影，壁较薄，周围组织无浸润。支气管造影可助诊断。

三、慢性支气管炎

【临床表现】

慢性支气管炎以老年人多见，临床上以咳嗽、咳痰或伴有气喘等反复发作为主要症状，每年持续3个月，连续2年以上。早期症状轻微，多于冬季发作，春夏缓解。晚期因炎症加重，症状可常年存在，常并发阻塞性肺气肿，严重者常发生肺动脉高压，甚至肺源性心脏病。

【X 线表现】

（1）轻症患者常无明显异常。

（2）中、晚期可有两肺纹理增多、增粗、紊乱、扭曲变形及中断等。由于小支气管壁增厚，有时可见管状阴影，呈“双轨征”改变。

（3）常并发慢性肺间质性炎症，表现为肺野内网状影或网状结节影。如伴有小叶性肺炎或肺不张，则表现为肺野内散在斑点状或片状影（图 2-2-3）。

（4）由于细支气管痉挛或狭窄可引起肺膨胀过度，导致肺野透光度增加和胸廓变大等肺气肿的 X 线征象。

（5）晚期，因最终引起肺内毛细小动脉狭窄，肺循环阻力增大，而出现肺动脉高压及肺源性心脏病的表现。

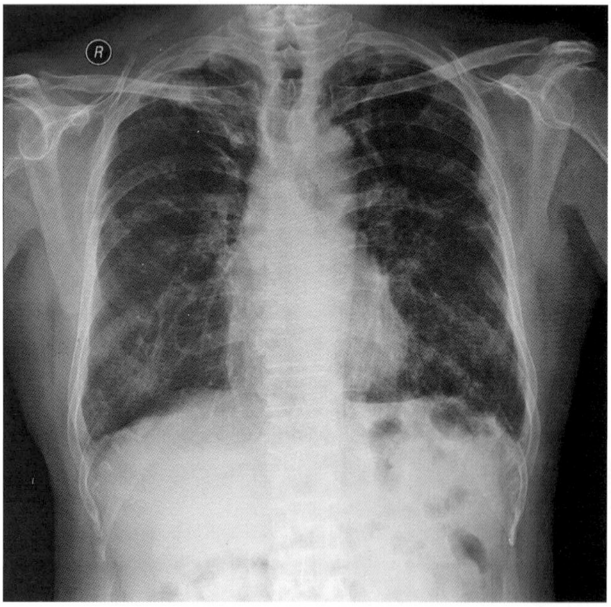

图 2-2-3 慢性支气管炎并发感染、肺气肿

胸部正位片示胸廓呈桶状，双肺纹理增强，双肺野见广泛的斑片影

【鉴别诊断】

慢性支气管炎在 X 线片上表现征象较多，但无特征性，应结合临床进行分析。

（杨四清 欧 玲 许 觅）

第三节　肺部炎症

一、大叶性肺炎

【临床表现】

患者表现为急剧的寒战、发热、咳嗽、胸痛、咳铁锈色痰，大多数患者白细胞总数及中性粒细胞明显增高。病变广泛者可伴气促和发绀。部分病例有恶心、呕吐、腹胀、腹泻。重症者可有烦躁不安、谵妄等，并发感染性休克，称休克型（或中毒性）肺炎。

【X 线表现】

（1）充血期：X 线检查可无明显异常或仅有局部肺纹理增粗。

（2）实变期：表现为密度均匀增加的致密影，先沿肺叶周边开始，逐渐向肺门侧扩展。如累及肺叶全部，则呈大片均匀致密影，以叶间裂为界，边界清楚，结合侧位观察，各叶肺炎形状与肺叶的轮廓一致（图 2-3-1）。

（3）消散期：X 线表现为实变影密度降低，病变范围逐渐减少，先从边缘开始，由于病变的消散是不均匀的，多表现为散在、大小不等和分布不规则的斑片状致密影。炎症进一步吸收，可见残留的少量条索影或完全消散。

【鉴别诊断】

该病好发于青壮年男性，冬、春两季常见。一般根据病史、临床表现、实验室检查及影像表现就可作出正确诊断。大叶性肺炎需与以下疾病鉴别：

（1）干酪性肺炎：有结核病史，起病缓慢，白细胞计数正常，痰中可找到结核分枝杆

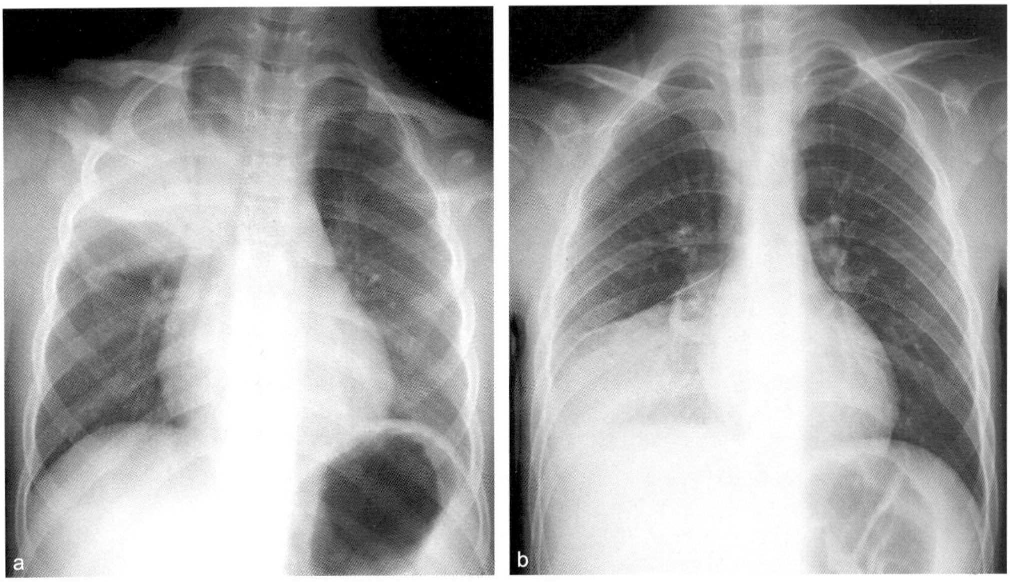

图 2-3-1　大叶性肺炎

a. 右上大片密实影，下缘清晰、平直，以水平裂为界；b. 左下片状密实影，遮盖膈肌和肋膈角，右心缘清楚

菌，X 线检查肺部实变区密度不均，可有空洞形成，其他肺野可见播散灶，短期复查病变不吸收。

（2）肺癌继发感染：年龄较大，起病缓慢，中毒症状不明显，可持续有痰中带血。X 线检查及纤维支气管镜检查可协助诊断。

（3）急性肺脓肿：常咳大量脓痰，X 线检查有液平面的空洞形成，可资鉴别。

（4）肺不张：临床无急性感染症状，肺叶体积明显缩小，密度均匀，邻近组织结构向病变区移位。

二、支气管肺炎

【临床表现】

支气管肺炎亦称小叶性肺炎，多发生在幼儿、老年人及极度衰弱患者，或为手术后的并发症。常见致病菌为链球菌、葡萄球菌和肺炎链球菌。临床上主要表现为发热、咳嗽、咳痰等症状，听诊肺部可闻及散在的湿性啰音。

【X 线表现】

（1）病灶的形态：X 线征象可表现为非特异性小斑片状肺实质浸润阴影，以两肺下野、心膈角区及中内带较多（图 2-3-2）。小斑片病灶可部分融合在一起，成为大片状浸润影，甚至可类似节段或大叶肺炎的形态。若病变中出现较多的小圆形病灶时，就应考虑可能有化脓性感染存在。

（2）肺不张和肺气肿征：由于支气管内分泌物和肺炎的渗出物阻塞，可产生肺不张或肺气肿。在小儿肺炎中肺气肿是早期常见征象之一，在病程中出现泡性肺气肿及纵隔气肿

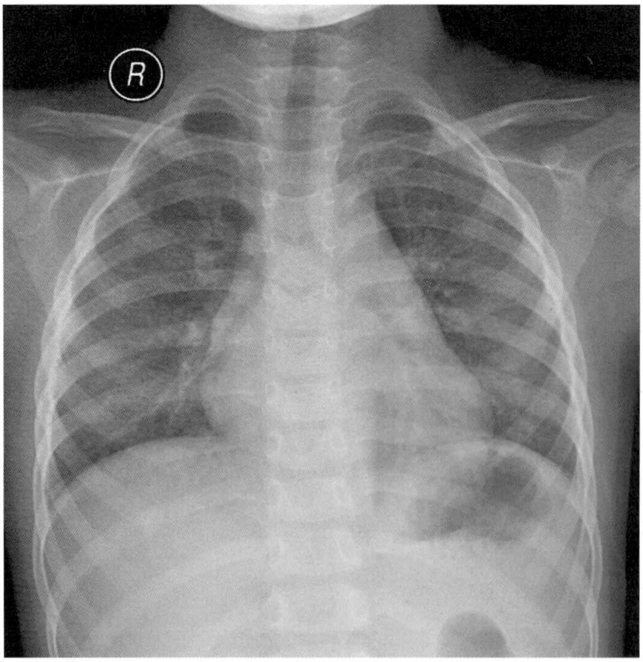

图 2-3-2　支气管肺炎

胸部正位片示双肺纹理增强，双肺内见散在的小斑片影

的机会也比成人多见。

（3）肺间质的改变：常见两肺中内带纹理增多、模糊或出现条状阴影，甚至聚集而成网状形。这些间质的改变与两肺下野的肺过度充气而呈现明亮的肺气肿区域形成鲜明的对比。流感病毒性肺炎、麻疹病毒性肺炎、百日咳杆菌肺炎所引起的肺间质炎性的反应都可有这些 X 线征象。

（4）肺门的改变：肺门周围局部的淋巴结大多数不肿大或仅见肺门阴影增深，甚至肺门周围浸润。

（5）胸膜的改变：较少。有时可出现一侧或双侧胸膜炎或胸腔积液的征象。

【鉴别诊断】

细菌、病毒及真菌等均可引起支气管肺炎，且 X 线表现类似，因此仅根据支气管肺炎的 X 线表现判断其病原性质是困难的，需结合临床病史、实验室检查及病原学检查才能确诊。影像上有时需与肺结核支气管播散进行鉴别，后者有结核病史，起病缓慢，白细胞计数正常，痰中可找到结核分枝杆菌，短期复查病变不吸收。

三、支原体肺炎

【临床表现】

支原体肺炎是肺炎支原体引起的急性呼吸道感染伴肺炎，可引起流行，约占各种肺炎的 10%，严重的支原体肺炎也可导致死亡。

多发生于青壮年，一年四季均可有散在性发生，但以冬秋两季多见。症状多较轻，仅有低热、头痛、乏力、咳嗽等，肺部体征亦不明显。体检示轻度鼻塞、流涕，咽中度充血。耳鼓膜常有充血，约 15% 有鼓膜炎。颈淋巴结可肿大。少数病例有斑丘疹、红斑或唇疱疹。胸部一般无明显异常体征，约半数可闻干性或湿性啰音，10% ~ 15% 病例发生少量胸腔积液。

【X 线表现】

（1）病变早期显示肺纹理增加、变粗、模糊及网纹状影，这相当于急性肺间质炎症期。

（2）病变可发展为肺泡浸润，显示为斑片状致密影，多为节段性分布，发生在肺下野，自肺门向肺野张开的扇状致密影，边缘模糊。

（3）约 1/5 有少量胸腔积液。

（4）病变一般在 2 ~ 3 周消散。

【鉴别诊断】

典型临床症状，肺部 X 线表现和化验室检查如冷凝集试验等有助诊断。

本病需与肺结核及细菌性肺炎进行鉴别。肺炎支原体肺炎发生在肺上野表现片状影像者，可与浸润型结核相似，前者短期内病变吸收，而结核病变即使使用抗结核药物治疗，也需 2 ~ 3 个月才能吸收。细菌性肺炎亦可产生片状影，但肺炎支原体肺炎，临床症状轻，一般在两周左右开始吸收。

四、严重急性呼吸综合征（SARS）

【临床表现】

严重急性呼吸综合征（severe acute respiratory syndrome，SARS）又称传染性非典型肺炎，为一种由 SARS 冠状病毒（一种新型冠状病毒）引起的急性呼吸道传染病。本病为呼吸道传染性疾病，主要传播方式为近距离飞沫传播或接触患者呼吸道分泌物。

多以发热为首发症状，体温一般高于 38℃，偶有畏寒；可伴有头痛、关节酸痛、肌肉酸痛、乏力、腹泻；常无上呼吸道卡他症状；可有咳嗽，多为干咳、少痰，偶有血丝痰；可有胸闷，严重者出现呼吸加速、气促，或明显呼吸窘迫。肺部体征不明显，部分患者可闻及少许湿啰音，或有肺实变体征。有少数患者不以发热为首发症状。

【X 线表现】

（1）早期表现为肺纹理粗乱的间质性改变。

（2）随后肺部有不同程度的片状、斑片状浸润性阴影或呈网状改变。病灶可为单侧，也可为双侧；多为单发，也可多发（图 2-3-3）。

（3）部分患者进展迅速，呈大片状阴影；常为多叶或双侧改变，病灶分布以肺野外带和中下肺野多见。

（4）一般在发病 2～3 周后为恢复期，阴影吸收消散较慢，可见病变吸收好转，阴影范围缩小，密度逐渐减低及吸收。

（5）肺部阴影与症状体征可不一致，病灶动态变化较快，1 日内病变大小即可有变化。新旧病灶可交替出现，且病变有反复。

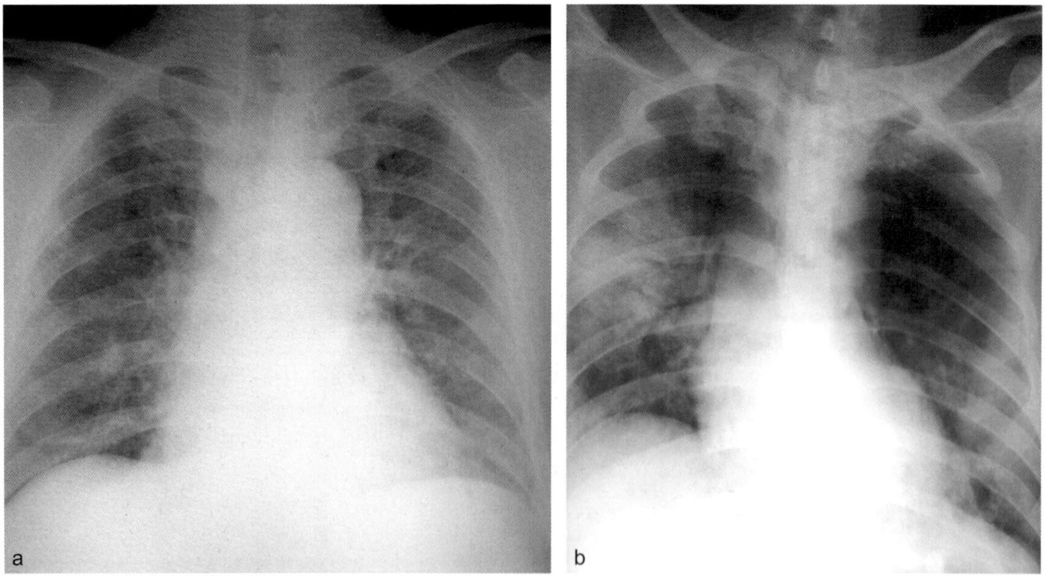

图 2-3-3 严重急性呼吸综合征

a. 双肺纹理粗乱，间质呈网状改变；b. 双肺野外带片状高密度阴影，边缘模糊

【鉴别诊断】

SARS 的诊断，目前主要是排他性诊断。流行病学接触史、临床症状、间质性肺炎影像学表现、实验室检查、病毒性感染相、诊断性抗菌治疗无效等也有助于得出诊断。

主要鉴别诊断有：

（1）流行性感冒：有典型流行病史，肺部 X 线检查多无明显异常，流感病毒病原学有助于明确诊断。

（2）细菌、支原体、衣原体、真菌等引起的肺炎：除部分典型影像学表现外，主要依靠诊断性治疗及病原学检查鉴别。

（3）其他还包括结核、流行性出血热、肺部肿瘤、非感染性肺间质疾病等。

五、肺炎性假瘤

【临床表现】

肺炎性假瘤是肺内良性肿块，并非真正肿瘤。患者多数年龄在 50 岁以下，女性多于男性。1/3 的患者没有临床症状，仅偶然在 X 线检查时发现，2/3 的患者有慢性支气管炎、肺炎、肺脓肿的病史，以及相应的临床症状，如咳嗽、咳痰、低热，部分患者还有胸痛、血痰，甚至咯血，但咯血量一般较少。

【X 线表现】

（1）多为直径 1 ~ 6cm 圆形或椭圆形孤立块影，中等密度，质地均匀，边缘不甚清楚，无分叶，少数可有胸膜粘连，多数分布在肺的外周（图 2-3-4）。

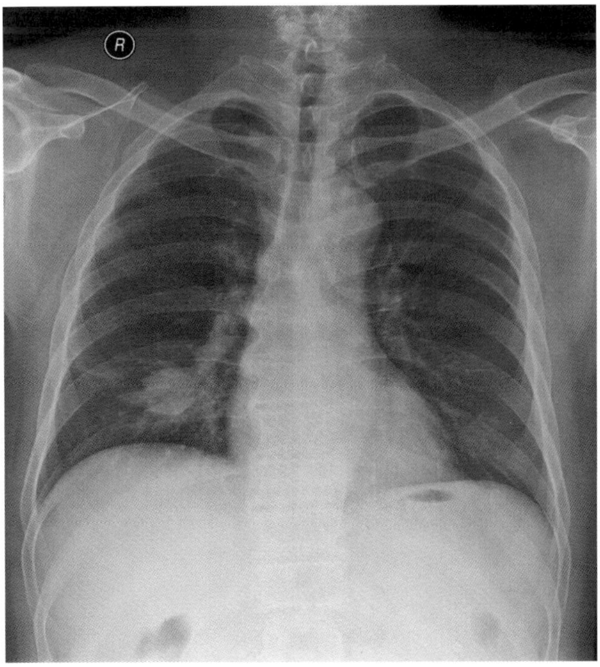

图 2–3–4　炎性假瘤

胸部正位片示右下肺野类圆形块影，边界尚清，周围肺纹理增强

（2）也可呈多发病灶，有时还可呈弥散浸润型，其中可见支气管气象。

（3）病灶内可有钙化、空洞，纵隔淋巴结肿大少见。

【鉴别诊断】

（1）周围型肺癌：多为老年患者，肺癌的肿块多呈分叶状，边缘毛糙不光滑，密度不均匀，可伴不规则厚壁空洞，可伴胸腔积液，肺门及纵隔淋巴结肿大等转移征象。

（2）结核球：常有结核史，结节内钙化常见，周围常伴纤维钙化等卫星灶。

（3）错构瘤：边缘光滑，可有分叶，瘤体内有时可见钙化或低密度影。肺部孤立性结节或肿块诊断有困难时，开胸或经胸壁肺活检常有助于鉴别。

六、肺脓肿

【临床表现】

肺脓肿是多种病原菌感染引起的肺组织化脓性炎症，临床上以高热、咳嗽、咳大量脓臭痰为特征性表现，白细胞总数明显增高。慢性肺脓肿可为急性肺脓肿发展而来，也可无急性过程，临床上以咳嗽、咯血和胸痛为主要表现，常有杵状指（趾），白细胞总数可无明显变化。体征与肺脓肿的大小和部位有关。病变较小或位于肺的深部，可无异常体征。病变较大，脓肿周围有大量炎症，叩诊呈浊音或实音。

【X 线表现】

1. 急性肺脓肿

（1）早期炎症表现为大片浓密模糊浸润阴影，边缘不清，或为团片状浓密阴影，分布在一个或数个肺段。

（2）肺脓肿形成后，可见带有含宽大气液平面的圆形厚壁空洞，内壁光滑或略有不规则，外壁因广泛炎性浸润而模糊不清（图 2-3-5）。

（3）病变可穿过叶间裂向邻近肺叶蔓延，相邻胸膜增厚或出现胸腔积液，空洞周围及其他肺野内无播散灶。

（4）若引流不畅可形成张力空洞，洞形变圆，洞壁变薄。

（5）抗菌治疗空洞缩小至消失，也可残留少量纤维灶。

2. 慢性肺脓肿

（1）空洞壁厚，脓腔不规则，大小不一，可呈多房状或有分隔，有时可呈蜂窝状，空洞内可有或无液平。

（2）空洞周围有纤维组织增生，大量纤维化可致肺叶体积收缩、变小。

（3）邻近胸膜增厚、粘连。

3. 血源性肺脓肿

（1）多发常见，以两下叶多见。

（2）早期表现为两肺多发散在斑片状影，边缘模糊，或两肺多发圆形或椭圆形密度增高影，中央见液化坏死区。

（3）一般经过 1 周或不到 1 周可发展为薄壁空洞，空洞内可见液平面，但较少见，并同时伴有脓胸存在。

（4）经抗感染治疗 2 ~ 4 周后病变可完全吸收。

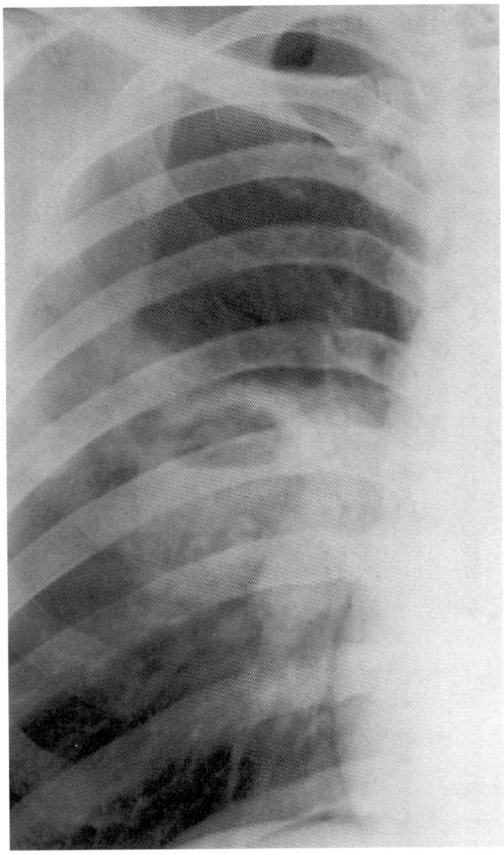

图 2-3-5　肺脓肿

胸部正位片示右肺门旁见大片致密影，边缘模糊。其中可见含有气液平的厚壁空洞，空洞内壁光滑，外壁模糊

【鉴别诊断】

（1）细菌性肺炎：与早期肺脓肿的症状及 X 线表现很相似。细菌性肺炎常有口唇疱疹、咳铁锈色痰而无大量黄脓痰。胸部 X 线片示肺叶或段实变或呈片状淡薄炎性病变，边缘模糊不清，但无脓腔形成。痰或血的细菌分离可作出鉴别。

（2）空洞性肺结核：发病缓慢，病程长，常伴有结核毒性症状，长期咳嗽、咯血等。胸部 X 线片示空洞壁较厚，其周围可见结核浸润病灶，或伴有斑点、结节状病变，空洞内一般无液平面，有时伴有同侧或对侧的结核播散病灶。痰中可找到结核分枝杆菌。

（3）周围型肺癌：发病较慢，常无或仅有低度毒性症状。肿瘤阻塞支气管引起远端肺部阻塞性炎症，呈肺叶、肺段分布。常见到肺门淋巴结肿大等转移征象。癌灶坏死液化形成癌性空洞。胸部 X 线片示空洞常呈偏心、壁较厚、内壁凹凸不平，一般无液平面，空洞周围无炎症反应。当癌性空洞合并感染时，则易被误诊为肺脓肿，此时需抗感染治疗后复查，避免误诊。

（4）肺囊肿继发感染：表现为囊壁增厚、模糊，邻近肺野见片状浸润影，并可见较大液平面，但短期抗感染治疗后可见炎症吸收，囊肿原来形态得以显示，并持续存在。

第四节 肺真菌病

【临床表现】

肺真菌病是由真菌引起的肺部感染，常有糖尿病等基础疾病，是长期抗感染和预防感染下菌群失调所导致的继发感染。本病开始为急性支气管炎症状，累及肺时引起肺实变及肺脓肿，并伴有血栓形成和梗死的征象。突然发病时，严重者出现发热、咳嗽、痰中带血、胸闷、气急、呼吸困难、胸痛等，当累及肺动脉时，可引起致命性大咯血。两肺有广泛湿性啰音及胸膜摩擦音。本病一般呈进展性，死亡率高。

【X 线表现】

（1）急性期：为肺炎性改变，无特异性。可表现为两肺散在圆形结节状致密影，边缘模糊，密度均匀，大小不等，多为 2 ~ 15mm；也可表现为两中下肺野大小不一斑片状影，伴肺纹理增强。

（2）慢性期：可见片状融合影，呈肺段或大叶性改变（图 2-4-1）；也可见多发密度较高，边缘锐利的肿块影、融合影或肿块内可见空洞形成。

（3）肺内浸润病变在肺内存在时间较长，可伴肺门淋巴结肿大，长期动态观察病变改变不大。

（4）真菌球：一种特殊的 X 线征象，是由曲菌的肉芽肿寄生于肺结核、肺脓肿、肺囊肿、肺大疱等空洞或空腔内形成的一个边缘光滑的球形致密影。真菌球大小不一，从几毫

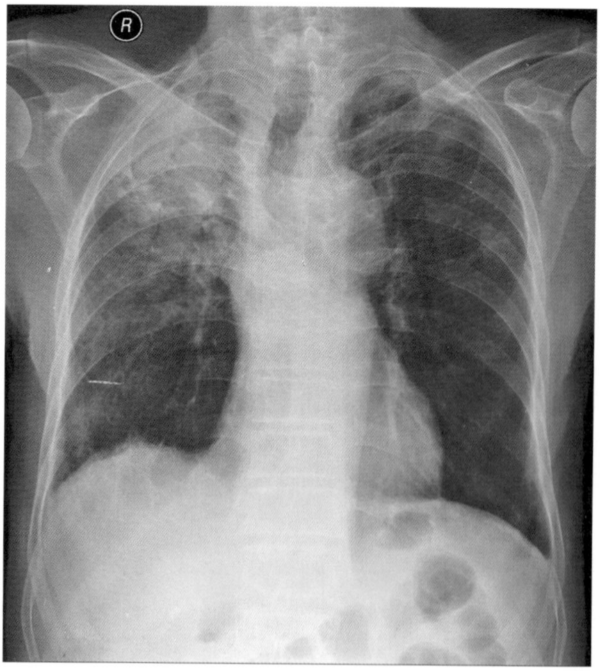

图 2-4-1 肺真菌病

胸部正位片示右上肺片状高密度阴影，为慢性炎性改变

米至数厘米不等，密度欠均匀，部分病灶内可见钙化，并可随体位改变而在洞或腔内移动；真菌球与空洞壁之间的新月状空隙，称为“空气半月”征。

【鉴别诊断】

1. 本病患者有在真菌环境中的生活史和职业史，或有慢性消耗性疾病和长期应用免疫抑制剂、肾上腺皮质激素或抗生素等用药史。痰直接涂片可发现菌丝和孢子，反复痰培养阳性有助于诊断。

2. 本病需与支气管肺炎、大叶性肺炎、肺结核、肺转移瘤、肺癌等病变鉴别：

（1）支气管肺炎、大叶性肺炎：进行痰菌培养，且抗感染治疗有效。

（2）肺结核：病变好发于上叶尖后段和下叶背段，痰中可查到结核分枝杆菌，抗结核治疗有效。

（3）肺转移瘤：找到原发病灶，痰真菌培养阴性。

（4）肺癌：边缘有分叶、毛刺，可见胸膜凹陷征，可伴胸腔积液，有肺门及纵隔淋巴结肿大等转移征象。

3. 有真菌球形成时需与空洞型肺结核和空洞型肺癌鉴别：

（1）空洞型肺结核：空洞壁薄，内为干酪坏死团块，密度不均，边缘不规则，无移动性，空洞周围常有卫星灶，痰中可查到结核分枝杆菌。

（2）空洞型肺癌：空洞壁厚薄不均，外缘呈分叶状，洞内球形内容物形态不规则，不能移动，痰中可找到癌细胞。

第五节 肺寄生虫病

肺包虫囊肿

【临床表现】

肺包虫囊肿是我国西北牧区较常见的寄生虫病。大多数病例是细粒棘球绦虫的蚴体侵入人体所致，在肝、肺等脏器中形成囊肿，并造成各种并发症，也称肺棘球蚴病或肺包虫病。

（1）肺包虫病以儿童及青壮年多见。

（2）症状因囊肿大小、数目、部位及有无并发症而不同，早期囊肿小，一般无明显症状，常经体检或在因其他疾病胸透时发现。

（3）囊肿增大引起压迫或并发炎症时，有咳嗽、咳痰、胸痛、咯血等症状。巨大囊肿位于肺门附近的，可能有呼吸困难。如食管受压，则有吞咽困难。肺尖部囊肿压迫臂丛和颈交感神经节，可引起 Pancoast 综合征（患侧肩、臂疼痛）及 Horner 征（一侧眼睑下垂，皮肤潮红、不出汗）。

（4）如囊肿破入支气管，囊液量大的，有窒息危险，子囊及头节外溢，能形成多个新囊肿。患者常伴有过敏反应，如皮肤潮红、荨麻疹和喘息，严重者可休克。囊肿破裂感染者，有发热、咳黄痰等肺部炎症及肺脓肿症状。少数囊肿破入胸腔，有发热、胸痛、气短及过敏反应。

（5）多数患者无明显阳性体征。实验室检查包虫皮内试验（Casino 实验）和补体结合试验阳性。

【X 线表现】

（1）单发性棘球蚴囊肿，常见于两肺下野，以右肺下野多见；一般为单发，也有多发的。

（2）囊肿早期直径在 1cm 以下的，仅见边缘模糊的炎性阴影；直径＞2cm 的为轮廓清晰、边缘锐利的类圆形阴影，密度均匀而稍淡，至能明确诊断时已 6～10cm，有时大囊肿还可呈分叶状或多环状。

（3）棘球蚴囊肿其形态大小常随呼吸而改变，立位透视吸气时膈肌下降，头、足径稍增加；呼气时膈肌上升，横径稍长、上下稍短（“包虫呼吸征”）。

（4）较大囊肿把肺纹理撑开，周围的肺纹理呈条索状包绕着囊肿（“抱球征”）。

（5）下肺野的囊肿“坐在”膈肌上，使膈肌位置下降，甚至凹陷，有时需行人工气腹。

（6）如为囊肿，小支气管被侵犯穿透，少量气体进入内外囊之间，则出现一些特殊 X 线征：①少量气体进入内外囊之间，立位摄片气体上升至囊肿上部，形成局部的弧形透明带，并随体位变化而变动，称“新月征”；②如气体进一步进入内囊，出现液平面，其上方见有代表内囊及外囊的 2 个弧形阴影，称“双弓征”；③当内囊破裂萎陷，皱缩的内囊浮于液面上，囊内液面上能见到不规则影，称“水上浮莲征”，是棘球蚴囊肿破裂的典型 X 线表现；④如囊肿破裂，内容物未排出，可形成密度均匀的含液囊肿；内容物咳净，又未发生感染，胸片上表现为薄壁边缘光滑的含气囊肿，以后囊腔逐渐缩小，仅留有一些纤维化阴影；⑤如囊肿破后发生感染，则囊壁增厚，周围出现由炎症引起的肺浸润片状影，并失去囊肿原来的形态；⑥如破入胸腔，有胸腔积液或液气胸。

【鉴别诊断】

主要诊断依据：曾在流行地区居住，有犬、羊等动物接触史，X 线检查见肺包虫囊肿破裂的典型表现，实验室检查有包虫皮内试验（Casino 试验）及包虫补体结合试验阳性均有助于本病的诊断。

本病在临床或胸部 X 线表现上需与多种胸部疾病鉴别：

（1）与含气液肺囊肿鉴别困难不大，合并感染时应与肺脓肿、曲霉菌感染等相鉴别，询问病史，进行相关实验室检查有助于诊断。

（2）肺包虫囊肿有时与肺结核球及周围型肺癌鉴别较困难。结核球一般多小于 3cm，常位于上叶尖后段及下叶背段，多有卫星灶；周围型肺癌则常见分叶及毛刺，有时可见胸膜凹陷征。

（3）当囊肿破裂有并发症时，临床及 X 线表现复杂较易误诊，鉴别诊断不清的应开胸探查。

第六节 肺结核

一、原发型肺结核

【临床表现】

1. 症状 ①为初次感染所发生的结核，多见于儿童。②初期症状不明显，可有低热、轻咳、盗汗、食欲缺乏、精神萎靡。③有时婴幼儿发病较急，体温可达 39～40℃，以后转为低热。

2. 体征　一般无阳性体征，当病变范围较大或有增大的淋巴结压迫支气管致肺不张时，可有叩诊浊音、呼吸音减退等体征。

【X 线表现】

1. 原发综合征　原发病灶、淋巴管炎、淋巴结炎三者形成哑铃状影的双极现象为典型表现。

（1）原发病灶及病灶周围炎多位于上叶的下部及下叶的上部靠近胸膜处，表现为边缘模糊的云絮状影。

（2）淋巴管炎表现为一条或数条较模糊的条索状致密影，自原发病灶伸向肺门。

（3）淋巴结炎即肺门纵隔淋巴结肿大表现为突向肺组织的块状影，多位于原发病灶同侧。

2. 胸内淋巴结结核　当原发病灶被吸收或较小被掩盖而不能发现时，则原发型肺结核表现为肺门或纵隔淋巴结增大，为胸内淋巴结结核（图 2-6-1）。

（1）炎症型表现为肺门向外扩展的高密度结节影，边缘模糊。

（2）结节型表现为肺门区圆形、椭圆形高密度影，边界清楚，一侧或两侧纵隔增宽，边缘呈波浪状。

（3）气管分叉角度增大。

（4）部分患者可合并肺不张。

【鉴别诊断】

（1）原发型肺结核原发灶周围炎症范围较大时，需与大叶性肺炎相鉴别：结合发病临床症状及肺门淋巴结增大可以鉴别。

（2）胸内淋巴结结核需与纵隔肿瘤相鉴别：胸内淋巴结结核多发生于右上纵隔气管旁，多为儿童或青年，结核菌素试验为强阳性。

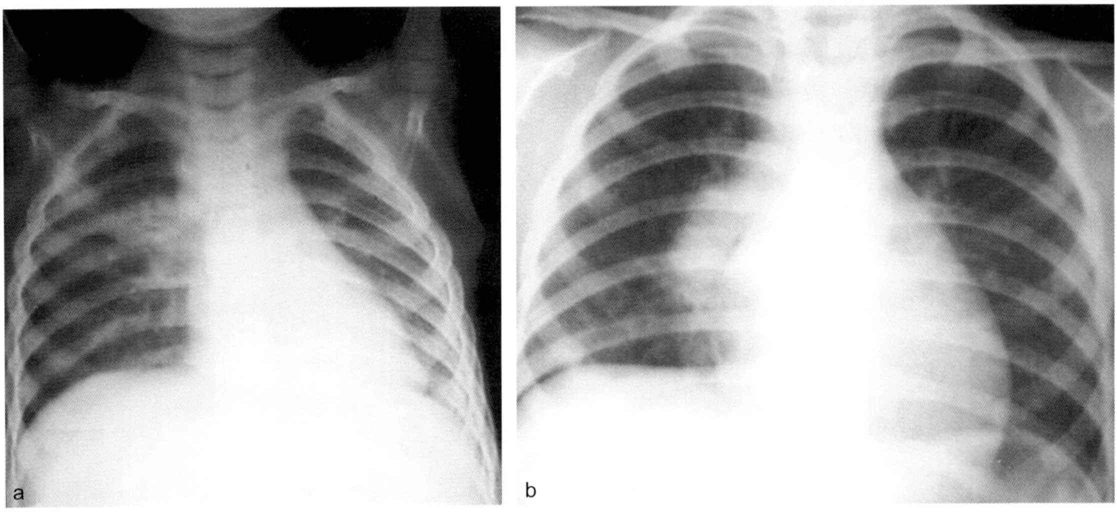

图 2-6-1　原发型肺结核

a. 炎症型胸内淋巴结结核右肺门高密度影，边缘模糊；b. 结节型胸内淋巴结结核右肺门椭圆形高密度影，边界清楚

二、血行播散型肺结核

（一）急性血行播散型肺结核

【临床表现】

急性血行播散型肺结核是大量结核分枝杆菌一次或短期内多次进入血液，播散到肺部所致。

1. 症状

（1）以高热（稽留热）、寒战、盗汗、全身不适、乏力或皮下出血等临床表现为主的菌血症型。

（2）以气短、咳嗽、咳痰、胸痛、血痰、呼吸困难等为主的肺型。

（3）以头晕、头痛、恶心、呕吐、神志不清、嗜睡等为主的脑膜型。

（4）多见于儿童及青少年，但也可见于老年人。

2. 体征及检查

（1）无明显阳性体征。

（2）红细胞沉降率加快。

（3）病原菌检查：痰或胃液中结核分枝杆菌的检出率不高。

（4）结核菌素试验：约 4.3% 患者对结核菌素 1mg 仍为阴性（假阴性）。

【X 线表现】

（1）典型表现为大小一致，密度相等，分布均匀的粟粒状（2mm 左右）致密影（图 2-6-2）。

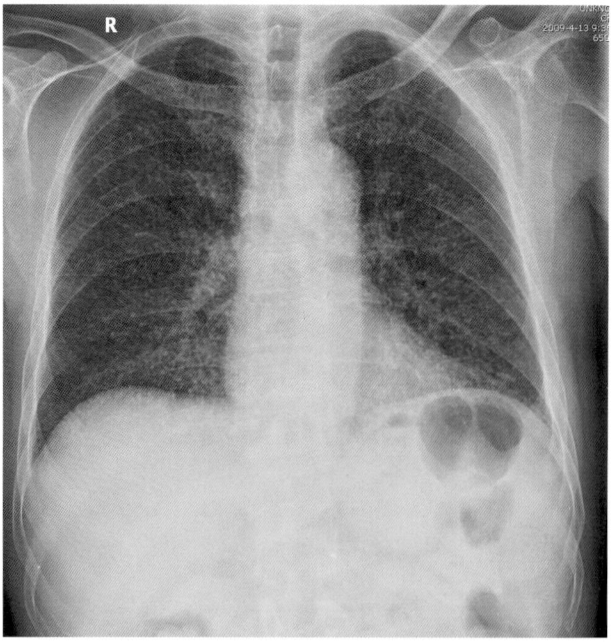

图 2-6-2 急性血行播散型肺结核

胸部正位片示双肺弥散均匀分布粟粒状结节影，大小、密度一致

（2）早期（2 周内）仅见肺纹理增粗，或肺内颗粒感。

（3）晚期粟粒状肺结核有融合的倾向。

（二）亚急性或慢性血行播散型肺结核

【临床表现】

亚急性或慢性血行播散型肺结核是少量结核分枝杆菌长时间内多次进入血液播散致肺部所致。临床症状可不明显，或有反复发热、寒战或轻度结核中毒症状，如低热、盗汗、无力、消瘦等。

【X 线表现】

（1）典型表现为一侧或两侧肺野内分布不均、密度不同、大小不等的斑点片状致密影（图 2-6-3）。

（2）分布不均，表现为上肺野多，下肺野少。

（3）密度不均，表现为上部多为陈旧性硬结灶，下部多为新的渗出增殖灶。

【鉴别诊断】

血行播散型肺结核需与弥漫性肺泡细胞癌相鉴别：后者年龄多见于 40 岁以上，X 线表现为大小不等、密度不等的粟粒状或结节状阴影，结节分布以双肺中、下肺野和肺中、内带较密集，双上肺甚稀少，有时多发生结节性病灶仅见于一侧肺部或局限于一叶或一小区。尽管血行播散型肺结核与弥漫性肺泡癌的鉴别一般并不困难，但仅仅凭借影像学变化有时难以获得明确的诊断，有条件时可采用经皮或经纤支镜肺活检以获取病理学诊断。对可疑结核病患者，还可以试用抗结核治疗，其对血行播散型肺结核常有明显疗效。

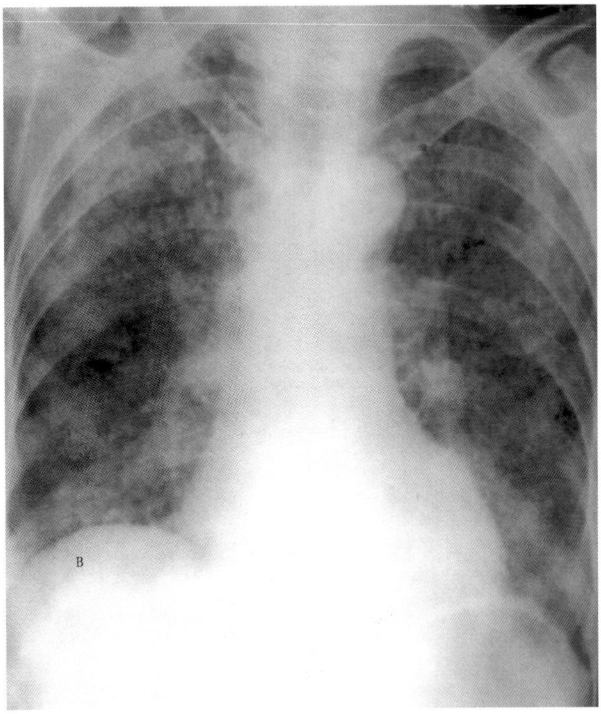

图 2-6-3 亚急性或慢性血行播散型肺结核

胸部正位片示双侧肺野不均匀分布结节、斑点状致密影，密度不同，大小不等

三、继发型肺结核

【临床表现】

继发型肺结核是肺结核中最常见的类型，多见于成年人，小儿极少见。由于病变的性质不同，多少不一，临床症状差异较大。轻者无任何症状；一般多有低热、乏力、咳嗽、盗汗等症状；严重者有咯血、胸痛、消瘦等，痰结核分枝杆菌阳性率高，红细胞沉降率（血沉）加快。

【X 线表现】

1. 渗出浸润为主型

（1）常位于上叶尖后段或下叶背段。

（2）病灶多为斑片状或云絮状，边缘模糊，病灶内可见空洞，空洞可为薄壁、张力、干酪厚壁或纤维空洞等。

（3）有时可见支气管播散灶。

2. 干酪为主型　以干酪病灶为主，包括结核球和干酪性肺炎。

（1）结核球好发于上叶尖后段或下叶背段，多为单发，大小 2～3cm，少数超过 4cm；边缘光滑，密度高、均匀（图 2-6-4），可有钙化和厚壁空洞；周围可见卫星灶。

（2）干酪性肺炎为大量结核分枝杆菌侵入肺组织迅速引起的干酪性样坏死性肺炎。X 线表现为肺段或肺叶实变，轮廓模糊，以上肺多见。有时在同侧或对侧肺内可见支气管播散灶。

3. 空洞为主型　以纤维厚壁空洞、广泛性纤维性病变及支气管播散灶组成的病灶（图 2-6-5），此型是结核病的主要传染源。X 线表现为锁骨上下区形状不规则的慢性纤维空洞，周围伴广泛的条索状纤维灶；肺门上提，肺纹理呈垂柳状；广泛的纤维化引起

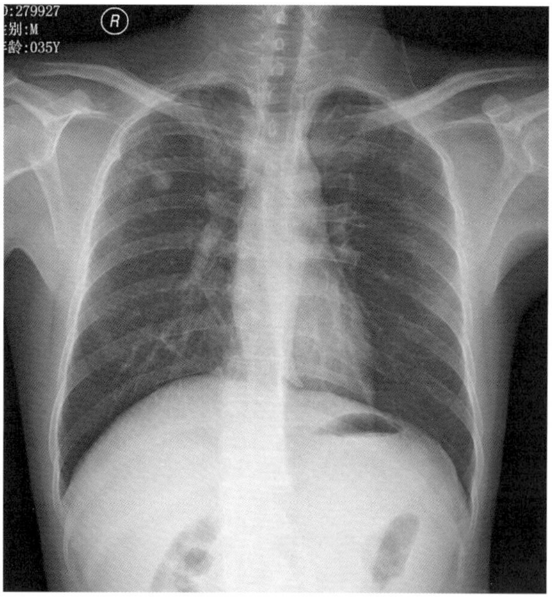

图 2–6–4　结核球

右上肺高密度结节影，边缘清楚，邻近有不规则小片影及条状影，为卫星灶

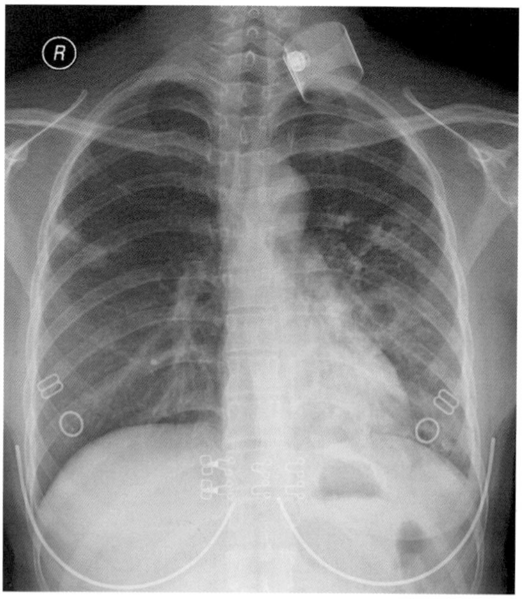

图 2–6–5　结核空洞

左侧肺野两枚空洞影，壁厚不规则，内见小液平

同侧胸廓塌陷及纵隔受牵拉向患侧移位；在同侧或对侧肺内多见支气管播散灶。

四、结核性胸膜炎

【临床表现】

结核性胸膜炎多见于儿童与青少年，胸膜炎与肺结核可同时出现，也可单独发生而无肺内病灶。前者多是邻近胸膜的肺内结核病灶直接蔓延所致；后者多是淋巴结中的结核分枝杆菌逆流至胸膜所致。临床上分为干性及渗出性结核性胸膜炎。

1. 干性结核性胸膜炎　指不产生明显渗出或仅有少量纤维素渗出的胸膜炎。

（1）发热，胸部针刺样剧痛，呼吸及咳嗽时加剧。

（2）听诊有胸膜摩擦音。

2. 渗出性结核性胸膜炎　多发生于初次感染后期，此时机体对结核分枝杆菌过敏性高，易产生渗出。

（1）发热、恶寒、胸痛；液体量大时可出现气急、发绀。

（2）听诊患侧呼吸音减弱，听觉语颤减弱，叩诊呈浊音。

【X 线表现】

1. 干性结核性胸膜炎　X 线检查可无异常或仅出现患侧膈运动受限。

2. 渗出性结核性胸膜炎：表现为胸腔积液（图 2-6-6）。

（1）少量积液表现为肋膈角钝、消失。

（2）中量积液表现为下肺野高密度影，其上缘呈外高内低的弧形。

（3）大量积液表现为全肺野大片均匀高密度影，纵隔向健侧移位，肋间隙增宽。

（4）包裹性积液在切线位上呈弧形高密度影，边缘光滑凸向肺野，底部与胸壁相连。

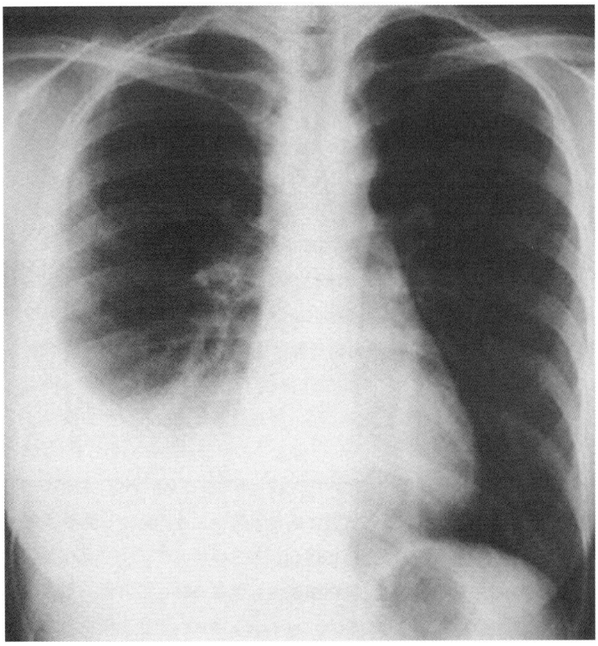

图 2–6–6　渗出性结核性胸膜炎

胸部正位片示右侧下肺野片状高密影，上缘呈外高内低之弧形，下缘遮盖膈肌

【鉴别诊断】

根据症状、体征及胸腔积液常规检查，渗出性结核性胸膜炎的临床诊断不难，但确诊则需要胸液中培养出结核分枝杆菌或胸膜组织学证实为结核。根据不同的症状及体征，鉴别于其他原因引起的胸膜炎，如肺炎性胸腔积液，恶性胸腔积液（肿瘤侵犯胸膜，如肺癌、乳腺癌或胸膜间皮瘤等），风湿性疾病（系统性红斑狼疮、类风湿关节炎等）。

（欧 玲 许 觅 张会霞）

第七节 肺肿瘤

一、中央型肺癌

【临床表现】

中央型肺癌是指起自三级支气管以上的肺癌。病理组织分型发生于支气管的肺癌多数为鳞癌，按生长类型分为管内型、管壁型、管外型。

（1）咳嗽：以刺激性干咳多见。

（2）血痰：多为血丝痰，间断性，也可出现咯血。

（3）胸痛：一般较轻。

（4）发热：热度多不高，为癌组织坏死、毒素吸收所致。

（5）转移症状：转移部位不同，临床症状也不同，如淋巴结压迫上腔静脉可出现颈静脉怒张；喉返神经受侵导致声带麻痹、声音嘶哑；颅内转移出现恶心、头痛、呕吐等颅内高压症状等。

【X线表现】

（1）癌瘤局限于黏膜，未构成支气管的狭窄及阻塞者，X线上可无阳性表现。

（2）癌瘤致支气管狭窄，造成分泌物引流不畅，则出现阻塞性肺炎或一侧肺叶的肺气肿。

（3）癌瘤致支气管阻塞则出现阻塞性肺不张。上叶不张合并肺门肿块时可见下缘呈横“S”征（图2-7-1）。

（4）癌瘤主要向支气管管外蔓延，在肺门区形成肿块及结节，边缘多呈分叶状或欠规则。右侧者可示肺门角消失。

【鉴别诊断】

中央型肺癌形成较大肺门肿块，合并肺不张、阻塞性肺气肿和（或）并有纵隔直接侵犯和淋巴结转移时，诊断并不困难。但当肿瘤较小，沿支气管壁生长时，难与炎症性病变、结核性支气管狭窄或其他良性肿瘤鉴别，确诊需结合临床资料和支气管镜检查。

二、周围型肺癌

【临床表现】

周围型肺癌是指起自三级支气管以下，呼吸性细支气管以上的肺癌。以腺癌、鳞癌多见。

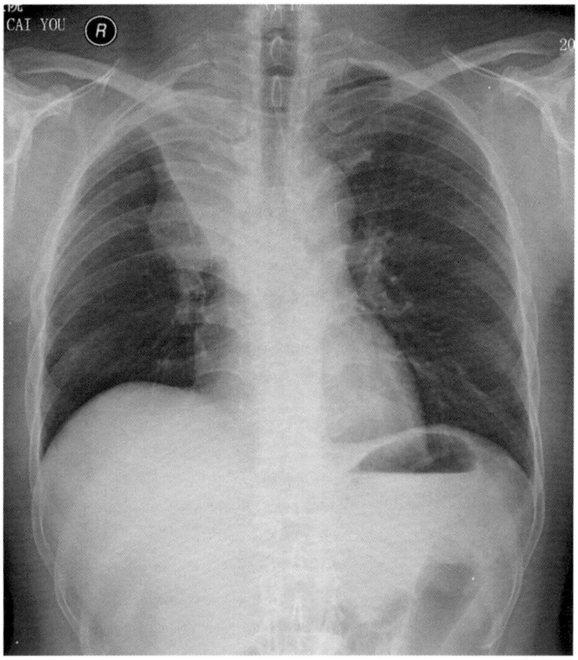

图 2-7-1　中央型肺癌横“S”征

胸部正位片示右上纵隔旁片状影与肺门区类圆形块影共同构成横“S”征

（1）咳嗽：肺癌因长在支气管肺组织上，通常会产生呼吸道刺激症状而发生刺激性咳嗽。

（2）发热：发热是早期周围型肺癌的一个症状，多见于癌灶直径稍大者，发热不是由炎症所引起，而是由于癌肿坏死，分解产物被吸收所致。使用一般抗炎治疗无效，但吲哚美辛（消炎痛）、皮质激素等能暂时退热，停药后发热重现。

（3）胸痛：胸痛是本病早期症状，局限在胸、肩某一部位，常无压痛点，轻度胸痛不一定伴有胸膜侵犯，但严重胸痛常见于本病晚期，且伴有广泛胸膜转移灶。

（4）痰中带血：病灶坏死、毛细血管破损时会有少量出血，往往与痰混合在一起，呈间歇或断续出现。很多肺癌患者就是因痰中带血而就诊的。

【X 线表现】

（1）早期表现为直径在 2cm 以内的结节影，密度较低，轮廓较模糊，可见“小泡征”。

（2）可见肿块影，是周围型肺癌的直接征象（图 2-7-2），具有“分叶征”“脐凹征”“毛刺征”（短毛刺对诊断恶性肿瘤价值较高，长毛刺多见于炎性病变）等特点。

（3）可见偏心性癌性空洞，内壁凹凸不平。

（4）肿瘤邻近肺野可见小节段性肺炎、肺不张及纤维条索病变和胸膜凹陷征等。

【鉴别诊断】

（1）结核球：结核球多见钙化现象。若见球形病灶周边有环形或弧形钙化，特别是成层的环形钙化是结核球的特征性表现。

（2）球形肺炎：球形肺炎在病变周围及肺门方向可有轻度的血管纹理增强，表现为“局部充血现象”。局部充血征象提示肿块为急性炎症，在鉴别诊断上具有一定的参考意义。

（3）慢性肺脓肿：肺脓肿周围多有较多炎症，肿块的边界比较模糊、毛糙和不规则，

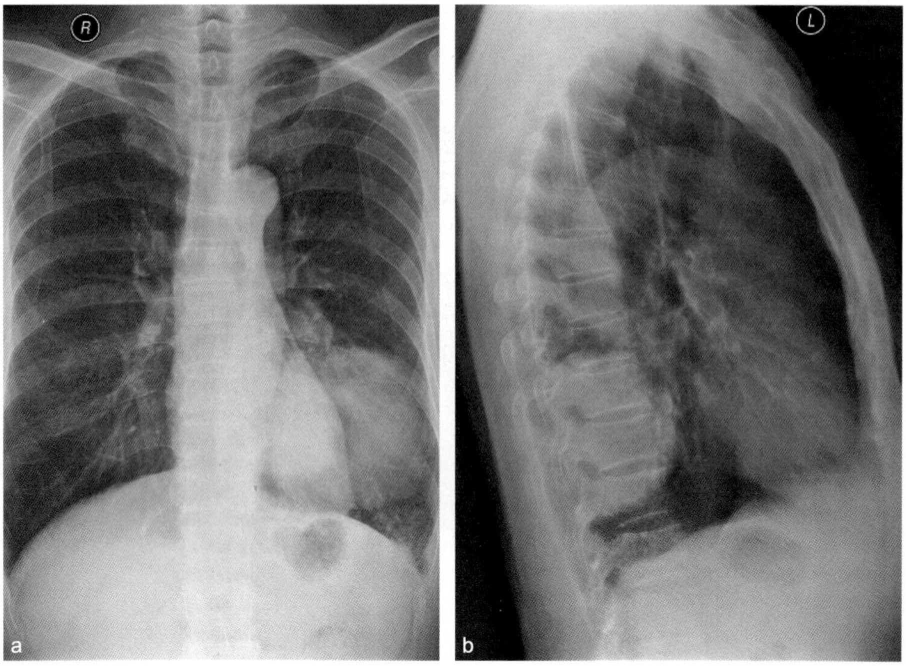

图 2-7-2 周围型肺癌
胸部正位片示左下肺巨大软组织块影，与心影部分重叠；胸部侧位片示肿块位于心影后方

其邻近肺组织内有不规则扭曲条影，提示为局部充血征象。

（4）肺良性肿瘤：良性肿瘤轮廓整齐而光滑，密度浓而均匀，极少有空洞，钙化较多见，而肺癌在 2 ～3 cm 直径以下者，密度多淡而不均匀，钙化极少见，肿块较大者可出现空洞。

三、肺上沟癌

【临床表现】

（1）癌肿压迫臂丛神经引起同侧肩、臂持续性疼痛，进行性加剧及同侧上肢麻痹，手部肌肉，尤其是大小鱼肌萎缩。

（2）癌肿常压迫颈交感神经引起同侧 Horner 综合征。

（3）癌肿侵蚀及破坏第 1、第 2 肋骨时引起局部压痛。

（4）发病年龄多数为 16 ~ 73 岁，男性发病率高，右侧病变多。

【X 线表现】

（1）肺尖部可见块状密度增高影（图 2-7-3）。

（2）向其周围骨组织侵蚀、破坏的征象。

【鉴别诊断】

原发性臂丛神经痛少见，多数为继发。根据典型临床症状及 X 线表现不难诊断。当胸片仅表现为肺尖胸膜肥厚，常误诊为肺尖帽（肺尖部的帽状病变）及结核。当患者出现相应症状及胸片表现为肺尖胸膜增厚时，一定要提高警惕，及时做胸部 CT 检查，排除肺上沟癌。

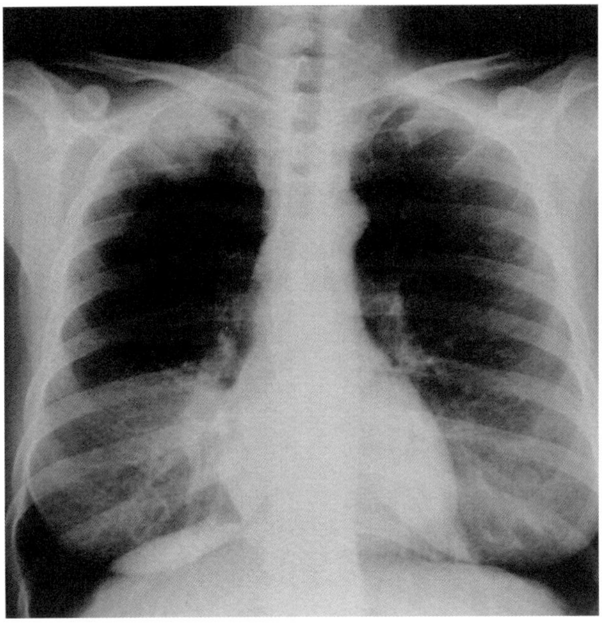

图 2-7-3　肺上沟癌

胸部正位片示右侧肺尖不规则肿块密度影，呈分叶状

四、细支气管肺泡癌

【临床表现】

细支气管肺泡癌是起自于呼吸性细支气管及肺泡上皮的肿瘤，WHO 分类中归于肺腺癌。可有咳嗽、咳血丝痰等表现。

【X 线表现】

基本上可见三种类型。

（1）单发结节，多难与周围型肺癌区别。

（2）多发结节（广泛型），其结节多较粟粒结节大，分布可不均匀。往往早期起于肺的一部分，后逐渐蔓延至全肺（图 2-7-4）。

（3）渗出性病变，单一照片确诊较难。上肺野者往往误诊为肺结核，下肺野者往往误诊为肺炎。但抗感染治疗不能控制临床症状的发展及 X 线病灶的进展。

【鉴别诊断】

（1）单发结节型细支气管肺泡癌诊断困难，难与其他孤立性肺结节病变如结核瘤和其他良性肺肿瘤鉴别。

（2）弥漫型及肺炎型细支气管肺泡癌主要需与肺结核、大叶性肺炎、肺转移瘤等鉴别。

①细支气管肺泡癌以咳嗽进行性加重的呼吸困难为主要表现，少有高热、盗汗；粟粒性肺结核中毒症状明显，抗结核治疗明显有效。在影像表现上，弥漫型细支气管肺泡癌的腺泡结节影大小、形态、密度、分布不均匀，其中心可有透光区，边缘欠清，以中、下肺分布较多。而粟粒型肺结核结节大小、形态、密度均匀，亚急性及慢性血行播散型肺结核表现为大小不均、密度不均，渗出、增生、纤维化、钙化等多种病灶并存，以两肺中、上肺分布较多。

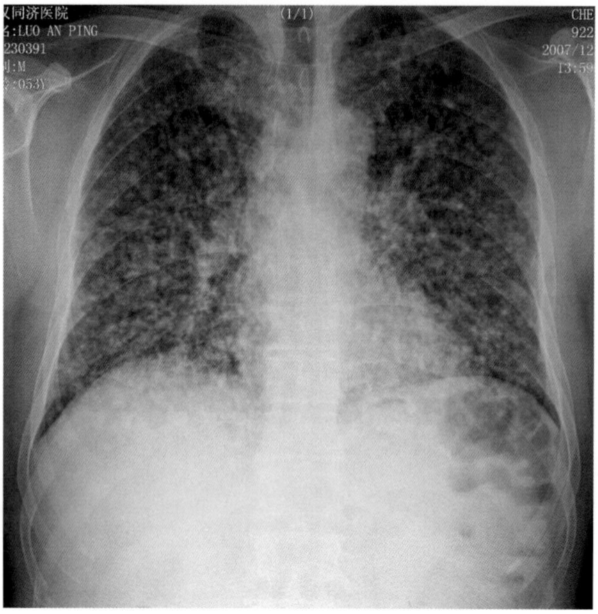

图 2–7–4　细支气管肺泡癌

胸部正位片示双肺散在分布的结节影，大小不等，分布不均匀

②大叶性肺炎临床症状典型，发病急骤，有高热、咳铁锈色痰，白细胞升高。影像表现虽为大片肺叶或肺段密实影，也可见支气管气象，但显示的支气管与细支气管管壁光滑，无中断等表现，不能见到蜂窝状透光区，而细支气管肺泡癌的支气管气象中支气管管壁僵硬不规则，有时可见中断表现，常见到蜂窝状影。

③弥漫性细支气管肺泡癌与肺转移瘤鉴别：肺转移瘤以血行转移最常见，为多发或单发结节，多为球形，边缘清楚光滑，细支气管肺泡癌病灶边缘多不规则且模糊。

五、支气管腺瘤

【临床表现】

支气管腺瘤多发生于较大的支气管，生长缓慢，多见于年轻女性，属于原发性肺部低度恶性肿瘤。

发生在肺的边缘部多无症状，常在 X 线检查时发现。若发生于较大的支气管，初期即出现刺激性干咳，反复痰中带血。肿瘤增大，可发生局部阻塞性肺气肿和局限性固定哮鸣音。管腔全部阻塞，可出现肺不张。阻塞远端的肺继发感染，可发生肺炎、肺脓肿或支气管扩张。

【X 线表现】

（1）中央型：可呈肺气肿或支气管扩张引起的柱状密度增高影，呈“手套征”。肿瘤较大时可表现为一侧肺、肺叶或肺段阻塞性肺炎或肺不张。管外型或混合型瘤体在肺门区可形成圆形或椭圆形肿块。体层摄影可见支气管内息肉状或球形软组织影，边缘光滑锐利，密度均匀。也可显示管壁增厚，管腔狭窄，围绕支气管的软组织肿物影。腔内生长可见局部管腔略增宽。

（2）周围型：可见肺内球形或不规则形肿块阴影，边缘光滑锐利，密度中等，没有钙化，以 2.5 ~ 5cm 大小多见。无特征性改变。

【鉴别诊断】

支气管腺瘤与周围型肺癌、结核瘤、错构瘤和炎性假瘤等鉴别较困难，有赖于经皮胸穿刺活检确定诊断。

六、肺错构瘤

【临床表现】

肺错构瘤是正常肺组织结构在胚胎发育过程，错乱组合、过度生长形成的瘤样畸形，是常见的肺部良性肿瘤，生长缓慢，极少恶变。错构瘤的主要组织成分包括软骨、脂肪、平滑肌、腺体、上皮细胞，有时还有骨组织或钙化。发生在主支气管及叶、段支气管内的错构瘤称中央型错构瘤；发生在周围肺组织的错构瘤称周围型错构瘤。

绝大多数错构瘤（80% 以上）生长在肺的周边部，紧贴于肺的脏层胸膜之下，有时突出于肺表面，因此临床上一般没有症状，查体也没有阳性体征。只有当错构瘤发展到一定大小，足以刺激支气管或压迫支气管造成支气管狭窄或阻塞时，才出现咳嗽、胸痛、发热、气短、血痰，甚至咯血等临床症状。

【X 线表现】

（1）大小不等，单个呈圆形或椭圆形，边缘光滑，可有分叶。

（2）瘤体内有时可见爆米花样钙化或低度影囊变灶（图 2-7-5）。

（3）大多数直径在 3cm 以下。

（4）中央型错构瘤造成支气管狭窄或阻塞时可出现阻塞性肺气肿或肺不张。

【鉴别诊断】

根据临床表现及 X 线表现可作出诊断。需与肺癌、肺结核瘤相鉴别。

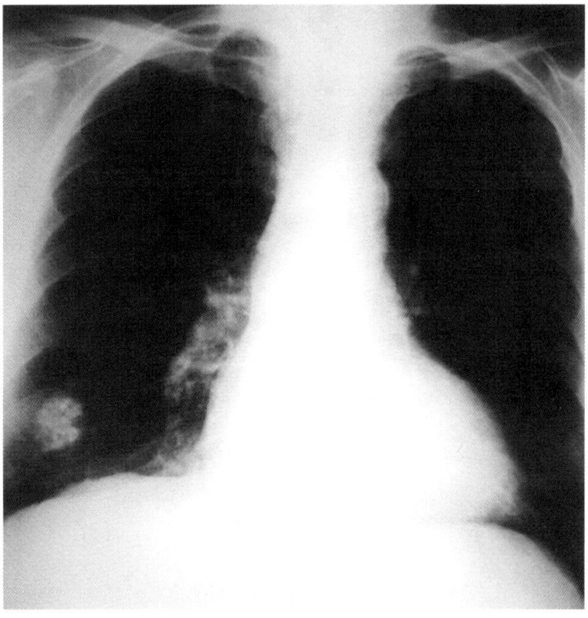

图 2-7-5　错构瘤（周围型）

胸部正位片示右下肺结节状高密度影，边缘光滑，其内可见爆米花样钙化

1. 与肺癌鉴别

（1）肺癌一般病程短，症状重；而肺错构瘤则病程长，可无任何症状或症状轻微。

（2）胸部 X 线片示肺癌呈大小不等的结节状或块状阴影，边缘不光滑，常有毛刺或分叶；而肺错构瘤则为圆形或类圆形块影，边缘光滑，界限清楚，可伴钙化。

（3）肺癌转移早，预后差；而肺错构瘤则无转移，预后好。肺错构瘤恶变者罕见，文献中曾有良性错构瘤恶变的报道。

2. 与肺结核瘤鉴别

（1）肺结核瘤多见于肺上叶尖后段或下叶背段，而肺错构瘤多发于任何肺叶的浅表处。

（2）肺结核瘤发病年龄小，常有结核病史，结核菌素试验阳性。

（3）两者胸部 X 线表现虽相似，但结核瘤密度不均匀，伴卫星灶；而肺错构瘤多密度均匀，不伴卫星灶。

七、肺孤立性血管瘤

【临床表现】

多发生于肺边缘部，脏层胸膜下的肺实质。可累及细支气管壁，但不突入支气管腔中。患者多无症状，在常规 X 线检查时发现。约 50% 的患者胸部可听到血管性杂音。

【X 线表现】

（1）位于肺门区或外围，以下肺多见。

（2）边缘整齐的圆形或分叶状肿块，有长条索与肺门血管相连（图 2-7-6）。

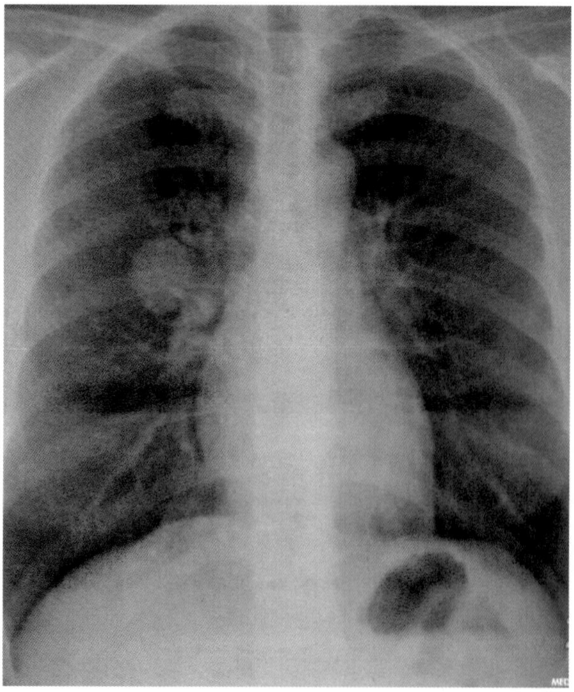

图 2–7–6 肺孤立性血管瘤

胸部正位片示右肺门结节影，边缘光滑，边界清晰

（3）X 线透视可见病灶血管的搏动。

【鉴别诊断】

根据X线特征性征象可对肺血管瘤作出诊断，但临床上以血管造影为诊断本病的金标准。

八、肺转移瘤

【临床表现】

肺转移性肿瘤的症状轻重与原发肿瘤的组织类型、转移途径、受累范围有密切关系。

（1）一般无明显症状，大多在胸部 X 线检查时被发现。

（2）少数患者有咳嗽、痰中带血和呼吸困难等症状。

【X 线表现】

1. 血行肺转移瘤

（1）最常见表现为两肺多发大小不等的圆形病灶，边缘光滑，密度均匀，中下肺野多见（图 2-7-7）。

（2）血供丰富的原发瘤可发生粟粒状转移：表现为两肺中、下肺野广泛弥漫性粟粒状阴影。

（3）肺炎型转移罕见，表现为片状模糊影，多为乳腺癌转移。

（4）表现为单个结节病灶，边缘光整，可呈分叶状，密度均匀，以结肠癌最多见。

（5）骨肉瘤、软骨肉瘤的转移可出现钙化或骨化。

（6）病灶内可出现空洞。

2. 淋巴转移

（1）一侧或双侧纵隔、肺门淋巴结肿大。

（2）肺纹理增强，沿肺纹理见纤细的条状影伴随着细小结节或网状影。

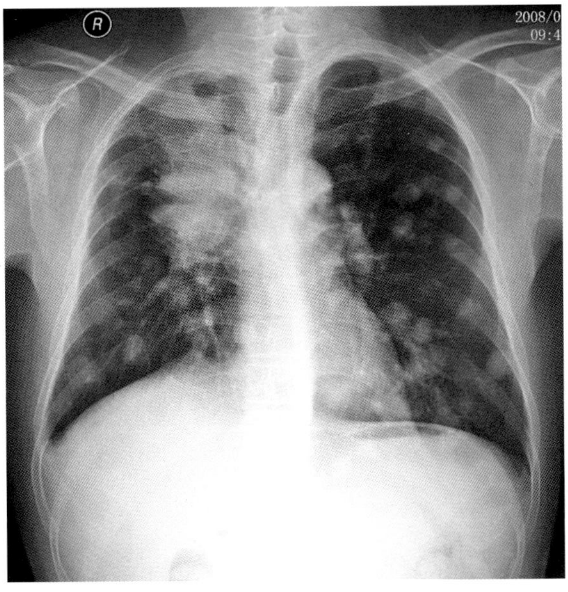

图 2-7-7　中央型肺癌并双肺内转移

胸部正位片示右肺门可见不规则团块影，边缘不光整。双肺内可见广泛多发的结节影

（3）常见间隔线（Kerley A 线和 B 线）、叶间裂亦增厚。

（4）胸腔积液。

3. 直接蔓延　原发病灶主要位于纵隔、胸壁或横膈，肺组织不同程度受侵犯。

【鉴别诊断】

肺转移瘤的临床诊断主要是依据病史和影像学检查，肺转移瘤与其他疾病的主要鉴别点是：变化快，短期内可见肿瘤增大、增多，有的在原发肿瘤切除后或放疗、化疗后缩小或消失。表现特殊的肺转移瘤应与下列疾病相鉴别：

（1）结核球：常单发，空洞多呈厚壁裂隙样，可见局限弧形、环形或弥漫性斑点状钙化。与肺门间常有索条状阴影相连，附近肺野有卫星灶。

（2）金黄色葡萄球菌肺炎：特点是起病急，临床症状重，高热为首要表现，可出现肺气囊、气液平面等。随访观察病情变化快。

（3）肺真菌病：无特征表现，与转移瘤鉴别较难，需结合临床病史或痰检确诊。当病变出现典型空气新月征时，病变已处于中晚期或吸收期。

九、急性白血病肺部浸润

【临床表现】

白血病细胞浸润气管、支气管、肺泡壁及肺泡间质，引起咳嗽、咯血，甚至呼吸困难。浸润胸膜时，可引起胸痛和胸腔积液等。

【X 线表现】

白血病细胞阻塞肺部小血管或浸润小支气管周围肺泡间质，X 线表现为双肺毛玻璃样

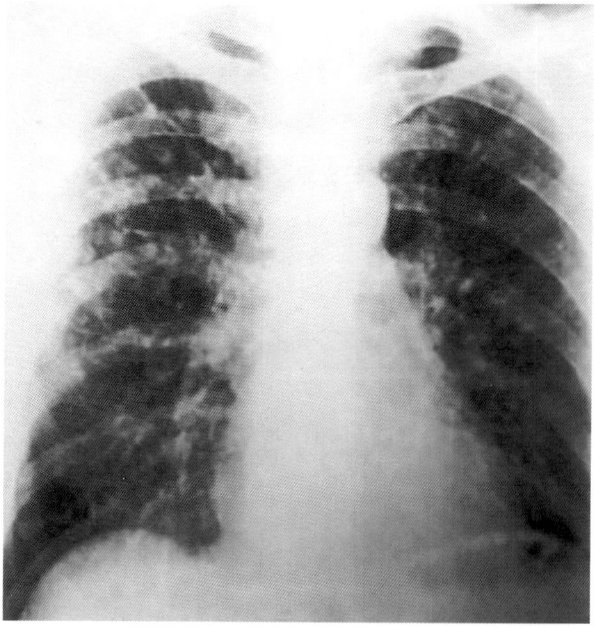

图 2-7-8　急性白血病肺部浸润

胸部正位片示双肺满布网状阴影，其间夹杂点状、结节状影

或粟粒网状影，病变广泛（图 2-7-8），一般抗感染治疗无效，化疗后病灶逐渐消失。

【鉴别诊断】

急性白血病肺部最常见的并发症是肺部感染和白血病肺部浸润，两者在临床症状及 X 表现上有很多相同之处，需结合临床症状、痰培养及细菌学检查以及抗感染治疗疗效的观察来加以鉴别。

第八节　肺尘埃沉着病（尘肺）

一、硅沉着病（矽肺）

【临床表现】

硅沉着病又称矽肺，是由于长期吸入大量游离二氧化硅粉尘所引起，以肺部广泛的结节性纤维化为主的疾病。矽肺是尘肺中最常见、进展最快、危害最严重的一种类型。

矽肺早期可无症状或因伴有气管支气管炎而产生咳嗽。晚期可出现呼吸困难、发绀、咯血。合并结核及慢性炎症者症状更严重，往往合并发热、盗汗等全身中毒症状。

【X 线表现】

（1）早期改变：由于深部淋巴管的增粗和小支气管周围血管的扩展，X 线表现为肺纹理显著增粗。

（2）矽结节及其融合：矽结节是诊断矽肺的主要依据。矽结节多在两肺中、下肺野内中带区域开始出现。典型的矽结节表现为直径 3mm 左右，轮廓清楚，致密孤立的结节影，

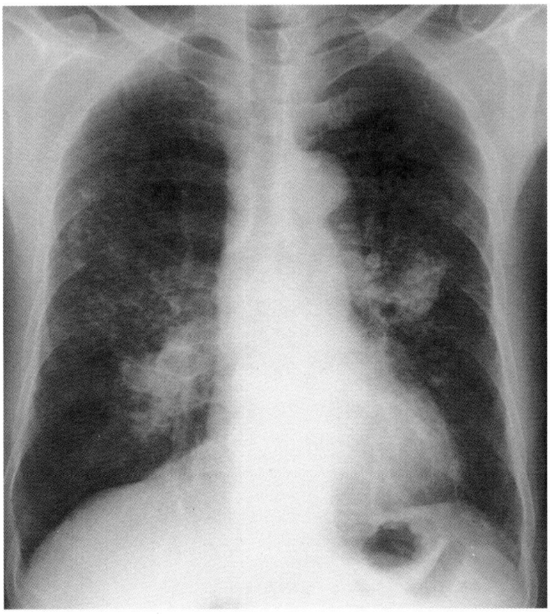

图 2-8-1　硅沉着病

胸部正位片示双肺中野多发致密小结节影，部分融合成大结节，双肺门影增大

多与肺纹理分离。随着病情的发展，矽结节逐渐增大融合成大结节影（图 2-8-1），典型的大结节影在两肺对称分布，呈翼状，也可单侧出现。

（3）肺门改变：肺门影增大，密度增高，肺门淋巴结内出现蛋壳样钙化。

（4）肺纹理改变：早期肺纹理增多、增粗，延伸到肺野外带。随病变发展肺纹理发生扭曲变形、紊乱、中断现象。晚期由于矽结节增多，肺气肿加剧，肺纹理反而减少。

（5）胸膜改变：胸膜可有增厚、粘连或钙化的改变。

【鉴别诊断】

职业病史（接触矽尘的工种、工龄）对矽肺的诊断十分重要。肺部出现弥漫性病变而临床症状相对较轻，为矽肺的特征，一般诊断不困难，其明确的职业病史及矽结节的分布特点均有利于和粟粒型肺结核及结节病相鉴别。

二、煤硅肺

【临床表现】

煤硅肺指煤矿各工种工人长期吸入生产环境中的粉尘后引起的尘肺。

煤硅肺早期无症状。劳动时气急、咳痰、咳嗽及胸痛是最常见的主诉。煤尘肺在肺内只引起弥漫性间质性纤维改变，可见大小不等的煤斑。煤硅肺的病理改变则具有煤尘肺和矽肺两种病理特征。

【X 线表现】

（1）两肺广泛肺纹理改变和纤维条索及网状影，肺野透亮度减低呈毛玻璃样。

（2）大阴影：煤硅肺大阴影形成多是小阴影的增大、密集、融合或由“斑、片、条”或“发白区”最后成为致密的团块状阴影，边界清晰，呈椭圆形、长条形或圆形，并在其周边部看到有气肿带，多在两肺上中区，左右对称。

（3）泡性肺气肿。

（4）肺门阴影增大，密度增高，有时还可见淋巴结蛋壳样钙化或桑葚样钙化阴影。

第九节　胶原血管性疾病的肺表现

一、类风湿关节炎

【临床表现】

类风湿关节炎在肺和胸膜引起的病变主要表现为广泛间质性肺纤维病变、胸腔积液、渐进坏死性结节。

肺类风湿性病临床主要表现为气急、咳嗽、胸痛和杵状指，可并发肺源性心脏病。少数肺部病变及胸腔积液可发生在关节炎之前或关节炎症状不明显时，而多数在关节炎发作加重时出现。有皮下结节者易并发间质性病变及胸腔积液。积液为渗出液，蛋白质含量较高，糖含量很低，渗出液内细胞以淋巴细胞为主。

【X 线表现】

（1）广泛间质性肺纤维病变：早期 X 线表现为小点状或结节状阴影，晚期肺部产生广泛间质性肺纤维改变，显示为显著的网状影，以下肺野为甚（图 2-9-1）。

（2）胸膜炎和胸腔积液，胸腔积液的特点可长期（数月或数年）不变。

（3）渐进坏死性结节与皮下类风湿性结节晚期相同，中心有类纤维蛋白变性和坏死。X 线表现为肺外带多发的大结节或广泛性小结节影，大小为 0.3 ~ 7cm，边界清楚，常出现厚壁空洞，壁光滑。关节炎病情改善时，空洞壁可变薄或消失；病情加重时重新充填为密实阴影。

【鉴别诊断】

类风湿关节炎所引起的肺部改变诊断及鉴别诊断较困难，临床上有典型的类风湿关节炎的表现，X 线在排除了其他疾病可能后，才能作出相应的诊断。鉴别诊断的方法主要依靠临床表现和实验室检查。

二、系统性红斑狼疮

【临床表现】

系统性红斑狼疮是全身性结缔组织疾病，任何器官都可能侵犯，多见于青、中年女性。呼吸系统症状有干咳、咳少许黏液痰、气急、胸痛等。

【X 线表现】

系统性红斑狼疮肺部 X 线表现均为非特征性，主要表现为：

（1）间质性肺炎（图 2-9-2）。

（2）局部斑片状肺炎及盘状节段性肺不张，在肺底多见。

（3）胸腔积液及心包积液。

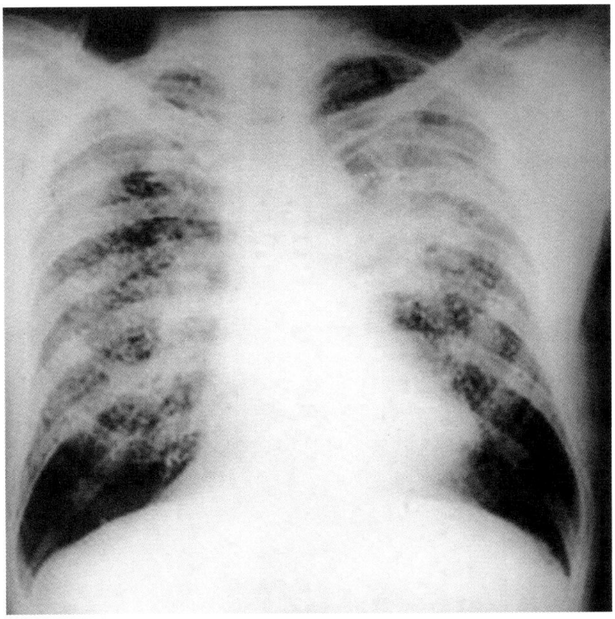

图 2-9-1　类风湿关节炎肺部病变

胸部正位片示双肺广泛分布的小点状和小结节状影，衬以网格状阴影

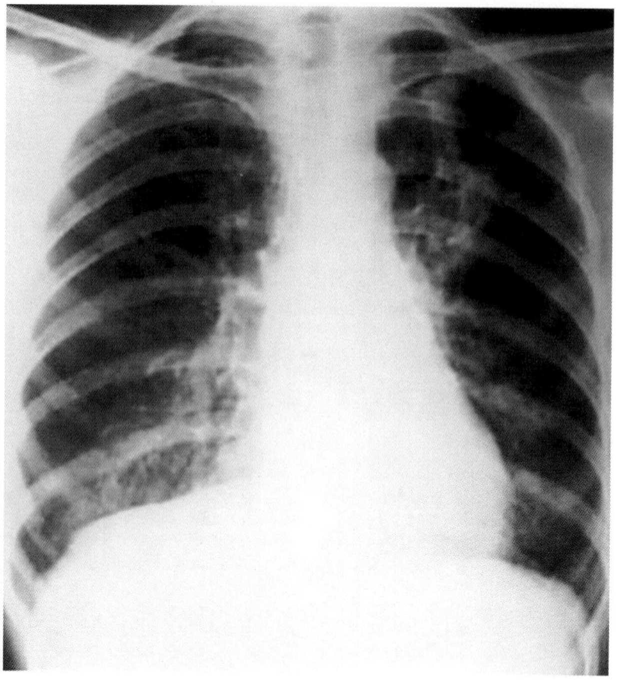

图 2-9-2 系统性红斑狼疮
胸部正位片示双肺纹理杂乱、模糊，左上和右下呈间质性炎性改变

【鉴别诊断】

系统性红斑狼疮肺炎胸部改变要与其他原因引起的胸腔与心包积液、肺间质性病变以及肺部感染性疾病鉴别。胸腔、心包积液的主要原因有结核性、肿瘤性、外伤性及低蛋白血症等原因。结核与系统性红斑狼疮均发生于青少年患者，但无明显的女性趋势，同时，结核多合并肺内典型肺段分布的结核灶。肿瘤性的多有原发和继发肿瘤。外伤性需有明确的外伤史。低蛋白血症往往有肝硬化等原因。肺部间质性病变的原因相当多且鉴别困难，必须结合临床或支气管镜及肺泡灌洗等手段加以鉴别。

三、硬皮病

【临床表现】

硬皮病是全身性结缔组织疾病，多见于女性。肺部病理改变主要为广泛性肺间质纤维化，形成纤维囊性改变。呼吸系统症状有咳嗽、气急、缺氧，并引起发绀及肺功能减退。

【X 线表现】

（1）早期显示为非常细小的网状阴影。

（2）后期肺间质性纤维化明显，网状阴影变粗糙，并出现细小结节，形成网状、结节状混合影（图 2-9-3）。

（3）两肺中、下部出现 0.5 ~ 10cm 纤维囊状改变，有一定的特征性。

【鉴别诊断】

结合患者皮肤的改变以及食管纤维化狭窄，可以协助硬皮病肺部病变的诊断。

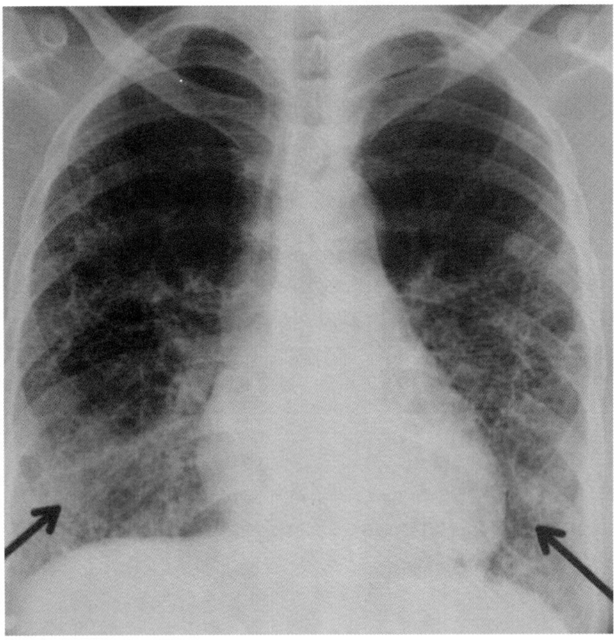

图 2-9-3　硬皮病

胸部正位片示双侧肺野不规则网状阴影，混杂少许结节影和纤维囊状改变

第十节　急性肺循环障碍

一、肺血栓栓塞性疾病

【临床表现】

肺血栓栓塞性疾病是肺动脉分支被血栓堵塞后引起的相应肺组织供血障碍。久病卧床、外科手术后、心肌梗死等是肺栓塞的主要原因。肺动脉栓塞多发生在肺叶、段肺动脉及其以下分支。累及主肺动脉及左右肺动脉较为少见。多数肺栓塞患者无明显临床症状，或仅有轻微不适。部分患者可表现为突发的呼吸困难和胸痛。肺动脉大分支或主干栓塞或广泛肺动脉小分支栓塞可出现严重的呼吸困难、发绀、休克或死亡。

【X 线表现】

肺动脉较大分支或广泛肺动脉小分支栓塞 X 线平片可出现异常阴影，而小分支栓塞 X 线表现仍可正常。主要征象为：

（1）肺缺血：当肺叶、段肺动脉栓塞时，相应区域内肺血管纹理减少或消失，透亮度增加。多发性肺小动脉栓塞引起广泛性肺缺血，显示肺纹理普遍减低和肺野透亮度增加。

（2）肺动脉改变：肺动脉阻塞部位血管影增宽，阻塞远端血管变细。

（3）肺体积缩小：肺栓塞多发生在下叶，表现为下叶体积缩小，叶间裂下移，膈面升高。可合并肺盘状不张。

（4）心影增大：主要表现为右心室增大伴肺动脉高压。

【鉴别诊断】

本病 X 线表现无特征性。对于有栓子脱落条件的患者，若临床表现起病急，呼吸困难、胸痛时应高度怀疑本病，建议 CT 血管成像明确诊断。在鉴别诊断上应与原发性肺动脉肿瘤鉴别。肿瘤多发生在主肺动脉，可向腔外侵犯。

二、肺梗死

【临床表现】

肺梗死是肺组织栓塞后引起的缺血坏死。可发生在肺栓塞后 2 ~ 3 天。肺梗死的临床表现类似肺栓塞，肺梗死可有咯血，但不常见。

【X 线表现】

（1）肺梗死引起的肺实变影多位于下肺野，以右侧多见。

（2）梗死早期实变影表现边缘不清，多累及 1 ~ 2 个肺段。

（3）典型的 X 线表现为肺段实变影呈楔形，宽基底位于胸膜，尖端指向肺门，且边界清楚（图 2-10-1）。

【鉴别诊断】

如果在肺栓塞患者胸片上同时见有肺淤血、肺水肿等征象时，肺部实变影应考虑有肺梗死的可能。

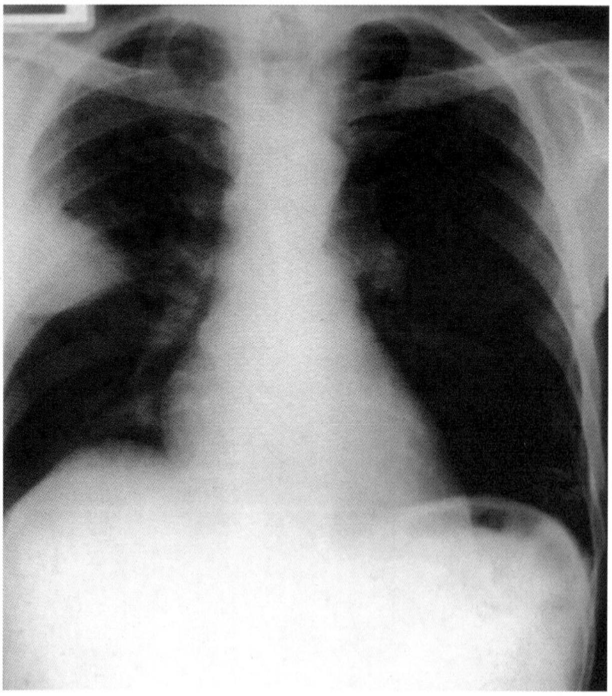

图 2–10–1 肺梗死

胸部正位片示右上叶前段楔形实变影，宽基底位于胸膜，尖端指向肺门，边界清楚

三、肺水肿

（一）心源性肺水肿

【临床表现】

心源性肺水肿见于左心功能不全，主要原因为急性心肌梗死、心肌病、心肌炎等，使过多的液体从肺血管内向血管外转移引起的肺间质和肺泡内液体含量增多。早期间质性肺水肿主要症状为呼吸困难或夜间阵发性呼吸困难，进一步发展为肺泡性肺水肿则表现为呼吸困难加重、端坐呼吸、严重咳嗽及咳大量粉红色泡沫痰。

【X 线表现】

1. 间质性肺水肿

（1）两上肺静脉分支增粗：上肺血管直径等于或大于下肺血管；肺动脉 / 支气管增大，是由肺静脉高压所致。

（2）可见 Kerley A 线和 B 线，B 线常见。

（3）肺门和肺纹理阴影模糊。

（4）支气管“袖口征”：肺水肿时支气管壁和周围结缔组织内液体积存，使支气管壁的厚度增加，称“袖口征”。

（5）胸膜下水肿，表现为叶间裂增厚。

2. 肺泡性肺水肿

（1）斑片或大片状实变影。

（2）肺门周围对称分布的片状影（蝶翼征，图 2-10-2）。

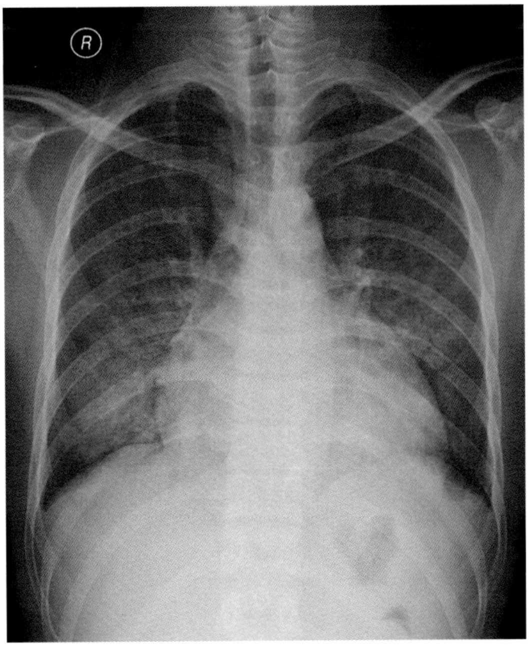

图 2-10-2　肺泡性肺水肿

胸部正位片示双侧肺门周围对称分布的斑片状影，呈蝶翼状

（3）阴影动态变化较快。

（4）胸腔积液（少量）。

（5）心脏增大。

【鉴别诊断】

心源性肺水肿多见于心脏病患者。肺泡性肺水肿的蝶翼征形态特殊，诊断不难；间质性肺水肿需与肺炎及癌性淋巴管炎相鉴别。肺炎通常有发热等症状，心脏大小正常。癌性淋巴管炎有肿瘤病史，淋巴结增大，心脏大小正常。

（二）呼吸窘迫综合征

【临床表现】

呼吸窘迫综合征是毛细血管通透性增加引起的非心源性肺水肿。本病是由多种原发疾病引起毛细血管损伤后出现的严重的临床综合征，主要临床表现为进行性、急性缺氧性呼吸衰竭。患者出现呼吸困难、干咳、烦躁不安、发绀等。肺毛细血管压正常，正常压力机高浓度给氧时，患者仍有严重的低氧血症。

【X线表现】

（1）起病12h内胸片可无异常发现，一般多在48h后，肺部出现小片状毛玻璃状改变。

（2）两肺对称分布广泛的网织状、斑片状影，肺血管纹理模糊不清。或以肺门为中心延伸向外呈雪片状影。无心脏和肺血管扩大或胸腔积液。

（3）严重者，肺野呈毛玻璃状改变，浸润灶的密度增加，并趋向融合或实变，甚至出现肺不张、纵隔气肿和气胸等表现。

【鉴别诊断】

患者具有明确的病因及临床表现，结合X线表现可以诊断本病。在鉴别诊断上需与心源性肺水肿鉴别。呼吸窘迫综合征无典型的间质性肺水肿表现，病变以肺野外带明显，心脏及大血管正常。

（许　觅　张会霞　欧　玲）

第十一节　原因不明的肺部疾病

一、特发性肺间质纤维化

【临床表现】

特发性肺间质纤维化是原因不明的弥漫性纤维性肺泡炎，为肺泡壁损伤所引起的非感染性炎性反应。

多见于中年人，起病隐匿，初期临床上无任何症状。主要症状为进行性呼吸困难和干咳，后发展为肺源性心脏病。易合并肺部感染，出现发热、咳嗽、咳痰等症状。

【X线表现】

（1）早期X线表现可正常或仅见两中下肺野细小网织阴影。

（2）病变发展到一定阶段，可出现不对称的弥漫性网状、条索状及结节状影（图 2-11-1）。

（3）晚期结节影增大，同时伴广泛性厚壁囊肿影，呈蜂窝状。

（4）并发肺气肿及气胸。

【鉴别诊断】

特发性肺间质纤维化 X 线表现无特异性，但病变主要分布于两下肺外围区，即使病变累及肺中央部，也表现为病变从胸膜下至肺门逐渐减轻的特点，从而提示本病的可能性。需与本病鉴别的主要有：

（1）类风湿关节炎肺部病变：有渐进性坏死结节及胸腔积液表现，有别于特发性肺间质纤维化。

（2）硬皮病：有皮肤的改变及食管张力减低或狭窄等表现，以资鉴别特发性肺间质纤维化。

二、肺淀粉样变性

【临床表现】

肺淀粉样变性是一种多糖蛋白组成的淀粉样物质沉积在肺组织的疾病。按侵犯的部位可分为气管支气管型和实质型。淀粉样物质广泛沉积在气管支气管壁，临床上表现为气短、支气管哮喘，常伴有咯血。局部阻塞者临床症状取决于阻塞的程度和部位。肺实质型往往很少有症状，病变广泛者可有气急。

【X 线表现】

（1）气管支气管型：气管支气管壁广泛沉积者 X 线表现为肺纹理增强，伴肺气肿。局限性支气管腔内沉积致阻塞性肺气肿或肺不张；局限性原发性淀粉样变性，可形成凸入气管内肿块影。

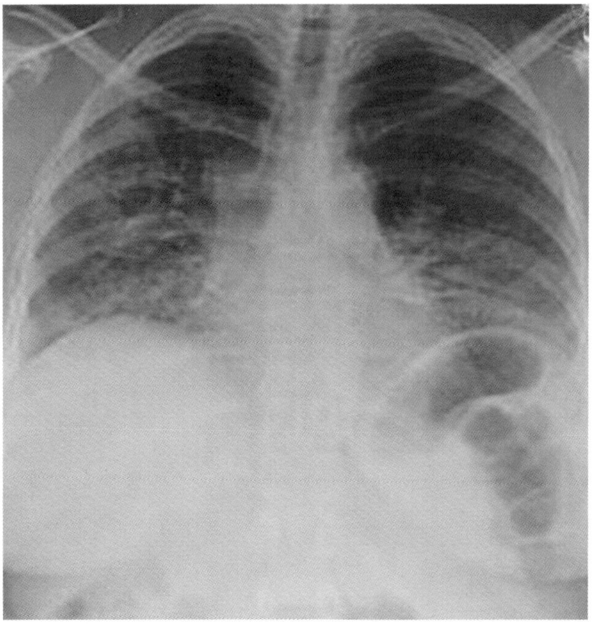

图 2-11-1　特发性肺间质纤维化

胸部正位片示两中下肺野细小、杂乱纤维网织阴影

（2）肺实质型：表现为孤立性或多发性肿块，边界模糊，其内可见斑点状或斑片状骨化影（图 2-11-2）。病变广泛者表现为广泛分布的斑点状结节状影，也可为广泛性间质性浸润，引起周围细支气管的阻塞性肺气肿，发展为典型的蜂窝状肺。

【鉴别诊断】

肺结节型淀粉样变应与肺良、恶性肿瘤或转移瘤鉴别。

肺弥漫性粟粒型或肺泡隔型淀粉样变需与肺间质纤维化、结节病、过敏性肺泡炎等弥漫性间质病及含铁血黄素沉积症、肺泡微结石症等沉积性疾病鉴别。

三、肺泡微结石症

【临床表现】

肺泡微结石症是原因未明的两肺肺泡内存在无数微结石的罕见疾病。临床上大多数患者在发现微结石前并无症状，常于体检或调查其患微结石的同胞时发现。有时胸部 X 线检查已揭示两肺野几乎全部实变，只有很少可见的含气肺实质时还无症状，形成特有的 X 线和临床表现不一致的现象。随访可发现呼吸困难、发绀、咯血和杵状指（趾）。病情进行性发展后的最常见症状是运动后呼吸困难，咳嗽、咳痰少见，一些患者可咳出微结石。病情继续进展可出现肺底呼吸音减低、氧合功能受损，发绀、杵状指（趾），甚至发生呼吸衰竭，右心室肥厚和心功能不全。

【X 线表现】

（1）两肺弥漫分布的细砂样微结石阴影，直径<1 mm，密度高，边缘清楚但形状不规则。

（2）结节的密度和分布以中下肺野中内带为显著，病灶重叠时可显示磨玻璃或片状阴影（图 2-11-3）。

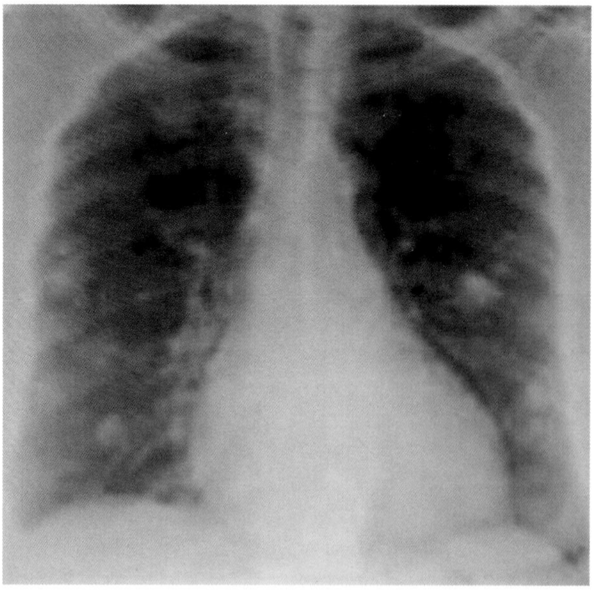

图 2-11-2　肺淀粉样变性

胸部正位片示双侧多发肿块影，大小不等，边界模糊，其内可见斑点、片状高密度骨化影

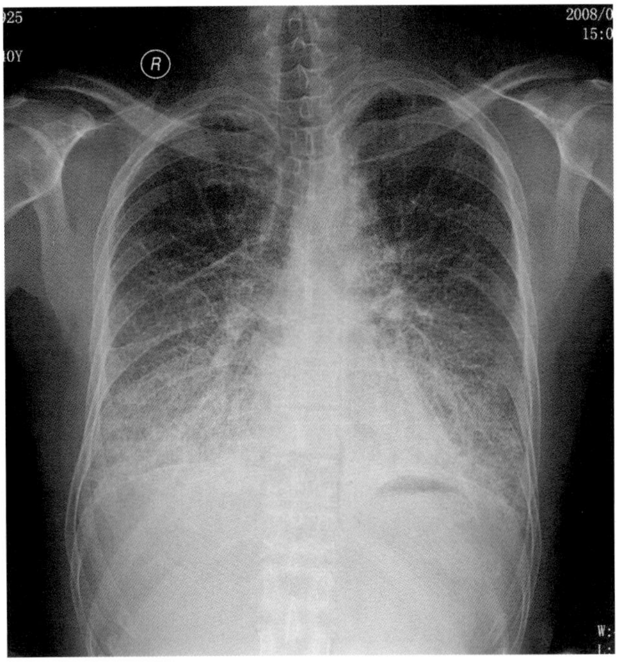

图 2-11-3　肺泡微结石症

胸部正位片示双肺中下野弥漫分布高密度微小结节，边缘清楚，背景呈磨玻璃状

（3）病灶可多年无明显变化，也可稍增多，少数患者咳出结石而见病灶减少。

（4）后期可致肺不同程度纤维化、肺气肿可伴胸膜增厚。胸膜下肺大疱破裂可产生自发性气胸，肺内肺大疱破裂可产生间质肺气肿。

【鉴别诊断】

根据典型的 X 线表现及 X 线和临床表现不一致作出诊断。咳出微结石者有助于明确诊断。需与本病鉴别的主要有：

（1）粟粒型肺结核：有结核中毒症状，如高热、乏力、食欲缺乏、消瘦等病容。X 线胸片示两肺在急性期呈现弥漫分布的大小、密度、分布“三均匀”的、边缘清楚的粟粒状阴影，其密度远比肺泡微石低。亚急性和慢性血行播散型肺结核为两肺上、中肺野大小不等、密度不均的病灶，与肺泡微结石分布迥然不同。

（2）尘矽肺：有硅尘吸入史。肺部 X 线结节大小不等，夹杂纤维网状阴影。病变分布与支气管走向一致。

（3）特发性肺含铁血黄素沉着症：多见于儿童，有反复咯血、气急、发热和缺氧、发绀等症状。两肺可出现密度较淡的、大小不等的结节状阴影和片状浸润，咯血停止后，阴影可逐渐吸收，也可留下少量网状、纤维状阴影。

四、肺泡蛋白沉积症

【临床表现】

患者可有不同程度的呼吸道症状，发热、进行性呼吸困难、咳嗽、咳痰、胸痛、体重减轻，有时痰中带血。约 1/5 患者发病急且重，多因并发感染所致。体征较 X 线表现明显为轻，此为本病之特点，可有肺下部湿啰音，晚期可出现发绀及杵状指（趾）。

【X 线表现】

多数为双侧对称细结节状阴影，病变大多融合成片，境界模糊。病灶之间有代偿性气肿或形成小透亮区。不少病例病变从肺门向外放射，呈蝴蝶状（图 2-11-4），类似肺水肿。

【鉴别诊断】

肺部实变影存在数月至数年，肺部有大量实变影而临床症状较少者，应考虑本病。与肺水肿的鉴别点在于本病一般无心脏扩大、肺淤血和间质性肺水肿。

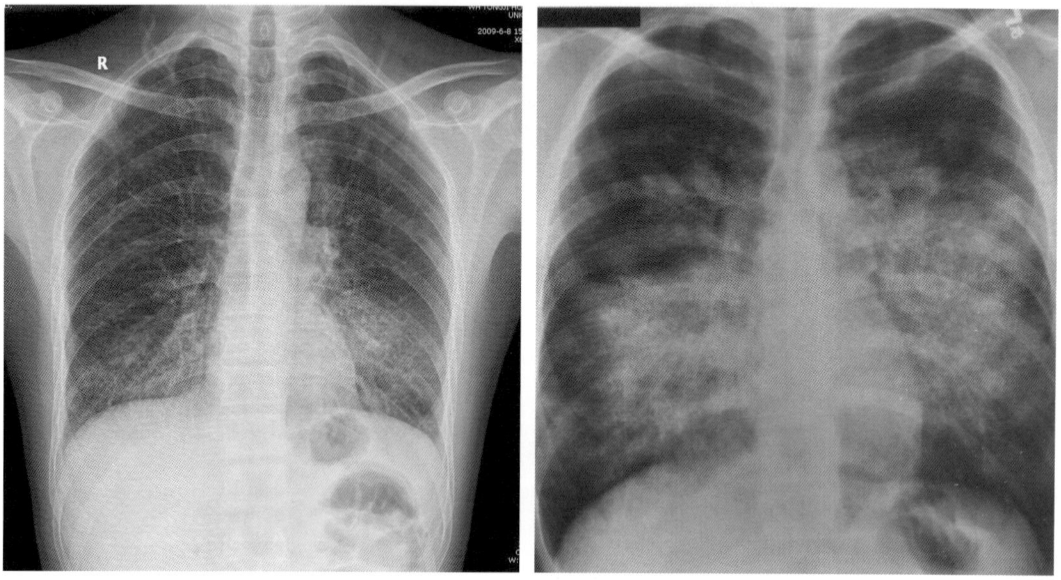

图 2-11-4 肺泡蛋白沉积症

胸部正位片示双肺多发细小结节影，融合成淡薄片状，沿肺门对称分布，类似蝶翼

第十二节 肺放射性损伤

【临床表现】

肺放射性损伤因放射剂量、放射部位和放射的范围不同，肺损伤的轻重有差异。发生肺充血、肺泡纤维蛋白渗出增多或透明膜形成，最后形成肺间质纤维化。

（1）有患胸部恶性肿瘤接受放射治疗的病史。

（2）症状一般可在放疗开始后 4 ~ 16 周出现，多数在放疗结束后 2 ~ 4 周内发生。

（3）主要为干咳、少痰、吞咽困难、胸闷、胸痛，严重者呼吸困难、低热、血白细胞正常，抗生素治疗无效。

【X 线表现】

1. 放射性肺损伤分期

（1）渗出期：发生在放疗结束后 3 个月左右，表现为照射肺野呈细网状、小点状高密度影，边缘模糊。

（2）中间期：发生在放疗结束后半年左右，表现为照射肺野呈较粗条索状影，条索之间呈现条样透亮影及细小绒毛样编织样排列，损伤范围缩小，边缘轻微内陷。

（3）纤维化期：发生在放疗结束后 1 年左右，表现为照射肺野呈粗大条索状影，并相互靠拢，皱缩为融合致密影，紧贴肺门根部及纵隔（图 2-12-1）。损伤范围明显缩小，边缘清晰并内陷。

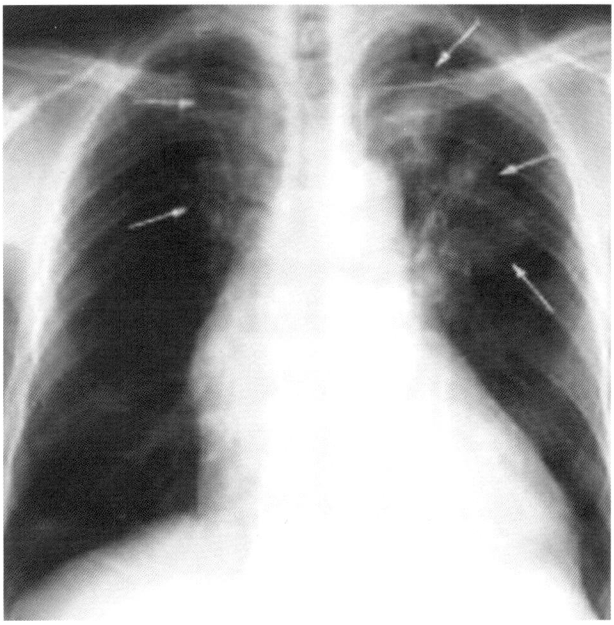

图 2-12-1　放射性肺炎

胸部正位片示双侧上肺及纵隔旁纤维条索影，紧邻肺门，右侧肺门向上移位

2. 其他表现　胸膜肥厚、粘连，或少量胸腔积液、叶间裂增宽等；广泛纤维化导致肺动脉高压、肺门增大和右心受累的征象。

【鉴别诊断】

该病要与细菌性、真菌性肺炎和肺癌淋巴管转移等相鉴别，主要的鉴别点是有放射治疗史和与照射区一致分布的病变，单纯抗菌治疗无效。

第十三节　胸膜病变

一、胸腔积液

【临床表现】

本病特点是发病急，常有高热、胸痛、气促，并随渗出液量的增加而症状加重。

【X 线表现】

1. 游离性胸腔积液

（1）积液最先积存于位置最低的后肋膈角，液量 <300ml，普通 X 线胸片检查常不能显示。

（2）少量积液时（ >300ml ），于站立后前位检查见患侧肋膈角变钝。

（3）中等量胸腔积液（积液上缘达第 2～4 肋前端之间），可见液体上缘呈典型外高内低弧线形（图 2-13-1 ）。

（4）大量胸腔积液（积液上缘超过第 2 肋前端以上），患侧肺野呈均匀致密影，仅肺尖部透亮。

（5）中等量及大量胸腔积液时可见患侧肋间隙增宽，纵隔向健侧移位，横膈下降。

（6）卧位时，积液沿后胸壁分散，患侧肺野密度均匀增高，肋膈角和膈顶得以显示。

2. 局限性胸腔积液

（1）包裹性积液：以结核更为常见。好发生于侧后胸壁，也可发生于前胸壁，胸下部比上部多见。发生于侧后胸壁时，在胸部切线位表现为自胸壁向肺野内突出的半圆形阴影，边缘清楚，密度均匀，其上下缘与胸壁的夹角呈钝角。

（2）叶间积液：由心力衰竭或肺结核引起，也可见于肿瘤转移。叶间积液可单独存在，也可与胸腔游离积液并存。仅根据后前位胸片表现为密度均匀的片状增高影，边缘可锐利或无明显边界，侧位胸片上典型表现为叶间裂部位的梭形影，边缘清楚，密度均匀。

（3）肺底积液：常见于肺结核，以右侧多见。表现为患侧“膈面”抬高，膈最高点位于中外 1/3 处，肋膈角锐利，如此时仰卧位透视或摄片，可见患侧肺野密度均匀增高，膈位置正常；而当改变体位向患侧倾斜出现游离积液时，也可诊断肺底积液。

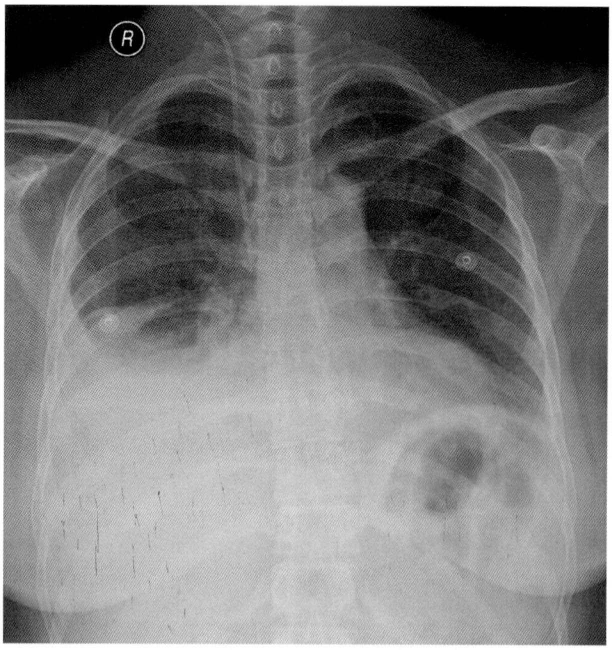

图 2-13-1　胸腔积液并叶间积液

胸部正位片示右下肺野见上缘呈外高内低弧线高密影，其上梭形密实影为斜裂积液

（4）纵隔包裹性积液：常见于结核。少量积液时，表现为在纵隔旁呈底向下的三角形阴影，积液较多时，可见三角形的外缘向肺野内突出，致纵隔影增宽，常和其他部位的胸腔积液并存。

【鉴别诊断】

（1）少量胸腔积液需与局限性胸膜肥厚粘连鉴别，后者常使膈肌活动轻度受限。

（2）局限性胸腔积液需与肺内肿瘤鉴别，前者边缘较光滑清晰，且与邻近胸膜关系密切。

（3）叶间积液还需与肺不张鉴别，前者显示病变位于叶间裂部位，呈梭形改变，其长轴与叶间裂长轴一致，边缘膨隆、清晰、锐利。

二、气胸、液气胸、脓气胸

【临床表现】

本病的临床症状取决于气胸的严重程度和气胸的性质。自发性气胸气体量少时症状轻微，气体量大时则出现胸痛及呼吸困难；张力性气胸和开放性气胸还将导致循环障碍。

气胸合并胸腔积液称液气胸，伴发胸腔内积脓则称为脓气胸。脓气胸急性期可出现高热、胸痛、咳嗽、气短、心悸、食欲缺乏等症状，慢性期全身急性中毒症状不明显，多有消瘦，且患侧常因胸膜肥厚、粘连而使胸廓塌陷。

【X 线表现】

（1）气胸的典型表现为肺组织被压缩朝向肺门萎陷，可见肺组织压缩线，气胸处为无肺纹理透亮区。

（2）少量气胸时不易被发现，在呼气相时易于显示。

（3）大量气胸常导致纵隔向健侧移位，横膈下降，胸廓膨隆。

（4）液气胸及脓气胸急性期者，立位胸片见横贯胸腔的液平面，其上方可见被压缩的肺组织，液体较少时，仅在肋膈角部位见到液平面（图 2-13-2）。胸膜粘连及脓气胸慢性期可见包裹性脓气胸征象。

（5）气胸量的估计：肺组织被压缩至肺野中带内缘时，肺容量约被压缩 75%，肺组织被压缩至肺野外带内缘时，肺容量约压缩 50%。

【鉴别诊断】

包裹性脓气胸常需与肺脓肿鉴别。前者多见于胸腔外侧壁，且各种体位观察可见液平紧贴于胸壁；而后者多表现为肺内气液平面，病变周围肺组织多因炎性浸润而模糊不清。

三、胸膜肥厚、粘连、钙化

【临床表现】

胸膜肥厚与粘连是由纤维增生和纤维蛋白沉着引起，且增厚的胸膜易发生钙化。单纯胸膜肥厚、粘连、钙化一般无明显症状。广泛性胸膜增厚常引起胸廓塌陷与纵隔移位，并影响肺的呼吸运动。

【X 线表现】

轻度局限性胸膜增厚粘连可表现为肋膈角变钝，膈运动轻度受限。广泛胸膜增厚粘连时，可见患侧肺野密度增高，肋间隙变窄，胸廓塌陷，膈顶变平、升高，膈运动减弱或不

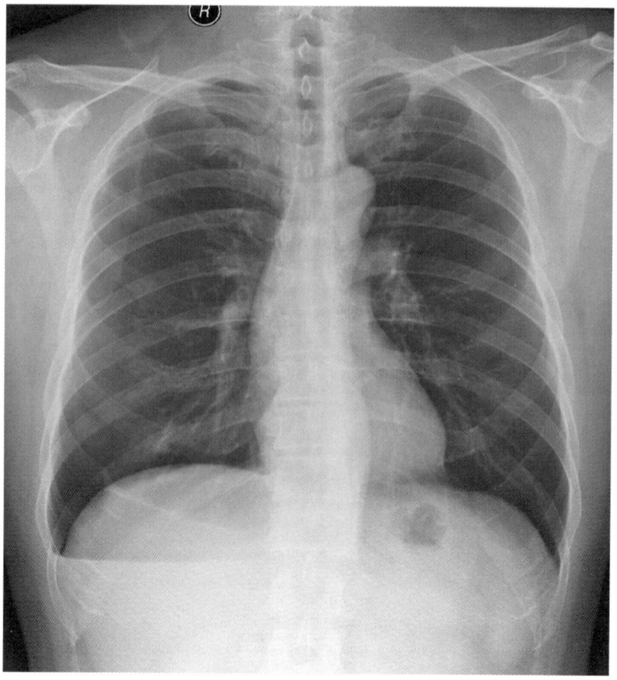

图 2-13-2 液气胸
胸部正位片示右下肺野外带见有无纹理透亮区，其内侧可见压缩肺组织边缘，右侧有横贯一侧胸腔的气液平面

动，纵隔向患侧移位。胸膜钙化则可见不规则条形与斑块状高密度影（图 2-13-3）。

【鉴别诊断】

诊断胸膜增厚粘连时，应注意与肺气肿时的膈低平、膈附着点幕状影和肋膈角少量积液鉴别。此时透视对诊断帮助较大，胸膜肥厚、粘连时膈运动常减弱或消失不动。

四、胸膜间皮瘤

【临床表现】

胸膜间皮瘤为原发性胸膜肿瘤，脏层胸膜及壁层胸膜均可发生，并可发生于胸膜腔的任何部位。胸膜间皮瘤分局限型和弥漫型两种，前者可为良性或恶性，后者为恶性。有石棉接触史者发病率较高。较小的良性间皮瘤可无临床症状，恶性间皮瘤可有进行性呼吸困难及胸痛、干咳、气急等症状，出现血性胸腔积液，持续时间可长达两年之久。

【X 线表现】

（1）局限型胸膜间皮瘤：表现为从胸膜向肺野突出的球形、椭圆形或扁丘状肿块影，切线位显示肿块呈宽基底，其上下缘与胸壁相交成钝角（图 2-13-4）。肿块边缘光滑锐利，密度均匀，如肿块带蒂则可随体位变化而移动。

（2）弥漫型胸膜间皮瘤：表现为胸腔积液及多发胸膜肿块，或进行性广泛胸膜增厚（图 2-13-5）。

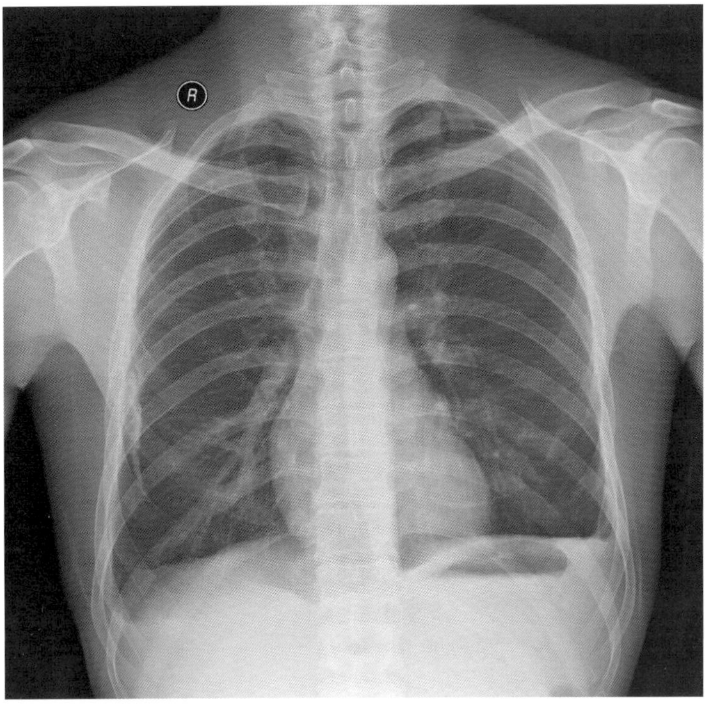

图 2-13-3　胸膜钙化

胸部正位片示双侧肋膈角变浅、圆钝，右侧胸壁胸膜影增厚、密度增高、钙化

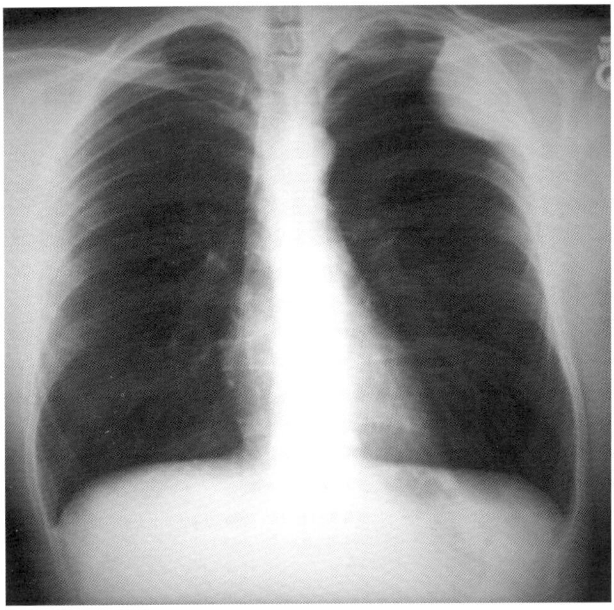

图 2-13-4　胸膜间皮瘤

左侧胸壁突向肺野肿块，宽基，边缘光整与胸壁交成钝角

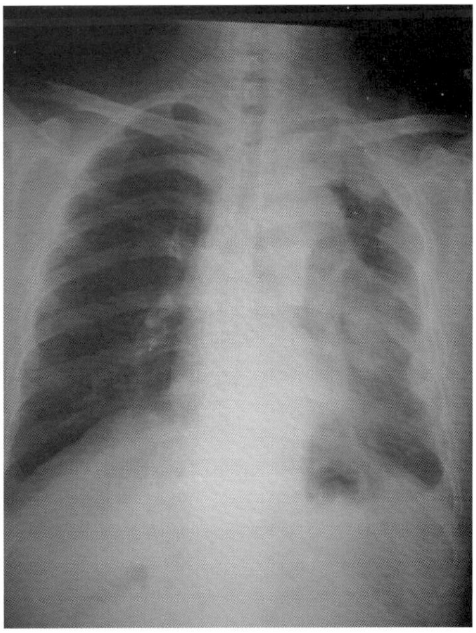

图 2-13-5　恶性胸膜间皮瘤

左侧胸壁突向肺野肿块，宽基，边缘不清，邻近胸膜不规则增厚，肋骨皮质疑有侵蚀

【鉴别诊断】

（1）叶间胸膜发生的间皮瘤呈梭形，需与叶间积液鉴别，有时还需与肺内肿块鉴别，而胸部 CT 和超声有助于其鉴别。

（2）弥漫型间皮瘤伴胸腔积液，需与结核性胸膜炎及胸膜转移瘤鉴别，鉴别困难时需做胸膜穿刺活检证实。

第十四节 纵隔疾病

一、纵隔气肿

【临床表现】

形成纵隔气肿的原因多种多样，按原因分类可分为：自发性、外伤性、颈胸腹术后等，其中以自发性气胸最常见，在成人多继发于间质性肺气肿，在新生儿常继发于肺透明膜病和羊水吸入。临床症状与进入纵隔内的气体量和有无继发感染有关。患者可感到突然的胸骨后疼痛，放射到两肩和两臂，疼痛随呼吸和吞咽而加剧。纵隔积气严重时可压迫静脉丛而阻塞回流，甚至造成循环衰竭。

【X 线表现】

（1）在后前位胸片可见纵隔两侧与纵隔轮廓平行的线状影，线状影内侧有透亮的气体影，并以上纵隔和纵隔左侧缘较明显，侧位胸片示胸骨后间隙透亮度增大。

（2）纵隔内气体向下扩散，可使横膈的中央部显示，从而使左右两侧膈连续起来，形成“膈连续征”，此也是纵隔气肿的征象之一。

（3）婴儿纵隔内大量气体可将胸腺轮廓显示更清楚，并向上移位。

（4）有皮下气肿者见颈、胸部皮下有气带，积气征象（图 2-14-1）。

【鉴别诊断】

根据有诱发纵隔气肿的相关病史，有呼吸困难和胸骨后疼痛等症状，应考虑纵隔气肿的可能性。若尚有颈部和胸部皮下气肿、颈静脉充盈等体征，则应高度怀疑本症。

本病应与心包积气鉴别，心包内气体在横卧位时气体积于侧方，后前位胸片于心根部可见心包反折的穹隆；心包外纵隔气肿的气体则多位于上纵隔两侧。此外，还应与正常存在的纵隔旁狭窄的透亮带 (Mach 带) 相区别，其鉴别要点在于 Mach 带的外侧并无高密度的纵隔胸膜影。

二、纵隔肿瘤

（一）胸骨后甲状腺肿

【临床表现】

大多数位于气管前方，少数可延伸至气管后方。病理性质可为甲状腺肿、甲状腺囊肿或腺瘤，恶性者少见。临床上常可在颈部扪及肿大的甲状腺。

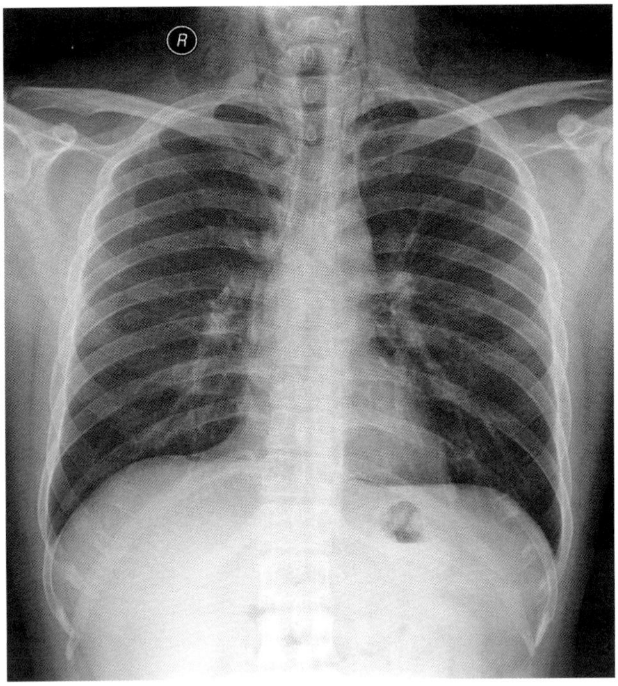

图 2-14-1　纵隔气肿

胸部正位片示双侧颈部软组织内有条状透亮影，为软组织内积气

【X 线表现】

（1）胸骨后甲状腺肿位于前上纵隔，多偏向一侧，也可向两侧凸出。

（2）肿块影通常上端较宽大与颈部软组织相连，而使其上缘边界不清，两侧缘也因缺乏组织对比而轮廓消失。

（3）气管显示受压移位是本病重要征象之一，侧位见气管旁有软组织块影，气管可向前或后方移位。

（4）肿块内可见斑点状钙化。透视时可见肿块随吞咽而轻度上下移动。

【鉴别诊断】

（1）无名动脉伸展迂曲：常见于老年患者，可表现为凸出于右上纵隔的肿块影，透视下可见搏动，于左前斜位肿块影显示缩小甚至消失。无名动脉伸展迂曲，不压迫气管。

（2）无名动脉瘤：较少见，常并发主动脉弓扩张和主动脉瓣关闭不全，左心室增大。常表现为右前上纵隔肿块影，可压迫气管向左向后移位，透视下可见肿块有明显搏动，并常见动脉瘤壁钙化。

（二）胸腺瘤

【临床表现】

胸腺瘤是前纵隔最常见的肿瘤，可发生于任何年龄，以中年人发病率最高，儿童及 20 岁以下者极为少见。一般良性胸腺瘤有完整包膜，瘤体为实性，也可有不同程度囊变，甚至呈囊肿形态。恶性胸腺瘤也称侵袭性胸腺瘤，其包膜不完整，肿瘤组织常突破包膜侵犯邻近组织甚至转移。侵犯心包膜时可引起心包积液，侵犯胸膜时可形成大小不等的胸膜结节和血性胸腔积液。

临床上胸腺瘤与重症肌无力有明显关系，35%～40% 的胸腺瘤患者有重症肌无力，10%~15% 重症肌无力患者有胸腺瘤。少数患者合并甲状腺功能亢进症、巨幼细胞贫血或系统性红斑狼疮等。

【X 线表现】

（1）较小胸腺瘤在胸部后前位片上常不易显示，只有较大的胸腺瘤才能在胸片上显示。

（2）胸腺瘤常位于前纵隔中部，心脏底部与升主动脉交接部及肺动脉段区。少数位置较高，可位于前纵隔上部。

（3）肿瘤常呈圆形或椭圆形，实性肿瘤较易出现分叶状轮廓（图 2-14-2）。肿瘤常向一侧凸出，较大者可向两侧凸出。直径大于 10cm 的肿瘤恶性的可能性明显增大。

【鉴别诊断】

（1）良性胸腺瘤应与胸腺增生鉴别。一般胸腺瘤常表现为胸腺局限性增大，胸腺增生则为整个胸腺的弥漫性增大，但也不绝对。

（2）恶性胸腺瘤需与胸腺癌鉴别。

（三）畸胎瘤

【临床表现】

畸胎瘤是前纵隔较常见的肿瘤，在原发性纵隔肿瘤中，其发病率仅次于神经源性肿瘤和胸腺瘤。畸胎瘤通常可分为两类，即囊性畸胎瘤和实性畸胎瘤。囊性畸胎瘤即皮样囊肿，

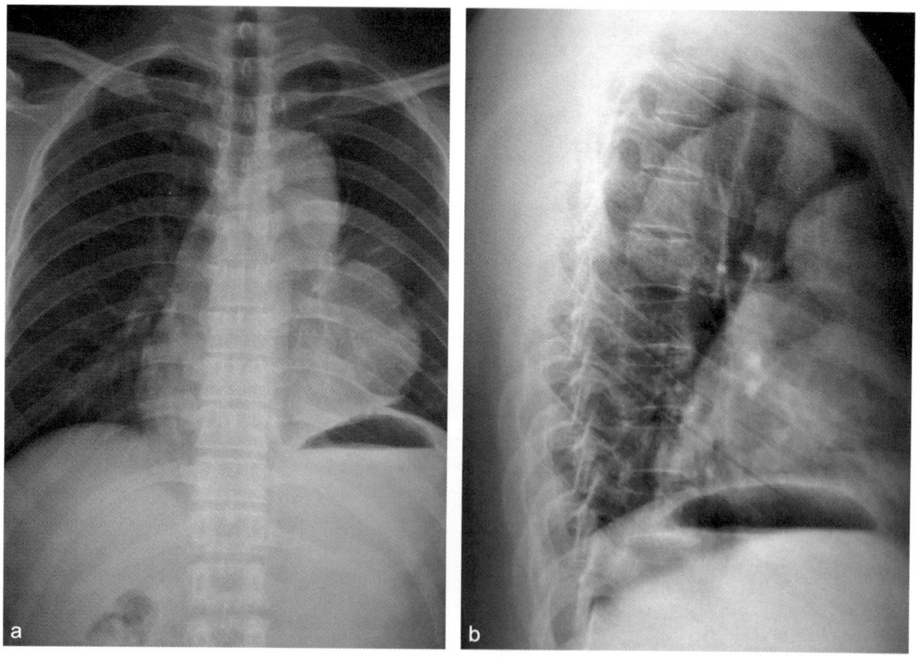

图 2-14-2　恶性胸腺瘤

a. 胸部正位片示心脏左缘分叶状包块，心影外形改变；b. 胸部侧位片示包块位于前上纵隔，与心影界限不清

肿瘤组织中常含有毛发、骨骼和牙齿，囊壁可钙化。实性畸胎瘤常称畸胎瘤，肿瘤组织中常有大小不等囊变区。实性畸胎瘤恶变倾向较囊性畸胎瘤大。

病变一般无明显自觉症状，肿瘤较大时可出现相应的压迫症状。畸胎瘤如与支气管相通或有瘘管与颈根部相通时，可在咳出的痰液或自瘘管流出的液体中发现头发或豆渣样皮脂物，而有重要诊断意义。肿瘤在短期内增大应怀疑恶变可能，但当肿瘤继发感染、囊肿内出血或囊肿内液体迅速增多时，也可使肿瘤在短期内显著增大。

【X 线表现】

（1）畸胎瘤好发于前纵隔中部，心脏与主动脉交界处，少数肿瘤位置较高，上缘可越过主动脉弓顶部，偶尔也可见于后纵隔。

（2）畸胎瘤大小差异较大，一般向纵隔的一侧突出，有的肿瘤可自前向后达到后纵隔，甚至占据一侧胸腔。

（3）畸胎瘤常呈圆形、椭圆形，多房囊肿常呈大分叶状，肿瘤轮廓清楚光滑，囊壁可见弧线形钙化。由于肿瘤内所含组织成分多样，常使肿瘤密度不均，且肿瘤内出现钙化、骨骼、牙齿为其特征性表现。

【鉴别诊断】

肿瘤内出现钙化、骨骼、牙齿影像是畸胎瘤区别纵隔内其他肿瘤的重要依据。

（四）淋巴瘤

【临床表现】

淋巴瘤是淋巴网状系统的全身性淋巴过度增生性疾病，病理上分为霍奇金淋巴瘤和非霍奇金淋巴瘤两类。

霍奇金淋巴瘤的特点是主要侵犯淋巴结，占 90%，结外病变仅占 10%，通常呈循序发展蔓延，仅少数产生血行转移。非霍奇金淋巴瘤的特点是常见于儿童，在成人全部恶性肿瘤中约占 3%，其临床表现和病理经过较复杂，病变广泛累及全身，40%~50% 累及胸部，呈跳跃性无序播散。

纵隔淋巴瘤通常累及两侧气管旁淋巴结和肺门淋巴结，以气管旁淋巴结为主。肿瘤迅速增长，并融合成块。临床主要表现为发热和体表淋巴结肿大。

【X 线表现】

（1）早期可仅表现为气管两旁上纵隔影轻度增宽，由于肿瘤生长迅速，发现病变时，病变淋巴结多已融合成块，使上纵隔影显著增宽，轮廓清楚呈波浪状，密度均匀。

（2）侧位胸片见肿瘤位于中纵隔中上部，即气管和肺门区，肿块边界不清。

（3）淋巴瘤对化疗及放射治疗尤为敏感，可于短期内明显缩小甚至消退。治疗前淋巴结钙化少见，化疗或放疗后淋巴结可见钙化，呈不规则、蛋壳状或弥漫性钙化。

【鉴别诊断】

（1）结节病：通常以双侧肺门淋巴结肿大为主，气管旁淋巴结不肿大或肿大不明显；而淋巴瘤的纵隔淋巴结肿大多不对称，并常以气管旁淋巴结肿大为主。

（2）淋巴结转移：最多见于肺癌，肿大淋巴结常发生于原发灶一侧的肺门和气管旁淋巴结。

（3）纵隔淋巴结结核：最常发生于右侧气管旁淋巴结，其次为隆突下淋巴结，偶尔也可见双侧气管旁淋巴结均肿大，甚似淋巴瘤。淋巴结出现钙化影以结核最多见。

（五）神经源性肿瘤

【临床表现】

神经源性肿瘤为纵隔内最常见肿瘤，约占成人原发性纵隔肿瘤的20%。该肿瘤起源于神经鞘细胞、脊神经节、自主神经节或副交感神经系统。本病可发生于任何年龄，以青壮年发病率最高。成人中以神经鞘瘤和神经纤维瘤最多见，节细胞神经瘤和神经母细胞瘤多见于儿童。

【X线表现】

（1）神经源性肿瘤最多见于后纵隔脊柱旁，多为单发，少数可为多发。

（2）常呈圆形或椭圆形，轮廓清楚光滑，有时可见分叶。

（3）神经鞘瘤常发生出血、坏死和钙化，而使肿瘤密度不均。

（4）肿瘤常压迫邻近椎体或肋骨而引起骨质缺损，哑铃状肿瘤可使椎间孔扩大。

（5）良恶性肿瘤均可并发胸腔积液。

【鉴别诊断】

（1）椎旁脓肿：应仔细询问临床表现，本病常出现发热、夜间盗汗等结核症状。

（2）脊柱肿瘤：骨质破坏明显，常无明显边界。

（3）降主动脉瘤：常见于老年患者，病变与降主动脉不能分开，瘤壁常见钙化。

（张会霞　欧　玲　许　觅）

第十五节　膈病变

一、膈疝

（一）食管裂孔疝

【临床表现】

食管裂孔疝形成的原因可以是先天性发育薄弱，也可以是后天性因素，如怀孕、剧咳、便秘等。发病高峰在60岁以上。大部分食管裂孔疝患者无临床症状，常由胸片或上消化道造影检查时偶然发现，可有胸骨后烧灼感，最典型为饭后或平卧时出现症状，当疝入的器官发生嵌顿或胃绞窄时，则出现急性上消化道症状。

【X线表现】

（1）胃是最常见疝入的器官，其他还可以是横结肠、网膜、小肠等。

（2）正位胸片常表现为在心影内或旁见团块状密实影，其内多可见气体影或气液平面，为其特征性表现（图2-15-1）；侧位可见病变位于心影后方。

【鉴别诊断】

食管裂孔疝特征性表现是病变内可见到气体影或气液平面，确诊需行上消化道造影检查或CT检查。需鉴别的病变有：

（1）动脉硬化性主动脉迂曲：常见于老年患者，呈密实弯曲条形影，上续主动脉弓，

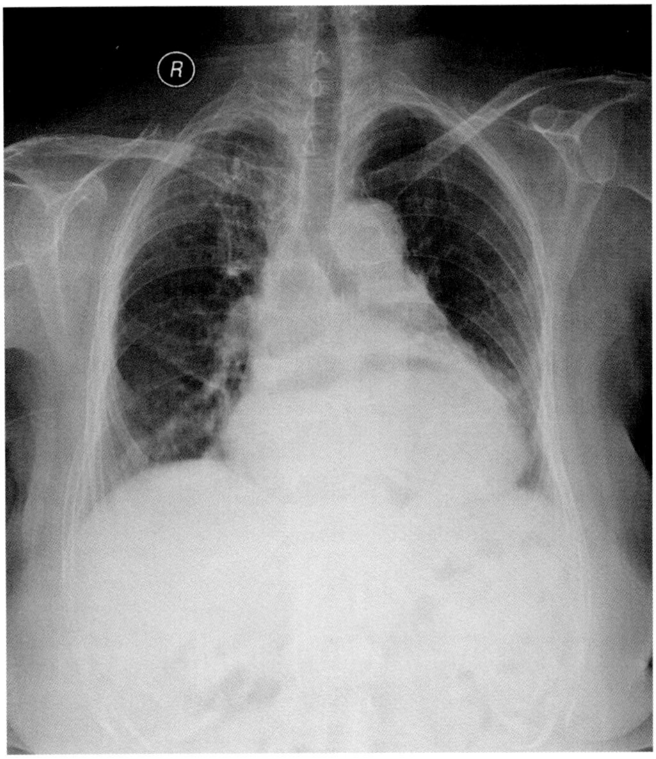

图 2-15-1　膈疝

胸部正位片示心影内见气液平面，为含气的胃肠道疝入胸腔所致

下延腹主动脉，无含气及液气面征象。

（2）贲门失迟缓症：多见于中青年，表现为纵隔弥漫性增宽，可见气液面。

（3）纵隔感染：多有其他部位感染史、手术史，症状明显，出现弥漫纵隔增宽，常致上腔静脉阻塞，或出现脓肿。

（4）纵隔肿瘤表现为纵隔局限性增宽，呈边缘光滑团块状密实影，可有钙化，无气体影及气液面。

（二）胸腹裂孔疝

【临床表现】

胸腹裂孔疝也称腰肋三角区裂孔疝，即 Bochdalek 孔疝，是新生儿中最常见的膈疝，好发于左侧（90%）。由于膈和背侧系膜于胸腹膜未完全融合而形成，裂孔部位在膈肌腰肋部之间，裂孔大小不一，较小膈疝常无明显临床症状，较大膈疝可出现呼吸困难、发绀、呕吐等。

【X 线表现】

胸腹裂孔疝常表现为一侧胸腔密度增高影，如为消化管疝入则病变显示密度不均，可见气体影（图 2-15-2）；若为实性脏器疝入，则表现为边缘清晰密实影。

【鉴别诊断】

胸腹裂孔疝的影像表现与外伤性膈疝相似，但前者无外伤史。还需与高位肾或异位胸腔肾鉴别，可行上消化道造影检查或 CT 检查确诊。

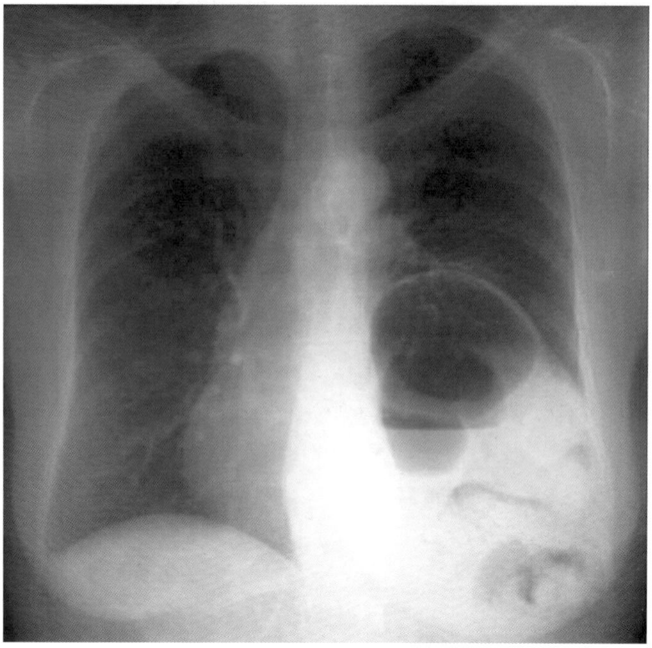

图 2-15-2 胸腹裂孔疝
胸部正位片示胸腔心影内见气液平面，为含气的消化管疝入胸腔所致

（三）外伤性膈疝

【临床表现】

外伤性膈疝因受伤原因不同分为直接贯穿伤和间接压伤两种。前者为子弹、刺刀等穿破膈肌造成，后者为重物压伤腹部，使膈下压力突然增高致膈肌破裂造成。发生部位常不恒定，一般以左膈多见。临床上患者常有明确外伤史。

【X 线表现】

（1）患侧膈肌升高，膈面不完整或模糊不清。

（2）胸腔内出现不规则密度增高影，常可见囊状透亮区及液平面（图 2-15-3），有时可见胃内容物呈不均匀斑点状影。

（3）心脏和纵隔向健侧移位。

（4）可伴发肋骨骨折、血胸及液气胸等。

（5）短期复查病变 X 线表现变化较大。

【鉴别诊断】

本病膈面常表现为模糊不完整，若发现肋骨骨折等外伤性改变将有助于本病的诊断。需与本病鉴别的病变有：

（1）肺下叶肿块：病变与膈面呈锐角，伴有相应的呼吸道症状。

（2）膈膨升、膈肌麻痹：膈面完整，光滑，患侧胸部无充气的胃泡和肠曲。

（3）包裹性液气胸：多位于侧胸壁，呈梭形，邻近胸膜显示粘连、肥厚。

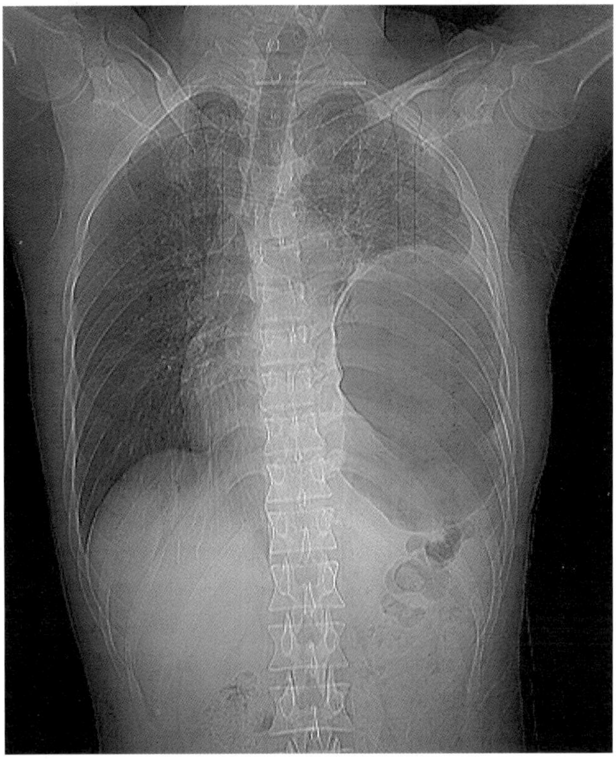

图 2-15-3　外伤性膈疝

胸部正位片示左侧胸腔内囊状透亮区，延续至膈下，左侧膈肌显示不清，左侧多发肋骨骨折

二、膈膨升

【临床表现】

膈膨升是指由于肌纤维发育不良或萎缩造成的膈肌位置上移，但膈肌完整。多为先天性发育不全所致，少数可为外伤、手术等造成。可分为一侧性或局限性，前者多见于左侧，后者多见于右侧，也可依年龄不同分为婴儿型及成人型。婴儿型者症状发生较早，常有呼吸困难、发绀，严重者可致死；成人型者多无症状，也可出现呼吸困难、胸闷、心悸、心前区疼痛及缩窄感等。

【X 线表现】

（1）患侧横膈呈囊样膨出影，边缘光滑，气腹下可见膈肌变薄，膈顶明显升高，可达第 2～3 肋间隙。

（2）左膈膨升常见，可见充气扩大的胃底紧贴横膈（图 2-15-4），并可继发胃扭转，使上腹部出现两个液平面。

（3）膈运动受限，也可完全消失，甚至出现矛盾运动，卧位观察尤为明显。

（4）心脏移向健侧，吸气时更明显。

（5）纵隔移向健侧，并可出现纵隔轻度摆动现象。

（6）患侧肺受压容积缩小，肺纹理密集，透亮度减低，并可继发感染。

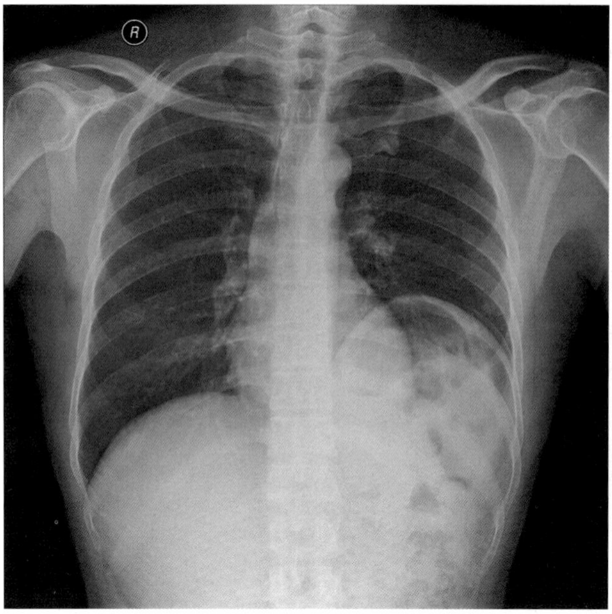

图 2-15-4 膈膨升

胸部正位片示左侧横膈呈囊样膨出，边缘光滑，左膈顶明显升高，其下可见充气扩大的胃腔紧贴横膈

【鉴别诊断】

（1）外伤性膈疝：有明显外伤史，患侧膈面模糊，胸部见充气的胃泡和肠曲，纵隔及心影向对侧移位。

（2）膈麻痹：临床上有原发性疾病的临床表现，易出现肺不张及反复肺部感染，透视下出现明显纵隔摆动及膈肌矛盾运动。

（3）肺底积液：类似膈面抬高，且最高点位于中外 1/3 处，肋膈角锐利，仰卧位透视或摄片，可见患侧肺野密度均匀增高，膈面位置正常。

（4）肺不张：常呈尖端指向肺门的楔形密实影。

第十六节 胸部外伤

一、骨折

【临床表现】

病因以车祸、撞击、钝器伤多见，男性多于女性，临床上有胸痛、呼吸困难等症状。

【X 线表现】

（1）肋骨骨折：常发生于肋骨的凸面处和后段，可单发亦可多发。完全性骨折常一根肋骨可折为两段或多段，并伴断端移位，合并气胸、液气胸、肺挫伤等（图 2-16-1）。不完全性骨折、膈下或腋段骨折，常易遗漏。一般除正位胸片外，还应加摄患侧或损伤部位贴片的不同角度斜位片，并应注意肋骨上下缘骨皮质的连续性有否中断。

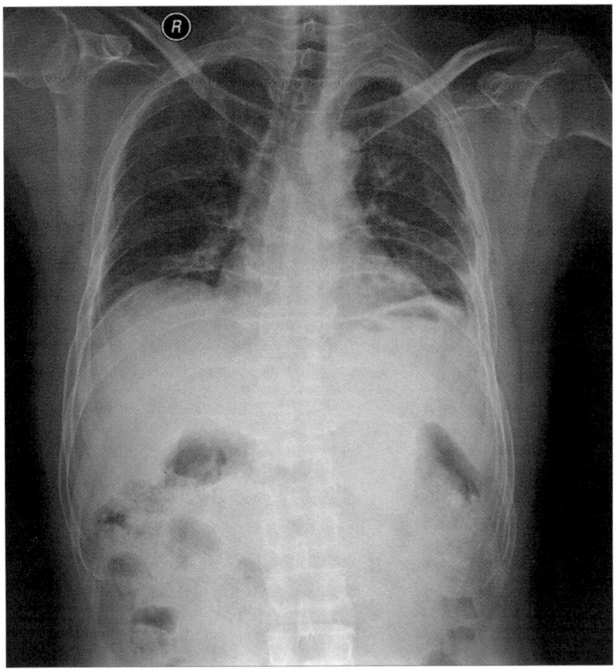

图 2-16-1 双侧多发肋骨骨折，肺挫伤

胸部正位片示两侧多根肋骨皮质连续性中断，局部胸膜影增厚，左下肺野呈磨玻璃样改变，考虑为肺组织挫伤渗出所致

（2）锁骨骨折：骨折常发生在锁骨中外 1/3 处，多为横断或斜行骨折，内侧断端因受胸锁乳突肌的牵拉常向上后移位，外侧端受上肢的重力作用向内、下移位，形成凸面向上的成角、错位缩短畸形，可合并邻近肋骨骨折。

（3）肩胛骨骨折：相对少见，多由直接暴力所致，大多合并其他部位损伤。肩胛骨骨折时，由于丰厚的肌肉包绕，一般骨折移位不大，畸形不明显，有时容易漏诊。根据骨折具体部位不同可分为肩胛骨体部骨折、肩胛颈部骨折、肩胛盂骨折、喙突骨折和肩峰骨折，其中肩胛骨体部骨折是肩胛骨骨折的常见类型，多为粉碎性骨折，骨折线可为斜行、纵行或星形，亦可贯通至肩胛冈。

（4）胸骨骨折：较为罕见，主要由于暴力直接作用于胸骨区或挤压所致。骨折多发生在靠近胸骨体与胸骨柄连接的胸骨体部，骨折线常为横形，可有两处以上骨折线，并可发生移位，侧位片能较清楚显示骨折部位形态和移位程度。

二、胸部异物

【临床表现】

见于只有损伤入口而无出口的盲管伤或非贯通伤。异物多为枪弹、弹片等。临床上可见患者胸部有开放性创口。

【X 线表现】

胸壁、肺内见枪弹、弹片等金属异物影（图 2-16-2），可伴发肋骨骨折、胸骨骨折、气胸、液气胸、肺挫伤等相应 X 线表现。

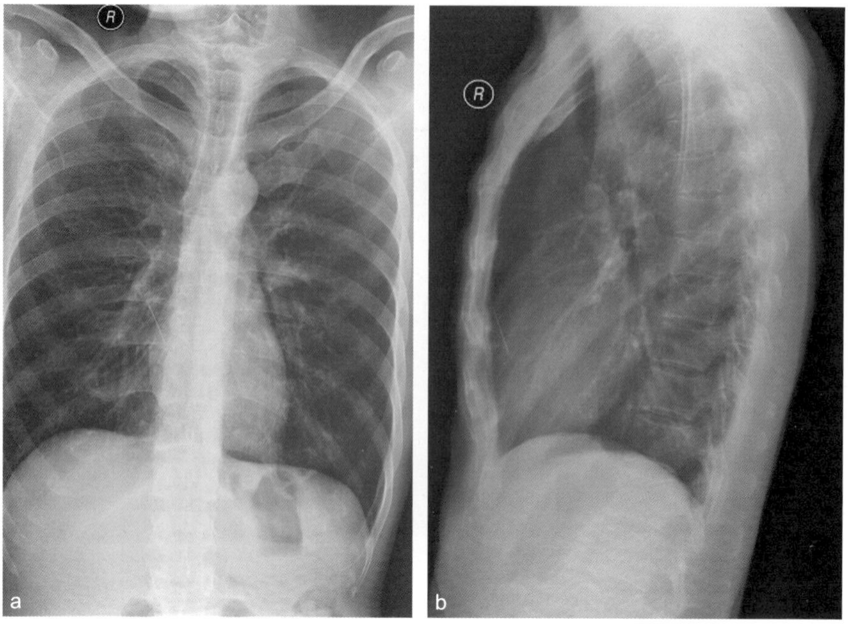

图 2-16-2　胸部异物
a. 胸部正位片示右心缘旁斜行线状金属异物影；b. 胸部侧位片示金属异物影位于前胸壁后方

三、气胸及液气胸

【临床表现】

气胸是空气自损伤的胸壁或支气管进入胸膜腔，造成肺组织不同程度萎陷所致。临床上分为闭合性、开放性和张力性三种。合并出血则形成液气胸。当气、液量大时，患者常出现胸痛和呼吸困难。

【X 线表现】

（1）肺组织压缩线及周围无肺纹理延伸的透亮区。

（2）气体量较大时，可见压缩肺组织呈外缘清楚的分叶状影，甚至形成肺门区团块状密实影。

（3）伴发胸腔积血时则可见液平面（图 2-16-3）。

四、肺挫伤

【临床表现】

肺挫伤通常发生于受伤同侧，也可见于对侧。由于肺挫伤的严重程度和范围大小不同，临床表现有很大的差异。轻者仅有胸痛、胸闷、气促、咳嗽和血痰等，听诊有散在啰音；严重者则有明显呼吸困难、发绀、血性泡沫痰、心动过速和血压下降等，听诊有广泛啰音、呼吸音减弱至消失或管型呼吸音。

【X 线表现】

（1）可见伤侧肺纹理增粗、模糊，其间常伴网状及斑点状模糊影。

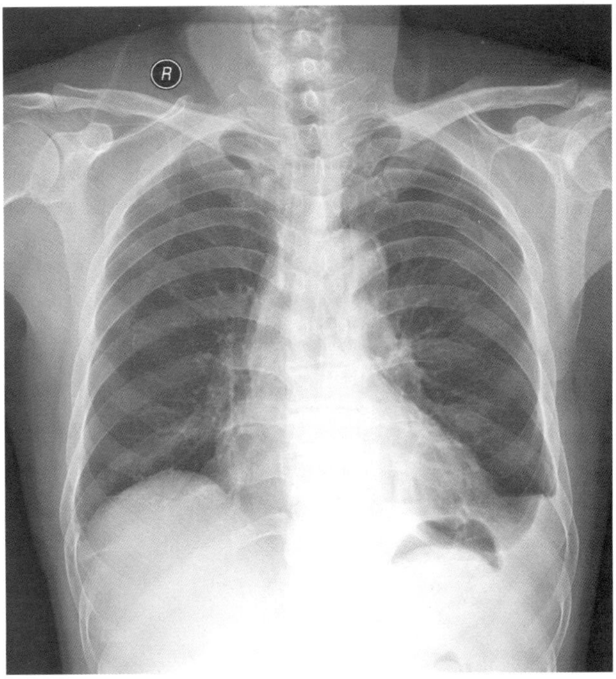

图 2-16-3　液气胸，肋骨骨折

胸部正位片示左侧多根肋骨骨折、移位，左侧胸腔见有气液平面

（2）病变也可呈片状边缘模糊影，形态不规则，病变常不按肺叶或肺段范围分布。

（3）血肿形成则表现为边缘清楚类圆形密实影。

（4）除血肿外，一般病变吸收较快，常在伤后 24 ~ 48h 开始吸收，最快两天即可吸收消散，迟者半个月，平均 7 天左右。

（5）一般病变吸收后常不留痕迹，严重者可留少许索条状影。

（6）若伤后 48h 病变继续扩大，并有高热，应怀疑合并感染。

（7）如血凝块阻塞支气管或伴发支气管断裂，则可引起相应肺段不张。

【鉴别诊断】

常需与肺渗出性病变如肺部炎症鉴别，肺血肿则需与肺部肿瘤性病变鉴别。一般可根据病史、临床表现及病灶吸收快慢程度进行鉴别。

第十七节　先天性呼吸系统畸形

一、先天性肺隔离症

【临床表现】

肺隔离症是肺的一种先天性发育畸形，是指与正常肺组织相隔离的且由体循环动脉分支供血的无呼吸功能的肺组织。分肺叶内型和肺叶外型两类，也可根据大体病理分为囊肿型和实体型。临床上常无症状，感染时可有发热、咳嗽、咳脓痰等呼吸道感染症状。

【X线表现】

（1）绝大多数病变位于下叶后基底段，紧贴膈面，其长轴与该段支气管走行一致（图2-17-1）。

（2）实体型表现为实性肿块，边缘光滑，合并感染则边缘模糊，或因纤维化而形成向外牵拉的尖角。

（3）囊肿型表现为单发或多发的囊性病变，可见液平面。

（4）呼吸时病变大小形态可改变。

（5）常可见粗短条索影从病灶向后下方伸引。

（6）感染时病变增大，治疗后缩小，但病变不消失。

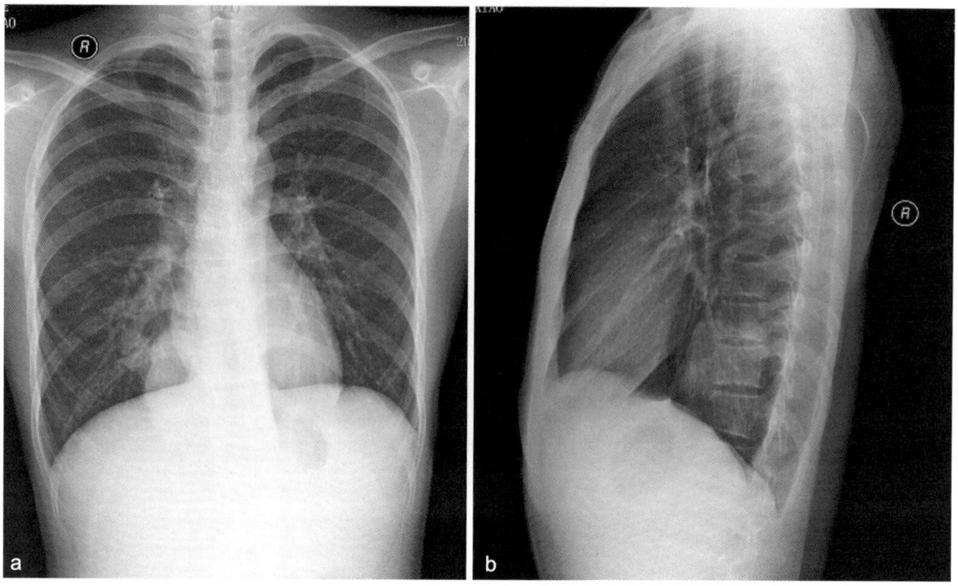

图2-17-1 肺隔离症

a. 胸部正位片示右侧心隔角区实性块影，边缘清楚；b. 胸部侧位片示实性块影位于右下叶后基底段

【鉴别诊断】

囊肿型肺隔离症需与先天性支气管囊肿和囊状支气管扩张鉴别；实体型肺隔离症则需与肺部炎症及肿瘤鉴别。血管造影可见由体循环动脉向病灶发出供血血管是确诊本病的重要依据。

二、先天性肺动静脉畸形

【临床表现】

本病主要为先天性，少数为肺创伤所致。临床上主要表现为气促、发绀、杵状指（趾）、红细胞增多，皮肤、黏膜可有出血点或紫癜，也可无症状，局部可闻及收缩期或双期杂音。

【X线表现】

（1）主要表现为结节状或肿块状影，密度均匀，少有钙化，边缘光滑锐利，但常伴凹凸不平或呈分叶状。

（2）常可见一支或数支粗大扭曲血管影，从病灶处引向肺门，此点最具诊断价值（图 2-17-2）。

（3）呼吸气相或瓦氏、苗氏实验可显示肿块大小、形态的改变。

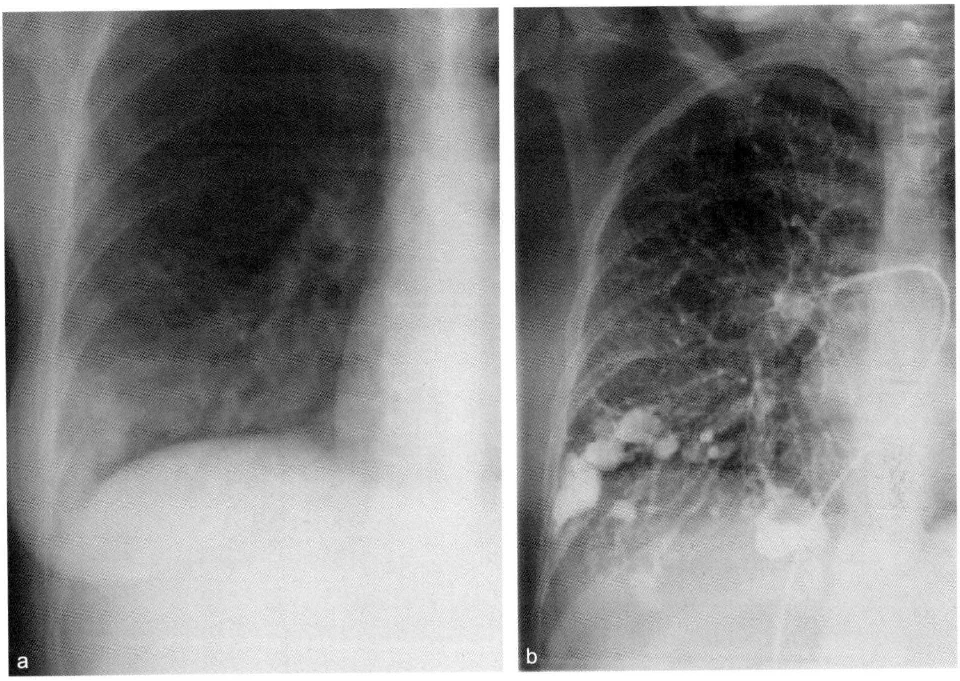

图 2-17-2　肺动静脉畸形

a. 右侧肋膈角区不规则结节影，边缘隐约可见；b. 肺动脉造影显示相应部位畸形血管团

（4）弥漫型者可表现为病变区肺血管增粗、扭曲，呈散在逗点状。

（5）若为肋间动脉与肺静脉交通，则可见肋骨下缘切迹。

【鉴别诊断】

本病需与先天性支气管囊肿和肺良恶性肿瘤鉴别，血管造影可见从病灶处引向肺门的粗大、扭曲血管影，为其典型表现。

三、先天性支气管囊肿

【临床表现】

先天性支气管囊肿是胚胎发育时期气管支气管树分支异常的罕见畸形，因发育阶段不同，病变可发生在不同部位。根据病变部位不同可分为纵隔型、肺内型和异位型。病变可为单发或多发，囊肿与支气管不相通，感染后可充满脓液或空气。大部分患者无症状，胸部 X 线检查时偶尔发现，如囊肿甚大可压迫邻近组织或纵隔产生呼吸困难和发绀等，少数患者有咯血，如继发感染则有发热、咳嗽、胸痛等。

【X 线表现】

（1）纵隔支气管囊肿表现为位于中纵隔中上部的肿块影，多位于气管、支气管或肺门附近，呈圆形或卵圆形，密度均匀，轮廓光整，呼吸可引起其形状改变，囊壁少见钙化。

（2）肺内支气管囊肿呈肺部孤立球形或卵圆形，密度均匀增高影，边界锐利，合并感染者因病灶周围的渗出性病变使边界模糊不清。若囊肿与支气管相通有空气进入则形成空腔样改变，其壁薄，且囊肿越大壁越薄（图 2-17-3），合并感染时囊壁增厚、模糊；多发者多为含气囊肿，呈蜂窝样阴影，囊壁薄，感染后囊壁增厚、模糊。

（3）支气管囊肿经抗感染治疗后可恢复囊肿原貌；反复感染者，囊壁纤维化，其表现与慢性肺脓肿不易区别。

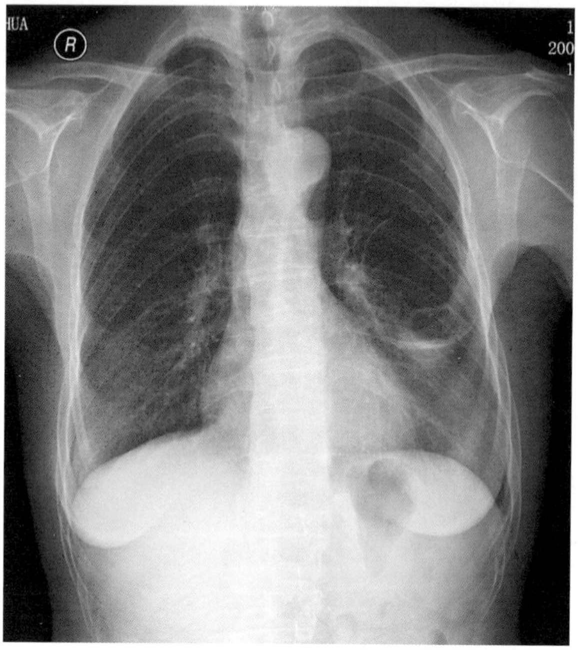

图 2-17-3 肺囊肿（含气囊肿）

胸部正位片示左侧肺野中部囊状透亮区，边缘光滑清楚

【鉴别诊断】

（1）肺癌：多为老年患者，病灶边缘不规则，有分叶及毛刺，肿瘤标志物和病理检查结果有助于鉴别。

（2）支气管扩张：反复发作咳嗽、咳脓痰，常伴咯血，症状较支气管囊肿更明显；高分辨率 CT 扫描或支气管造影有助于诊断。

（3）肺结核空洞：可有结核毒血症表现，病灶周围有播散灶、纤维化，空洞壁较支气管囊肿壁厚，可见引流支气管，抗结核治疗病变可缩小。

（4）肺大疱：病灶大多位于肺野边缘，壁较支气管囊肿更薄，且常不易显示全貌，常伴肺气肿改变。

（5）肺脓肿：常有畏寒、高热、咳大量脓痰等症状，脓肿壁一般呈密度均匀增高的炎症带，比支气管囊肿厚，经抗感染治疗后脓肿一般会缩小。

四、肺不发育或发育不全

【临床表现】

肺不发育为主支气管不发育呈袋状盲端而形成的一侧肺组织完全缺如；肺发育不全是指主支气管或叶、段各级支气管发育不全，管腔狭小，其末端终止于发育不全的肉质样肺组织中，有时发育不全的这侧肺泡呈囊状扩张，囊壁具有支气管壁结构，同时伴肺动脉缺如或发育不全。约 10% 的患者可合并同侧脊柱、上肢骨发育不良、心血管畸形（动脉导管未闭、室间隔缺损）或肾发育不良等。临床上大多有反复肺部感染。

【X 线表现】

1. 一侧肺不发育

（1）患侧胸腔密度均匀增高，尤以中下肺野为甚，肺门结构及肺纹理消失。

（2）纵隔、心影向患侧移位，患侧横膈抬高。

（3）健侧代偿性肺气肿，可有纵隔疝形成。

（4）随年龄增长患侧胸廓进行性塌陷，肋间隙变窄。

2. 一侧肺发育不全　患侧肺野充气不良或伴小囊状透亮区，肺纹理变细且伴纵隔结构向患侧移位，健侧肺呈代偿性肺气肿或肺纹理增粗（图 2-17-4）。

【鉴别诊断】

肺不发育需与肺不张和肺隔离症鉴别。肺不张除显示胸腔密度均匀增高及纵隔心影移位外，尚可见患侧相应叶、段体积缩小，胸廓塌陷变形及肋间隙变窄，肺门血管纹理聚拢，但无纤细、稀疏改变。肺隔离症血管造影可见由体循环动脉向病灶发出供血血管，是确诊本病重要依据。

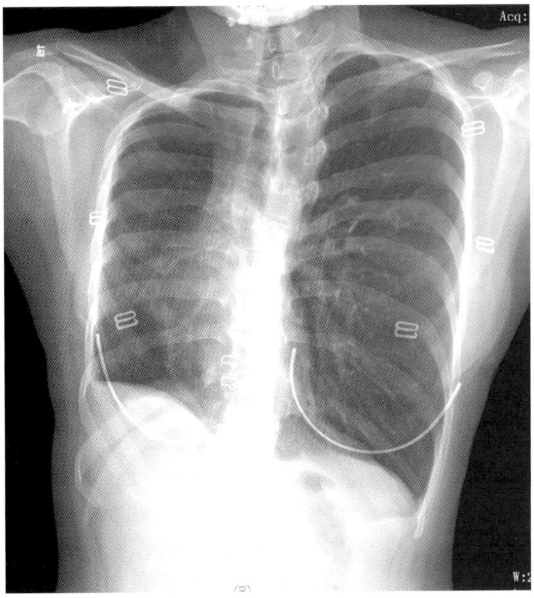

图 2-17-4　右肺发育不全

胸部正位片示右侧肺野充气不良，肺纹理变细且伴纵隔心脏向右侧移位，左侧肺呈代偿性肺气肿

（杨四清　许　觅　张会霞）

第三章　循环系统疾病的 X 线诊断

第一节　心脏大血管的正常 X 线表现

一、心脏大血管的投影

心脏及大血管是构成纵隔的主要结构，借助含气肺组织的自然对比能够清晰显示其轮廓，X 线平片虽然不能显示心内结构及分界，但是对于观察心脏和大血管解剖形态、肺血流量的改变以及测量心胸比值等方面是目前常用的影像评价指标。通过平片了解支气管与肺叶，肝与胃、脾等脏器的解剖位置及形态将有助于复杂型先天性心脏病（先心病）的诊断。通常单一方向投照不能反映心脏、大血管的全貌，所以应该采取多角度投照来观察心脏各房室和大血管的轮廓投影。X 线平片摄影常规取后前位（PA）和左侧位（LA）可获得需要的心脏及大血管影像学诊断信息，视诊断需要可以增加左前斜位（LAO）和右前斜位（RAO）观察。

（一）胸部后前位

右心缘分上下两段，上段较为平直，成人为升主动脉，儿童主要为上腔静脉构成；下段为右心房呈向右凸出的弧形曲线。正常的上、下段之间有一切迹存在，在右心缘下段心膈角处有时可见下腔静脉影，表现为向外下方倾斜的三角形致密影。左心缘分三段。第一段为主动脉弓，由主动脉向左后方翻转形成的弓状投影，幼儿主动脉影常不明显，为横膈位置高。纵隔宽而短所掩饰。第二段为肺动脉段，又称“心腰”，为肺动脉主干外侧壁投影在右心室流出道，无扩大时则不构成此段，小儿的肺动脉段常较平直或稍突出。在左心缘第二、三段间存在左心耳，由于和左心室成自然弧度不能区分，一旦左心房增大即可凸显。左心缘第三段最长，由左心室外侧壁组成，透视观察因肺动脉与左心室搏动明显，称为相反搏动点，易识别。心尖为左下心缘最低结构，其搏动明显。在后前位中右心室及左心房通常不构成心缘，两者都处于心脏轮廓之内（图 3-1-1）。

（二）左侧位

心脏投影分为前后两缘，前缘从前下向后上倾斜，上段为升主动脉前壁，中段为肺动脉和右心室漏斗部，下段为右心室前壁。上中段前缘与胸壁间透亮区称胸骨后间隙。心影后缘的上中段为左房后壁，下段为左心室构成，呈连续光滑的弧线，平片难以区分，在心膈角处可见到由下腔静脉所形成之带状阴影。心影与脊柱间透亮区称心后间隙（图 3-1-2）。

（三）右前斜位

右前斜 45°可以将心脏、大血管转到脊柱左侧，两者间由含气的肺组织隔开。心脏前缘分为三段：第一段为升主动脉前缘；第二段是肺动脉主干及右心室漏斗部组成；第三段最长且前突明显，主要由右心室前外侧部分组成，在接近心尖部有左心室投影，左心室参与投影部分的多少与倾斜角度有关，倾斜角度小则左心室投影部分多。心脏后缘近横膈处为下腔静脉，向上依次为右心房和左心房，两者部分重叠；气管隆嵴上方为左主支气管，左肺动脉在其前上方呈圆形或椭圆形致密影，右肺动脉则呈水平向后行走，气管后缘与上腔静脉前壁部分重叠，降主动脉与脊柱平行或部分重叠。因此，在右前斜位升主动脉及主动脉弓与降主动脉相叠，彼此不可区分，心后缘与脊柱之间称心后间隙。应用食管造影可见与之相邻的主动脉弓、左主支气管及左心房的压迹，右心房增大时可见投影于食管后方而不产生食管的压迫（图 3-1-3）。

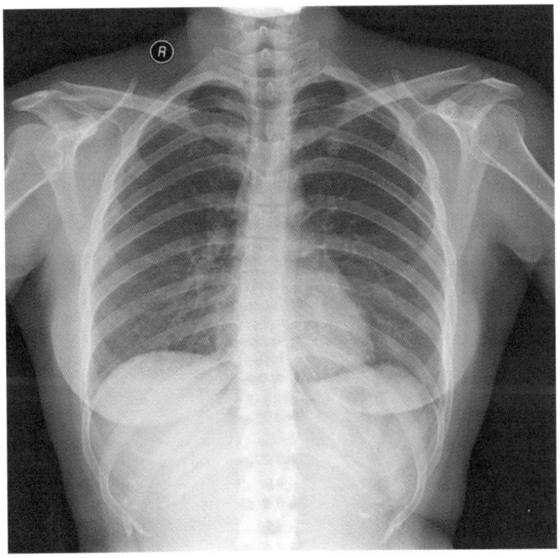

图 3–1–1　胸部后前位片

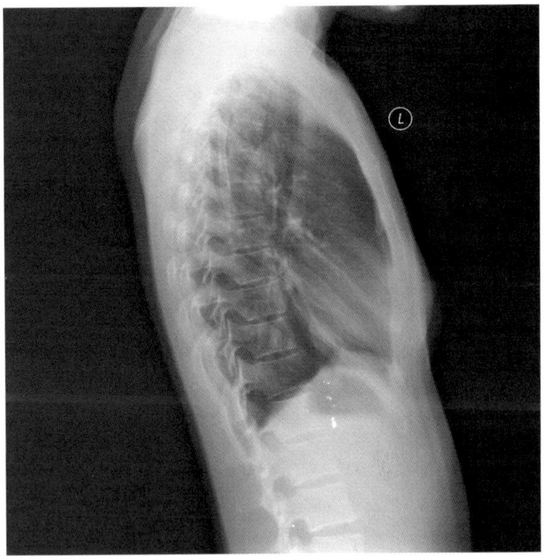

图 3–1–2　胸部左侧位片

（四）左前斜位

左前斜 60°～70°位置上，心脏大血管位于脊柱右侧，心脏前缘为右心，后缘是左心。心脏前缘上半部分是右心房，下半部分为右心室。心后缘上下部分分别由左心房及左心室组成，此体位通常称为左右心房和心室的四腔位。在左前斜位上胸主动脉的升段、弓段及降段完全展开，使之显示最清楚（图 3-1-4）。

二、正常心血管造影表现

心血管造影、心脏超声和核素技术是心血管系统主要的诊断手段，借助该技术可以获得心脏解剖、功能及动力学资料，有利于诊断与治疗。

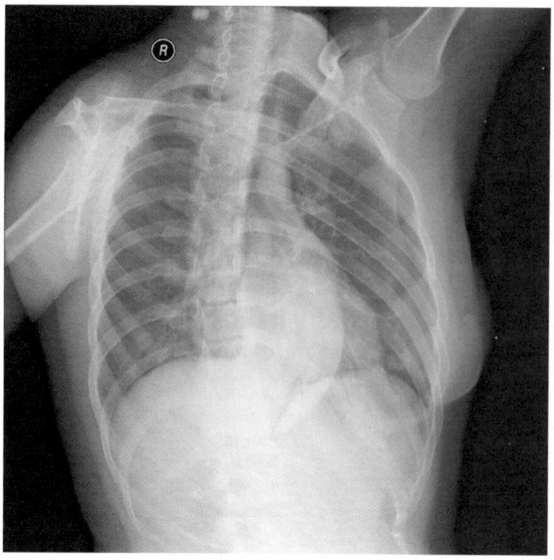
图 3-1-3 胸部右前斜位片

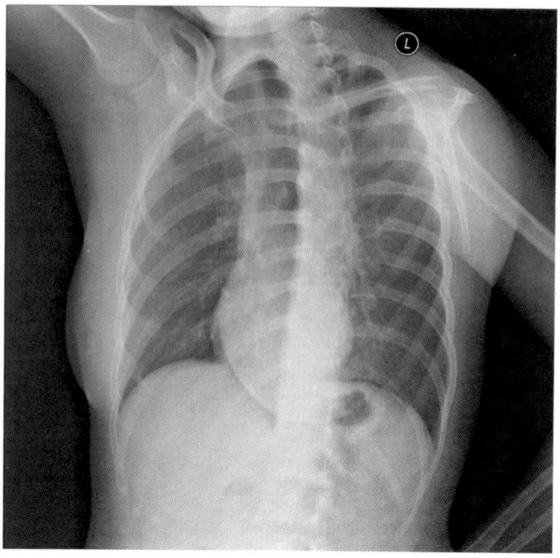
图 3-1-4 胸部左前斜位片

（一）腔静脉和右心房

正位上腔静脉位于上纵隔右缘，垂直向下；侧位位于气管前方，与右心房相连通。下腔静脉位于右后心膈角处，在膈上立即进入右心房。右心房呈椭圆形，位于脊柱右缘，侧位位于心影中下方略偏后，右心耳凸向左前上方。右心房的左下缘与右心室之间见一个切迹，为三尖瓣环。

（二）右心室和肺动脉

正位右心室呈三角形，其底居膈面，左缘以室间隔与左后方之左心室相隔，内部肌小梁粗大，右缘以三尖瓣与右心房相连，底部之左侧为右心室心尖，二者之间为右室流入道。右心室左缘以室间隔与左后方之室间隔相隔。自右心室心尖沿室间隔隔面向上至肺动脉瓣，为右心室流出道。该段上部近肺动脉瓣区略呈椎管形为右室漏斗部。主肺动脉位于升主动脉的左前方，在脊柱左缘分为左、右肺动脉。

（三）肺静脉和左心房

肺静脉在近肺门部汇合成两支，在肺门下方进入左心房。左心房呈横置椭圆形，正位居中偏左，在气管分叉部的下方，大部分位于心影内，仅左心耳向左心缘前上方凸出。

（四）左心室和主动脉

左心室正位呈斜置椭圆形，上与主动脉相连，前缘为室间隔，下缘为左心室膈面，后缘为二尖瓣前瓣。左心室内部肌小梁纤细，侧位略呈三角形。主动脉有 3 个窦，分别称左冠状窦、右冠状窦和无冠状窦。侧位或左前斜位可观察主动脉全貌，可见主动脉弓发出 3 支头臂动脉。

第二节　先天性心脏病

一、房间隔缺损

【临床表现】

房间隔缺损是指房间隔上除卵圆孔外存留的缺损，是胚胎第 4 周原始心房分隔过程发生异常所致。占先天性心脏病 20% ~ 30%。临床听诊可于胸骨左缘第 2 ~ 3 肋间闻及收缩期吹风样杂音，肺动脉瓣区第 2 音固定分裂。

【X 线表现】

（1）小的房间隔缺损，肺血和心影可无明显变化。

（2）房间隔缺损的典型征象为：肺血增多，心脏外形呈“二尖瓣型”，肺动脉段凸出，肺门增大，右心房和右心室增大，主动脉结缩小或正常（图 3-2-1）。透视下可见肺门血管搏动增强，有“肺门舞蹈”表现。

（3）房间隔缺损伴严重肺动脉高压时，肺动脉呈瘤样凸出，肺门动脉高度扩张，外周肺动脉分支变细、稀疏，形成“残根状”改变，此时以右心室增大为主，右心房增大反而不明显。

【心血管造影】

导管置于右上肺静脉或左心房造影，取肝锁位，此时心房被投影向头端与心室分开，X

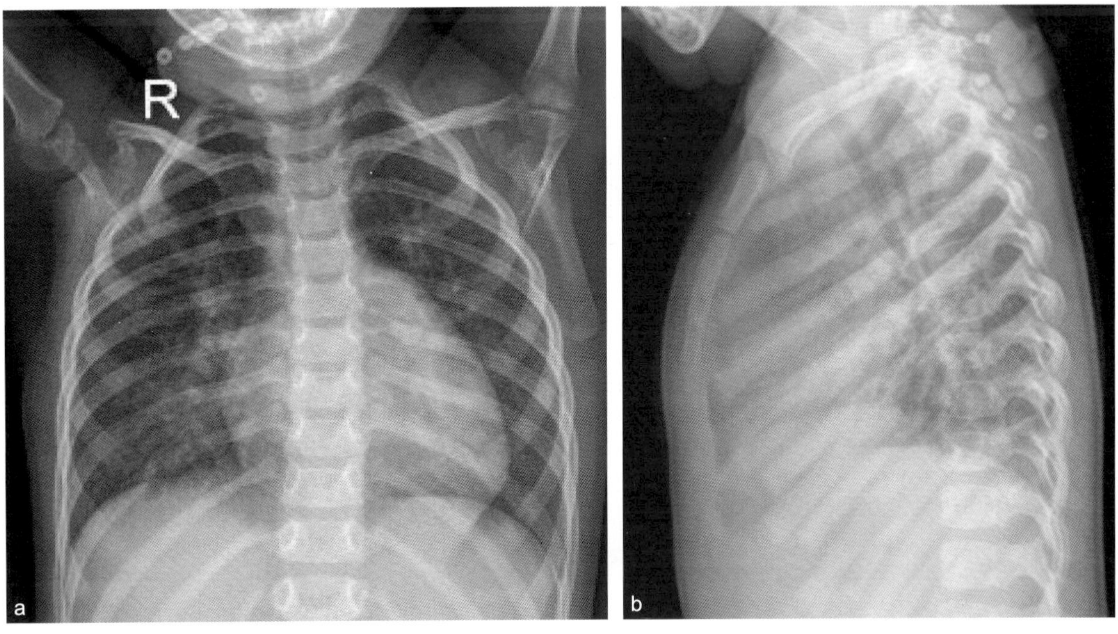

图 3-2-1　房间隔缺损

胸部正侧位片示双肺血管纹理增多，肺门影增大，心脏呈“二尖瓣型”轻度增大，主动脉结小，肺动脉段凸出，心尖圆隆上翘，心影右缘下段向右膨突，右房 / 心高比＞0.5。心胸比值 0.6。双侧膈肌光整，肋膈角锐利线与房间隔呈切线位，造影剂顺房间隔流动，能清晰显示上腔型、中央型、原发孔型房间隔缺损直接征象。

二、室间隔缺损

【临床表现】

室间隔缺损是发病率最高的先天性心脏病，占先天性心脏病的 25% ~ 57%，40% 合并其他心血管畸形。在胚胎第 8 周心室间隔由肌部间隔、心内膜垫及球部间隔发育形成。其中某一部分发育异常或停滞，则发生与该部相关的室间隔缺损。室间隔缺损根据发生部位分为膜部、漏斗部及肌部缺损。根据临床结合病理分为小孔型（＜0.5 cm）、中孔型（0.5 ~ 1.0 cm）和大孔型（＞1.0 cm）室间隔缺损。临床听诊：胸骨左缘第 3 ~ 4 肋间闻及粗糙响亮的全收缩期杂音，可扪及震颤。

【X 线表现】

（1）小孔型缺损，由于分流量小，心脏大小、形态及肺血可无显著改变；有时仅表现为肺动脉段延长或轻微凸出。

（2）典型表现：心影呈“二尖瓣型”，年幼儿童中经常呈球形，轻度到中度增大，累及左右心室，常以左心室增大为主；肺动脉段中到高度凸出，肺动脉扩张，肺血增多，主动脉结缩小（图 3-2-2）。

（3）室间隔缺损伴重度肺动脉高压时，右心室增大明显，肺纹理明显减少变细，主动脉结明显缩小。

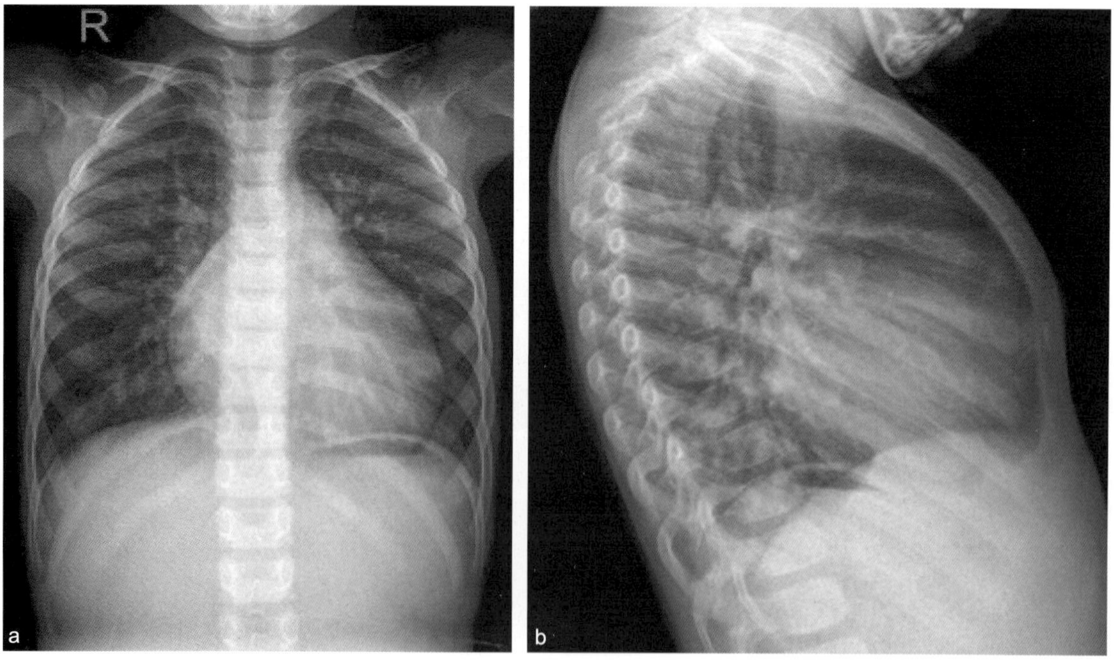

图 3-2-2 室间隔缺损

胸部正侧位片示两肺血管纹理增多，增粗，双肺门影增大，心影中度增大，呈“二尖瓣型”。主动脉结小，肺动脉段凸出，心尖圆隆，心胸比值为 0.65。双侧膈肌光整，肋膈角锐利

【心血管造影】

长轴斜位左室造影，X 线与前部室间隔相切，显示膜部、肌部缺损最好；右前斜位 30 °左室造影，X 线与漏斗部室间隔相切，可清楚显示漏斗部室间隔缺损。漏斗部室缺常合并右冠状动脉窦脱垂。常加做升主动脉造影以排除主动脉瓣关闭不全及动脉导管未闭。

三、动脉导管未闭

【临床表现】

动脉导管未闭是动脉导管在出生后未闭合而持续开放的病理状态。胚胎期第 6 对主动脉弓的背侧发育成动脉导管，连接于主肺动脉与主动脉弓远端之间，在胎儿血液循环中起重要作用。一般出生 24h 内功能关闭，6 个月内解剖闭锁，一年以上持续不闭者形成动脉导管未闭症。未闭之动脉导管根据形态分为管型、漏斗型、窗型及瘤型。临床听诊：胸骨左缘第 2 ~ 3 肋间闻及连续性机械样杂音，可有震颤。

【X 线表现】

（1）细小动脉导管未闭，X 线平片上心肺表现可正常。

（2）典型表现为：心影呈“主动脉型”，左心室增大，主动脉结增宽，肺动脉段膨隆和肺充血。近 1/2 患者可显示“漏斗征”，即主动脉在动脉导管附着处呈局部漏斗样膨大突起（图 3-2-3）。

（3）合并肺动脉高压时，肺动脉段不同程度凸出，严重的可呈瘤样扩张并可出现右心室增大。

【心血管造影】

导管置于主动脉峡部造影，左侧位显示动脉导管未闭直接征象，可明确其病理解剖形态、大小，并显示或排除主动脉缩窄及主动脉弓病变（图 3-2-4）。

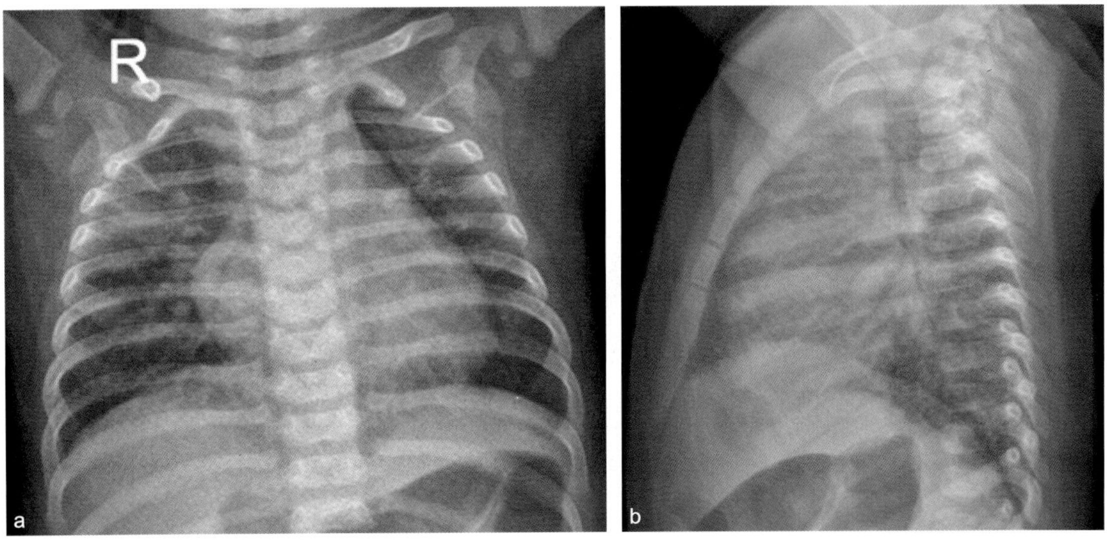

图 3-2-3　动脉导管未闭

胸部正侧位片示两肺血管纹理增多、增粗，肺门影增大。心影中度增大，心胸比值为 0.57。主动脉结增宽，可见“漏斗征”，肺动脉段凸出，心尖部向左下延伸。双侧膈肌光整，肋膈角锐利

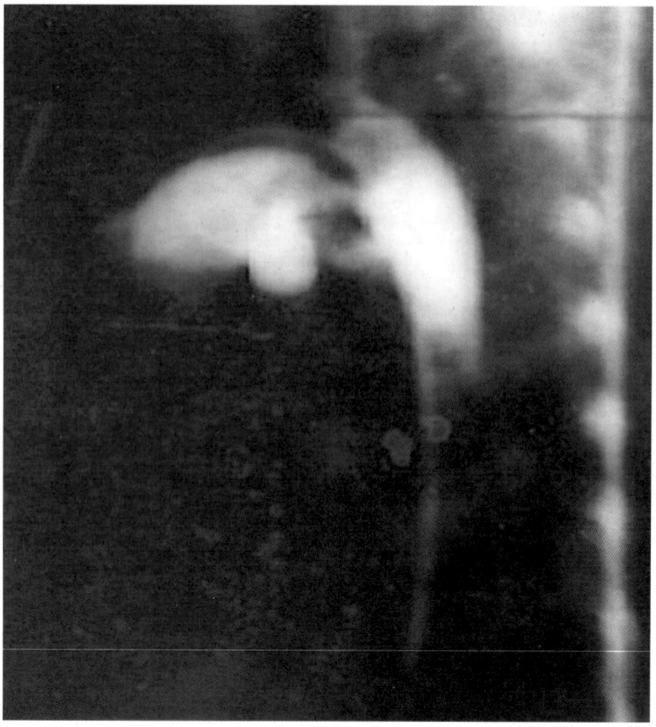

图 3-2-4 动脉导管未闭主动脉造影

四、肺动脉瓣狭窄

【临床表现】

肺动脉瓣狭窄是引起右室流出道梗阻的主要病变，按部位及病理改变可分四型：瓣膜狭窄、漏斗部狭窄、瓣上狭窄和混合型狭窄。其中瓣膜狭窄最多见，约占80%。轻者可无症状，重者于活动后出现发绀。胸骨左缘第2～3肋间可闻及3～4级收缩期喷射性杂音，有震颤。

【X线表现】

轻度到中度狭窄，心脏大小正常或轻度增大。严重的狭窄，心脏进行性增大，可能由于纤维瓣膜的生长较缓慢，随着年龄的增长而狭窄逐渐显著，多表现为右心室和（或）右心房肥厚（图3-2-5）。

【心血管造影】

导管置于右心室造影，左侧位或右前斜30°清楚显示肺动脉瓣增厚，主肺动脉及左肺动脉狭窄后扩张。右室收缩期粘连的肺动脉瓣口开放受限，呈幕顶状或鱼口状（图3-2-6），瓣环直径正常，有时可见造影剂的血柱从狭窄的瓣口射入肺动脉干内称为射流征。可与瓣膜发育不良型肺动脉瓣狭窄相鉴别，后者瓣膜明显增厚，活动度差，无明显幕顶征和射流征，主肺动脉亦无明显狭窄后扩张。

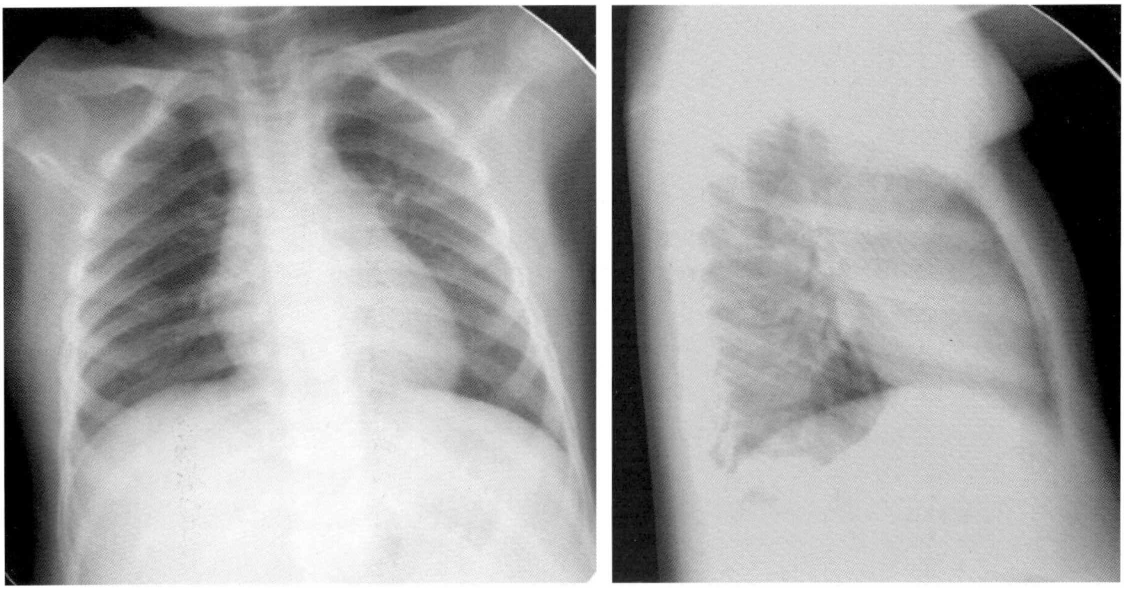

图 3-2-5　肺动脉瓣狭窄

胸部正侧位片示两肺血正常，主动脉结小，肺动脉段膨隆，两肺门动脉影不对称，右肺门动脉相对细小。心影不大，心胸比率为 0.52

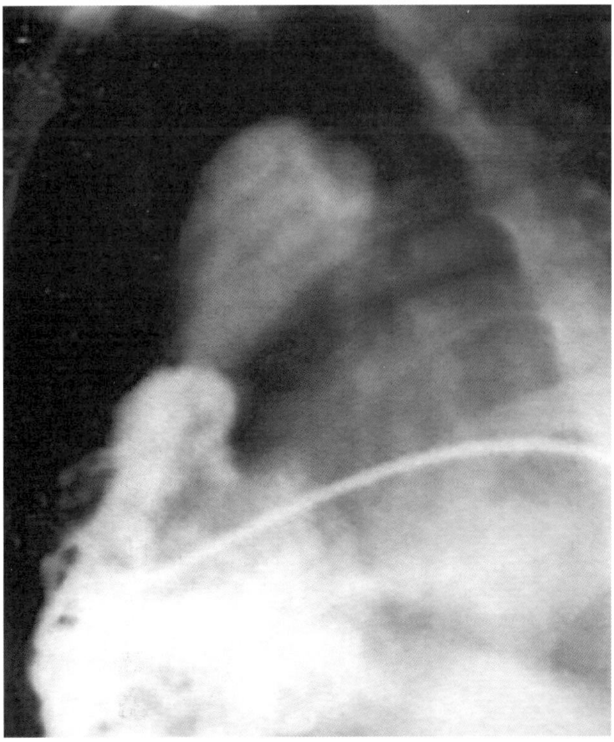

图 3-2-6　肺动脉瓣狭窄

右心室造影，右前斜 30° 清楚显示肺动脉瓣增厚，主肺动脉及左肺动脉狭窄后扩张。右室收缩期粘连的肺动脉瓣口开放受限，呈幕顶状或鱼口状

五、法洛四联症

【临床表现】

法洛四联症是胚胎5～8周圆锥动脉干发育异常所致。由一组复杂的心血管畸形组成，包括室间隔缺损、肺动脉狭窄、主动脉骑跨和右心室肥厚。圆锥间隔向右室方向移位是根本原因，室间隔缺损和肺动脉狭窄为主要畸形，主动脉骑跨和右心室肥厚为继发改变，肺动脉狭窄多为中、重度，可以为漏斗部狭窄、肺动脉瓣狭窄或两者皆有，严重症者可有肺动脉闭锁。法洛四联症是最常见的发绀型先天性心脏病，约占发绀型先天性心脏病50%，占先天性心脏病10%。多于生后4～6个月出现发绀，喜蹲踞，伴杵状指（趾）。听诊于胸骨左缘第2～4肋间闻及较响亮收缩期杂音，可扪及震颤。肺动脉第二音减弱或消失。

【X线表现】

心影近似靴形，心影无明显增大，通常心胸比率<0.55。右心室增大，心尖圆隆上翘。肺动脉段平直或凹陷，肺血减少，主动脉结增宽（图3-2-7）。重症者可见肺内纹理粗乱、呈网状改变。

【心血管造影】

坐观位右室造影，X线与圆锥间隔相切，可清楚显示漏斗部间隔移位及肥厚，漏斗部呈管型或倒三角形，肺动脉瓣环狭窄以及瓣膜的增厚。周围肺动脉狭窄外科手术中可能不被发现，应在造影时明确诊断。长轴斜位左室造影，了解室缺的大小及位置，主动脉骑跨程度，心室舒张期显示二尖瓣与主动脉瓣纤维连接（图3-2-8），可与右室双出口相鉴别。对疑有冠状动脉起源、走行异常，大的体-肺侧支循环形成者应加做升主动脉根部造影。

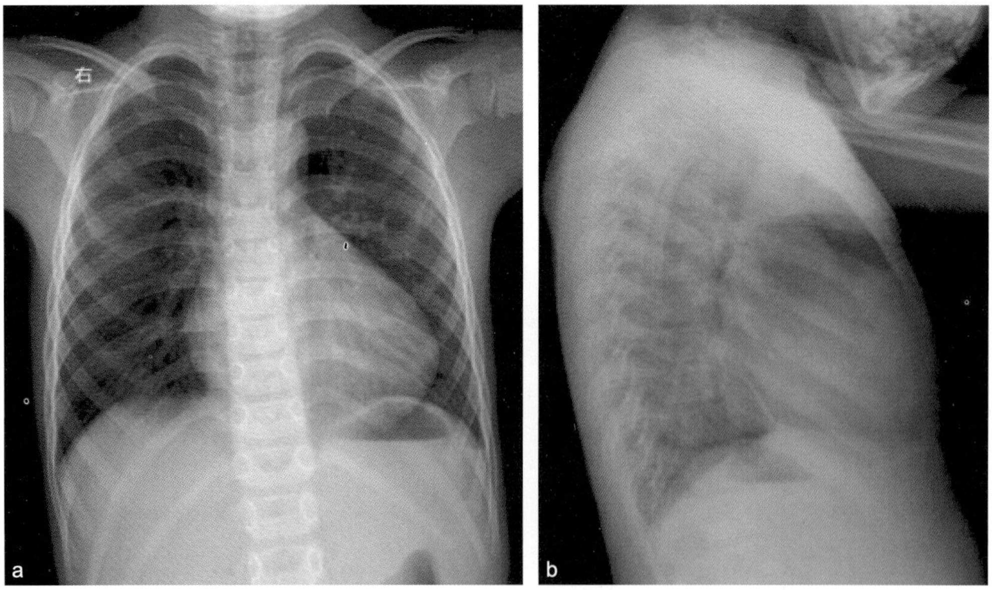

图3-2-7 法洛四联症

胸部正侧位片示两肺血减少，双肺门影缩小，心影中度增大，呈“靴形心”，心胸比值为0.65。主动脉结增宽，心腰平直，心尖圆隆上翘。膈肌光整，肋膈角锐利

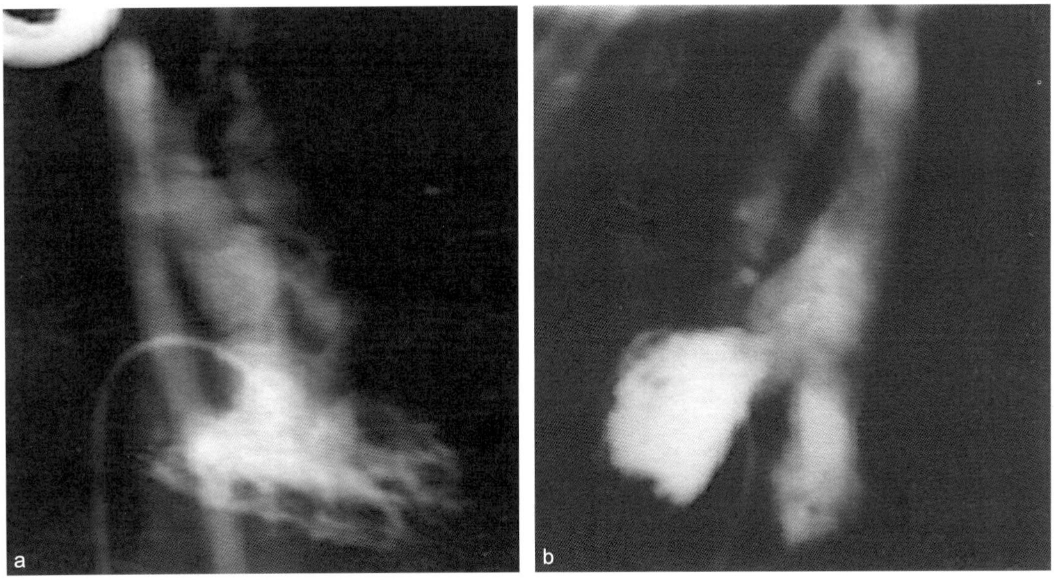

图 3-2-8　法洛四联症

a. 坐观位右室造影。X 线与圆锥间隔相切，可清楚显示漏斗部间隔移位及肥厚，漏斗部呈倒三角形，肺动脉瓣环狭窄以及瓣膜的增厚；b. 长轴斜位左室造影。舒张期显示二尖瓣与主动脉瓣纤维连接

（徐良波　秦增辉）

第三节　后天性心脏病

一、高血压心脏病

【临床表现】

高血压心脏病是以长期动脉压增高、左室负荷加重，继而发生左室肥厚、增大和（或）功能不全的临床症候群，分为原发性和继发性两种。早期表现一般不典型，患者可无明显自觉症状或仅有轻度不适，如心悸、头痛等。随高血压病程的进展，患者逐渐出现早期在左心室向心性肥厚而无扩大阶段，血压升高、脉搏洪大、心尖搏动增强，主动脉瓣区第二心音亢进；在左心室扩大阶段，心尖搏动向左下移位，呈抬举样心尖搏动，心浊音界向左下扩大，心尖部第一心音增强，主动脉瓣区第二心音呈高亢金属调；病程进一步发展，当左心室明显扩大，主动脉瓣亦发生粥样硬化病变时，主动脉瓣第二听诊区可闻及舒张期水波样杂音，可闻及第四心音及各种心律失常如心房纤颤、期前收缩等。高血压时由于动脉血管压力过高，阻碍心脏泵出血液，心脏长期高负荷工作就出现了心肌肥厚和僵硬度增加，最终导致进入心脏的肺静脉血受阻，形成肺淤血。心肌肥大时需氧量增加，血液供应相对不足，常导致心力衰竭发作。由高血压引起的心力衰竭的临床特点如下：

1. 左心室舒张功能异常，可导致肺淤血，主要表现为：

（1）出现疲劳、气喘、心悸、咳嗽、咯血等症状。

（2）平卧时出现气急，坐起后即好转。

（3）活动量不大，但出现呼吸困难，严重时患者可在睡梦中惊醒。

2. 左心衰竭常可累及右心室功能下降，形成全心衰竭，主要表现为：

（1）发绀。

（2）颈静脉明显充盈。

（3）右上腹疼痛，并有肝大。

（4）双下肢水肿，严重时可出现全身水肿。

（5）少尿，多出现于心力衰竭失代偿期。

（6）中老年人常出现脑血管疾病。

【X 线表现】

主动脉除扩张外，主动脉延伸迂曲，主动脉弓上缘可达或超过胸锁关节水平，主动脉结明显向左突出，心腰显示凹陷，成为典型的“主动脉型心脏”（图 3-3-1）。

1. 单纯的左室心肌肥厚（高血压程度不重或病程较短）。X 线可仅表现为左室圆隆或隆凸，亦可无明显异常。

2. 血压增高较著、病程较长者，可有典型表现

（1）胸主动脉（升弓部和弓降部）扩张，屈曲延长，与增大的左心室构成“主动脉型”心影形态。

（2）左室增大，早期以心肌肥厚为主，仅表现为左室的圆隆、凸出。左室显著增大，主要为扩张因素造成，出现较晚；如左室增大显著可见左房增大，右室亦相继增大。

3. 左心功能失代偿时出现肺淤血、间质肺水肿等肺静脉高压表现。

【鉴别诊断】

（1）主动脉瓣关闭不全：X 线表现除可见左心室增大与主动脉扩张外，可见左室和主动脉强有力的摇摆性搏动。

（2）肥厚性心脏病：X 线表现类似，鉴别诊断须行左心室造影或 MSCT、MRI 检查。

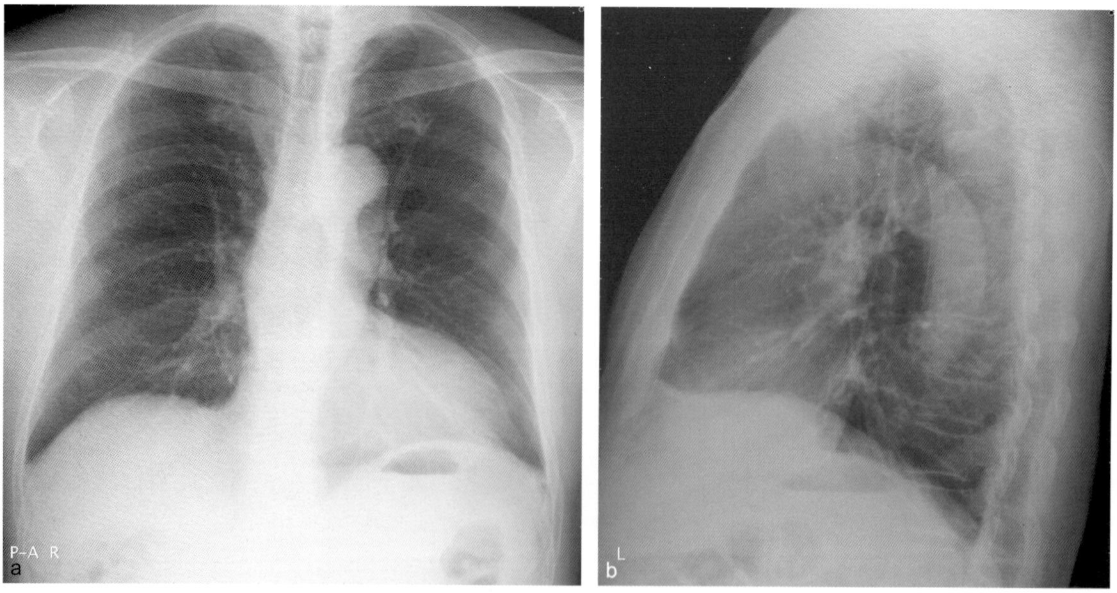

图 3-3-1 高血压心脏病

胸部正侧位片示主动脉球突出、主动脉弓迂曲；左心缘第 4 弓向左延长，心腰凹陷

二、风湿性心脏病

【临床表现】

风湿性心脏病可分为急性 / 亚急性风湿性心肌炎及慢性风湿性心瓣膜病两大类。后者多发生于青壮年，女性略多。心脏各瓣膜均可累及，但以二尖瓣常见，其次为主动脉瓣及三尖瓣，肺动脉瓣少见。起病初期，风湿性心脏病的症状并不明显，后期则表现为心悸、乏力、咳嗽、肢体水肿、咳粉红色泡沫痰，在重体力活动、情绪激动或呼吸道感染等情况下可诱发阵发性呼吸困难、端坐呼吸和肺水肿等症状，直至心力衰竭而死亡；或因房颤导致动脉栓塞以及脑梗死而死亡。

【X 线表现】

1. 单纯的二尖瓣狭窄

（1）左心房及右心室增大，心尖上翘，左心耳常明显增大，心底部可见双房影。

（2）主动脉球缩小，肺动脉段隆凸。

（3）左心室缩小，心尖位置上抬，心左缘下端平直。

（4）二尖瓣瓣膜钙化。

（5）肺淤血以及肺间质性水肿（图 3-3-2）。

2. 二尖瓣关闭不全

（1）二尖瓣回流较轻、心功能代偿良好时，心脏形态改变不明显，仅见左心房和左心室轻度增大。

（2）二尖瓣回流中度、心功能代偿较差时，左心房增大明显，左心室亦见增大。

（3）肺淤血，右心室增大。

（4）主动脉球正常或略缩小。

【鉴别诊断】

（1）房间隔缺损：二者均为“二尖瓣型”心脏，但房间隔缺损肺动脉可呈瘤样扩张，

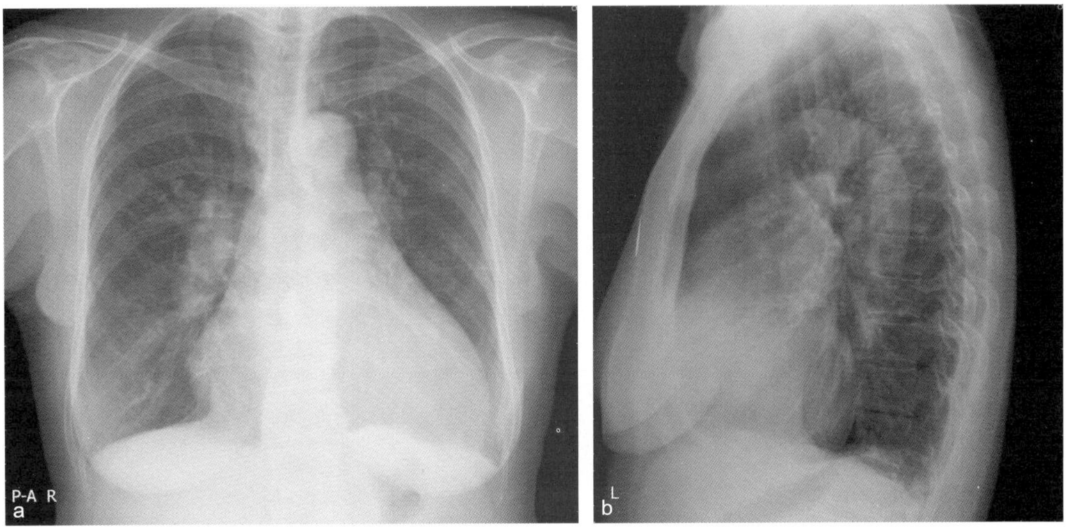

图 3-3-2　二尖瓣狭窄

胸部正侧位片示两侧肺野淤血。肺门结构正常，纵隔影不宽，两侧膈面光滑。心脏呈“二尖瓣型”增大

左心房增大不明显，据此可与二尖瓣狭窄鉴别；另外，房间隔缺损为肺充血，二尖瓣狭窄为肺淤血。

（2）原发性肺动脉高压：左心房压力正常，扩大不明显。

（3）左心房黏液瘤：临床、体征和 X 线表现均与二尖瓣狭窄类似，MRI、MSCT 或介入性血管造影可以提供鉴别依据。

三、肺源性心脏病

【临床表现】

慢性肺源性心脏病发展缓慢，临床上除原有肺、胸疾病的各种症状和体征外，主要是逐步出现肺、心功能衰竭以及其他器官损害的征象。按其功能的代偿期与失代偿期进行分述。

（1）肺、心功能代偿期（包括缓解期）：慢性咳嗽、咳痰、气急，活动后可感心悸、呼吸困难、下肢轻微水肿，下午明显，次晨消失。

（2）肺、心功能失代偿期（包括急性加重期）：主要表现以呼吸衰竭为主，有或无心力衰竭，或出现心律失常。

【X 线表现】

X 线检查除有原发病（慢性支气管炎、支气管扩张等）的 X 线特征外，尚有如下征象（图 3-3-3）：

（1）右下肺动脉干扩张，横径≥15mm，其横径与气管横径之比值≥1.07。

（2）肺动脉段明显突出，或其高度≥3mm。

（3）肺动脉圆锥凸出，高径 >7mm。

（4）右心室增厚、肥大。

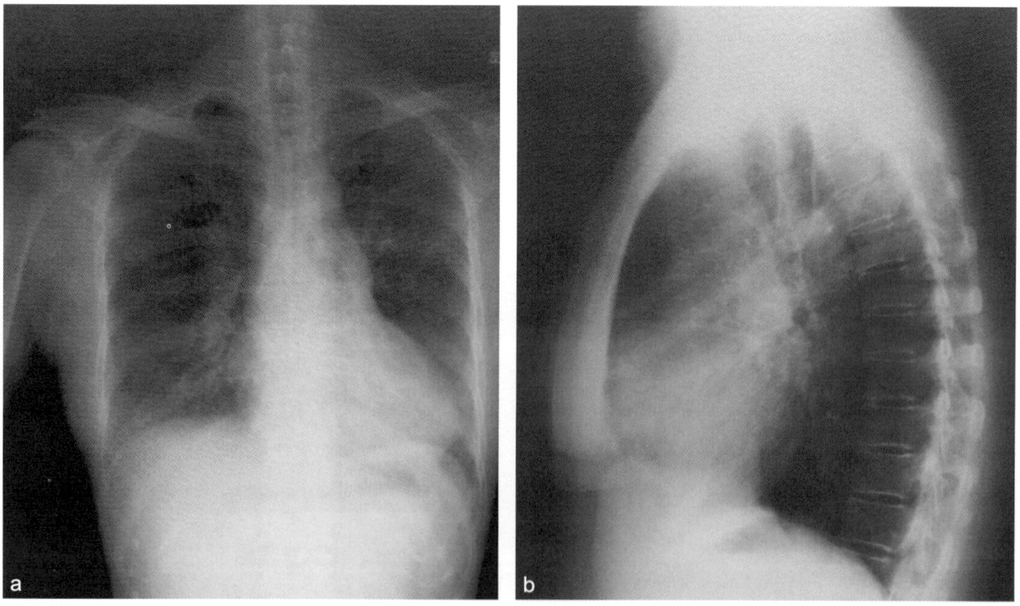

图 3-3-3　肺源性心脏病

胸部正侧位片示两侧肺野肺纹理稀疏，肺动脉段膨隆，心尖圆钝

（5）肺血管纹理改变，上肺血流量增加，下肺血流量减少。

【鉴别诊断】

（1）冠状动脉粥样硬化性心脏病（冠心病）：冠心病常有原发性高血压、高脂血症、糖尿病等病史等，有典型的心绞痛、心肌梗死或左心衰竭发作的病史，X 线表现以左心增大为主。

（2）风湿性心瓣膜病：其三尖瓣疾病应与肺源性心脏病的相对三尖瓣关闭不全鉴别。前者多见于青少年，往往有风湿性关节炎和心肌炎的病史，其他瓣膜如二尖瓣、主动脉瓣常有病变。X 线、心电图、超声心动图有特殊表现。

（3）原发性心肌病：本病多见于中青年，常为全心增大，无慢性呼吸道感染病史，无肺动脉高压体征及 X 线表现等。

（胡　芸　罗晓雯）

第四节　心肌病

一、扩张型心肌病

【临床表现】

扩张型心肌病是一种以心腔［左心室和（或）右心室］扩大、心肌收缩功能障碍为主要特征的原因不明的心肌疾病，也是除冠心病和高血压以外导致心力衰竭（简称心衰）的主要病因之一。起病多缓慢，最初检查时发现心脏扩大，心功能代偿而无自觉不适。经过一段时间后症状逐步出现，这一时期有时可达 10 年以上。症状以充血性心力衰竭为主，其中以气急和水肿最常见。最初在劳动或劳累后气急，以后在轻度活动或休息时也有气急，或有夜间阵发性气急。由于心排血量低，患者常感乏力。右心衰竭时肝大，水肿症状从下肢开始，胸水和腹水在晚期患者中不少见。

【X 线表现】

（1）无心衰期：体检可以正常，心电图有非特异性改变，X 线检查心脏可以轻度增大，射血分数为 40%～50%。

（2）心衰期和心衰晚期：X 线检查显示心影扩大，心胸比超过 0.6，晚期外观如球形（图 3-4-1），外形颇似心包积液。多数患者以左心室增大为主，外观类似二尖瓣病变。透视下见心脏搏动较正常弱，主动脉一般不扩大。病程较长的患者常有肺淤血和肺间质水肿，两肺肋膈角处可有间隔线，肺静脉和肺动脉影可扩大；胸腔积液不少见。X 线心室造影显示心腔扩张，心脏运动减弱，造影剂滞留，心脏运动不同相位心室腔大小、形态无明显变化。

【鉴别诊断】

（1）风湿性瓣膜病：X 线检查示风湿性二尖瓣关闭不全时左心室增大，左心房显著增大，可见到二尖瓣钙化。扩张型心肌病右心房增大往往比左心房增大明显。扩张型心肌病心力衰竭时，二尖瓣瓣叶本身并不增厚或粘连。

（2）心包积液：心包积液时心脏浊音界增大，X 线片示心影增大，与扩张型心肌病颇

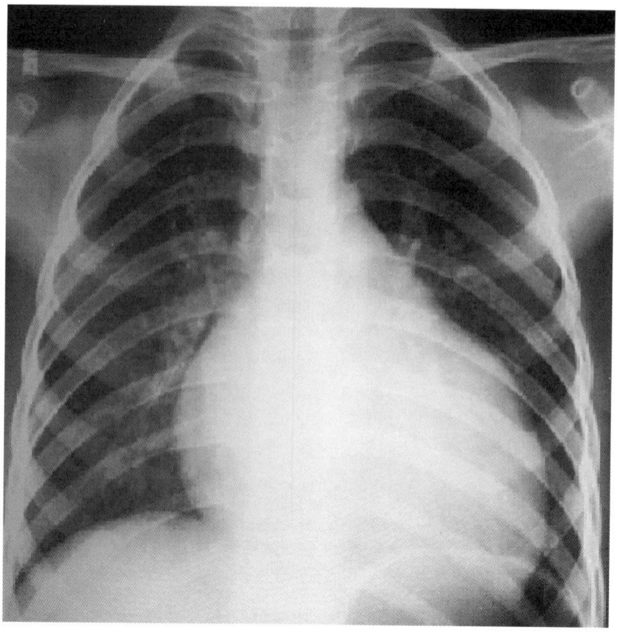

图 3-4-1 扩张型心肌病
胸部正位片示心脏增大呈球形，主动脉未见明显扩张

为相似，但心包积液患者心脏搏动消失；而扩张型心肌病的心影增大，搏动存在，多有肺淤血或间质性肺水肿，同时左心功能检查往往示射血前期延长，左心室射血时间缩短，两者比值变大，可资鉴别。

（3）肺源性心脏病：慢性肺源性心脏病患者大都为右心增大，肺动脉高压，伴有肺气肿，不难与扩张型心肌病区别。

（4）高血压心脏病及缺血性心脏病中晚期：扩张型心肌病患者虽然室腔扩大，但心肌增厚；而高血压心脏病及缺血性心脏病中晚期的心室肌多变薄。

二、肥厚型心肌病

【临床表现】

肥厚型心肌病是以心肌非对称性肥厚、心室腔变小为特征，以左心室血液充盈受阻，舒张期顺应性下降为基本病理改变的心肌病。舒张功能减低、心肌缺血、流出道梗阻、心律失常和自主神经功能异常是肥厚型心肌病的基本病理生理过程，由此而导致的相应的临床症状和体征如下：

（1）气短、呼吸困难：乏力和气短导致活动能力下降。心脏舒张功能异常是肥厚型心肌病患者共有的病理过程。原因在于过度肥厚的心肌弛张期延长和顺应性下降，心肌缺血、室壁张力增加和心律失常也是加重或诱发舒张功能不全的重要因素。

（2）胸痛：常常是劳累诱发，休息缓解，但疼痛可发生在休息、睡眠时，也可呈持续性。产生疼痛的原因与心肌缺血有关。合并冠状动脉狭窄，心排出量减少、室壁张力增加，氧耗量随之增加等也是重要的原因。

（3）心悸：心律不齐较常见，但出现心率过快或过慢伴头晕、出汗时应引起重视。

（4）晕厥：出现眩晕、严重的短暂意识丧失。

【X 线表现】

（1）心脏大小正常或增大，心脏大小与心脏及左心室流出道之间的压力阶差成正比，压力阶差越大，心脏亦越大。

（2）心脏左心室肥厚为主，主动脉不增宽，肺动脉段多无明显突出，肺淤血大多较轻，常见二尖瓣钙化。

【鉴别诊断】

（1）主动脉瓣狭窄：主动脉瓣狭窄可见左室扩张及肥厚，应与肥厚型心肌病相鉴别。主动脉瓣狭窄 X 线表现除可见左心室增大与主动脉扩张外，可见升主动脉扩张，主动脉瓣可有钙化，透视可见左室和主动脉的摇摆性搏动。

（2）高血压心脏病：与肥厚型心肌病 X 线表现表现类似，鉴别诊断需行左心室造影或 MSCT、MRI 检查。

第五节　心包疾病

心包积液

【临床表现】

心包积液的临床表现由病因和积液量来决定。少量心包积液，心包腔内压力不升高时，可无任何自觉症状。偶尔这些患者会因心包膜持续伸展而感到胸部压迫性钝痛、胀痛或压迫感。大量心包积液时可因邻近组织器官机械性受压而产生各种症状。包括食管受压引起吞咽困难，气管、支气管受压则可引起咳嗽，肺组织受压及随后产生的肺不张导致呼吸困难，喉返神经受压致声音嘶哑，膈神经受压引起呃逆，邻近的腹腔脏器受压可产生恶心和上腹部胀满感。此外，尚有原发性疾病的症状。

【X 线表现】

少量心包积液，X 线所示心影常正常。中等量以上的心包积液（>250ml）才开始出现典型的 X 线表现（图 3-5-1）：

（1）心影向两侧扩大，心影的正常轮廓消失，呈烧瓶状或梨状。

（2）心脏明显随体位变化而变化，卧位时心底部增宽。

（3）心膈角变钝，肺野清晰，常伴有胸腔积液。

（4）透视下心脏搏动减弱或消失。

【鉴别诊断】

（1）结核性心包炎：X 线检查仅见心脏向两侧扩大，无特异性，鉴别诊断主要依靠临床症状、结核病史和实验室检查。

（2）扩张型心肌病：心包积液时心脏浊音界增大，X 线片示心影增大，与扩张型心肌病颇为相似，但心包积液患者心尖搏动消失；而扩张型心肌病的心影增大，搏动存在，多有肺淤血或间质性肺水肿。

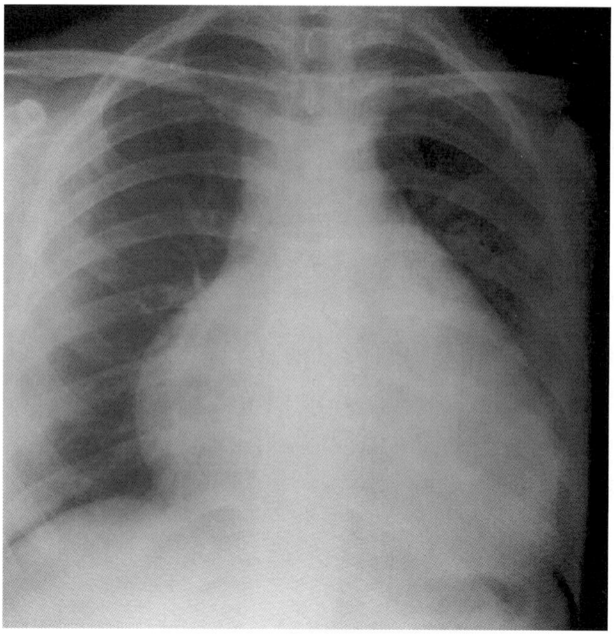

图 3-5-1 心包积液

胸部正位片示心影向两侧扩大，心影轮廓呈烧瓶状

（3）风湿性心包炎：病变主要累及心包脏层，呈浆液性或浆液纤维素性炎症，X 线检查示心脏呈梨形，鉴别诊断困难，需结合临床病史和实验室检查。

（罗晓雯　胡　芸）

第四章　乳腺疾病的 X 线诊断

第一节　乳腺解剖与正常 X 线表现

一、摄片体位及正常乳腺分型

（一）摄片体位

乳腺 X 线摄影检查最佳时间为月经后 7～14 天，常规应摄双侧乳腺片以利对比。患者一般取立位，乳腺内外侧斜位（mediolateral oblique，MLO）及头尾位（craniocaudal，CC）是常规投照位置，能够满足大多数乳腺检查的要求，必要时还可辅以外内侧斜位（lateromedial oblique，LMO）、局部加压摄影（spot compression）等（图 4-1-1）。

内外侧斜位投照方法是将 X 线球管向内旋转 30°～60°，将托板置于乳房的外下方，与水平面成 30°～60°，使得托板与胸大肌平行，X 线束自乳房的内上方投射向外下方，此投照体位所暴露的乳腺组织最多，特别是对一些深部病变显露较好。头尾位投照方法是将托板置于乳腺正下方，将乳房下部托起至乳房下部皮肤皱褶完全打开，然后向外牵拉乳腺组织使其远离胸壁，避免组织重叠，X 线束自上向下投射，此投照体位对较浅表的乳腺内、外侧病变显示较好，但深部病变容易被漏掉。目前部分数字化乳腺机配备柔性拖带技术后，这种情况得到改善，大部分深部病变在头尾位片上也能很好显示（图 4-1-2）。外内侧斜位是 X 线自乳房较低的外侧投向较高的内侧，对于乳腺内上病变显示最好。当临床触及肿物

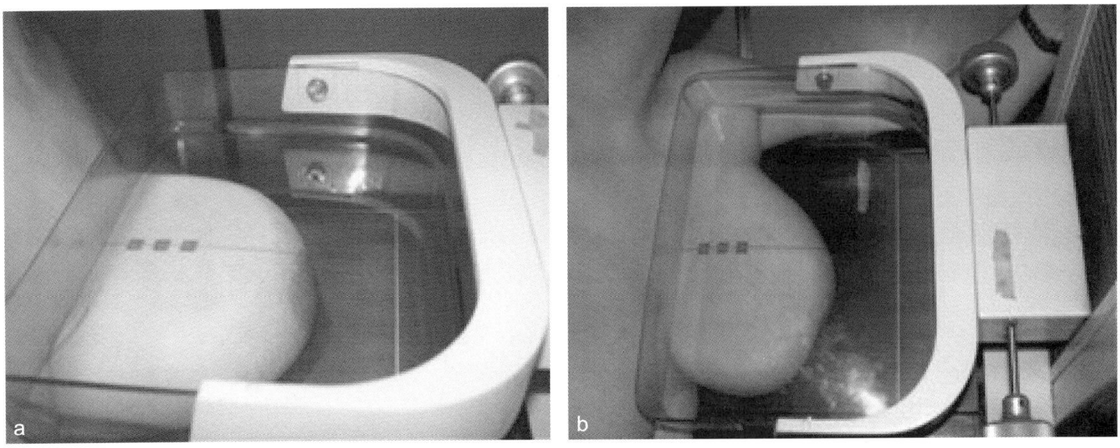

图 4-1-1　乳腺摄片体位

a. 乳腺 CC 位摄影体位；b. 乳腺 MLO 位摄影体位

而X线片上显示局限性致密时，或当X线检查怀疑微小钙化而不能完全肯定时可做局部加压摄片作为附加投照。

乳腺摄片时需对乳房施加适当压迫，以利于病变显示，故在检查前应做好患者的沟通工作，详细介绍检查流程，动作要轻柔，使患者更好地配合检查。

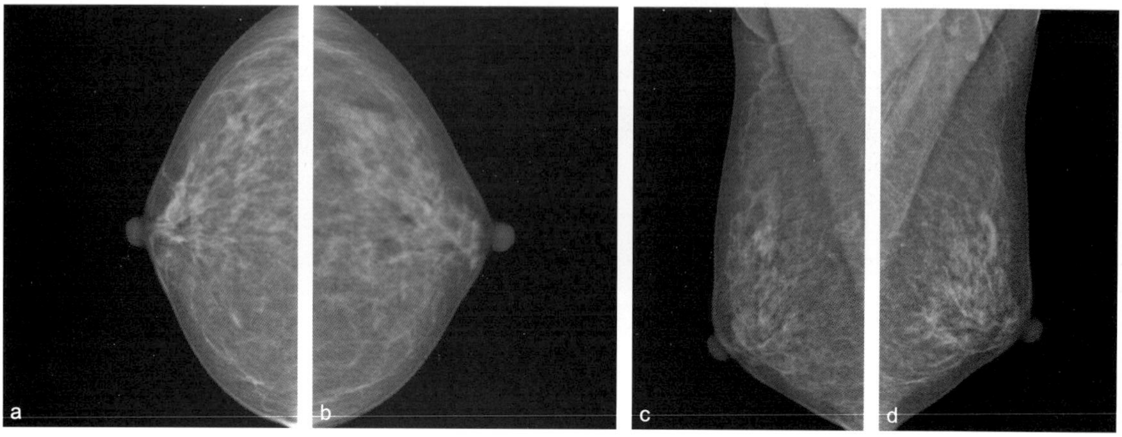

图 4-1-2　乳腺内外侧斜位（MLO）及头尾位（CC）片

a. 右乳 CC 位片；b. 左乳 CC 位片；c. 右乳 MLO 位片；d. 左乳 MLO 位片。在标准的钼靶 X 片中胸大肌应显示充分，胸大肌下缘位于后乳头线下方。乳腺无下垂，乳头呈切线位显示。乳后脂肪间隙充分显示，皮肤无皱褶。辐射剂量＜3mGy

（二）正常乳腺分型

鉴于乳腺实质的表现个体差异较大，变化较多。《乳腺影像报告与数据系统》将乳腺实质的X线表现分为四种类型（图 4-1-3）。

（1）脂肪型乳腺：乳腺内腺体几乎全部为脂肪组织所替代，腺体结构≤25%。

（2）少量腺体型乳腺：乳腺内散在分布的纤维腺体，腺体结构 25% ～50%。

（3）多量腺体型乳腺：乳腺内腺体分布不均匀，呈不均匀致密表现，腺体组织结构 50% ～75%。

（4）致密型乳腺：乳腺组织非常致密，腺体成分≥75%。

分型的主要意义在于对不同乳腺X线类型，病变的检出敏感性不同，如对发生在脂肪型乳腺中的病变检出率高，而对致密型乳腺中的病变敏感性较低，易漏诊，需要补充其他影像学方法。乳腺分型与乳腺癌的发生危险性无明确关系。

二、乳腺基本病变的X线表现

（一）常见征象

1. 肿块　在两个不同投照位置均可见的占位性病变，有鼓出的边缘，以边缘征象对判断肿块的性质最为重要。仅在一个投照位置上见到的可疑肿块影称“致密影”，无明显鼓出边缘的称“不对称”。肿块的描述包括3个方面：形态、边缘和密度。

（1）形态有圆形、卵圆形、分叶形和不规则形，不规则形多为恶性表现，前三种形态

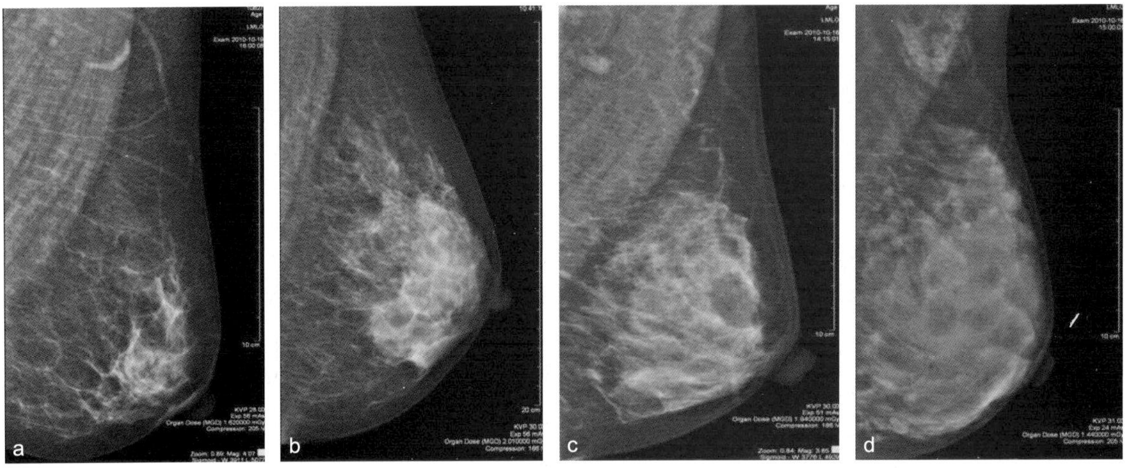

图 4-1-3　乳腺分型

a. 腺体含量 0% ~ 25%；b. 腺体含量 25% ~ 50%；c. 腺体含量 50% ~ 75%；d. 腺体含量 75% ~ 100%

要结合其他征象综合考虑。

（2）边缘对诊断病变的性质最为重要，包括以下 5 种描述：清晰、模糊、小分叶、浸润和星芒状（图 4-1-4）。

边缘清晰是指超过 75% 的肿块边界与周围正常组织分界清晰、锐利，剩下的边缘可被周围腺体遮盖，但无恶性证据。

模糊是指肿块被其上方或邻近的正常组织遮盖而无法对其作进一步判断，一般用在报告者认为这个肿块的边界是清晰的，仅仅是被周围腺体遮住的情况下。

小分叶表现为边缘呈小波浪状改变。

浸润是由病灶本身向周围浸润而引起的边界不规则，而不是由于周围腺体遮盖所为。

星芒状可见从肿块边缘发出的放射状线影。

小分叶、浸润和星芒状边缘为恶性征象。对鉴别边缘模糊和浸润有时会有一定的困难，但却是非常重要的，前者多为良性改变，而后者是恶性征象，局部加压摄影、辗平摄影技术对鉴别边缘征象有帮助。

（3）密度是以肿块与其周围相同体积的乳腺组织相比，分为高、等、低（不包括脂肪密度）和脂肪密度 4 种描述。大多数乳腺癌呈高或等密度，极少数乳腺癌可呈低密度，乳腺癌不含脂肪密度，脂肪密度为良性表现。

2. 钙化　良性钙化常比恶性钙化大，呈较粗糙的钙化或边缘清晰的圆形钙化。恶性钙化常较小，需要放大来帮助显示。对钙化的描述从形态和分布两方面进行。

（1）形态上分为典型良性钙化、中间性钙化（可疑钙化）、高度恶性可能的钙化三种（图 4-1-5、图 4-1-6）。

①典型良性钙化有以下 10 种典型表现：

皮肤钙化：较粗大，典型者中心呈透亮改变，不典型者可借助切线投照予以鉴别。

血管钙化：表现为管状或轨道状。

粗糙或爆米花样钙化：直径常大于 3mm，为纤维腺瘤钙化的特征表现。

粗棒状钙化：连续呈棒杆状，偶可分枝状，直径通常大于 1mm，可呈中央透亮改变，

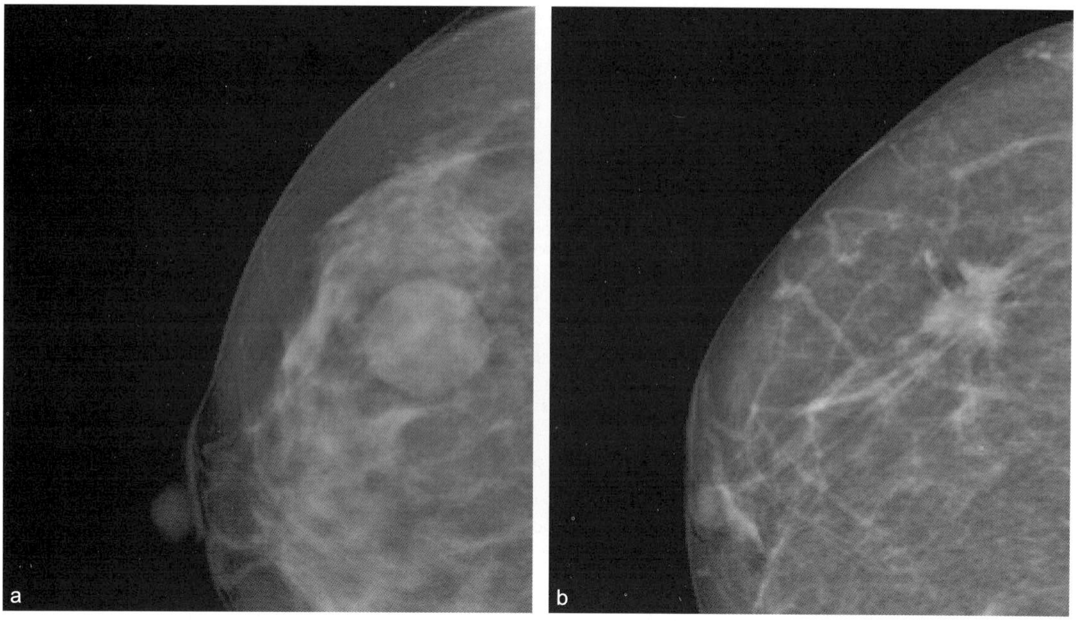

图 4–1–4 乳腺边缘

a. 纤维腺瘤，肿块边缘光整；b. 浸润性导管癌，肿块形态不规则，边缘毛糙，呈星芒状

边缘光整，沿着导管分布，聚向乳头，常为双侧乳腺分布，多见于分泌性病变。

圆形和点状钙化：小于1mm甚至0.5mm，常位于小叶腺泡中，簇状分布者要引起警惕。

"环形"或"蛋壳样钙化"：环壁很薄，常小于1mm，为球形物表面沉积的钙化，见于脂肪坏死或囊肿。

中空状钙化：大小为1～10mm，甚至更大，边缘光滑呈圆形或卵圆形，中央为低密度，壁的厚度大于"环形"或"蛋壳样"钙化，常见于脂肪坏死、导管内钙化的残骸，偶可见于纤维腺瘤。

牛奶样钙化：为囊肿内钙化，在头足轴位（CC）表现不明显，为绒毛状或不定形状，在90°侧位上边界明确。根据囊肿形态的不同而表现为半月形、新月形、曲线形或线形，形态随体位而发生变化是这类钙化的特点。

缝线钙化：是由于钙质沉积在缝线材料上所致，尤其在放疗后常见，典型者为线形或管形，绳结样改变常可见到。

营养不良性钙化：常在放疗后或外伤后的乳腺上见到，钙化形态不规则，多大于0.5mm，呈中空状改变。

②中间性钙化（可疑钙化）：包括不定形模糊钙化和粗糙不均质钙化两种。

不定形模糊钙化：形态上常小而模糊无典型特征，弥漫性分布常为良性表现，而簇状分布、区域性分布、线样和段样分布需提请临床活检。

粗糙不均质钙化：多大于0.5mm，形态不规则可能为恶性改变，也可出现在良性的纤维化、纤维腺瘤和外伤后乳腺中，需结合分布情况考虑。

③高度恶性可能的钙化也有两种表现形式：细小的多形性钙化（颗粒点状钙化）和线样或线样分枝状钙化（铸形钙化）。

颗粒点状钙化：较不定形钙化更可疑，大小形态不一，直径常小于0.5 mm。

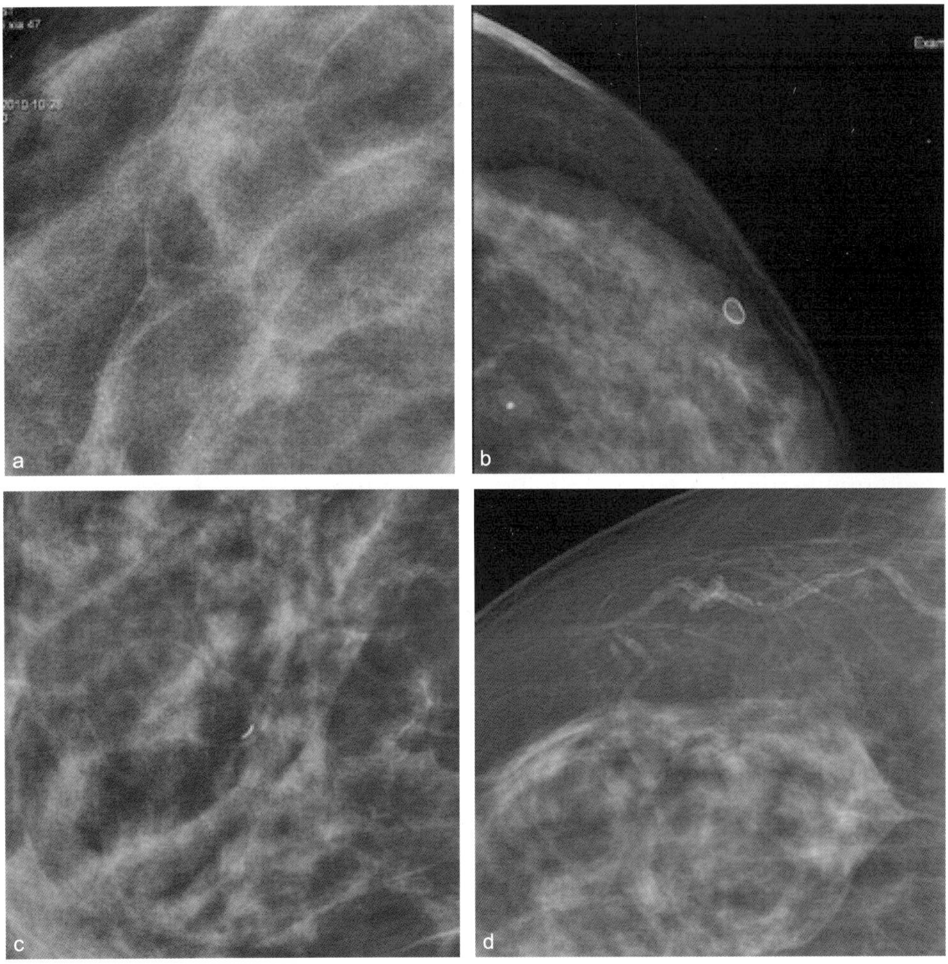

图 4–1–5　常见乳腺良性钙化

a. 点状钙化；b. 圆形钙化；c. 短棒状钙化；d. 血管轨道样钙化

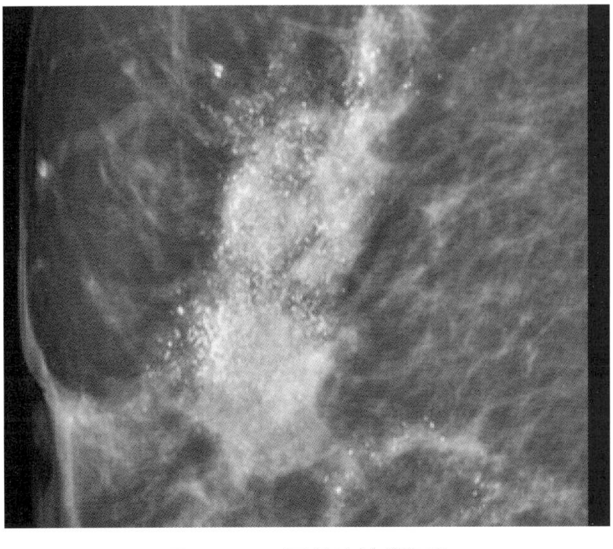

图 4–1–6　恶性沙粒样钙化

线样分枝状钙化：表现为细而不规则的线样，常不连续，直径小于 0.5mm，这些征象提示钙化是从被乳腺癌侵犯的导管腔内形成的。

（2）钙化分布常对提示乳腺病变的病理类型有帮助，包括以下 5 种分布方式。

①弥漫或散在分布指钙化随意分散在整个乳腺，这样分布的点样和多形性钙化多为良性改变，常为双侧性。

②区域状分布是指较大范围内分布的钙化，但又不能用导管样分布来描写，常超过一个象限的范围，这种钙化分布的性质需结合形态综合考虑。

③簇状分布是指至少有 5 枚钙化占据在一个较小的空间内，良、恶性病变都可以有这样的表现。

④线样分布的钙化排列成线形，可见分支点，提示源于一支导管，多为恶性改变。

⑤段样分布常提示病变来源于一个导管及其分支，也可能发生在一叶或一个段叶上的多灶性癌，尽管良性分泌性病变也会有段样分布的钙化，但如果钙化的形态不是特征性良性时，首先考虑其为恶性钙化。

3. 结构扭曲　是指正常结构被扭曲但无明确的肿块可见，包括从一点发出的放射状影和局灶性收缩，或者在实质的边缘扭曲。结构扭曲也可以是一种伴随征象，可为肿块、不对称致密或钙化的伴随征象。如果没有局部的手术和外伤史，结构扭曲可能是恶性或放射状瘢痕的征象，应提请临床切除活检。

（二）特殊征象

（1）非对称性管状结构 / 单个扩张的导管：管状或分支样结构可能代表扩张或增粗的导管。如果不同时伴有其他可疑的临床或影像征象，其意义不大。

（2）乳腺内淋巴结：典型表现为肾形，可见有淋巴结门脂肪所致的透亮切迹，常小于 1 cm。当淋巴结较大，但其大部分为脂肪替代时，仍为良性改变。可以是多个，也可能是一个淋巴结由于明显的脂肪替代看上去像多个圆形结节影，对于乳腺外上部的特征性改变可以作出正确诊断。偶尔也可出现在其他区域。

（3）团状不对称：与对侧乳腺组织比较方能作出判断，范围较大至少达一个象限。包括一个较大的乳腺组织，密度较正常乳腺组织为高或有较明显的导管可见，无局灶性肿块形成，无结构扭曲，无伴随钙化，常代表了正常变异，或为替代性激素治疗的结果。但当与临床触及的不对称相吻合时，则可能有临床意义。

（4）局灶性不对称：不能用其他形状精确描述的致密改变。两个投照位置均显示，但缺少真性肿块特有的边缘改变，较团状不对称范围要小。它可能代表的是一个正常的乳腺岛，尤其当其中含有脂肪时。但由于其缺乏特征性的良性征象，往往需要对其做进一步检查，由此可能会显示一个真性肿块或明显的结构扭曲改变。

（三）合并征象

常与肿块或钙化征象合并，或为不伴有其他异常征象的单独改变。包括皮肤凹陷、乳头凹陷、皮肤增厚、小梁增粗、皮肤病变投照在乳腺组织中、腋淋巴结肿大、结构扭曲和钙化（图 4-1-7）。

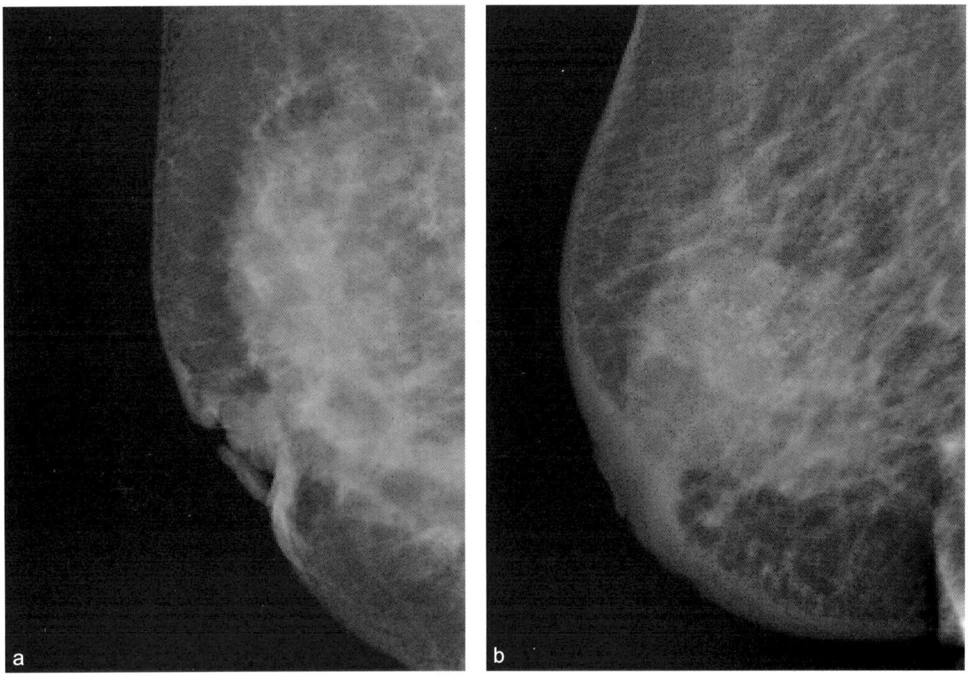

图 4-1-7　合并征象

a. 乳头凹陷；b. 乳晕及周边皮肤增厚

(四) BIRADS 分类

1992 年，美国放射学会提出了乳腺影像报告和数据系统（breast imaging reporting and date system，BIRADS），其后经多次修订，它对乳腺作为一个整体器官的所有影像学正常与异常情况的诊断报告进行规范，使用统一的专业术语、标准的诊断归类及检查程序，使放射科医生的诊断有章可循，同时，也加强了放射科和临床其他有关科室的协调与默契。BIRADS 评价被分成了不定类别（Assessment is Incomplete）（0 类，Category 0）和最终类别（Assessment is Complete – Final Categories）（1 ~ 6 类，Categorie 1，2，3，4，5 and 6）。

(1) 0 类（Category 0）：评估是不完全的，需要其他影像检查进一步评估或与前片比较。常在普查情况下应用，推荐的其他影像检查方法包括局部加压摄影、特殊投照体位摄影、超声、MRI 等。

(2) 1 类（Category 1）：阴性。无异常发现。

(3) 2 类（Category 2）：肯定的乳腺良性肿块（如纤维腺瘤、脂肪瘤、错构瘤、单纯囊肿、积乳囊肿）、肯定的良性钙化（如环状钙化、边界清楚的短条状钙化、粗的斑点状钙化、稀疏的大小较单一的圆点状钙化、新月形的沉积性钙化等）、乳腺内淋巴结、血管钙化、植入体等。

(4) 3 类（Category 3）：可能是良性发现，这一类的恶性率一般小于 2%。对这一类的处理首先应用 X 线片短期随访（6 个月），再 6 个月、再 12 个月随访至 2 年甚至更长稳定来证实他的判断。2 年或 3 年的稳定可将原先的评估改为 2 类（良性）。对临床扪及肿块的评价不适用于这一分类，对可能是良性的病变在随访中出现增大，应建议活检而不是继续随访。

（5）4 类（Category 4）：包括了一大类需临床干预的病变，此类病变无特征性的乳腺癌形态学改变，但有恶性的可能性，恶性率为 2%～95%。

4A 类：包括了一组需活检但恶性可能性较低的病变。

4B 类：中度恶性可能。

4C 类：更进一步怀疑为恶性，但还未达到 5 类那样典型的一组病变。

（6）5 类（Category 5）：高度怀疑恶性，临床应采取适当措施，检出恶性的可能性大于等于 95 %。

（7）6 类（Category 6）：这一分类用在活检已证实为恶性但还未进行治疗的影像评价上。主要是评价先前活检后的影像改变，或监测手术前新辅助化疗的影像改变 。

第二节　乳腺非肿瘤性病变

一、乳腺单纯囊肿

【临床表现】

单纯囊肿在乳腺囊肿中最为常见。发病年龄为 30～50 岁，青春期前及绝经后极少见。主要是由于内分泌紊乱引起，病变部位的乳腺上皮细胞有明显的顶浆分泌，导管上皮增生，管内细胞增多，致使导管延伸、迂曲、折叠，折叠处管壁因缺血而发生坏死，形成囊肿。

患者多在无意中扪及乳房包块，呈圆形或椭圆形，边界清楚、活动，囊肿可随月经周期的改变而逐渐增大，月经来潮前常伴乳房胀痛。单发或多发，以两侧者多见。

【X 线表现】

乳腺内圆形或椭圆形致密阴影，边缘整齐（图 4-2-1）。囊肿的密度与乳腺腺体相似或稍致密、均匀。因囊肿挤压周围的脂肪组织而常在囊肿壁周围出现“透亮晕”。部分囊肿壁可见弧形或蛋壳样钙化（图 4-2-2）。

【鉴别诊断】

在 X 线上单纯乳腺囊肿需与纤维腺瘤鉴别。单纯囊肿多为双侧发病，较大者边缘可见弧形压迹，有别于纤维腺瘤。囊肿边缘可伴线样钙化，而纤维腺瘤的钙化多呈颗粒状或爆米花样，位于肿块内。

二、积乳囊肿

【临床表现】

积乳囊肿，亦称乳汁潴留囊肿，其形成与妊娠及哺乳有关，是哺乳期乳房的一支或多支导管因故发生堵塞，导致乳汁排出不畅，潴留于导管内，使之扩张形成囊肿。临床表现为乳房内肿块，表面光滑可活动，触之有囊性感，当囊内容物变浓稠时，弹性感消失，硬度增加而变得较坚实。如伴继发感染局部皮肤发红，有压痛。同侧腋窝淋巴结常增大并有触痛。

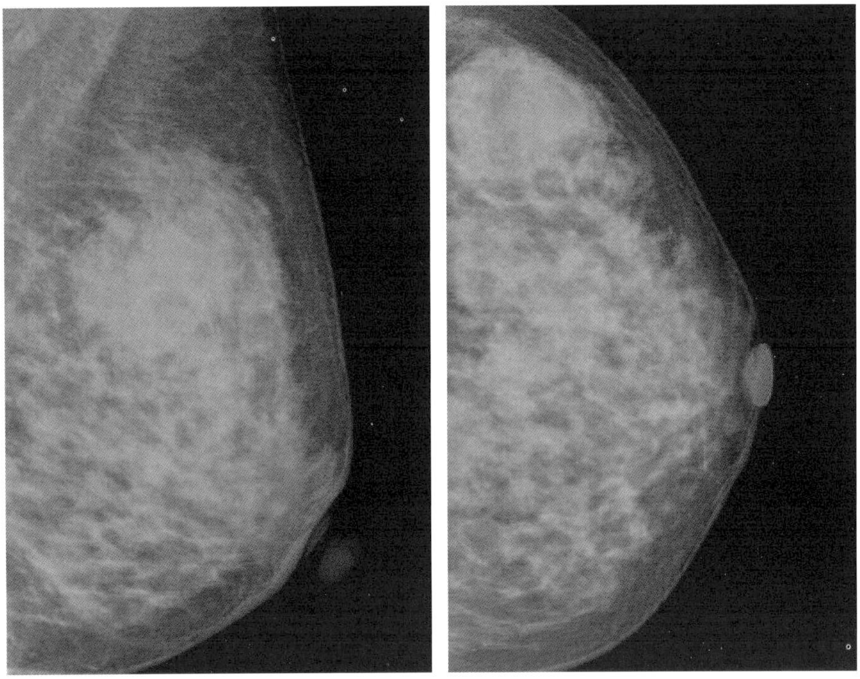

图 4-2-1　左乳单纯囊肿

左乳单纯囊肿：左乳多个大小不等中等密度结节灶，边缘光整

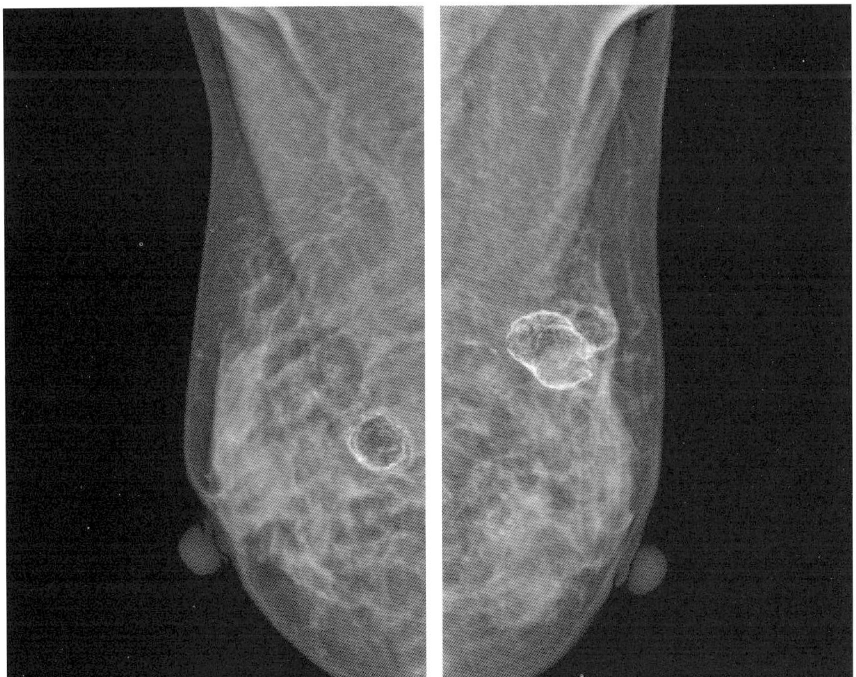

图 4-2-2　乳腺单纯囊肿

双侧乳腺多发囊肿，部分呈蛋壳样钙化

【X 线表现】

积乳囊肿可发生在乳腺的任何部位，轮廓清楚，边缘光滑锐利。根据积乳囊肿形成的时间及内容物成分不同，X 线上呈不同表现类型。积乳囊肿形成较早期、水分较多时，可表现为圆形或卵圆形致密肿块，密度均匀或不均匀，此种表现类型可称为致密型积乳囊肿。积乳时间较长时，水分吸收，乳汁稠厚，或积乳囊肿内含大量脂肪或脂质成分，则表现为圆形或卵圆形部分或全部高度透亮的囊性结构，囊壁光滑整齐，此型可称为透亮型积乳囊肿。

【鉴别诊断】

透亮型积乳囊肿需与脂肪瘤及错构瘤鉴别。致密结节型积乳囊肿则应于纤维腺瘤等良性肿瘤相鉴别。结合临床病史很重要，积乳囊肿多与哺乳有关，穿刺细胞学检查可抽出乳汁样或奶酪样物。

三、急性乳腺炎

【临床表现】

急性乳腺炎是乳腺的急性化脓性病症，一般为金黄色葡萄球菌感染所致。多见于初产妇的哺乳期。急性乳腺炎在开始时患侧乳房胀满、疼痛，哺乳时尤甚，乳汁分泌不畅，乳房结块或有或无，全身症状可不明显。然后局部乳房变硬，肿块逐渐增大，此时可伴有明显的全身症状，如高热、寒战等。常可在 4～5 日内形成脓肿，乳房搏动性疼痛，局部皮肤红肿、透亮。脓肿部位表浅时则触之有波动感，脓肿位置若深则波动感不明显。脓肿可破溃，严重者可发生脓毒败血症。急性乳腺炎常伴有患侧腋窝淋巴结肿大，有触痛。

【X 线表现】

早期由于乳腺组织水肿，X 线表现为结构界限较模糊的片状致密影，毛玻璃样。脓肿形成后则呈肿块影，圆形或椭圆形，周边致密，中央区透亮，多发脓肿可致乳腺蜂窝样改变。乳腺皮肤增厚，皮下脂肪层显示混浊，并出现粗大网状结构，皮下静脉血管扩张、迂曲。抗生素治疗后，上述 X 线征象迅速消失。

【鉴别诊断】

急性乳腺炎主要应与炎症型乳癌鉴别。

急性乳腺炎时皮肤红肿较局限；而炎性乳癌时皮肤改变广泛，往往累及整个乳房。急性乳腺炎时皮肤呈凹陷性水肿，而炎性乳癌的皮肤水肿则呈“橘皮样”外观。急性乳腺炎的腋下淋巴结与周围组织无粘连，活动度好；而炎性乳癌的腋下淋巴结质硬，与皮肤及周围组织粘连，活动度差。急性乳腺炎常有寒战、高热等明显的全身性炎症反应；而炎性乳癌通常无明显全身炎症反应。急性乳腺炎抗感染治疗有效，预后好，而炎性乳癌则病情凶险，抗感染治疗无效，预后差。活体病理组织检查或穿刺针吸细胞学检查可确诊。

四、慢性乳腺炎

【临床表现】

慢性乳腺炎是由于急性乳腺炎治疗不及时或治疗不当引起，也可一开始即是慢性炎症过程。起病慢，病程长，经久难消。以乳房内肿块为主要表现，肿块质地较硬，边界不清，有压痛，可以与皮肤粘连。乳房局部没有典型的红、肿、热、痛现象，发热、寒战、乏力等全身症状亦不明显。

【X 线表现】

慢性乳腺炎的 X 线检查可有不同的表现类型，乳房内肿块影最多见，边界可清晰或稍模糊；也可表现为乳腺内局限性不对称致密或局部结构扭曲。少数病例仅表现为乳腺局部密度较对侧增高，异常条索状致密影。可伴有病变区皮肤增厚，皮下脂肪层浑浊（图 4-2-3）。

【鉴别诊断】

慢性乳腺炎以乳房肿块为主要表现时应与乳腺癌相鉴别。慢性乳腺炎临床症状更加明显，多有触痛，而乳腺癌多表现为无痛性肿块。慢性乳腺炎肿块边界多清晰或稍模糊，多无毛刺征，不伴恶性钙化。乳腺 MRI 增强检查可助鉴别，乳腺癌时间 – 信号强度曲线多呈流出型。

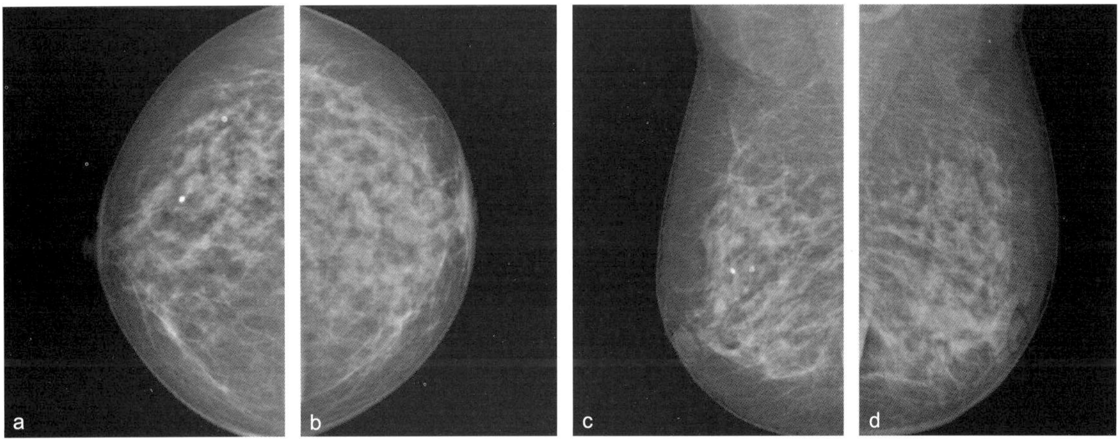

图 4–2–3　左乳慢性乳腺炎

左乳腺体密度较对侧增高，脂肪间隙模糊

五、浆细胞性乳腺炎

【临床表现】

浆细胞性乳腺炎是指由各种原因引起的乳腺导管阻塞、扩张，而后导管内脂质分泌物向管周组织溢出，造成无菌性炎症，大量浆细胞浸润，故称浆细胞性乳腺炎。

患者感乳房局部疼痛不适，部分患者伴乳头溢液，并可触及肿块。肿块位于乳晕下或向某一象限伸展，质硬韧。表面呈结节样，界欠清，与胸壁无粘连。导管纤维化收缩时可导致乳头牵拉、回缩，局部皮肤可增厚。腋下可有反应性的淋巴结肿大。浆细胞性乳腺炎可合并细菌感染，形成脓肿或瘘管，迁延不愈。

【X 线表现】

浆细胞性乳腺炎病理特点复杂多变，所处病理阶段不同，其临床及 X 线表现亦各异。

早期，乳晕下大导管异常扩张，表现为乳晕后方薄壁透亮的蜂窝样阴影。病变后期有炎症反应时表现为患乳密度增高，乳腺小梁增粗，边缘模糊，没有明确的肿块影，导管周围纤维增生使之形成火焰样外观。慢性期X线上病灶可呈高密度块影，也可见沙粒样或沿管壁走行方向的平行短棒样钙化（图4-2-4）。皮肤可因炎症水肿而增厚，乳头可因纤维牵拉而内陷。乳腺导管造影对本病有很大诊断价值，造影时可见数支大导管扩张、迂曲，管腔内分泌物可形成不规则充盈缺损。

【鉴别诊断】

（1）乳腺癌：乳腺癌质地较硬，密度较高，病灶内或附近可见恶性钙化灶，周围毛刺根部粗、尖端细，与浆细胞性乳腺炎周边条索状改变截然不同，且浆细胞性乳腺炎病程长，可有反复发作史。乳腺导管造影及细胞学检查有助鉴别。

（2）导管内乳头状瘤：有淡黄色或血性溢液，乳腺导管造影检查可见异常充盈缺损，结合病史及细胞学检查可鉴别。

浆细胞性乳腺炎的炎症反应阶段，或合并细菌感染时与一般细菌感染性炎症鉴别困难，但本病多发生于乳晕后方，可有乳头溢液史，抗生素治疗无效。

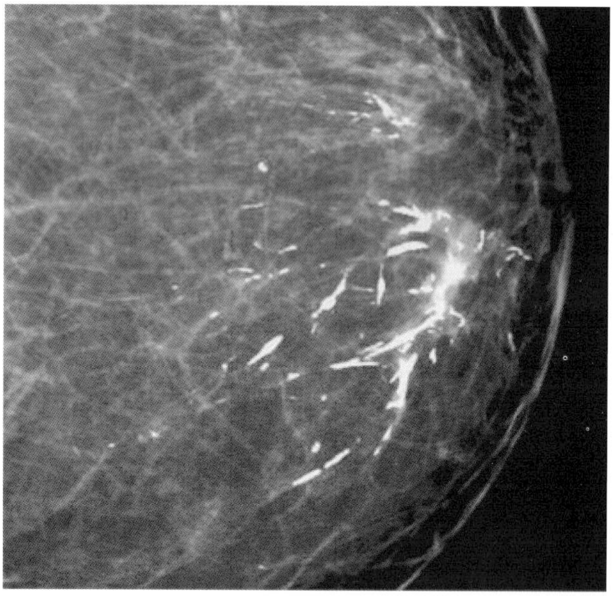

图4-2-4 浆细胞性乳腺炎

可见导管钙化

六、乳腺腺病

【临床表现】

乳腺腺病是一组发生于终末导管小叶单位的良性增生性病变，常与激素不平衡有关。是乳腺生理性增生与复旧不全造成的正常结构的紊乱。

乳腺腺病是由轻到重的渐进性病变过程，可分别出现不同的大体形态和临床表现。乳腺周期性疼痛和肿块为本病的主要表现。乳腺周期性疼痛表现为月经前乳腺胀痛加重，行经后疼痛减轻或缓解。在小叶增生型时周期性疼痛非常明显，纤维腺病型时则疼痛减轻，硬化性腺病型时几乎无疼痛。疼痛常为胀痛、针刺样痛或隐痛，可向患侧腋窝、肩部放射。乳房肿块常为多个，可累及两侧乳腺。但亦可单发，呈片块状、结节状和条索状等，边缘不甚清楚。肿块硬度随纤维组织增生的程度而不一。小叶增生型肿块质韧；纤维腺病型，硬度中等；硬化性腺病型，质硬。肿块触痛以小叶增生型明显，纤维腺病型次之，硬化性腺病时无触痛。乳腺肿块和疼痛常因胸闷不舒、性情急躁等情绪变化而改变，尤以小叶增生型为著，患者情绪波动后疼痛加重，肿块增大、变硬。

【X 线表现】

对于乳腺腺病患者，选择正确检查时间尤显重要，一般应在月经后 7 ~ 14 天进行乳腺摄片。其影像表现因组织类型而异，通常表现为乳腺内局限性或弥漫性片絮状、结节状密度增高影，形态不规则，边缘一般模糊不清（图 4-2-5）。钙化常见，分布广泛、散在，多呈点状钙化或圆形钙化。

【鉴别诊断】

硬化性腺病因可表现为无痛性的质硬肿块而需与乳腺癌相鉴别。腺病发病年龄相对较轻，X 线摄片常无毛刺、皮肤增厚，乳头内陷等恶性征象，钙化相对分散。穿刺细胞学检查有助鉴别。

七、脂肪坏死

【临床表现】

乳腺脂肪坏死为非化脓性无菌性炎症，常为外伤或医源性损伤导致局部脂肪细胞坏死所致。一般占乳房良性疾病的 1% ~ 2%，并以乳房丰满的年轻女性多见，各年龄组均可发病。当脂肪坏死后，可产生酷似乳腺癌的局部表现，值得重视。

大多数患者有外伤史。伤后早期局部皮肤略红或有瘀斑，轻度压痛；严重者可出现大片瘀斑。随后有微痛或无痛的肿块于伤处皮下出现，界限多不清楚，与周围组织有轻度粘连；后期由于纤维组织增生，使肿块边界较前清晰。病变靠近乳头、乳晕者，因纤维条索牵拉可以有乳头内陷等表现。部分患者肿块最后可缩小、消失。部分病例还可有腋淋巴结肿大。

【X 线表现】

乳腺脂肪坏死的 X 线表现多种多样（图 4-2-6）：

（1）肿物。

（2）脂性囊肿，中央为低密度，壁薄，周边可有少量结缔组织形成的纤维条索影。

（3）小结节，直径＜1cm，可单发或多发，边界多较清晰，多位于脂肪层内。

（4）脂肪层内条索影交织呈网状。

（5）脂肪层内星芒影、斑片影、条索影混杂出现，范围通常较大，常明显大于临床触诊。

（6）结构不良，表现为正常乳腺结构扭曲，但无明确肿块。

（7）脂肪坏死在 X 线平片上也可能无任何异常表现。

【鉴别诊断】

当乳腺脂肪坏死位置深在，与腺体重合时应与乳腺癌相鉴别。脂肪坏死多有外伤史，边界相对清晰，大多呈缩小趋势，淋巴结肿大多少见、孤立；乳腺癌多与深部组织粘连，

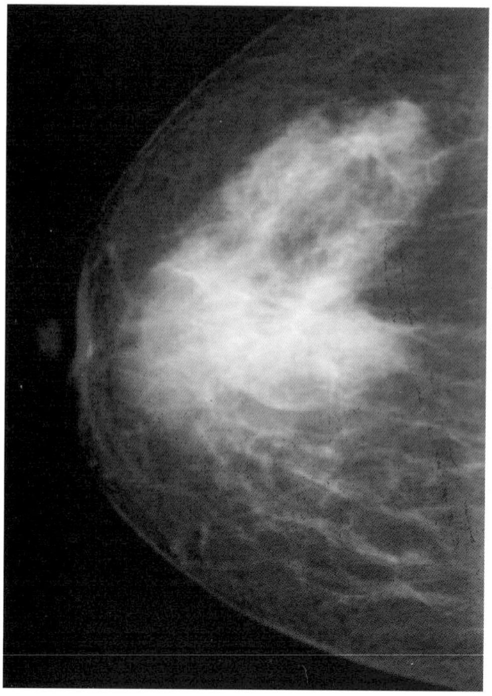

图 4-2-5　硬化性腺病

右乳中央区结构扭曲，呈放射状纠集

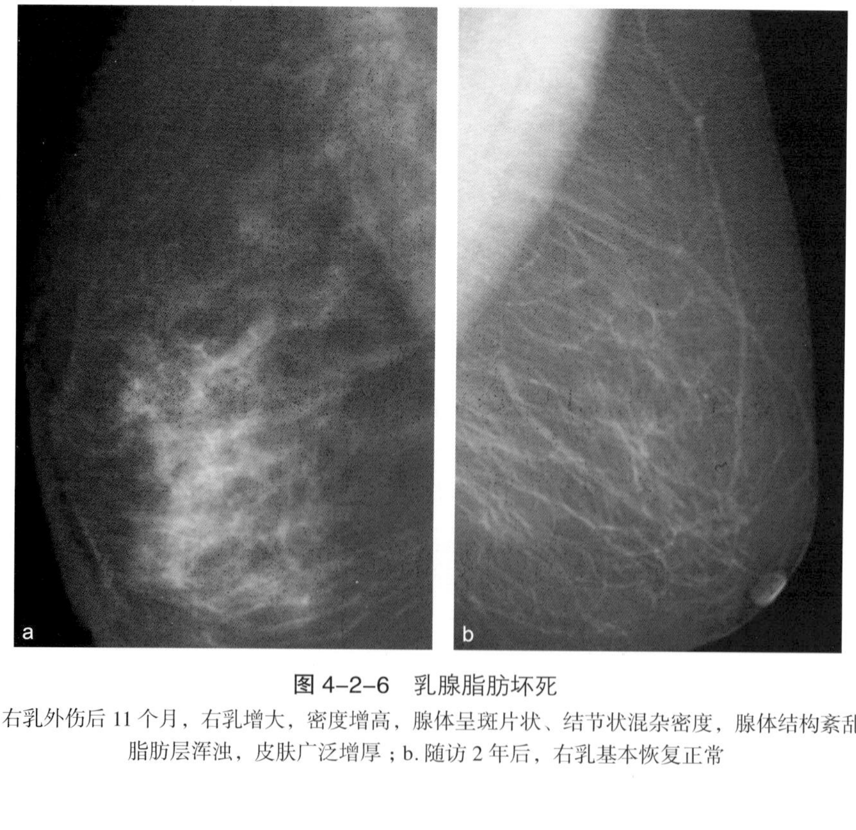

图 4-2-6　乳腺脂肪坏死

a. 右乳外伤后 11 个月，右乳增大，密度增高，腺体呈斑片状、结节状混杂密度，腺体结构紊乱，脂肪层浑浊，皮肤广泛增厚；b. 随访 2 年后，右乳基本恢复正常逐渐增大，淋巴结肿大常见。鉴别诊断困难时需依靠病理学检查确诊。

八、乳腺放射状瘢痕

【临床表现】

乳腺放射状瘢痕是一种乳腺增生异常性疾病，由于间质增生纤维化、硬化，挤压增生的终末导管小叶单位，造成乳腺小叶结构扭曲，呈放射状改变。临床触诊多无阳性发现，部分患者也可表现为乳房肿块、溢液等，无特异性。

【X 线表现】

乳腺放射状瘢痕的 X 线表现依据瘢痕大小及所伴随病变成分的不同而不同。多表现为星芒状影，中央伴有脂肪密度的透亮区，伴或不伴钙化。也可表现为局限不对称致密或结节灶。

【鉴别诊断】

乳腺放射状瘢痕主要需与乳腺癌鉴别，放射状瘢痕中央常可见低密度透亮区，而乳腺癌病灶中央密度较高。瘢痕组织放射状边缘多纤细，邻近皮肤一般不累及，而乳腺癌的放射状边缘常致皮肤牵拉，橘皮样改变。部分鉴别困难者需病理证实。

九、男性乳腺发育

【临床表现】

男性乳腺发育症是临床上常见的男性乳腺疾病，它是一种良性乳腺增生，常发生于新生儿期、青春期和 50 ~ 70 岁老年男性。乳腺发育、增生肥大似青春期女性乳腺，乳头、乳晕可发育良好，乳头、乳晕下可触及盘状、结节状物，多为单发肿物，部分伴有轻度疼痛或压痛。发育好者，形似青年女性乳房，质地柔软。发育的腺体多位于乳头、乳晕后中央部位，偶尔有肥大的乳腺在乳房的某一象限，且以外上象限居多。病变可以是单侧的，也可以是双侧的，但两侧发育程度可以不等。

【X 线表现】

在钼靶 X 线片上，正常男性乳腺表现为低密度脂肪，仅在乳头后方有少许条索状影，代表残余的导管和纤维组织。男性乳腺发育多表现为乳头后方中央区结节状或扇形致密阴影（图 4-2-7）。

【鉴别诊断】

（1）假性男性乳腺发育症：在肥胖的男性有乳腺增大及变柔软的症状，但体检不能触及乳头后方质韧的乳腺组织，钼靶摄影见增大的乳腺内均为脂肪沉积而无致密影。

（2）男性乳腺癌：好发于老年，发病率约占乳癌 1%，多为单发于偏乳头乳晕区的孤立结节，质地坚韧且边界不清，形状不规则，并可有泥沙样钙化及其他类似于女性乳腺癌的一切特征，鉴别困难时可借助超声或穿刺活检。

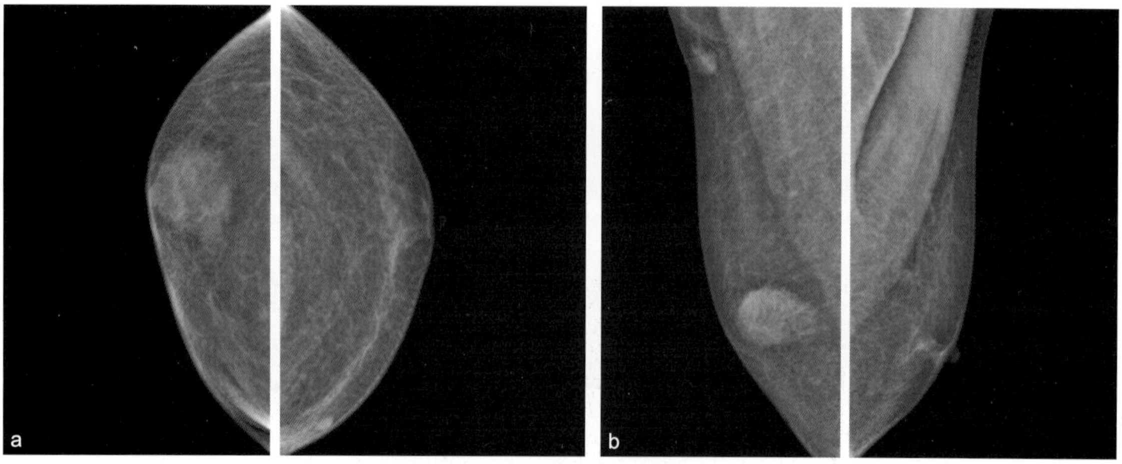

图 4-2-7　男性乳腺发育

右侧乳晕后方团片状中等密度灶，病检示男性乳腺发育

（王　翔　罗晓雯）

第三节　乳腺良性肿瘤

一、纤维腺瘤

【临床表现】

纤维腺瘤是最常见的乳腺良性肿瘤，约占全部乳腺良性肿瘤的 75%。纤维腺瘤由纤维组织和腺管增生共同构成，与雌激素的刺激密切相关，故常发生于卵巢功能期，高峰年龄位于 20～50 岁。多表现为无痛性结节、肿块，触诊质似硬橡皮球的弹性感，边缘光滑，活动度佳，常由患者无意间发现或例行体检中发现。肿块大小不随月经周期改变。可单发也可多发，可单侧发病也可双侧同时发生。

【X 线表现】

肿瘤多呈圆形、卵圆形，小部分表现为分叶状，密度均匀，等或稍高于乳腺实质，边缘光滑，境界清楚，部分病变周围可见到细窄透明晕环，为受推压的周围脂肪组织。钙化是纤维腺瘤的常见征象，一般表现为典型的良性钙化，呈斑片状、粗颗粒样、块状等，可位于肿瘤中心或局部（图 4-3-1）。典型的纤维腺瘤表现伴钙化出现，可归为 BIRADS 2 类，无需追踪随访。X 线检查发现乳腺纤维腺瘤的能力与肿块的密度、大小、发生部位及钙化情况密切相关，也与乳腺自身纤维腺体和脂肪组织构成比例有关，越是致密的乳腺实质，X 线摄影发现病变的能力越低，这时就需要进一步做 B 超或 MRI 检查来明确诊断。

【鉴别诊断】

（1）乳腺癌：大部分纤维腺瘤从形态学及钙化表现易与乳腺癌鉴别，部分不典型病变需要靠穿刺活检才能最终证实。X 线测量的瘤体大小常常等于或大于临床触诊所得，是纤维腺瘤与乳腺癌的重要鉴别点。

（2）乳腺囊肿：囊肿密度多低于纤维腺瘤，边缘常可见到的线样钙化，与纤维腺瘤瘤体内的粗大钙化不同，邻近腺体组织的弧形压迹也是囊肿的特征性表现。

（3）导管内乳头状瘤：导管内乳头状瘤的发病率远低于纤维腺瘤，且病变体积较小，直径常在 1cm 以下，多发生在乳晕下大导管处。X 线摄影不容易发现，多数于导管造影时发现。导管内乳头状瘤患者常有乳头溢液的临床表现，有助于鉴别。

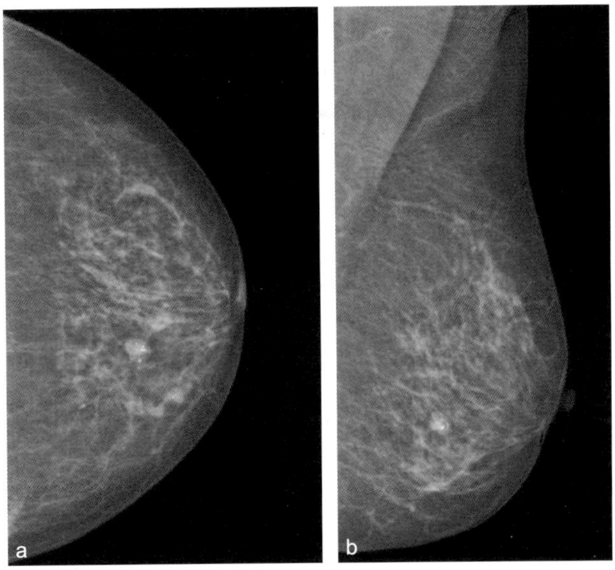

图 4-3-1　纤维腺瘤

左乳内下近乳头平面区见一卵圆形稍高密度结节，密度均匀，边缘光滑锐利，其内可见良性钙化

二、脂肪瘤

【临床表现】

发生于乳腺组织的脂肪瘤非常罕见，一般发生于中老年妇女，其恶变风险非常低。脂肪瘤由分化成熟的脂肪细胞构成，周围有纤细而完整的纤维包膜，其内偶可见纤维组织分隔。

常呈隐匿性，于无意间或体检发现。肿块质地柔软，活动度好，与周围组织无粘连，部分病变触诊时与正常乳腺实质难以分辨。

【X 线表现】

X 线摄影发现脂肪瘤并不困难。脂肪瘤在 X 线上常表现为卵圆形或分叶状透亮影，周围环以细线样薄层纤维包膜，与周围乳腺实质分界清楚，部分病灶内可见纤细的纤维分隔（图 4-3-2）。脂肪瘤内一般无钙化。肿瘤大小一般在 3～5cm，更大的病变可以推压邻近腺体组织移位。

【鉴别诊断】

（1）错构瘤：密度混杂，除了脂肪密度影外，还能见到纤维腺体组织高密度影，而脂肪瘤多透亮而均匀。当脂肪瘤与含脂肪成分较多的错构瘤鉴别时，应当注意多方位观察。

（2）积乳囊肿：多发生于哺乳期妇女，而脂肪瘤常发生在中老年妇女。积乳囊肿体积

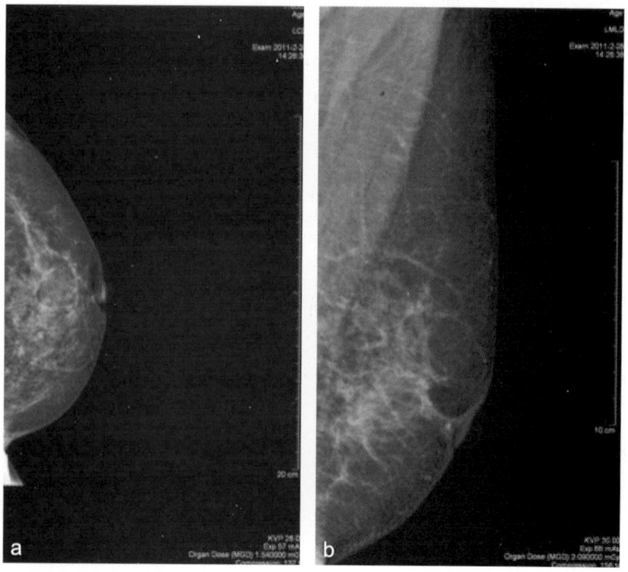

图 4-3-2 脂肪瘤

左乳乳头上方浅层腺体内可见低密度肿块，周围环以较完整纤维包膜，其内密度较均匀

多较脂肪瘤小，透亮型积乳囊肿内难以见到脂肪瘤内可见的纤维间隔，且其囊壁较脂肪瘤纤维包膜厚。

（3）正常脂肪岛：与脂肪瘤均为成熟脂细胞构成，在X线片上密度表现没有差别，但脂肪岛没有包膜，故其在不同投照体位上均缺乏完整边缘。

三、错构瘤

【临床表现】

错构瘤可发生在人体各个器官。乳腺错构瘤为正常乳腺组织的异常排列组合而形成的一种少见的瘤样病变，并非真性肿瘤。根据其组织构成，乳腺错构瘤又称为纤维腺脂肪瘤，常以脂肪组织为主，混杂不同比例的纤维组织和腺体，具有器官样结构且边界呈沟状或假包膜状，有学者形象的将其称呼为“乳腺中的乳腺”。

易发生在分娩后和绝经前，发病高峰年龄位于40～60岁，妊娠期及哺乳期肿物迅速增大为本病特征性表现。若病变内含脂肪成分较多，则触之柔软；若病变内含纤维腺体组织较多，则可触及明显肿块，边缘光滑，无粘连。

【X线表现】

肿块多呈圆形、卵圆形，境界清楚，边缘光滑似有包膜。较大病变可推压周围腺体组织移位。密度混杂是错构瘤的特征性表现，以低密度脂肪组织为主，瘤体内可见斑片状、条索状中高密度纤维腺体组织（图4-3-3）。瘤体内偶可见小囊状或条状钙化影。需提及的是，错构瘤中的腺体部分也可发生乳腺癌。

【鉴别诊断】

错构瘤与脂肪瘤及积乳囊肿的鉴别请参考本节“脂肪瘤”内容，与积乳囊肿鉴别时，结

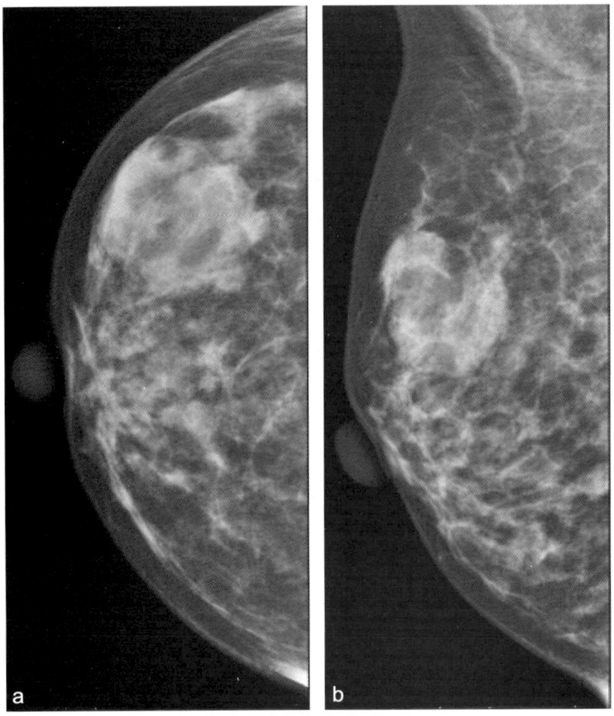

图 4-3-3　错构瘤
右乳外上象限可见混杂密度肿块，其内可见低密度脂肪组织影

合临床病史非常重要。

含纤维腺体成分较多的错构瘤尚需与纤维腺瘤鉴别。即使含有较多量的纤维腺体成分，错构瘤中一定会含有少量透亮脂肪成分，而纤维腺瘤密度多较均匀，仔细多方位辨认，应该不难区分。纤维腺瘤中常常见到斑片样、粗颗粒样、块状钙化，而错构瘤钙化并不常见。

错构瘤与积乳囊肿、脂肪瘤及纤维腺瘤鉴别的主要不同点在于，错构瘤因组织成分不一而密度混杂，其他三种则密度相对单一。

四、导管内乳头状瘤

【临床表现】

导管内乳头状瘤是由覆盖着具有纤维血管轴心的中央分支的良性上皮细胞组成的导管内肿瘤。多见于经产妇，以 40 ~ 50 岁为多。导管内乳头状瘤虽属良性肿瘤，但同时有导管上皮异型增生改变的癌前期表现，恶变率为 6% ~ 8%，尤其对起源于小乳管的乳头状瘤应予以重视。

导管内乳头状瘤患者多以导管溢液而就诊。一般认为，乳腺导管内乳头状瘤的溢液可为血性，亦可为浆液血性或浆液性，呈暗棕色或淡黄色。发生于乳头后区的大导管内者约 2/3 可触及肿块，多呈圆形，质软、可推动，压迫肿块可见乳头有液体流出。发生于周围导管内时常无法触及。

【X 线表现】

常规 X 线摄影对该病的定位准确率不到 30%，但可排除隐性乳腺癌引起的出血。小而多发的导管内乳头状瘤体积较小，密度淡，故 X 线平片很难发现。肿瘤较大时，表现为导管扩张呈条索状阴影，或局部圆形致密影，密度均匀，边缘完整锐利，部分可见小点状、桑葚状钙化。乳腺导管造影是发现导管内乳头状瘤准确而有效的方法。如果肿瘤远端导管不充盈，则表现为导管突然中断，呈“杯口状”改变，近段导管明显扩张。如果肿瘤远端导管充盈，则见到扩张导管内单个或多个边缘光滑的类圆形充盈缺损影，边缘光滑、锐利。

【鉴别诊断】

（1）囊性增生症：囊性增生症也可以有乳头溢液的表现，但流出液体多较清亮，且患者疼痛明显，导管造影能明确诊断。

（2）导管内乳头状癌：导管造影若断端不整齐，近侧导管轻度扩张，扭曲，排列紊乱，充盈缺损或完全性阻塞，导管失去自然柔软度而变得僵硬等，则应考虑导管内乳头状癌。乳头状癌溢液涂片细胞学检查可找到癌细胞。

第四节　乳腺恶性肿瘤

一、乳腺癌

【临床表现】

乳腺癌发病率位于我国女性恶性肿瘤第二位，且逐年上升，大有超过宫颈癌发病率之势。乳腺恶性肿瘤中约 98% 都是乳腺癌。

乳房局部的改变表现为可触及肿块和不可触及肿块。

可触及肿块常为无痛性，患者自己无意间发现。肿块质硬，表面不光滑，与周围组织分界不清楚，活动度差，同时还可出现皮肤凹陷、乳头回缩、皮肤“橘皮样”改变等伴随征象。

不可触及肿块患者常以腋窝淋巴结肿大而就诊，其中部分患者影像学检查可以发现乳房病变，另一部分影像学检查亦为阴性，腋窝淋巴结穿刺活检提示腺癌转移，这类患者中一部分切除同侧乳腺后，病理学仔细检查可以发现乳腺内隐匿的癌灶。还有一部分患者因为远处转移而出现相应症状，寻找原发灶时发现乳腺癌。

【X 线表现】

乳腺癌的病理分型众多，X 线摄影并不能将其一一区分开来。X 线诊断乳腺癌主要是基于形态上的恶性表现和典型的恶性钙化征象，故本节主要围绕 X 线征象来讨论，并不计较其组织学类型。

乳腺癌常见的 X 线征象包括直接征象和间接征象。直接征象是指肿瘤本身的影像，包括肿块、钙化和结构扭曲。间接征象是指瘤周组织继发性改变，包括皮肤增厚、乳头回缩、Cooper 韧带增粗、淋巴结肿大、血管增粗增多等。

（1）肿块是乳腺癌中最常见的征象（图 4-4-1）。在最新版 BIRADS 中，对肿块的定义是在两个不同投照位置均可见的占位性病变，有膨出的边缘。只在一个投照位置上出现的

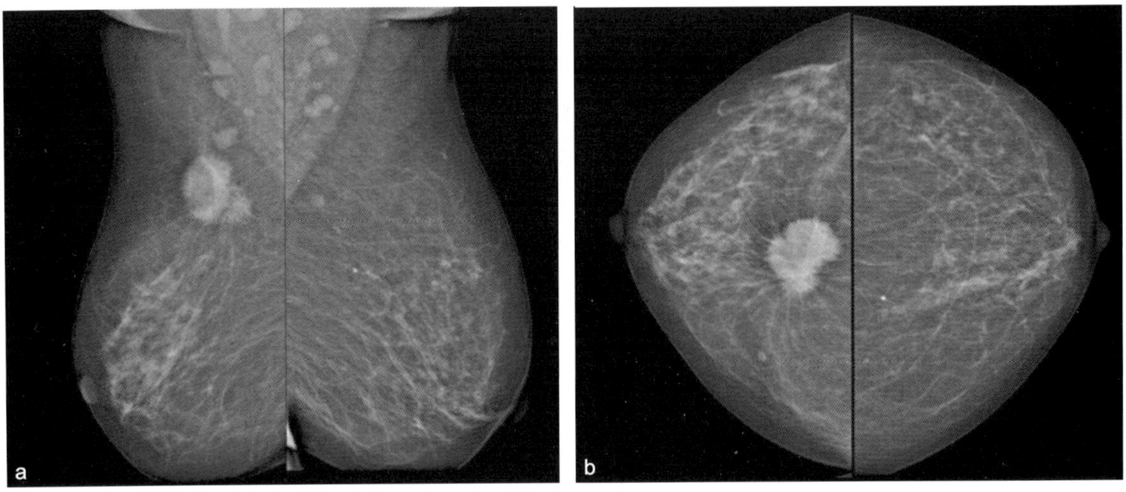

图 4–4–1　乳腺癌 1
右乳上部中线区见一分叶状肿块，边缘毛糙，周围可见纠集条索及低密度水肿带，病灶内无明显钙化。腋窝可见多发肿大淋巴结

可疑肿块影只能称为“致密影”。一般我们从肿块的形态、边缘、密度三个方面来观察分析。恶性肿块形态多不规则，边缘浸润、模糊、小分叶或呈星芒状，分叶形是一种中间性征象，多为恶性，但是有的良性肿块也可以呈分叶形（如纤维腺瘤、叶状肿瘤）。一般乳腺癌肿块 X 线测量值较临床触诊肿块为小，这是因为触诊所及肿块往往包括了癌周水肿、炎性浸润及纤维化部分，良性病变一般 X 线测量值等于或大于临床触及肿块，这是两者之间一重要鉴别点。乳腺癌肿的密度多较正常腺体组织高，也有部分肿块呈等或稍低密度，但含有脂肪密度时一般不考虑乳腺癌。

（2）乳腺癌的钙化一般表现为中间性钙化或高度恶性可能的钙化，除了钙化的形态、大小、数目，钙化的分布方式对鉴别诊断也有重要价值（图 4-4-2，图 4-4-3，图 4-4-4，图 4-4-5）。

中间性钙化包括不定形钙化和粗糙不均质钙化两种，前者形态上常小而模糊，无典型特征，弥漫性分布常为良性表现，而呈簇状、区域性、线样和段样分布时需临床活检；后者的钙化多大于 0.5mm，形态不规则者可能为恶性改变，也可能出现在良性的纤维化、纤维腺瘤和外伤后的乳腺中，需要结合其分布情况及肿块表现综合分析。

高度恶性可能的钙化常表现为细小的多形性钙化（颗粒点状钙化）或线样分枝状钙化（铸形钙化）。颗粒点状钙化较不定形钙化更可疑，大小形态不一，直径常小于 0.5mm。线样分枝状钙化表现为细而不规则，常不连续，直径小于 0.5mm，这些征象提示钙化是在被乳腺癌侵犯的导管腔内形成的。簇状分布钙化（$1cm^3$ 范围内≥5 枚）可见于良性或恶性病变，需要短期随访或穿刺活检。线样分布的钙化提示源于一支导管，多为恶性改变。段样分布的钙化常提示病变来源于一个导管及其分支，也可能是发生在一个叶或一个段上的多灶性癌，尽管良性分泌性病变也会有段样分布的钙化，但是如果钙化的形态不是良性特征时，应首先考虑其为恶性钙化。

还有一部分乳腺癌既没有肿块形成也没有钙化沉积，仅仅表现为局部结构的扭曲，包括从一点出发的放射状影和局灶性收缩或腺体纠集表现，如果没有手术或外伤史，结构扭

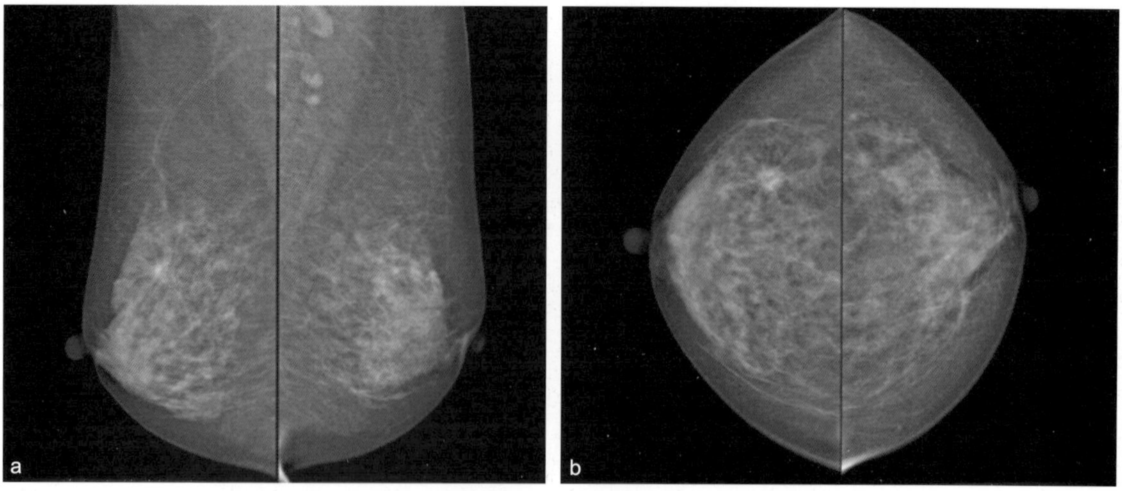

图 4-4-2　乳腺癌 2

右乳内上区肿块伴不定形钙化，密度较淡，类圆形肿块周围见长毛刺，周边腺体纠集

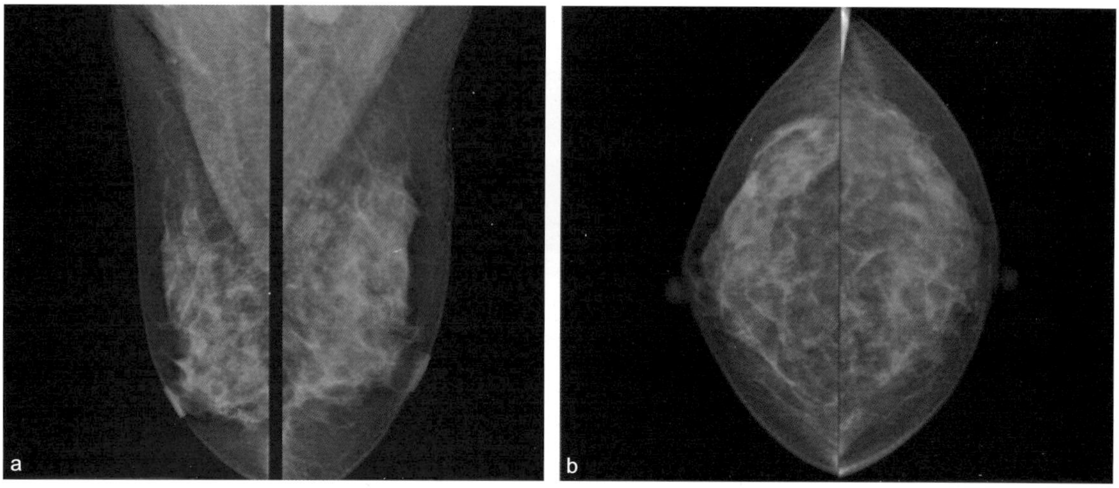

图 4-4-3　乳腺癌 3

左乳沿导管走行方向段样分布不定形钙化，未见明显肿块形成，此种征象多见于导管内癌。本例病理结果为“浸润性导管癌，大部分成分为导管原位癌”。左侧腋窝可见增大的高密度淋巴结

曲可能是恶性病变的表现，应提示临床活检（图 4-4-6）。

除了病变本身以外，周围间质、皮肤、乳头等也会有一些相应改变。癌细胞浸润并堵塞皮肤回流淋巴管时，可以见到 Cooper 韧带增粗，牵拉局部皮肤凹陷，即“酒窝征”，皮肤呈橘皮样改变及乳头回缩（图 4-4-7）。癌肿周围水肿表现为高密度肿块影外围的低密度环形透亮带，形态不规则，与纤维腺瘤的狭窄透亮晕决然不同。有时 MLO 位尚可看到明显增大、增多高密度淋巴结影，部分平片即能见到较对侧明显增多、增粗、迂曲血管影，说明肿瘤代谢旺盛，血供丰富。

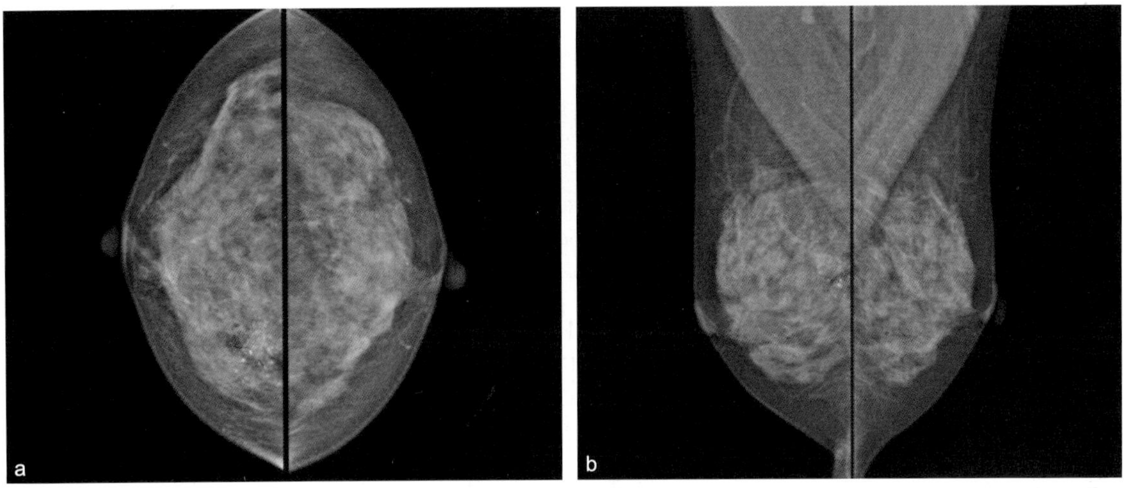

图 4-4-4　乳腺癌 4

右乳内侧乳头平面区见区域性分布的粗糙不均质钙化，未见明确肿块形成。病理结果为“大汗腺癌伴大片状坏死”，片中所见钙化为坏死区域内钙化

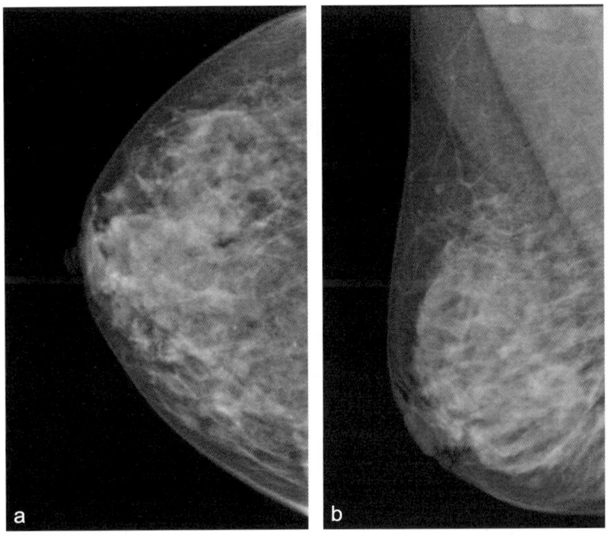

图 4-4-5　乳腺癌 5

左乳癌切除术后半年，右乳内下象限可见簇状钙化，诊断为 BI-RADS 4A 类，建议活检。局部切除活检示中 - 小导管多发乳头状瘤，局部呈导管内乳头状癌

【鉴别诊断】

乳腺癌与纤维腺瘤均属常见多发病，都可表现为肿块伴钙化，影像学表现存在一定交叠，需仔细鉴别。纤维腺瘤是典型良性肿瘤，有良性肿瘤常具备的形态学特点，圆形或卵圆形、边缘光滑、边界清楚，而乳腺癌肿块则形态不规则、边缘毛糙、邻近腺体结构紊乱。纤维腺瘤的透亮晕是推压脂肪组织形成，薄而均匀；乳腺癌的低密度环为水肿带，形态不规则，厚薄不均。两者的钙化形态也不同，纤维腺瘤的钙化多较粗大，边缘

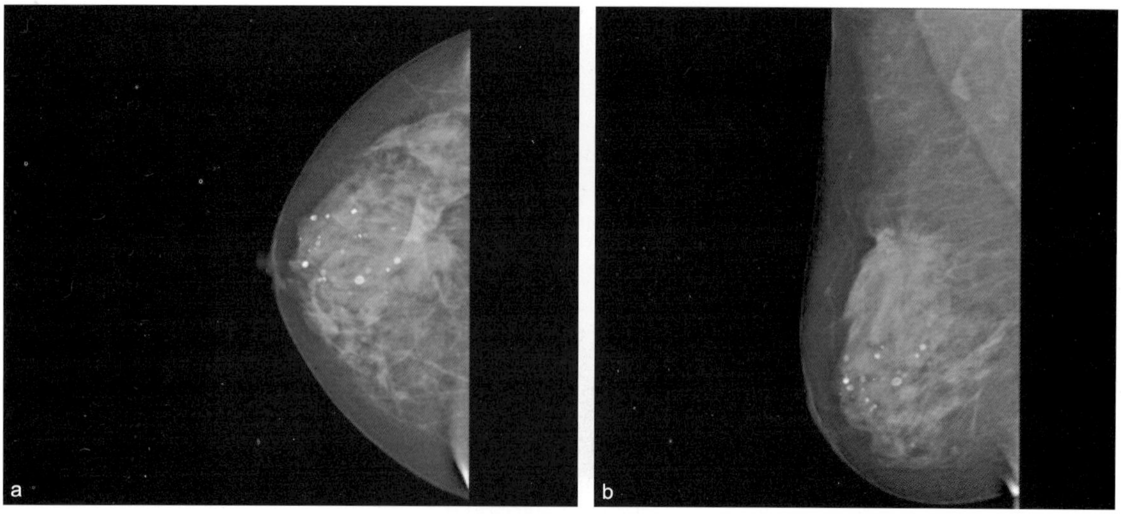

图 4-4-6 乳腺癌 6

未见明显肿块，仅表现为局部腺体结构扭曲，呈一点出发的放射状影

锐利，密度较高，局限于瘤体内；乳腺癌的钙化表现多种多样，一般形态不一、密度浓淡不一，呈簇状、线样、段样分布。纤维腺瘤 X 线测量值等于或大于临床触诊所得，而乳腺癌则相反。一些乳腺良性病变，如腺病、慢性炎症、脂肪坏死、术后瘢痕等，常常会出现一些结构不良的征象，影像表现缺乏特异性，与乳腺癌鉴别困难，密切结合临床病史及病情进展有助于鉴别。一旦出现提示恶性的征象，一定要嘱咐患者短期随访或穿刺活检，以免延误病情。

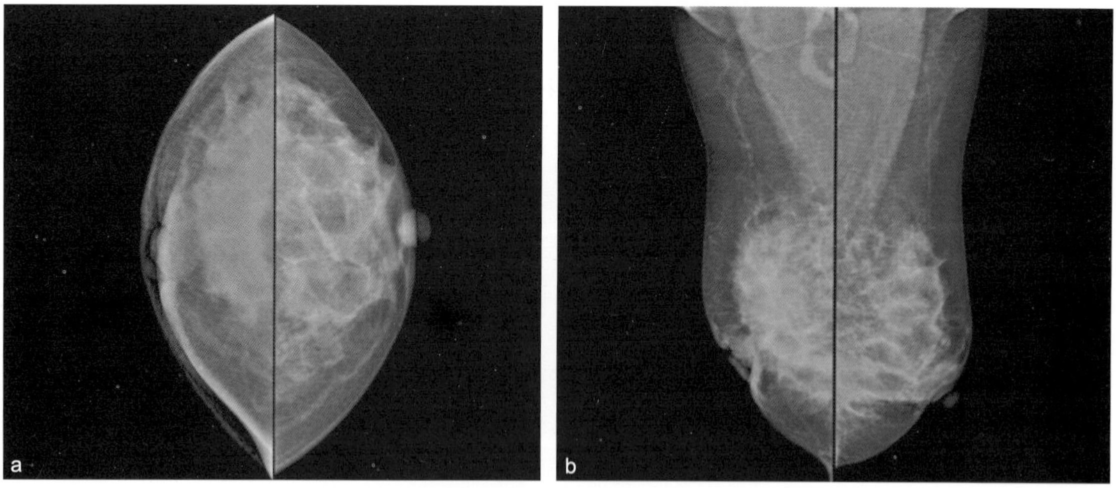

图 4-4-7 乳腺癌 7

右乳大片状致密影，无明显肿块形成，皮下脂肪层混浊，皮肤增厚，乳头回缩

二、特殊类型乳腺癌

（一）炎性乳腺癌

【临床表现】

炎性乳腺癌是一种病程进展迅速、预后差、高度恶性的乳腺肿瘤，约占乳腺癌发病数的 1.3%。可分为原发性与继发性两种，原发性炎性乳腺癌是指在原正常乳房上同时发生肿瘤和炎症，继发性炎性乳腺癌的炎症改变是继发于原有肿瘤部位、手术瘢痕或放射区域内的乳腺炎。1974 年 Saltzstein 发现临床上无炎性乳腺癌的表现，组织学检查有真皮淋巴管浸润的乳腺癌，其预后与有典型临床表现的炎性乳腺癌相同，提出了“隐匿性炎性乳腺癌”的概念。

原发性炎性乳腺癌首发症状常为乳房肿大、发红、坚实，可伴有疼痛。触诊感觉乳房普遍坚实，肿瘤边界多不清楚，皮肤可见丹毒样边缘或斑纹状色素沉着，可见橘皮状改变，局部皮温可有升高。继发性炎性乳腺癌继发于晚期乳腺癌，常常可以见到局部肿瘤破溃引起的皮肤溃疡。炎性乳腺癌与急性乳腺炎的临床表现类似，尤其发生在妊娠和哺乳期时，更难鉴别，炎性乳腺癌就诊时多数已发生腋窝淋巴结转移。

【X 线表现】

炎性乳腺癌 X 线表现不同于其他乳腺癌，而更多类似于急性乳腺炎的表现，乳腺实质密度弥漫增高，与对侧明显不对称，Cooper 韧带增粗，皮下脂肪层浑浊，皮肤增厚，且皮肤后缘模糊不清；可见或不见明确肿块影，肿块呈毛刺或分叶状，伴或不伴有恶性钙化（泥沙样或小杆状）。腋下淋巴结肿大。

【鉴别诊断】

主要应与急性乳腺炎鉴别。

（1）炎性乳腺癌乳房局部的临床表现虽与急性乳腺炎相似，但无感染所引起的全身性症状，如发热、外周血白细胞计数增高等。

（2）炎性乳腺癌多发生于中老年妇女，急性乳腺炎则常见于哺乳期妇女。

（3）炎性乳腺癌的肿块尚需与急性乳腺炎的脓肿形成相鉴别。

（4）急性乳腺炎不会见到典型的恶性钙化。

（5）鉴别困难时可以考虑进行 1 ~ 2 周抗生素治疗后复查，炎性乳腺癌抗生素治疗后无变化，急性乳腺炎则应该有明显吸收好转。

（二）乳头佩吉特病

【临床表现】

乳头佩吉特病是一种累及乳头的导管原位癌，是十分少见的乳腺癌类型，其发病人数占乳腺癌病例的 0.5% ~ 5.7%。导管内癌细胞沿着导管蔓延侵及乳头，特征性的临床表现为乳头的脱屑、糜烂、渗液、瘙痒等湿疹样改变，故又称乳头湿疹样癌。乳头、乳晕的改变与乳腺癌本身一样，是一种恶性病变，佩吉特细胞的存在是诊断乳头佩吉特病的重要依据。

本病的特征性表现就是乳头、乳晕区的湿疹样改变。这种症状早期可能不明显，常常在就诊前就已存在一年以上的时间了。约 60% 的病例可摸到乳晕下肿块，病程长者可出现同侧腋窝淋巴结肿大。

【X 线表现】

佩吉特病可以是原位癌，也可能发展成浸润癌，乳腺导管癌的各种直接或间接 X 线征象，均可在佩吉特病中出现。乳头和乳晕可有轻度增厚。特征性导管癌的表现是沿导管走行方向分布的多发细小点状、线样或分枝状钙化，可一直追踪至乳头，钙化也可以呈簇状或区域性分布。

【鉴别诊断】

乳头佩吉特病多以乳头、乳晕湿疹样改变而就诊，故主要与皮肤病相鉴别。如果 X 线检查能见到肿块或典型恶性钙化，即能明确诊断；如果 X 线检查未能发现异常，则需要靠皮肤活检证实。

三、其他乳腺恶性肿瘤

乳腺还有一些少见的恶性肿瘤，如淋巴瘤、转移瘤、肉瘤等。原发于乳腺的淋巴瘤非常少见，其发病率只占乳腺恶性肿瘤的 0.09%～0.53%，部分学者认为其来源于乳腺导管周围和小叶内淋巴组织恶变。本病绝大多数为非霍奇金淋巴瘤。最多见于 50～60 岁这一年龄段，妊娠也是原发性乳腺淋巴瘤的一种危险因素，大多数报道淋巴瘤发生于右乳。淋巴瘤肿块密度中等而均匀，不如乳腺癌密度高，且多半没有微细钙化，肿瘤的边缘也比较光滑，在放疗或化疗后肿块可迅速减小。

乳腺转移瘤最常见来源是对侧乳腺原发性恶性肿瘤，其他部位原发肿瘤转移和系统性恶性疾病来源少见。转移瘤多呈膨胀性生长，边界清楚，密度均匀，形态多为规则圆形或卵圆形，近似良性病变的表现，需结合病史来判断。

乳腺肉瘤起源于导管周围或小叶周围基质，最常见的是恶性纤维组织细胞瘤，其次是血管肉瘤，有报道该病好发于 30～40 岁年轻女性，有时可发生于放射治疗后。乳腺肉瘤通常生长迅速，发现时肿瘤直径多为 4～6cm，随肿瘤体积增大，皮肤可呈现青紫色，被认为是较特异性的表现。肿块多呈高密度，边界清楚，有时出现浅分叶。总的说来，转移瘤、淋巴瘤、肉瘤的形态学表现更倾向于良性肿块，但其生物学行为却是恶性的，所以临床鉴别诊断对治疗效果及预后十分重要。在 X 线检查鉴别困难时，进一步行 MRI 检查或穿刺活检显得十分必要。

第五节 叶状肿瘤

【临床表现】

叶状肿瘤可发生于任何年龄的妇女，良性型以年轻妇女较多见，平均发病年龄为 31 岁，恶性型则多见于中年以上妇女。肿瘤增长缓慢，可在较长时间内表现为无痛性乳房肿块，然后在短期内突然增大，而肿瘤生长的快慢和良、恶性关系不大。瘤体虽然可以很大但与周围组织及皮肤无粘连，个别病例可因瘤体巨大使局部皮肤变薄、发亮、充血，甚至因压迫而形成溃疡。触诊肿块呈圆形或分叶状，表面不平，质地坚韧，有时可有弹性感或囊性感，界限清楚，活动性好，少数肿块有压痛，患侧腋淋巴结因增生反应可触及，但叶状肿瘤主要是发生血行转移，腋窝淋巴结转移者甚少，故即使腋窝淋巴结肿大，往往并没有转移。

【X 线表现】

较小的叶状肿瘤呈圆形或卵圆形，边缘光滑，密度均匀，与纤维腺瘤区分困难（图 4-5-1）。肿瘤较大时，表现为分叶状、高密度、边缘光滑锐利的肿块，此征象为叶状肿瘤较特征性表现，B 超或 MRI 检查时还能见到肿瘤内特征性的囊腔。一般临床见到巨大乳腺肿瘤应首先考虑本病可能。肿瘤内较少出现钙化，少数可见到细微钙化或巨块状钙化。即使是恶性叶状肿瘤，也极少出现毛刺、皮肤增厚、乳头回缩、周围结构扭曲等类似乳腺癌的恶性征象。叶状肿瘤有明显增多的血供和皮下静脉扩张表现。目前对叶状肿瘤良恶性的鉴别，X 线检查没有特异性的指标，良恶性肿瘤影像学特征之间存在着较多的交叠，如果在肿块中发现囊腔，则可能提示恶性的机会较大一些，但并无统计学上意义。

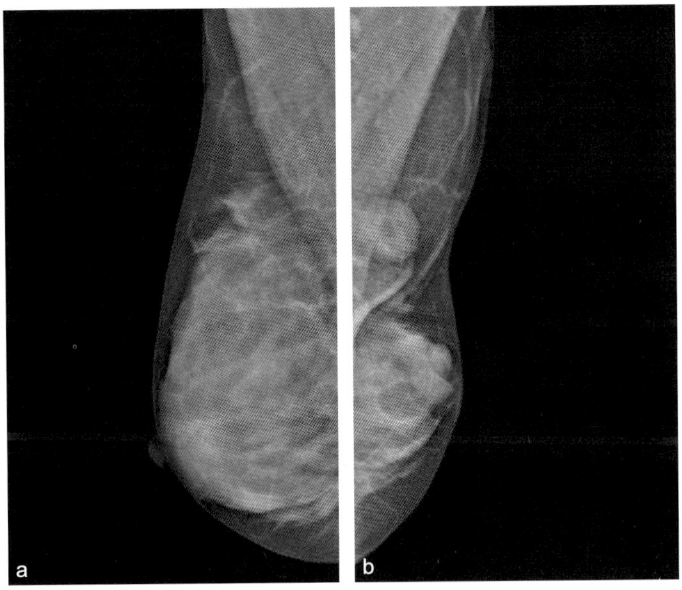

图 4-5-1　良性叶状肿瘤

左侧腋前见类圆形稍高密度影，边缘光滑，边界清楚，其下方腺体结构紊乱，皮肤增厚（有纤维腺瘤和叶状肿瘤切除史）。无明显分叶状改变，与纤维腺瘤鉴别困难

【鉴别诊断】

乳腺叶状肿瘤需与乳腺癌、纤维腺瘤和其他乳腺肉瘤相鉴别。小的叶状肿瘤与纤维腺瘤或其他良性肿瘤鉴别困难，一般认为叶状肿瘤的密度较纤维腺瘤高，但由于每个患者自身纤维腺体密度表现不一，要单纯通过密度差别来鉴别实际上非常困难。

（1）乳腺癌：叶状肿瘤病程长，生长缓慢；而乳腺癌病程较短。叶状肿瘤多数体积较乳腺癌大，表面凹凸不平呈结节分叶状，部分实质如橡皮样有弹性，部分呈囊性；而乳腺癌无分叶，质地较硬，无弹性，无囊性。叶状肿瘤边界清楚，仅少数向周围间质浸润；而乳腺癌边界不清，可向周围组织浸润。叶状肿瘤为膨胀性生长，与皮肤无粘连，由于瘤体大影响静脉回流导致浅静脉曲张，随着肿瘤增大，皮肤张力大而菲薄，光滑呈水状，有时可引起压迫性坏死；而乳腺癌为浸润性生长，可与皮肤粘连，出现“橘皮样”变，表面静脉曲张不多见。叶状肿瘤乳头正常，但可有推压移位，乳头溢液少见；而乳腺癌位于乳晕下时，多数与乳头粘连，乳头抬高或内陷。叶状肿瘤腋窝淋巴结转移较少见，而乳腺癌腋窝淋巴结转移较常见。

（2）纤维腺瘤：叶状肿瘤体积大多为10～20cm，表面凹凸不平，有分叶，质地不均匀；纤维腺瘤体积较小，不超过5cm，表面光滑，边界清楚，质地均匀一致，无分叶。叶状肿瘤多为单发；纤维腺瘤可为多发性的，也可为单发。叶状肿瘤不仅在中青年妇女可见，在老年妇女亦可见到；纤维腺瘤多发生在青年妇女，50岁以上较为少见。

（3）其他肉瘤：叶状肿瘤与其他肉瘤可有相似的表现，但其他肉瘤分叶状表现及血供增加不如叶状肿瘤明显，最终确诊往往还需要病理检查。

（王　翔　胡　芸）

第五章　消化系统疾病的 X 线诊断

第一节　消化系统正常解剖及 X 线表现

一、食管的大体解剖

食管是一个连接下咽部与胃的管道，起始于第 6 颈椎水平，即在环状软骨下缘与咽连接，在第 10 胸椎高度穿过膈肌的食管裂孔进入腹腔，于第 11 胸椎水平与贲门相连。自门齿至贲门为 40 ~ 45cm。食管可分为 3 段，第 6 颈椎至胸骨切迹平面一段为颈段，胸骨切迹以下至膈肌为胸段，膈下为腹段。

正常食管有 3 个狭窄处，称为生理性狭窄，第一个为食管入口处，即环状软骨下方，由环咽肌和环状软骨所围成；第二个狭窄在食管入口以下 7cm 处，由主动脉弓从其左壁越过和左主支气管从食管前方越过而形成（相当于胸骨角或第 4、第 5 胸椎之间水平）；第三个位于膈食管裂孔处。

二、食管的正常 X 线表现

（一）食管的 X 线形态

食管上端与下咽部相连，下咽部为一较宽的腔道，下方构成两侧对称的一对梨状隐窝，正位充钡时于梨状隐窝的中心见一圆形透光区，为后凸阴影，不可误认为充盈缺损。侧位时两侧的梨状隐窝重叠，前壁略向前方鼓出，前下方见环状软骨构成的浅切迹。两侧梨状隐窝在第 5 颈椎下缘处，即环状软骨下缘水平。向中心汇合呈一长约 1cm 的轻度环状狭窄段及为食管的开端，也即食管第一个生理性狭窄，以在卧位时显示较佳。食管的第二个生理性狭窄在主动脉弓和左主支气管压迹处。第三个生理性狭窄相当于食管前庭段。

正常食管不能在 X 线片上显示，因为静止期食管壁是关闭的，管腔内没有气体存在。

有当空气经咽部吞入，或自胃返入食管时，才能由气泡显示出部分管腔。

食管与纵隔内器官相邻，主动脉弓部、左侧主支气管及左心房紧贴于食管的左前方，所以在食管的左前缘造成 3 个正常的压迹，这 3 个压迹以在右前斜位时最明显。依次为：①主动脉弓压迹，相当于第 4、第 5 胸椎水平处，为一半月形的弧形压迹，压迹的深度随年龄而递增。此压迹在正位及侧位时亦可见。②左主支气管压迹：左侧主支气管斜行跨过食管的左前方，紧接主动脉弓压迹的下方。在主动脉弓和左主支气管两个压迹之间，食管往往相对地膨出，钡剂通过稍潴留，这是正常现象，不要误认为是食管憩室等。③左心房压迹：相当于食管的中下段，为一长而浅的压迹，在正位及左侧位时亦可见，在正位时其弧度的凹面向左。一般在儿童或深呼气时压迹比较明显。

食管少量充钡时，管腔内显示出 5～6 条纵行的平行细条状透亮影（2mm 宽），即为黏膜皱襞（图 5-1-1）。这些皱襞在通过膈裂孔时聚拢，过了裂孔后又再分离，达贲门时又可聚拢。

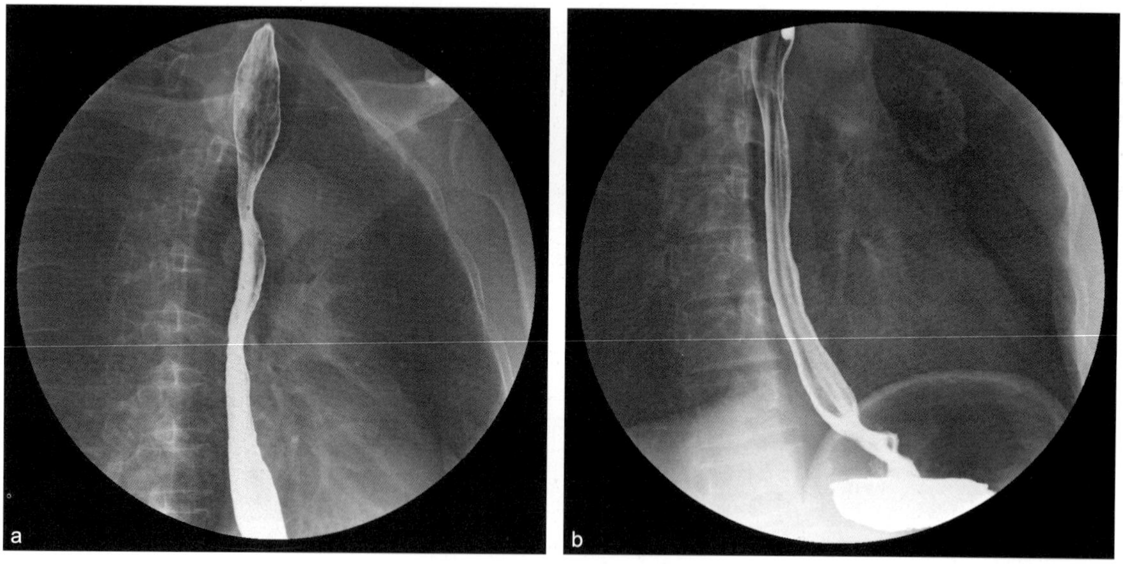

图 5–1–1　食管吞钡造影

a. 右前斜位，示食管前缘三个压迹；b. 右前斜位，示纵形平行排列的数条纤细的食管黏膜皱襞

（二）食管蠕动和收缩的 X 线表现

与钡剂通过食管的速度、钡餐的厚薄，以及患者的体位有关。蠕动波以卧位显示为佳，因为钡餐的重力影响较小。在立位时，加上重力的作用，钡餐下行较快，尤其在吞服稀钡时下行更快，因而蠕动波可能表现得不明显。一般老年人原发蠕动可以中止在主动脉弓水平，需经几次吞咽动作后，蠕动波才下行至整个食管，原发蠕动未能将食管排空，而又做第二次吞咽动作时，就出现继发蠕动。继发蠕动与主动脉弓水平开始，开始时可表现为一痉挛状收缩，将钡餐推向下。第三收缩常见于主动脉弓水平以下的食管，可表现为食管边缘呈不均匀的波浪状或锯齿状，也可表现为一段食管呈痉挛性收缩，一般持续数秒至数分钟（图 5-1-2a）。逆蠕动表现为从梗阻部位开始的、将钡餐推向上方的蠕动波。

（三）膈壶腹、食管下括约肌和胃食管前庭段的 X 线表现

膈上 4～5cm 长一段食管，在蠕动波到达时，往往舒张、膨大呈壶腹状，最宽处可达 4cm 以上，但一般不超过 5cm（图 5-1-2b），X 线诊断学上称为膈壶腹，以呼气时最为明显，这是正常的生理现象。膈壶腹下方的环状缩窄，在右前斜位相当于横隔平面之上 1～2cm 处，称为食管下括约肌。

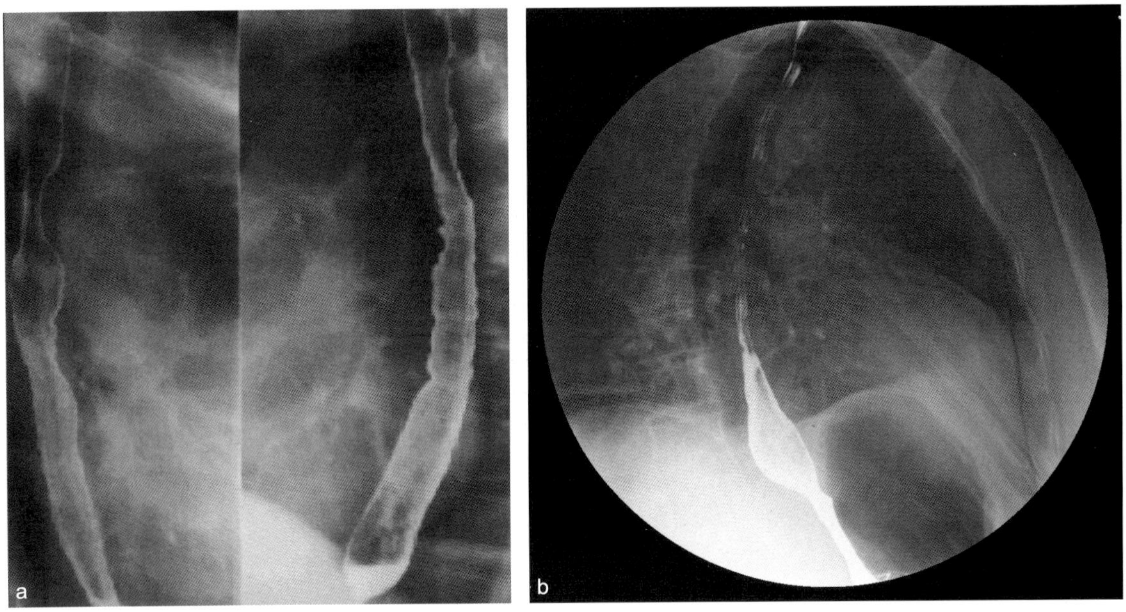

图 5-1-2　食管吞钡造影

a. 右前斜位及左前斜位，示食管第三蠕动波，食管边缘呈不均匀的波浪状或锯齿状；b. 右前斜位，示食管下段舒张、膨大呈壶腹状，膈壶腹下方环状缩窄

三、胃的解剖和正常 X 线表现

胃大致呈凸面向左的弯曲囊袋状，上经贲门连接食管，下经幽门与十二指肠相通。胃大致分为朝前上方的胃前壁和朝后下方的胃后壁。前后壁交界的右上缘称为胃小弯，交界的左下缘称为胃大弯。贲门附近胃部称贲门区，贲门以上左侧的膨出部分称为胃底。角切迹与胃最下一点连线以下称为胃窦，此连线和胃底之间区域为胃体，连幽门的一段胃窦又称为幽门前区。胃的基本形态为弯曲的囊状，主要由于胃肌张力的缘故，胃的形态又分为：①牛角型，常见于肥胖者；②无力型，常见于瘦长或瘦弱者；③钩型，常见于中间体型者；④瀑布型，胃底倾向后下方。

（一）胃的黏膜纹

胃的黏膜纹为黏膜皱襞所形成，正常胃贲门区黏膜纹可以与邻近胃底和胃体上部的黏膜纹相连成一片。贲门区向下，近小弯侧的黏膜纹，一般可见 4～5 条，与小弯平行，至胃角后，一部分顺小弯走向转向胃窦，一部分呈伞形分布斜向大弯侧（图 5-1-3a、b）。

（二）胃小区和胃小沟

是钡剂造影所能显示的胃部最小结构。双对比造影下，胃小沟充以钡剂，而胃小区表面所涂钡剂相对较薄，从而胃小沟显示为条纹状高密度影，胃小区显示为相对透光区（图 5-1-3c）。正常胃小沟粗细较均匀，但在两条以上胃小沟交界处可以略宽，一般胃小沟宽度不超过 1mm。胃小区可呈多角形、圆形、椭圆形或长条形，其宽度一般小于 3mm。

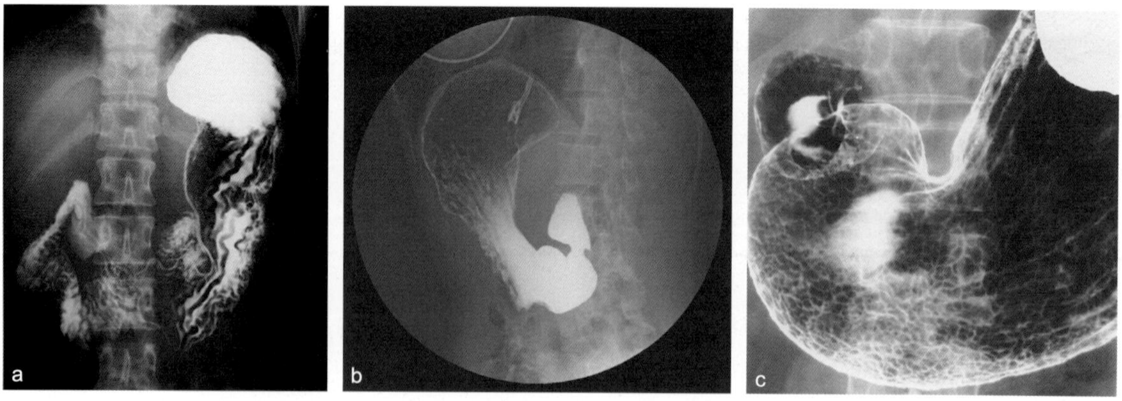

图 5-1-3　胃气钡双重造影

a. 仰卧位胃黏膜像；b. 俯卧左后斜位胃窦及十二指肠球部充盈相；c. 显示胃小区

（三）胃的蠕动和收缩

钡餐造影表现为不断向幽门端推动的环状收缩。正常人可以同时见到 2 ~ 3 个蠕动波，但在较短时间内不出现蠕动波不能判断为异常。口服稀钡 1.5 ~ 2.0h 可以排空，由于排空时间差异较大，所以 6h 胃内钡餐残留达 20% 以上才判断有幽门梗阻。

四、小肠、结肠及直肠的正常 X 线表现

（一）正常小肠钡剂造影 X 表现

小肠分为十二指肠、空肠和回肠。空肠大部位于左中上腹，蠕动活跃，黏膜皱襞高凸而密集，常显示为羽毛状、雪花状，收缩时黏膜皱襞呈与长轴平行的细条状，舒张时呈弹簧状（图 5-1-4）。回肠大部位于右下腹，管径较细，黏膜皱襞少而平坦，蠕动不活跃，常充盈钡剂，轮廓光滑。钡剂排空后可显示纵行或斜行的黏膜皱襞。末端回肠自盆腔向右上行与盲肠相续，回盲瓣的上下缘呈唇状突起，在充钡的盲肠中形成透亮影。小肠的蠕动呈推进性，空肠的蠕动快速有力，回肠慢而弱，偶可见小肠的分节运动，吞钡后 2 ~ 6h 钡前端可达盲肠，7 ~ 9h 小肠排空。

（二）正常大肠钡剂造影 X 线表现

大肠分盲肠、升结肠、横结肠、降结肠、乙状结肠和直肠，绕行于腹腔四周。横结肠和乙状结肠位置和长度变异较大，其余各段相对固定。升、横结肠转弯处为肝曲，横、降结肠转弯处为脾曲。大肠中直肠壶腹最宽，盲肠次之。大肠的蠕动主要是总体蠕动，右半结肠出现强烈的收缩，呈细条状，将钡剂迅速推向远侧。一般服钡后 6h 钡剂可达肝曲，12h 达脾曲，24 ~ 48h 排空。

1. 充盈相　结肠充钡后扩大、伸长，呈粗大的管状，边缘光滑，并显示结肠袋，以盲肠、升结肠及横结肠明显（图 5-1-5）。

2. 黏膜相　钡剂大部排出后显示不规则相互交错的黏膜纹。盲肠、升结肠及横结肠黏膜皱襞密集，以斜行和横行为主，降结肠以下皱襞渐稀以纵行为主。

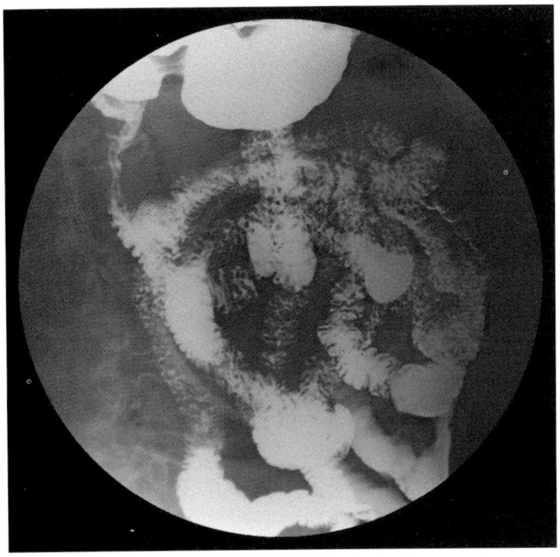

图 5-1-4　小肠造影

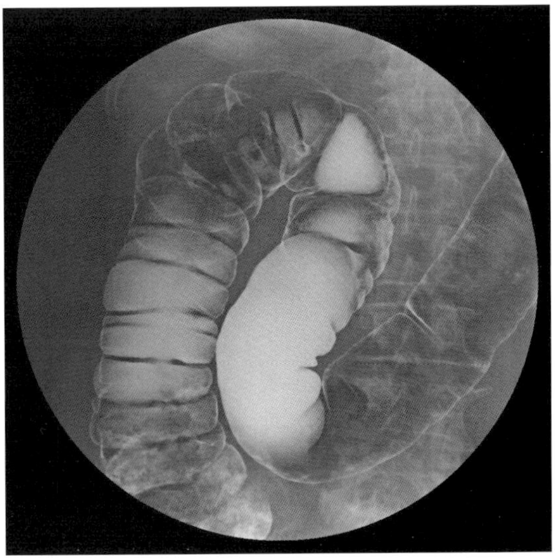

图 5-1-5　大肠气钡双重造影

3. 气钡双重对比造影　良好的结肠双对比片可显示结肠黏膜的微细结构。结肠充气钡后膨胀，肠腔边缘为约 1mm 宽光滑而连续的线条状影，勾画出结肠轮廓。黏膜面可显示与肠腔横径平行的无数微细浅沟，称无名沟；他们或平行或交叉形成微细的网状结构，即无名小区。无名沟和无名小区的形成与黏膜下淋巴组织的聚集有关，可为早期诊断结肠病变提供依据。

第二节　食管病变

一、食管异物

【临床表现】

多见于儿童，大多为吞入硬币等，在成人则多因不慎吞入食物中的鱼骨等。食管异物易停留在食管的生理狭窄和正常压迹处，如近环咽部、主动脉弓压迹等。常见的症状为异物梗阻感、痉挛和吞咽困难，疼痛多发生在异物部位。较大的异物阻塞食管或压迫气管可产生呼吸道症状。

【X 线表现】

较大的不透光的异物在常规摄片和透视中均能发现。颈部的侧位片时，不透光异物密度较高时容易发现，由于食管横径较大，故停留在食管内异物大而呈扁平者如硬币等在正位上呈片状影，在侧位成扁平条状影。较长的棒状异物停留在食管内其长径常和食管长轴一致。食管不透光异物吞钡时可见食管内的充盈缺损。在某些患者异物太小时，吞钡不能显示，也可用棉絮等混合在钡剂内造影检查，可在异物处发现含钡棉絮的勾挂现象（图 5-2-1）。

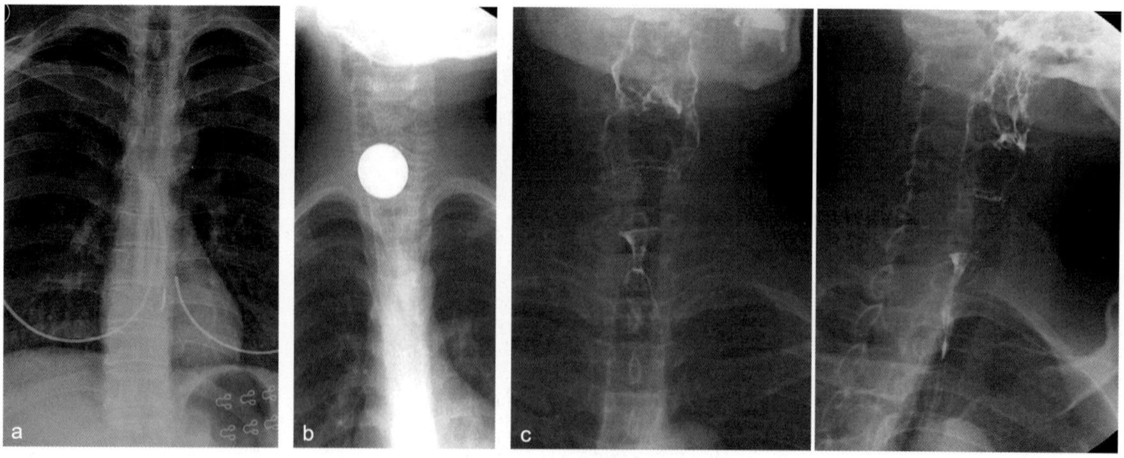

图 5-2-1 食管异物

a. 胸部正位片示食管胸高密度异物影（卡子 、硬币）；b. 食管吞钡棉检查示食管异物，食管胸廓入口处见钡棉悬挂征象

二、食管炎

（一）反流性食管炎

【临床表现】

反流性食管炎是食管最常见的炎症性病变。主要症状为胸骨后和心窝部烧灼痛及反流等，常在向前弯腰和躺下时加重。在某些患者可出现上腹部或右上腹的疼痛，类似消化性溃疡和胆囊炎的表现。

【X线表现】

卧位透视可见胃内钡液向食管反流。早期或轻度反流性食管炎的钡剂造影主要表现为食管原发蠕动波的减弱和消失，出现不规则的无推进性收缩。黏膜的水肿和炎症在双对比上表现为黏膜呈颗粒状和小结节状，出现小的溃疡和糜烂，表现为浅小的钡斑影，在切线为上可呈小齿状。严重的食管炎可表现为食管内出现多发的斑片状影，呈假膜状改变。病变后期，由于纤维增生和瘢痕收缩，形成食管下段的狭窄（图 5-2-2）。

【鉴别诊断】

（1）腐蚀性食管炎：有误服强酸、强碱的病史，病变长，有明显痉挛和不规则的收缩，边缘呈锯齿状，病变严重或后期可见向心性狭窄。

（2）放射性食管炎：有放射治疗史。

（3）感染性食管炎：钡剂造影无特异性，鉴别应结合临床和口咽部细菌学检查。

（二）腐蚀性食管炎

【临床表现】

早期可有中毒症状，患者有咽下疼痛和咽下困难，同时可伴有咳嗽、发热等呼吸道吸入症状。后期出现吞咽困难并逐渐加重。

【X线表现】

应在急性炎症消退后进行，疑有穿孔或瘘等时，应采用碘水造影检查。病变较轻时，

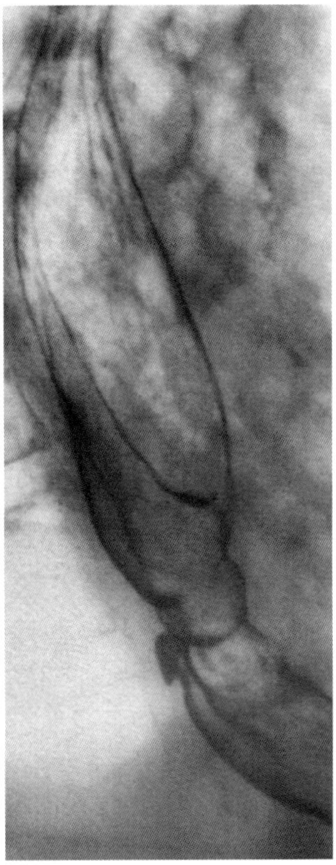

图 5-2-2　反流性食管炎
右前斜位片示浅小钡斑影，食管下段狭窄

在食管下段见黏膜增粗，边缘略毛糙，可出现轻度狭窄。病变严重时，多为中下段食管受累明显，边缘呈锯齿状和串珠状，食管出现不同程度的狭窄，狭窄一般为向心性（图 5-2-3）。

（三）感染性食管炎

【临床表现】

感染性食管炎多见于婴儿和长期接受抗生素、激素、免疫抑制剂治疗的虚弱患者。患者常出现吞咽不适、吞咽疼痛、胸骨后疼痛和食管梗阻症状。

【X 线表现】

病变通常比较表浅，充盈相表现为边缘不规则和狭窄，双对比造影，表现为颗粒状黏膜和卵石状黏膜，在切线位可见小的凸向腔外的溃疡。

（四）药物性食管炎

【临床表现】

药物所引发的食管炎通常发生在服药几小时至数天，出现吞咽疼痛或胸痛，胸痛常在吞咽后加重。

【X 线表现】

食管双对比造影表现为不同程度的溃疡，呈类圆形或不规则形。

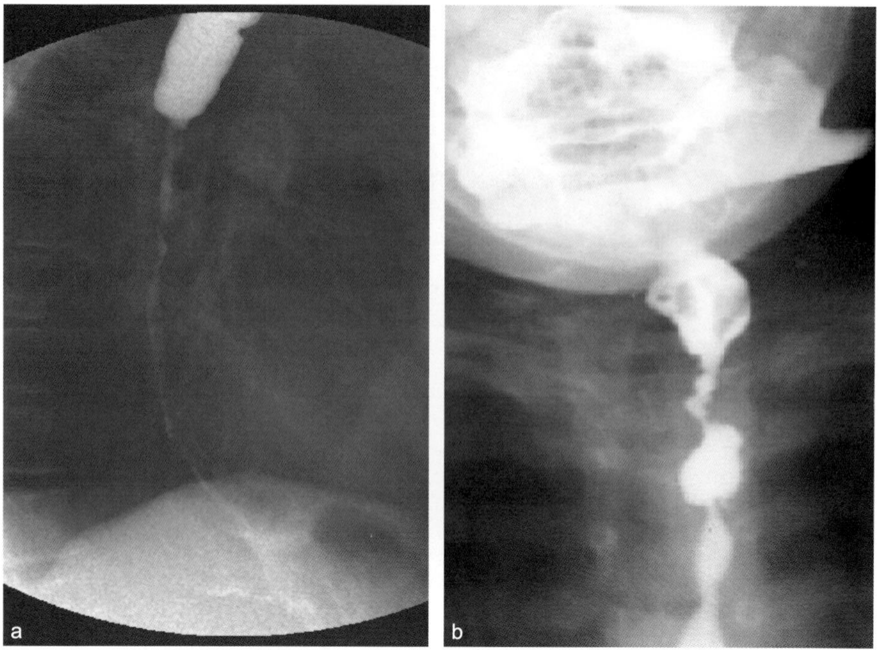

图 5-2-3　腐蚀性性食管炎

食管造影示食管受累、狭窄，边缘呈锯齿状和串珠状

（五）放射性食管炎

【临床表现】

是纵隔和胸部肿瘤接受放射治疗后引起的食管损伤。急性期主要表现为胸骨后烧灼感、吞咽疼痛和吞咽困难，慢性期主要表现为吞咽困难，大多发生在放疗后 3～4 个月。

【X 线表现】

在急性期主要表现为多发浅表性溃疡，在双对比造影上表现为小的很浅的钡斑影，侧位片呈小齿状改变（图 5-2-4）。慢性期主要表现为食管狭窄，通常狭窄段边缘光滑，狭窄段至正常段呈逐渐移行，范围较广。

三、食管静脉曲张

【临床表现】

食管静脉曲张通常由肝硬化或其他肝病引起的门静脉高压所致，为上行静脉曲张；少数患者由上腔静脉阻塞而发生食管静脉曲张，为下行静脉曲张。轻度的食管静脉曲张可无明显的临床症状，在行钡剂和内镜检查时发现。比较明显的食管静脉曲张，由于静脉曲张部位的食管黏膜变薄，易于发生溃疡、糜烂而破裂，发生明显呕血。

【X 线表现】

上行静脉曲张根据静脉曲张程度可分为轻、中、重三种。①轻度的静脉曲张最初局限于食管下段，表现为黏膜增粗，管腔边缘略呈小凹状。②中度静脉曲张其病变累及下段和中段食管，静脉增粗、迂曲而凸入食管腔内，在 X 线吞钡食管造影上表现为纵行的

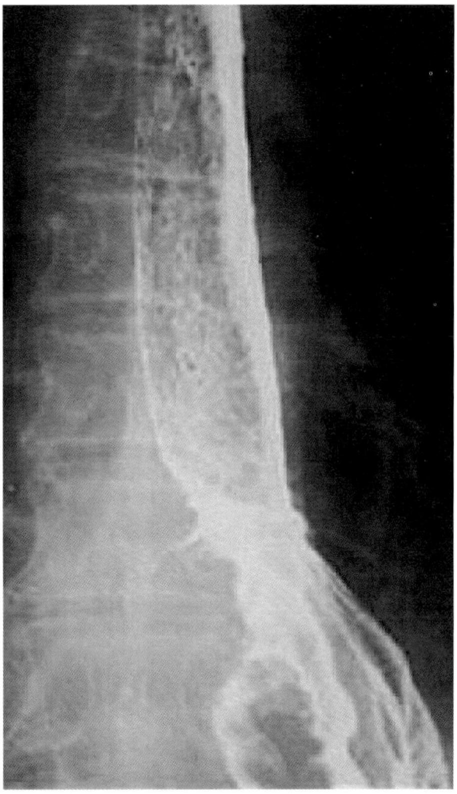

图 5-2-4　放射性食管炎
食管狭窄，边缘呈锯齿状

粗大条状影和结节状影，进一步发展表现为蚯蚓和串珠状，食管边缘呈锯齿状或小凹状。③重度静脉曲张可扩展至食管的中上段，也可累及整个食管，食管常有明显扩张，食管的黏膜明显增粗，其内见类圆形或囊状充盈缺损，呈虫蚀状，食管边缘呈粗齿状，管壁蠕动减弱（图 5-2-5）。

【鉴别诊断】

（1）混于钡剂的气泡和唾液：随吞咽后形成类圆形透亮影，类似食管静脉曲张征象，但随吞咽可以变化和移动。

（2）食管裂孔疝：隔上的胃疝囊黏膜一般较粗，呈颗粒状，可误诊为迂曲、增粗的食管黏膜，当胃和食管完全充盈后可鉴别。

（3）食管下段癌：一般癌病变较局限，上下分界清楚，管壁僵硬不能扩张。与静脉曲张不同，食管下段癌近端有梗阻征象。

四、Barrett 食管

【临床表现】

Barrett 食管由于食管下段黏膜为胃柱状上皮所取代，异位于食管下段的胃上皮发生类似胃消化溃疡的糜烂和溃疡。主要表现为胸骨后或心窝部疼痛，吞咽时疼痛加重，并有梗阻感。

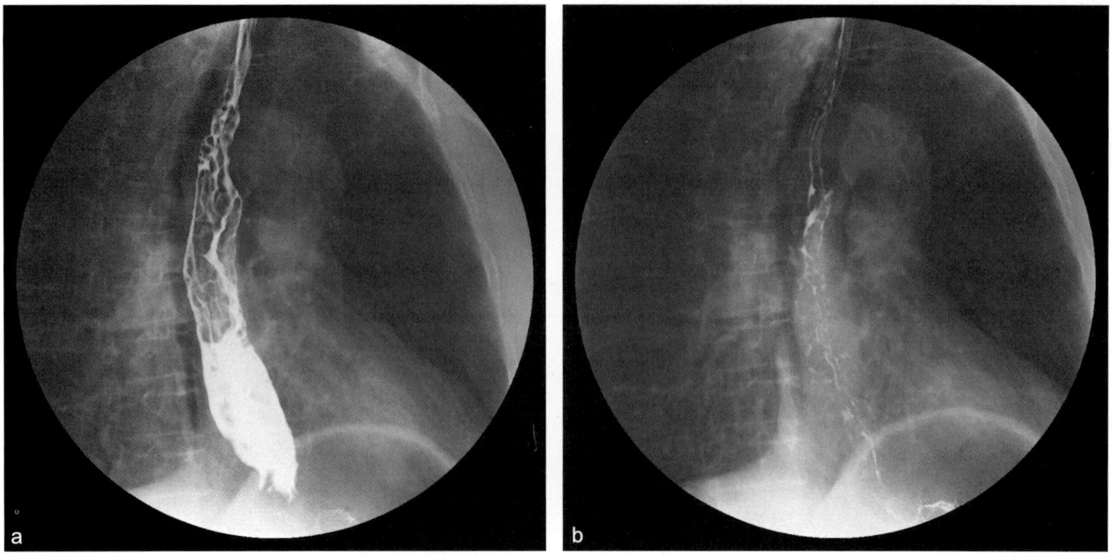

图 5–2–5 食管下段静脉曲张

a. 食管中下段、胃底黏膜广泛增粗、迂曲，呈蚯蚓状；b. 管腔内见串珠状及虫蚀状充盈缺损

【X 线表现】

典型的 Barrett 食管在造影时主要表现为位于食管中下段近胃食管连接段区的较明显的狭窄。食管下段黏膜呈网络状或颗粒状。并伴有溃疡，狭窄段一般比较光整，溃疡可大可小，以 1cm 大小多见。

【鉴别诊断】

（1）食管癌：进行性吞咽困难史。钡剂造影表现为管壁僵硬、黏膜破坏、不规则充盈缺损或龛影。

（2）腐蚀性食管炎：有吞服强酸、强碱病史，病变多为中下段，造影以长段狭窄为主（图 5-2-6）。

五、食管憩室

【临床表现】

食管中段憩室在食管憩室中最多见，大多数患者没有明显的临床症状，少数患者有吞咽梗阻感和吞咽不适。

【X 线表现】

多数为单发，少数为多发。牵引性憩室通常表现为基底较宽，尖端指向前方呈帐篷状或略呈三角形的突出影。牵引性内压憩室一般顶端较为圆钝，呈类圆形，憩室有相对较狭窄的颈部，其内可见黏膜进入（图 5-2-7）。

【鉴别诊断】

典型食管憩室吞钡检查诊断不难，发生憩室炎时需与溃疡鉴别。憩室炎发生在憩室颈部较狭窄，体积较大，食物停留时间较长的憩室，伴发炎症时，X 线表现憩室边缘毛糙不规则，邻近食管可痉挛收缩，黏膜皱襞增粗。

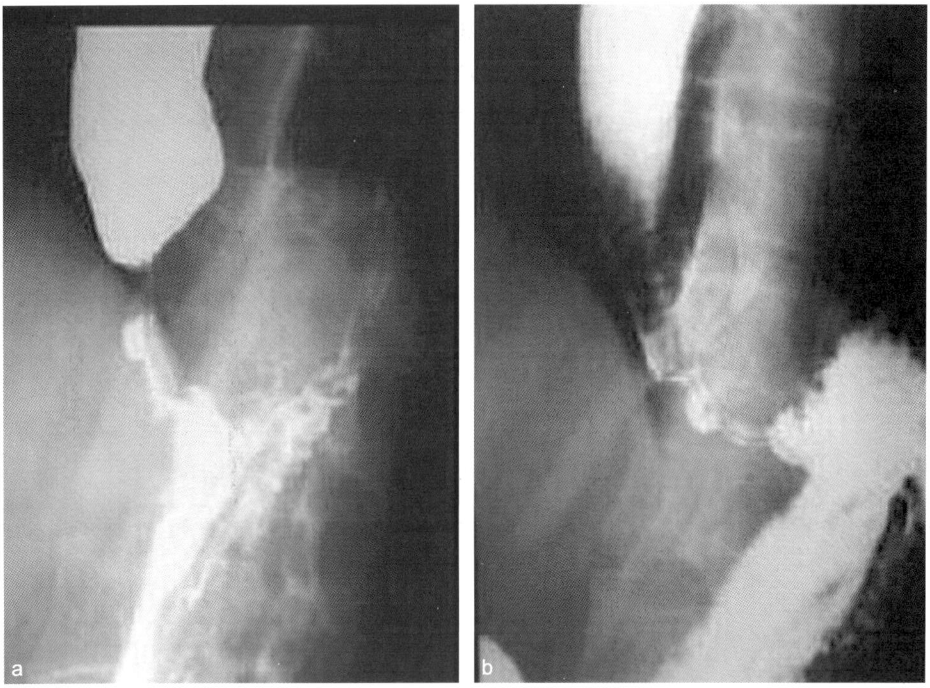

图 5-2-6　Barrett 食管

食管下段狭窄，可见颗粒状黏膜和小溃疡

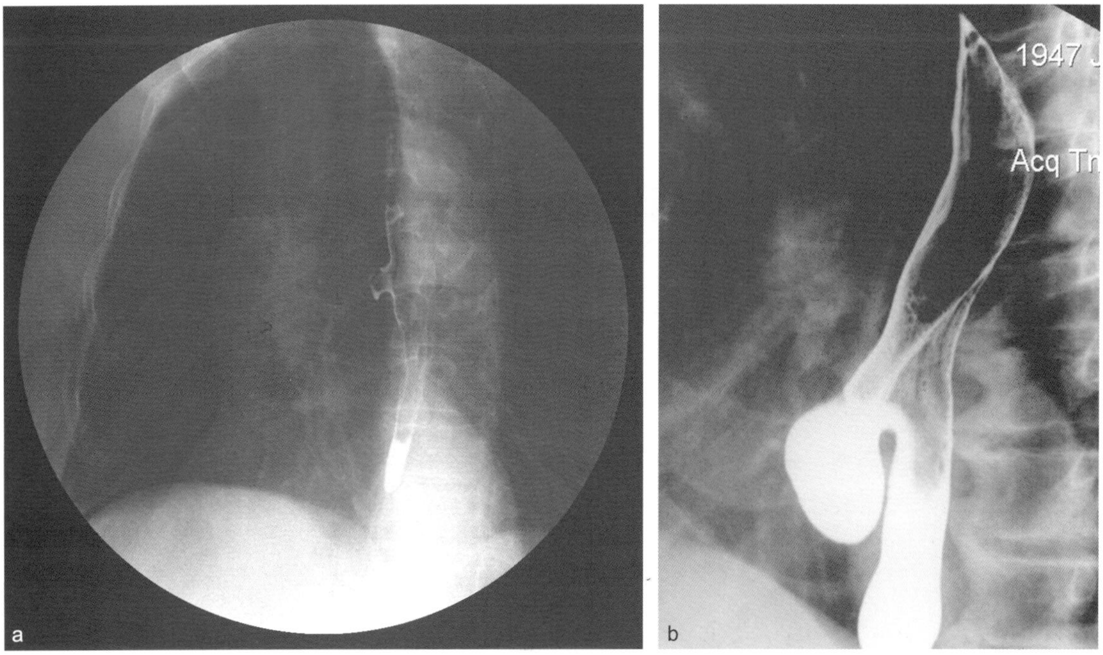

图 5-2-7　食管憩室

a. 食管中段见囊袋状突出影，可见黏膜进入；b. 憩室颈部较窄，囊状突出影内见钡剂充填

六、食管裂孔疝

【临床表现】

食管裂孔疝指胃贲门部一部分经膈肌的食管裂孔向上疝入至隔上，形成疝囊，为膈疝最常见的一种。常见症状有反酸、嗳气、反流、胸骨后烧灼感等。

【X线表现】

造影应取头侧略低的卧位，反复旋转并在患者做深呼吸时观察，发现膈上近食管裂孔处由胃上部形成的疝囊为诊断的唯一依据，疝囊具有以下特征（图5-2-8）：①疝囊上与食管下括约肌相连；②疝囊两侧有膈食管环形成的对称切迹，膈食管环又称B环；③疝囊无蠕动性收缩，排空较食管下段迟缓；④疝囊内可见黏膜皱襞，与胃的皱襞相连续。

根据疝囊的位置不同，可将裂孔疝分为3型：①滑动型：随体位或呼吸的改变，疝囊可自膈上移至膈下而消失，并可再次在膈上出现。②不可恢复型：疝囊恒定存在于膈上。③食管旁型：疝囊经裂孔处疝入膈上，位于食管旁，贲门仍于膈下与食管相连。

【鉴别诊断】

（1）食管膈壶腹：食管远端隔上4～5cm椭圆形扩张，边缘光滑，与食管连接处或囊本身均无狭窄收缩切迹。

（2）食管膈上憩室：有一狭窄颈部与食管相连。

七、贲门失迟缓症

【临床表现】

贲门失迟缓症主要的病理变化是食管神经异常，吞咽时食管体部无推进性收缩、食管下括约肌松弛障碍。临床表现为吞咽困难、胸骨后不适、食管反流。常继发吸入性肺炎、

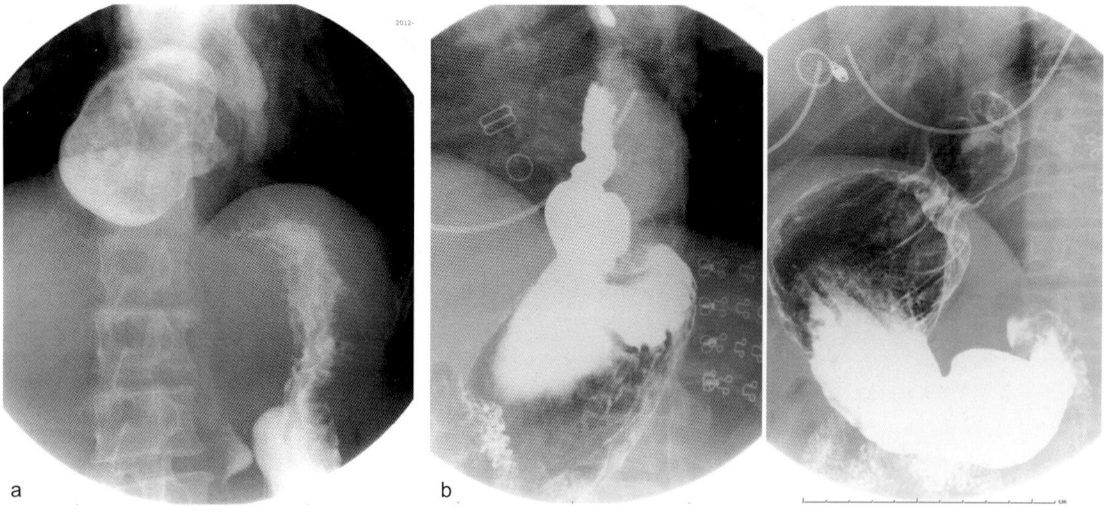

图5-2-8 食管裂孔疝

a.膈上可见较大的疝囊，位于食管旁，贲门在膈下与食管相连；b.膈上见疝囊，疝囊上与食管括约肌相连，疝囊两侧可见膈食管环形成的对称切迹，疝囊内见黏膜皱襞，与胃的皱襞相连

食管炎、食管憩室。

【X 线表现】

钡剂造影：典型贲门失迟缓症钡剂造影时，食管体部缺少蠕动波，食管下端呈漏斗状狭窄，边缘光滑整齐，称作“鸟嘴状”改变（图 5-2-9）。立位吞钡时，食管体部呈不同程度的扩张。根据扩张的程度分为 3 度。Ⅰ度扩张直径<3.5cm，病变范围仅位于食管下段；Ⅱ度扩张直径 3.5 ~ 6cm，其范围波及食管下 1/3 段；Ⅲ度扩张直径>6cm，其部位已达食管下 2/3 段。

【鉴别诊断】

（1）贲门癌和食管下段癌：贲门失迟缓征造影时给予亚硝酸异戊酯吸入有时可使失迟缓征的狭窄暂时轻度开放，可与恶性肿瘤鉴别。

（2）食管良性肿瘤：钡剂造影可见食管外压改变，黏膜光滑完整。

（3）食管化学烧伤性狭窄：有化学烧伤史，造影可见不规则狭窄。

（4）弥漫性食管痉挛：弥漫性食管痉挛造影时食管腔出现向心性狭窄，使食管呈串珠状，但食管下括约肌可以松弛。

八、弥漫性食管痉挛

【临床表现】

弥漫性食管痉挛表现为同时相性强烈的非推进性持续收缩或重复性收缩。临床表现为间歇性胸痛、吞咽困难、反流、胃灼热。

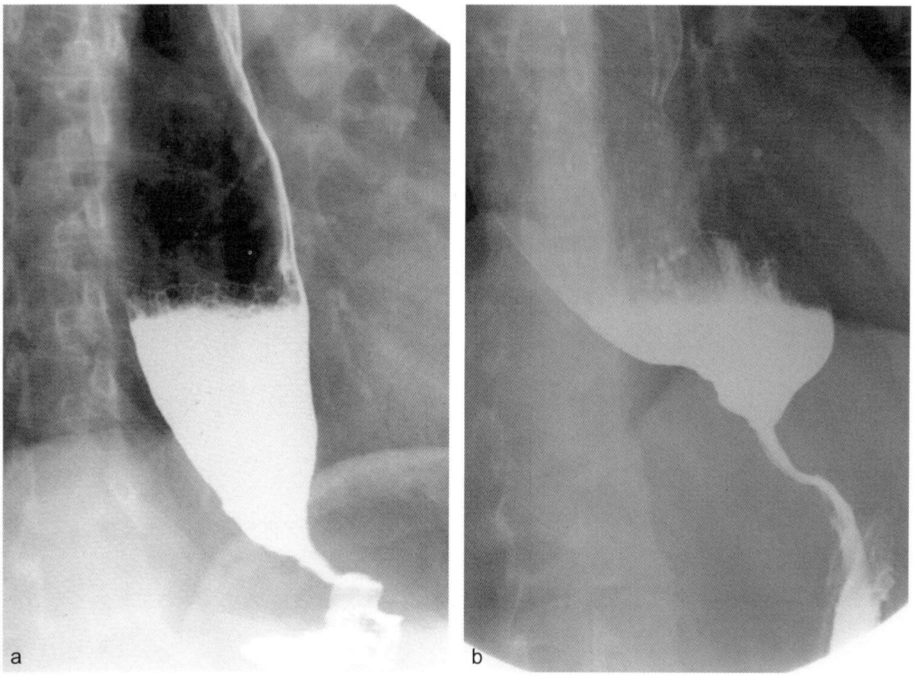

图 5-2-9 贲门失迟缓症

食管下段扩张，下端呈漏斗状狭窄，边缘光滑整齐呈“鸟嘴状”改变

【X 线表现】

弥漫性食管痉挛是功能障碍，常间歇性发生，所以钡剂造影表现多种多样。在食管痉挛时，食管下段蠕动性收缩减弱，而出现无推进性的第三收缩波，严重痉挛时，食管内钡剂呈螺旋状、串珠状、卷曲状，甚至假憩室形成（图 5-2-10）。

【鉴别诊断】

（1）胃食管反流性疾病：反流常引起食管黏膜炎症、糜烂、溃疡等改变，钡剂造影食管下段黏膜皱襞紊乱。

（2）贲门失迟缓症：钡剂造影表现多较典型，鉴别较容易。但贲门失弛缓症早期，造影表现多不典型，需要测压来进行鉴别。

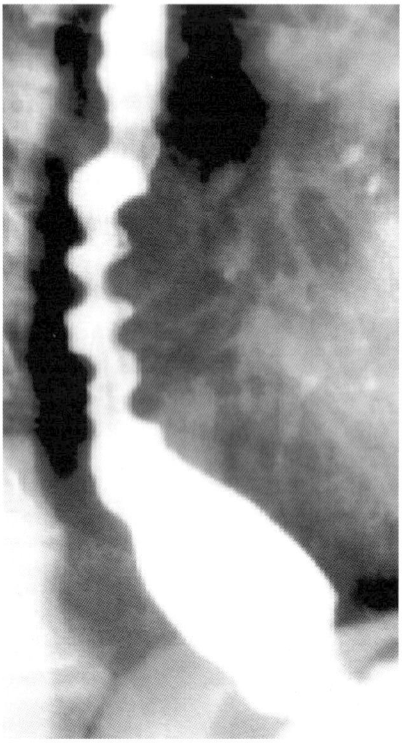

图 5-2-10　弥漫性食管痉挛

食管边缘呈波浪状，食管内钡剂呈螺旋状

九、食管肿瘤

（一）平滑肌瘤

【临床表现】

食管良性肿瘤和肿瘤样病变在食管肿瘤中约占 20%，其中 50% ～70% 为平滑肌瘤。可分为起自黏膜的乳头状瘤、腺瘤、息肉；起自黏膜下层的平滑肌瘤、脂肪瘤、血管瘤、囊肿等。平滑肌瘤大部位于食管的下 1/3，主要为壁在性病变，也可向腔外生长。临床表现为吞咽食物有停顿感，吞咽固体食物较为困难。

【X 线表现】

平滑肌瘤食管造影呈圆形、卵圆形或半丘状壁在性肿物，管腔偏心性狭窄，边缘光滑锐利。切线位肿物与食管交界呈钝角。钡剂通过时，肿瘤周围钡剂环绕，形成“环形征”（图 5-2-11）。

【鉴别诊断】

（1）食管其他良性肿瘤：脂肪瘤、血管瘤等 X 线鉴别困难，CT 可提供信息。

（2）血管异常对食管的压迹：可通过血管造影证实。

（二）食管癌

【临床表现】

早期食管癌仅侵及黏膜及黏膜下层，分为斑块型、乳头型、糜烂型及平坦型。进展期食管癌分为：①髓质型，肿瘤多累及食管周径的大部或全部；②蕈伞型，肿瘤扁平，多限于管壁周径的一部分；③溃疡型，肿瘤仅累及食管周径的一部分，呈一较深的溃疡；④缩窄型，病变累及全周食管呈明显环行狭窄；⑤腔内型，肿瘤呈圆形或卵圆形突入腔内，常有一较宽的基底与食管相连。早期食管癌往往无明显症状，有时有胸骨后不适、异物感等。中晚期典型的临床症状是进行性吞咽困难、梗阻、声音嘶哑等。

【X 线表现】

1. 早期癌

（1）斑块型：病变处黏膜不规则，粗细不均，可有小龛影，局部管壁较僵硬，扩张受限。

（2）乳头型：肿瘤呈乳头状充盈缺损，边界清楚，局部黏膜中断（图 5-2-12 a）。

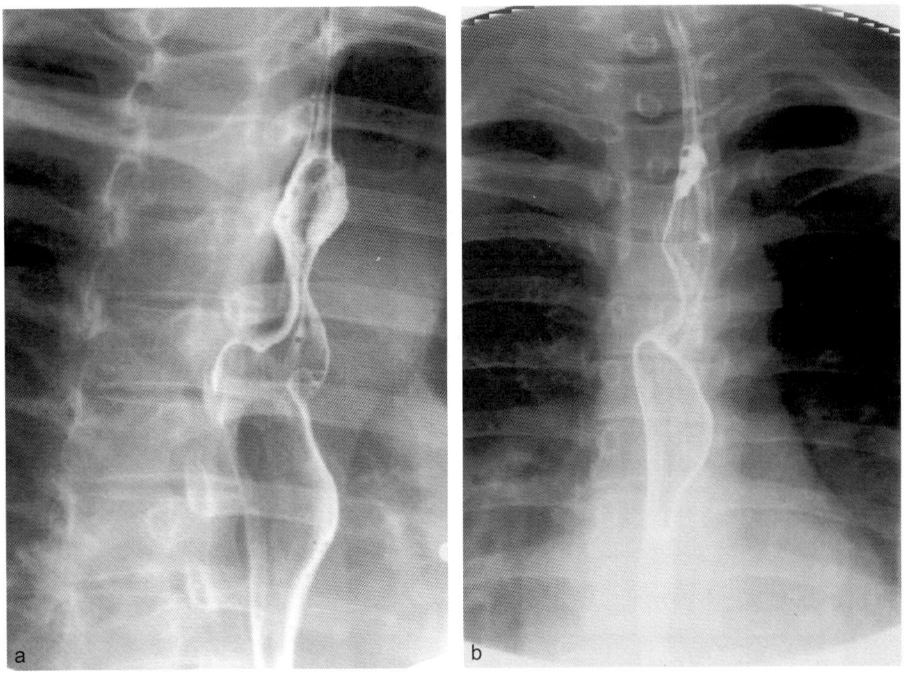

图 5-2-11　食管平滑肌瘤

食管下段上段局限性充盈缺损，边缘光滑、锐利，肿瘤周围钡剂环绕，形成“环形征”

（3）糜烂型：黏膜紊乱中断，有不规则存钡区，管壁舒张受限。

（4）平坦型：钡剂造影时可无阳性表现，有时局部管壁较僵硬。

2. 进展期癌

（1）髓质型：病变多侵及食管全周，呈不规则的充盈缺损，管腔狭窄，黏膜破坏，常有大小不等的龛影（图 5-2-12b）。

（2）蕈伞型：病变常只侵犯部分管壁，呈蕈状扁平的充盈缺损，有条状与肿物一致的龛影，黏膜破坏（图 5-2-12c）。

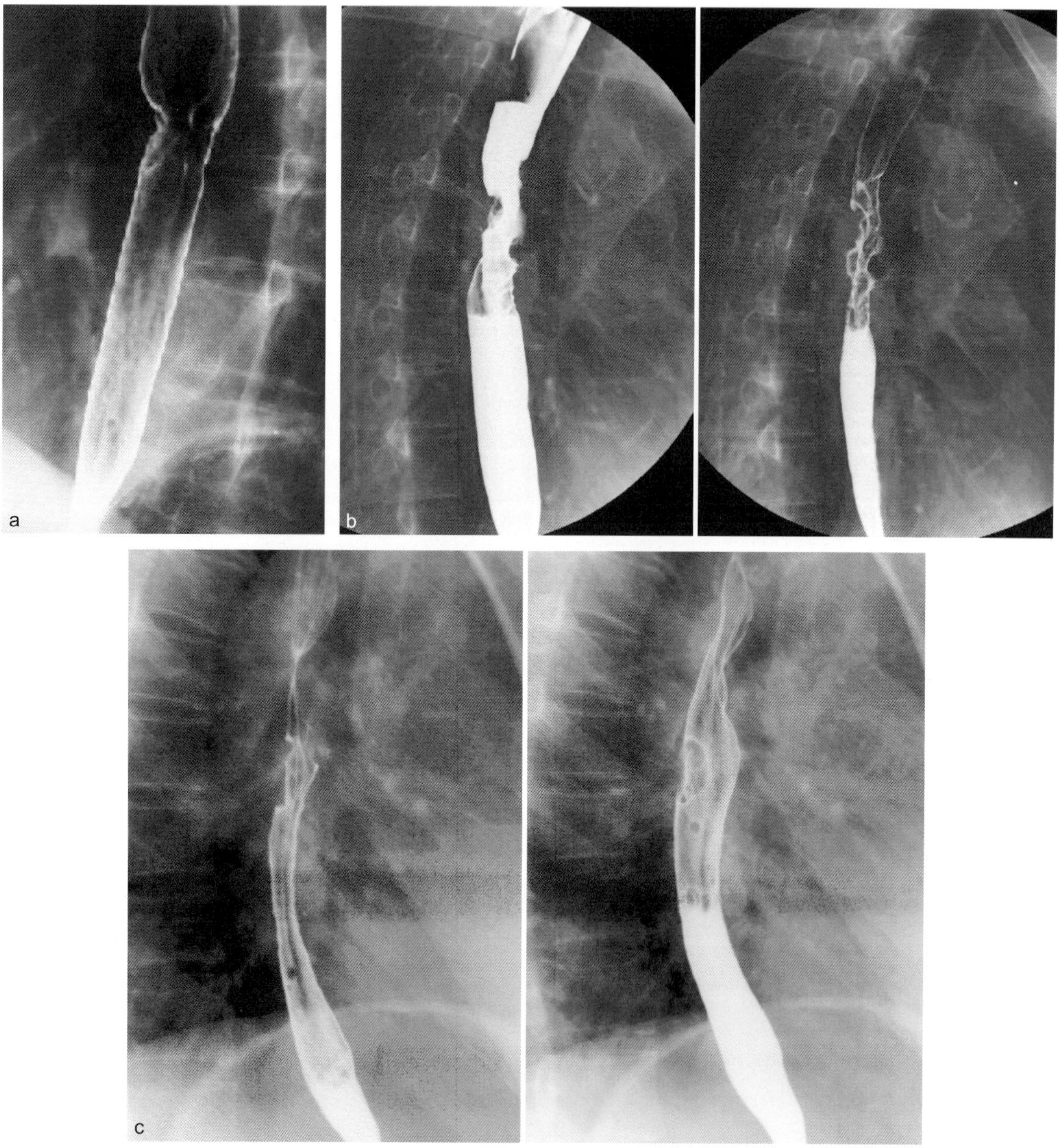

图 5-2-12 食管癌

a. 早期食管癌，食管下段局部呈乳头状充盈缺损，相应黏膜紊乱；b. 进展期食管癌（b. 髓质型；c. 蕈伞型）

（3）溃疡型：病变只侵犯部分管壁，表现为较深的龛影，管腔狭窄不明显，黏膜破坏。

（4）缩窄型：病变累及食管全周，管腔呈环状或漏斗状狭窄，范围短，局部黏膜平坦，近端食管明显扩张。

（5）腔内型：病变处见息肉状充盈缺损，表面有糜烂或浅溃疡所致的钡斑影，局部管腔明显增宽膨大。

【鉴别诊断】

（1）消化性食管炎：病变早期食管造影示食管下段痉挛性收缩，黏膜增粗或模糊。后期病变因纤维化可出现管腔狭窄，边缘光整，病变与正常食管间移行带不锐利，常伴食管裂孔疝和胃食管反流病。

（2）食管静脉曲张：食管壁柔软，静脉曲张造成的充盈缺损在不同的时相有一定的变化，患者往往有肝硬化病史，无吞咽困难症状。

（3）外压性改变：纵隔肿大淋巴结、大血管及纵隔内其他病变均可造成食管受压变窄，一般边缘光整，局部黏膜变平，但无破坏。

第三节　胃及十二指肠病变

一、胃炎

（一）慢性胃炎

【临床表现】

慢性胃炎的病程迁延，大多无明显临床症状。部分患者有消化不良的表现，包括上腹饱胀不适、无规律性腹痛、嗳气、反酸、恶心、呕吐等，并无特异性。

【X 线表现】

部分慢性胃炎患者的钡剂造影检查可无阳性表现。部分出现黏膜层增厚和黏膜皱襞增厚，表现为整个胃的黏膜增宽，可达 1cm 以上，且排列走向异常（图 5-3-1）。胃小区不同程度增大，且大小不一、形态不规则。

【鉴别诊断】

（1）消化性溃疡：以上腹部周期性、规律性疼痛为主，钡剂造影典型溃疡可见龛影，不典型需要内镜检查鉴别。

（2）胃癌：胃壁僵硬，蠕动减弱，黏膜中断破坏，可见不规则充盈缺损或龛影。

（二）慢性胃窦炎

【临床表现】

胃窦炎的胃肠道症状较明显，有时颇似消化性溃疡，可有反复小量的上消化道出血，为发生急性糜烂所致。

【X 线表现】

钡剂造影检查可发现胃窦部黏膜皱襞增粗，呈横行或纵横交叉排列，以至于胃壁轮廓呈锯齿状，但其形态是规则的，锯齿边缘也很光滑，有时还可见息肉样病变（图 5-3-2）。

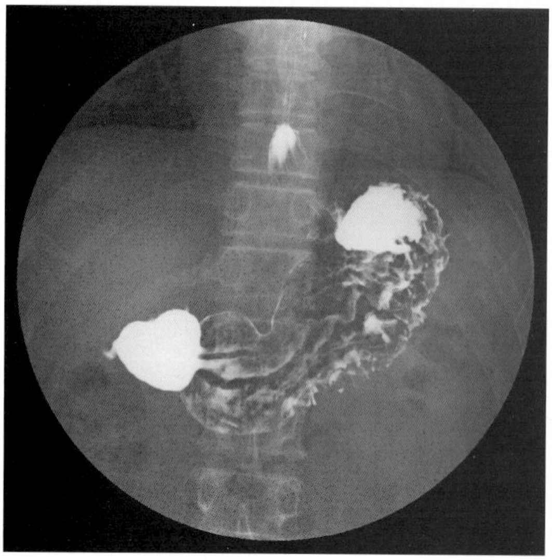

图 5-3-1 慢性胃炎
黏膜皱襞增厚，排列走向异常

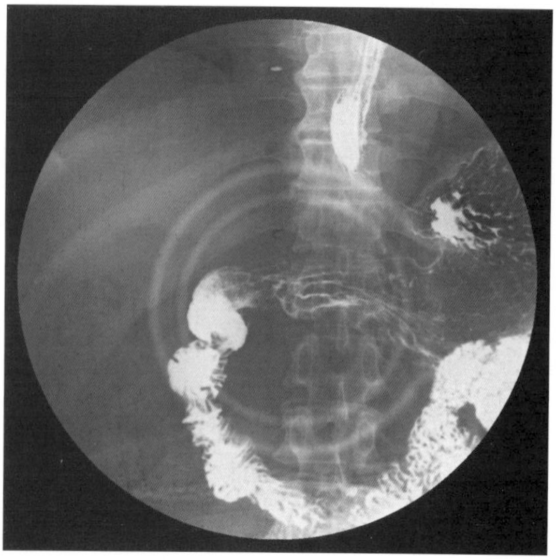

图 5-3-2 慢性胃窦炎
胃窦部黏膜皱襞增粗，局部息肉样病变

胃窦部易激惹，出现不规则痉挛性收缩。

【鉴别诊断】

慢性胃窦炎需要与胃窦部溃疡鉴别，胃窦部溃疡可见龛影，黏膜纠集，与胃窦炎黏膜增粗不同。

（三）化学腐蚀性胃炎

【临床表现】

吞服腐蚀剂后最早出现的症状为口腔、咽喉、胸骨后及中上腹部剧烈疼痛，常伴吞咽疼痛、咽下困难、恶心呕吐。严重者可出现食管、胃壁穿孔症状，患者可出现虚脱或休克。

【X 线表现】

急性期一般不宜做上消化道钡餐检查，急性期过后，钡餐检查可表现为胃窦黏膜增粗、紊乱，食管狭窄，胃腔变形，胃窦部狭窄或幽门梗阻。

【鉴别诊断】

需与急性化脓性胃炎鉴别，急性化脓性胃炎起病急，以败血症和急性腹膜炎为主要表现，患者有寒战、发热、上腹明显压痛，随着病情的发展可出现胃穿孔和腹膜炎表现，外周血白细胞增加，以中性粒细胞升高为主。

二、胃息肉

【临床表现】

胃息肉为黏膜组织增生，并向胃腔内突出的肿块，其病变可能是肿瘤性的、炎症性的，也可以是再生性或错构瘤性的，临床症状较少见，偶有腹痛、腹胀、嗳气、黑便等。

【X 线表现】

气钡双对比造影对微小息肉、多发息肉有很大作用。胃息肉可发生在胃的任何部位，胃窦部最常见，其次胃体部，可单发或多发。一般表现为孤立圆形、类圆形软组织充盈缺损，表面光整或呈乳头状改变，周围黏膜正常（图 5-3-3），位置固定不变，带蒂者可移动。也可多发呈簇状或散在分布，其大小差异较大。

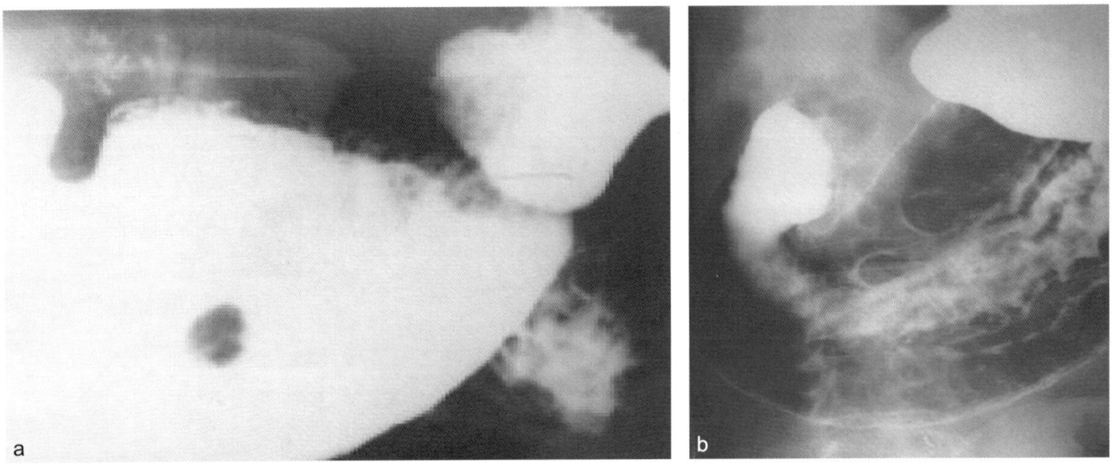

图 5–3–3　胃息肉

a. 胃充盈相示胃体部充盈缺损；b. 气钡双重造影示胃体部充盈缺损，边缘光滑

【鉴别诊断】

（1）胃黏膜巨大肥厚病：表现为黏膜皱襞粗大，典型者呈脑回样改变，形状可随蠕动改变而变化。

（2）息肉型胃癌：表现为形态不规则的充盈缺损，质硬、触之不变形，邻近胃壁僵硬，蠕动消失。

三、胃及十二指肠憩室

（一）胃憩室

【临床表现】

胃憩室是一种少见病，多无症状，也可引起上腹部不适，当发生溃疡、出血或穿孔等并发症时，可出现相应的症状。

【X 线表现】

胃憩室一般呈圆形或类圆形囊袋状，其边缘锐利，轮廓光整，突出于胃腔外，可见胃黏膜伸入其中（图 5-3-4）。如憩室内发生炎症，囊袋形态可不规则，边缘毛糙，其内钡剂充盈不均。

【鉴别诊断】

胃憩室囊袋轮廓光整，可见胃黏膜进入囊袋内，较易与胃良性溃疡鉴别。但憩室有炎

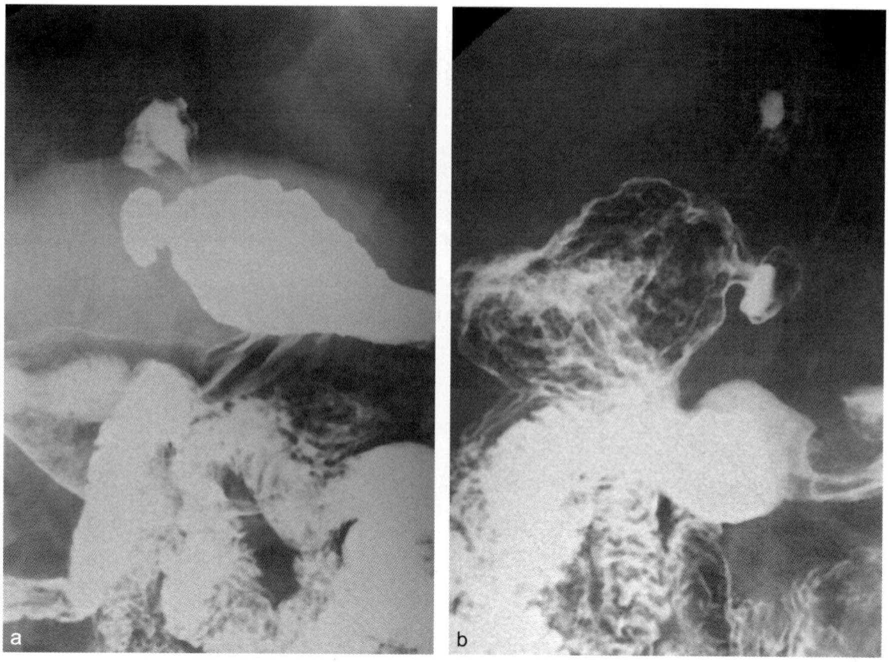

图 5-3-4 胃底憩室

胃底部可见一小囊袋状影突出于胃腔外，轮廓光整，以狭颈与胃腔相连，可见胃黏膜伸入其中

症时，轮廓不光整，有时会与穿透性溃疡相混淆，一般穿透性溃疡见不到黏膜伸入溃疡内。

（二）十二指肠憩室

【临床表现】

十二指肠憩室比较常见，多发生十二指肠降部。一般不引起症状，只有其继发并发症时，才会出现上腹不适、脐周隐痛、进食后饱胀、嗳气、恶心、呕吐等症状。

【X 线表现】

在钡剂造影检查中，典型十二指肠憩室呈突向腔外的圆形或椭圆形囊袋状影，轮廓光滑，有狭颈，可见十二指肠黏膜伸入其中（图 5-3-5）。

【鉴别诊断】

十二指肠憩室 X 线造影检查，典型表现诊断不难，当继发炎症、脓肿、溃疡、穿孔和瘘管等并发症时，需要结合临床症状及内镜检查明确。

四、胃及十二指肠静脉曲张

（一）胃静脉曲张

【临床表现】

通常伴有食管静脉曲张，多是门静脉曲张的并发症之一，所以它伴有门脉高压的其他临床表现，如肝大、脾大、脾功能亢进、腹水等，患者出现呕血或黑便。同时大出血可引起肝组织严重缺氧，容易导致肝性脑病。但有少数人并无明显临床症状。

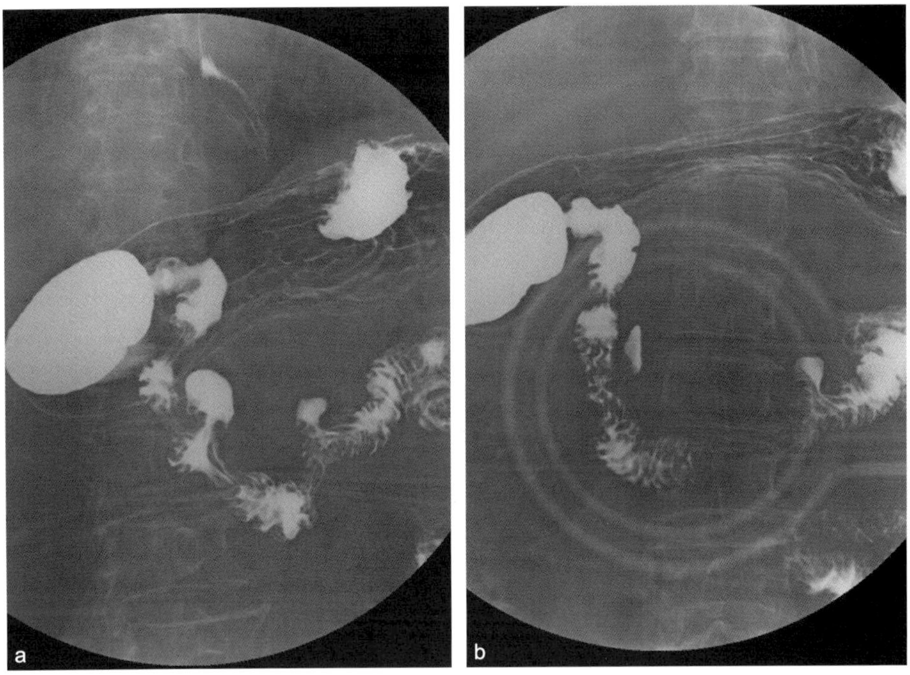

图 5-3-5 十二指肠降部憩室

十二指肠降部及水平部可见囊状影突出于肠腔外，轮廓光整，以狭颈于肠曲相连，可见黏膜伸入其中

【X 线表现】

胃底静脉曲张的 X 线表现为形态多样、边缘光滑的充盈缺损。如果黏膜下曲张的静脉呈葡萄状，可表现为许多直径为 1 ~ 2cm 的圆形、椭圆形或弧形的透亮影（图 5-3-6）。肿块型胃底静脉曲张有时需要与胃底贲门部的癌肿相鉴别。一般来说癌肿形成的软组织肿块影形态极不规则，周围黏膜破坏，附近胃壁僵硬。

【鉴别诊断】

（1）胃底贲门部的肿瘤：肿瘤软组织肿块形态不规则，周围黏膜破坏，附近胃壁僵硬，如侵及贲门区可引起梗阻症状。而静脉曲张仅有黏膜皱襞增粗，胃壁柔软。

（2）胃黏膜巨大肥厚：钡剂造影检查表现为黏膜明显增粗、扭曲、紊乱和息肉样改变，往往见于全胃，单发胃底少见。

（二）十二指肠静脉曲张

【临床表现】

典型的十二指肠静脉曲张可出现弥漫性黏膜皱襞增厚，几乎总是伴有食管静脉曲张，还可并发胃肠道出血。

【X 线表现】

单独的十二指肠静脉曲张可表现为孤立的充盈缺损。

【鉴别诊断】

上消化道造影检查定性困难，需与十二指肠溃疡、十二指肠息肉及十二指肠黏膜下肿瘤鉴别，定性检查有赖于内镜检查。

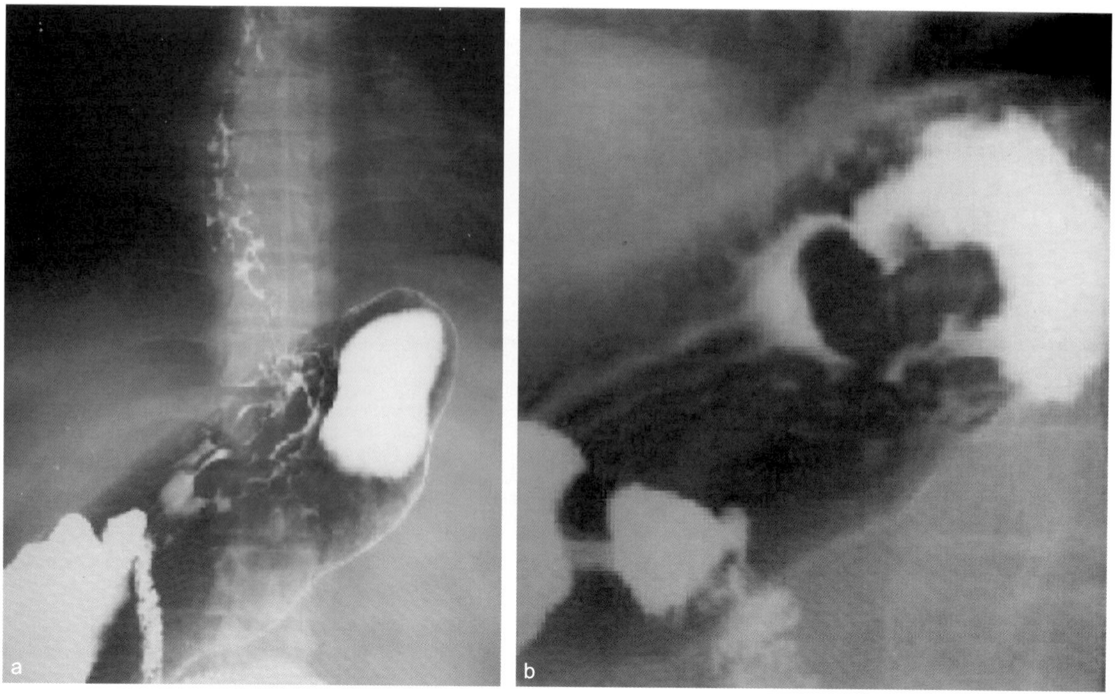

图 5–3–6 胃底静脉曲张

a. 食管下段及胃底贲门区黏膜明显不规则、扭曲，见多发圆形及椭圆形透亮影；b. 胃底贲门区充盈缺损，边缘欠光整

五、胃及十二指肠溃疡

（一）胃溃疡

【临床表现】

胃溃疡通常是指胃的慢性消化性溃疡，好发于胃小弯角切迹附近。反复发作性上腹部疼痛为主要症状，有时可反射至背部。疼痛可为钝痛、胀痛、刺痛，疼痛时间多在餐后半小时至 2h 内，进食后可缓解。此外，食欲缺乏、嗳气、反酸、恶心、呕吐等也较常见。严重者可并发急性胃肠道出血，呕血呈咖啡色，便血呈柏油样。

【X 线表现】

胃溃疡的直接征象是龛影。切线位观察，龛影凸出于胃内壁轮廓之外，腔外龛影呈乳头状、半圆形或锥形。边缘大部光滑整齐，密度均匀，底部平坦。正面观察，龛影的轮廓锐利，呈圆形或椭圆形钡斑，其边缘光滑整齐（图 5-3-7）。

因溃疡四周胃壁各层均有水肿、炎症细胞浸润和纤维组织增生，形成溃疡周围组织肿胀、增厚、隆起，龛影口部常常有一圈黏膜肥厚所造成的透明带，此为良性溃疡的特征，依其范围可表现如下。①黏膜线：为溃疡口部一条宽 1 ~ 2mm 光滑整齐的透亮线。②项圈征：为龛影口部宽 0.5 ~ 1cm 边界光整的透亮区。③狭颈征：龛影口部明显狭小，使龛影犹如具有一个狭长的颈。

【鉴别诊断】

溃疡性胃癌：恶性溃疡的龛影位于胃轮廓之内，边缘可见指压迹、裂隙征、尖角征，龛影周围黏膜线局限、长短不一、粗细不均匀；而良性溃疡的龛影位于胃轮廓外，龛影边

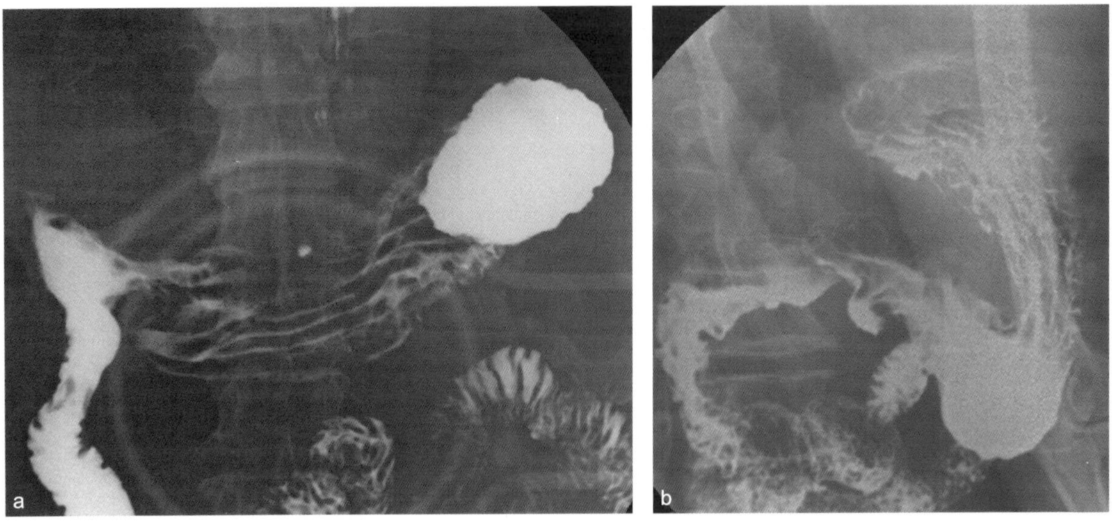

图 5–3–7　胃溃疡

a. 胃小弯侧溃疡，气钡双对比造影示胃小弯侧半圆形腔外龛影；b. 胃窦部溃疡，胃窦部腔外龛影，龛影周围黏膜均匀纠集，窦部形态不规则

缘可见狭颈征黏膜线，环堤周围黏膜线边缘光整、密度均匀、宽度相等，龛影周围黏膜均匀纠集、直达龛边。

（二）十二指肠溃疡

【临床表现】

十二指肠溃疡好发于球部，其次是球后。好发于青壮年，男性多于女性。中上腹周期性、规律性疼痛、伴嗳气、反酸。疼痛多在餐后 3 ~ 4h 出现，持续至下次进餐。疼痛也可于晚间睡前或半夜出现。当溃疡发生并发症时，可出现呕咖啡样物、黑粪、梗阻、穿孔等相应临床表现。

【X 线表现】

十二指肠球部溃疡的主要征象是龛影和畸形。球部龛影通常需用充盈加压法或双对比造影法才能显示。正位像表现为球部类圆形或米粒状钡斑，其边缘光滑整齐，周围常有一圈透亮带，或放射状黏膜纠集。切线位，球部溃疡呈突出腔外的小锥形、乳头状或半圆形龛影。畸形是球部溃疡常见而重要的征象（图 5-3-8）。

【鉴别诊断】

（1）与愈合性溃疡鉴别。愈合性溃疡一般无龛影，如有点状钡斑，系瘢痕形成的浅凹陷所致，其轮廓模糊而较浅淡，纠集的黏膜尖端靠拢、交叉以及原有临床症状消失等，与活动性溃疡不同。

（2）与正常的黏膜沟加以鉴别。黏膜沟一般较深，走行有一定的规律，边缘锐利整齐，且较浓密。线状溃疡形成的线状沟比较浅淡，边缘多呈锯齿状，或串珠状，形状和位置固定，与正常黏膜沟不同。

（3）腹部器官的炎症，如十二指肠炎、十二指肠周围炎、胆囊炎和阑尾炎等，皆可引起壶腹部变形。炎症所致痉挛过后壶腹部仍可充盈，呈正常形态，无恒定变形和假憩室，不难与十二指肠溃疡鉴别。

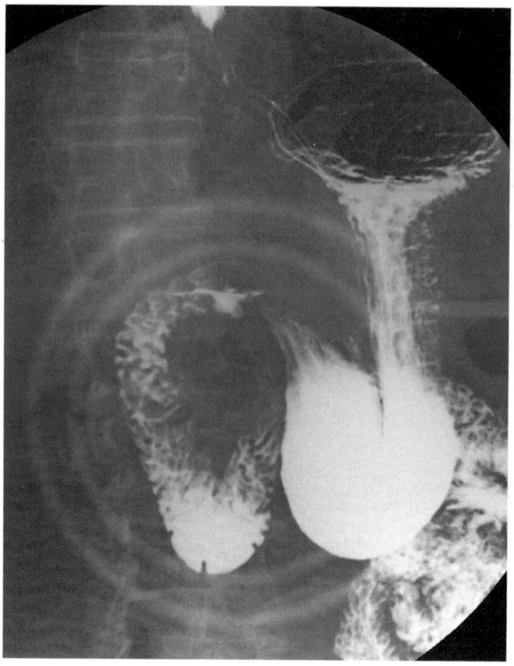

图 5-3-8　十二指肠球部溃疡
十二指肠球部形态不规则，可见类圆形钡斑，周围黏膜纠集

六、胃及十二指肠肿瘤

（一）胃癌

【临床表现】

早期胃癌指癌组织仅侵及黏膜和黏膜下层，未侵润肌层，且不论其是否已有淋巴结转移。它可分为：①隆起型：癌肿隆起高度 >5mm。②浅表型：癌灶比较平坦，不形成明显的隆起或凹陷，又可分为三个亚型，浅表隆起型、浅表凹陷型、浅表平坦型。③凹陷型：癌灶凹陷深度 >5mm，形成溃疡。进展期胃癌指癌组织越过黏膜下层，侵及肌层以下者，分为以下几型。①结节蕈伞型：肿瘤呈结节或息肉状向胃腔内生长。②盘状蕈伞型：肿瘤边缘高起外翻呈盘状，中央有溃疡。③局部溃疡型：溃疡较深，边缘隆起，周围浸润不明显。④浸润溃疡型：溃疡底盘较大，向壁内浸润明显，切面界限不清。⑤局部浸润型：肿瘤向周围扩展呈浸润性生长，表面可有糜烂或浅溃疡。⑥弥漫浸润型：又称皮革胃，肿瘤在胃壁内浸润性生长，累及胃大部或全胃（图 5-3-9）。

胃癌可发生于胃的任何部位，以胃窦幽门区相对多见。早期多无明显症状，典型的临床症状表现为胃肠道梗阻，出现腹部饱胀、隐痛、自动限制饮食、呕吐宿食。随着病情发展，可发生吞咽困难、消瘦、贫血、上腹部扪及肿块。

【X 线表现】

1. 早期胃癌的 X 线征象

（1）在充盈相或双对比相中可发现：腔壁张缩异常，腔壁平直，腔壁内凹，毛糙，复线征等。

（2）隆起型早期胃癌：充盈相可显示病灶所在胃壁轮廓毛糙不整，形态较僵硬；加压

X 线片上可显示胃腔内有不规则充盈缺损，可合并有小的不规则龛影。

（3）凹陷型早期胃癌：主要分析凹陷病灶的特征（境界、表面和深度）以及周围纠集的黏膜皱襞形态。凹陷病变形态通常不规则，呈星芒状。凹陷病变周围纠集的黏膜皱襞可有锥状、杵状、中断或融合等改变。

2. 进展期胃癌的 X 线征象　影像学通常把进展期胃癌分为蕈伞型、溃疡型、浸润型和混合型。蕈伞型胃癌 X 线特征为癌肿向腔内生长形成腔内较大菜花样肿块，表面凹凸不平（图 5-3-10），充盈相上显示为分叶状充盈缺损，如癌肿表面有溃疡，则加压相时在充盈缺损影中见钡影残留。溃疡型胃癌 X 线特征为存在于癌肿中的恶性溃疡，大而浅，形态不规则的龛影，其底部位于胃轮廓之内，充盈加压可见环堤征、裂隙征（图 5-3-11、图 5-3-12）。

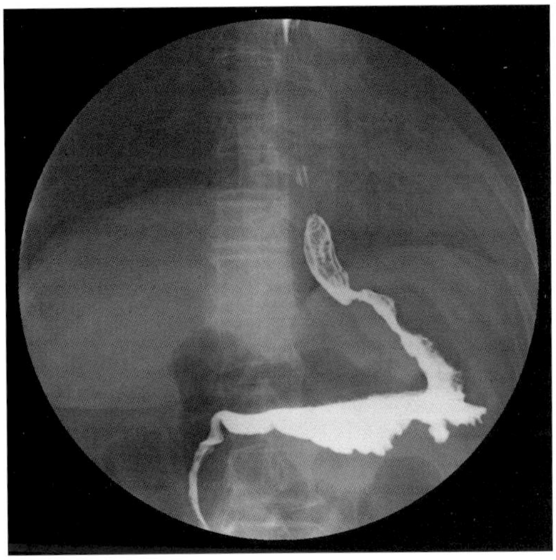

图 5-3-9　皮革胃

胃腔明显缩小，胃壁僵硬，胃黏膜破坏

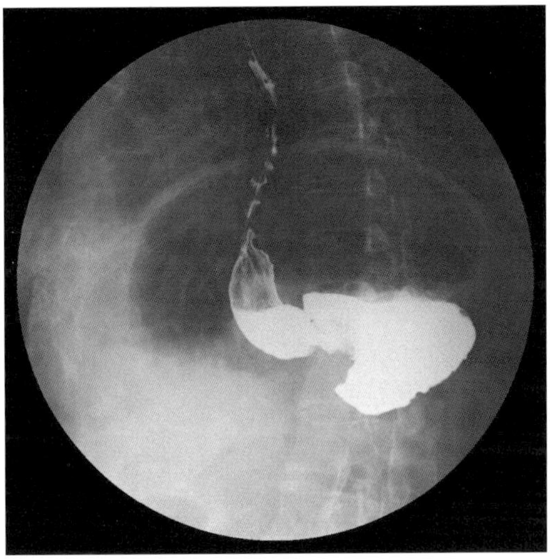

图 5-3-10　胃贲门癌

胃贲门部充盈缺损，表面凹凸不平

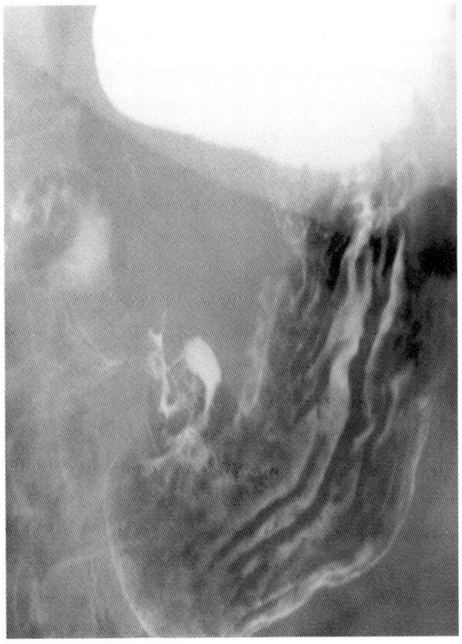

图 5-3-11　胃窦癌

胃窦部恶性溃疡，形态不规，周围黏膜中断

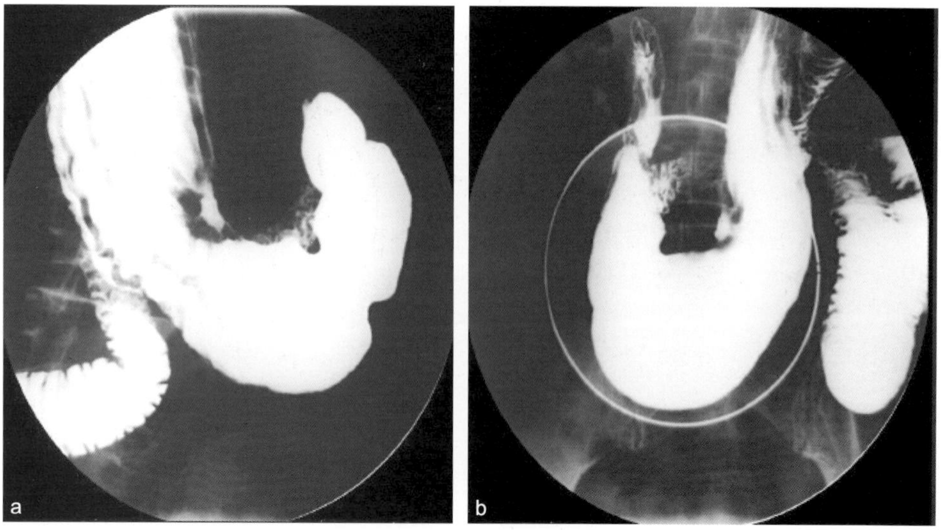

图 5-3-12 胃小弯溃疡型胃癌

胃小弯侧龛影，内缘不规则，见多个尖角，龛影位于胃轮廓内，可见环堤征及指压征

龛影周围纠集的黏膜中断破坏。邻近胃壁表现为僵硬、蠕动消失等。浸润型癌：弥漫型呈皮革样胃（图 5-3-9），双对比相时显示胃黏膜皱襞消失或呈颗粒样增生改变。局限浸润型则表现为病变段胃壁的局限性增厚、僵硬和黏膜皱襞变平、增粗、破坏。

【鉴别诊断】

胃癌的影像学表现多样，主要是在癌（恶性）与非癌（良性）之间鉴别。

1. 早期胃癌的鉴别诊断

（1）隆起型早期胃癌的鉴别诊断：实际上就是识别是否为胃良性息肉的问题。胃息肉大于 10mm 者，一半以上为恶性，大于 20mm 者大多为恶性；病灶基底的宽径大于其高度时，恶性的可能性大；表面不光整，凹凸不平，尤当视为恶性或局部有恶变。

（2）凹陷型早期胃癌的鉴别诊断：早期胃癌均有向平面扩散而不向纵深发展的特点，龛影周围黏膜皱襞变僵或中断、近端变窄或呈杵状，甚而发生相邻的两条皱襞彼此融合，这颇能表明其为向平面扩散而显示不均衡发展之特征。同时，如果龛影周围之胃小区和胃小沟有明显破坏表现，或在其附近有不规则小结节影或邻近一小段胃壁略有僵硬，亦具有鉴别为恶性病变的意义。

2. 进展期胃癌的鉴别诊断

（1）息肉型进展期胃癌的鉴别诊断：需与腺瘤性息肉、绒毛状腺瘤及胃平滑肌瘤相鉴别。良性胃腺瘤大都体积较小而表面光没，且其中多数有蒂柄。细致观察瘤体附着处的胃壁是否柔软，并适当加压以判明瘤体所形成之充盈缺损影是否有一定程度的变形。如有变形，就表明该病灶之质地较柔软。此外，经手法推挤与改变体位能观察到瘤体能向各个方向移动，即提示附有蒂柄，对鉴别诊断很有帮助。平滑肌瘤如顶部无继发溃疡，则其表面光洁，双对比相常能显示上覆之受不同程度推挤然仍完好的黏膜结构，偶有溃疡，则其龛影常较小而规则，且不偏心。

（2）溃疡型与溃疡浸润型进展期胃癌的鉴别诊断：良性溃疡龛影的口部较为光滑，黏膜皱襞辐辏基本匀称，无指压痕及裂隙片。腔内龛影是癌性溃疡的 X 线征象，溃疡龛影周围黏膜皱襞的辐辏是否基本匀称，是否有指压痕及裂隙征，这对二者的鉴别具有一定价值。

（3）浸润型进展期胃癌的鉴别诊断：硬化和环状狭窄是浸润型进展期胃癌的主要特征之一，后者通常发生于幽门处而逐渐侵犯近端，当其尚在胃窦的局部范围时，需与僵直性胃窦炎相鉴别。仔细观察胃黏膜皱襞的形态变化，以及是不是蠕动波中断、消失，即所谓"蠕动跳跃性"表现，应作为鉴别的要点。胃窦炎常示黏膜皱襞增粗、扭曲而无破坏表现；反之，则应考虑为癌。

（二）十二指肠癌及壶腹周围癌

【临床表现】

十二指肠癌大多为乳头状腺癌，壶腹周围癌来源有胆总管末端开口，胰管开口及十二指肠壁的黏膜。临床症状表现为反复发作的恶心、呕吐，食后饱胀及黑便。壶腹周围癌还出现阻塞性黄疸。

【X 线表现】

X线诊断价值有限，晚期可引起十二指肠狭窄梗阻，肿瘤有时可使十二指肠圈呈倒"3"征（图 5-3-13），低张十二指肠双对比造影能显示肿瘤形成的充盈缺损，黏膜破坏，大而不规则的溃疡。

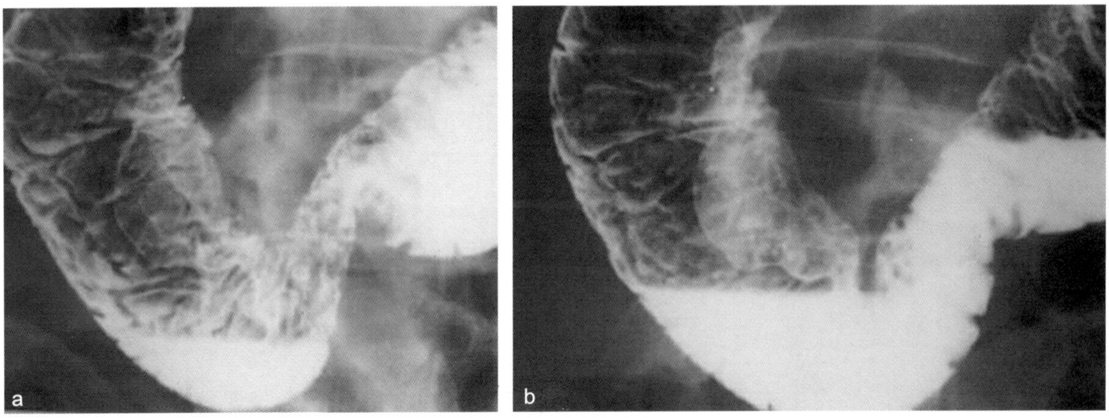

图 5-3-13　壶腹周围癌

十二指肠降部可见充盈缺损，黏膜破坏

【鉴别诊断】

壶腹周围癌黄疸出现较早，壶腹周围十二指肠和远端胆总管被胰腺隔开，十二指肠癌不侵犯壶腹，黄疸的比例及程度较低，内镜逆行胰胆管造影（ERCP）可明确肿瘤来源和性质。

（三）胃十二指肠类癌

【临床表现】

发生胃十二指肠的类癌较少见，瘤体通常较小，有穿过肠壁侵犯肠系膜，形成肿块远大于胃肠壁内原发病灶的倾向。早期通常没有临床症状，仅肝转移者可出现面部潮红、腹泻、支气管痉挛等类癌综合征症状。

【X 线表现】

胃类癌大多发生在胃窦部小弯侧，十二指肠类癌多位于十二指肠第一部或第二部。胃肠钡剂造影双对比相上可显示区域分布的直径 2 ~ 3mm 小结节聚集。

（四）胃及十二指肠淋巴瘤

【临床表现】

胃肠道淋巴瘤可分为原发性及继发性。胃肠道恶性淋巴瘤多见于成人，常见临床表现有上腹部疼痛、食欲缺乏、恶心、便血等。较为特征的是实质性肿块较大，但通常不引起胃肠道狭窄。

【X 线表现】

胃钡剂造影检查发现中、晚期胃淋巴瘤不难，X 线上表现为溃疡、息肉样肿块、胃壁浸润、黏膜皱襞增粗，胃壁受浸润但并不僵硬，胃腔变小不明显，仍可见蠕动波（图 5-3-14）。

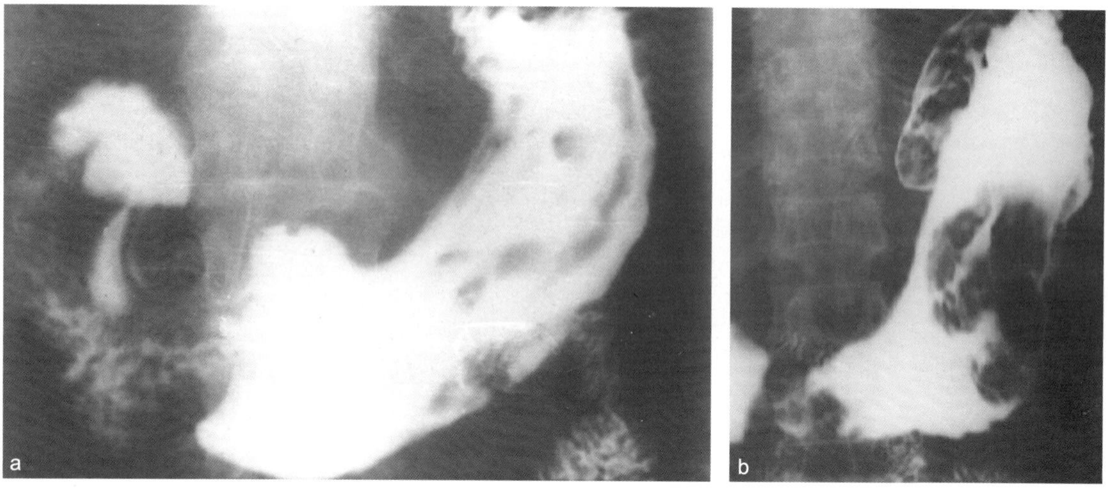

图 5–3–14 胃淋巴瘤

a. 胃大弯侧不规则充盈缺损，胃腔变小不明显；b. 胃淋巴瘤肿块型，胃体见巨大不规则形肿块突向腔内，局部充盈缺损

【鉴别诊断】

早期淋巴瘤于胃双对比造影上可显示黏膜上较浅的溃疡及局限性黏膜皱襞增粗，与早期胃癌鉴别有赖于内镜活检。中晚期淋巴瘤 X 线上表现为溃疡、息肉样肿块、胃壁浸润及黏膜皱襞增粗。它们分别需要与胃癌、炎症及良性溃疡鉴别。胃淋巴瘤溃疡周边隆起大多光滑而规则，胃淋巴瘤息肉样肿块常较大，直径大于 5.0cm，突入胃腔。胃淋巴瘤的壁内侵犯范围较广，可达全胃，胃壁受浸润但并不僵硬，胃腔变形不明显，可见蠕动波。

七、肥厚性幽门狭窄

【临床表现】

肥厚性幽门狭窄是由于胃幽门环状肌高度肥厚引起，本病为新生儿常见的消化道畸形。进行性加重的呕吐为本病的主要症状，在右上腹肋缘下腹直肌外缘处可触及肿块，为肥厚的幽门肌。

【X 线表现】

腹部平片可见胃充气扩张。钡餐检查表现为胃扩张，钡剂通过幽门管延迟，幽门管呈细长线样征（图 5-3-15）。

【鉴别诊断】

儿童肥厚性幽门狭窄主要需与幽门痉挛、幽门前瓣膜疾病鉴别，幽门线状征为该病特征性表现，幽门痉挛用解痉剂后呕吐很快消失。

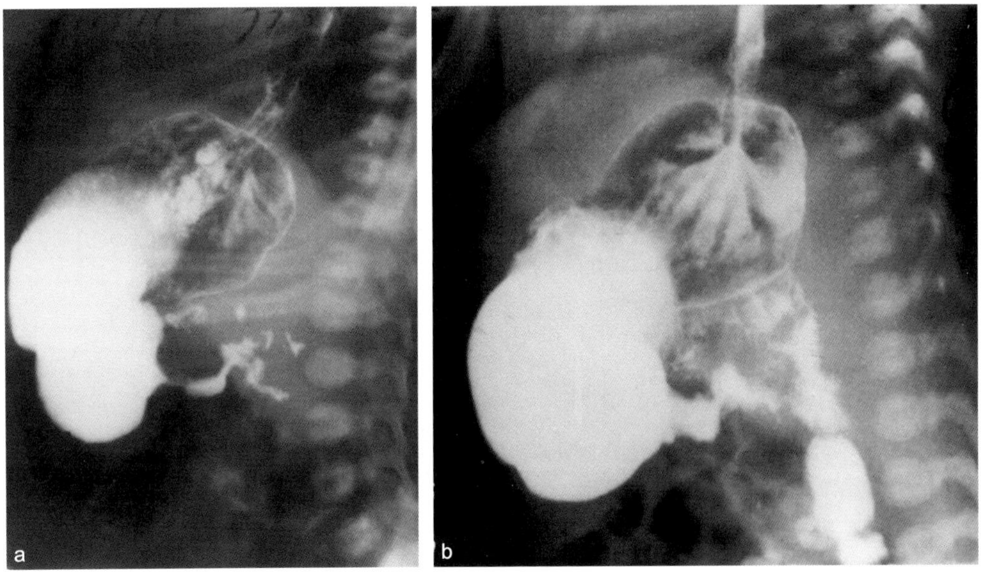

图 5-3-15　肥厚性幽门狭窄

幽门管变窄，呈细长线样，边缘光整

八、胃扭转

【临床表现】

根据扭转方式不同分为 3 型：①器官轴型或纵轴型，绕胃纵轴（贲门与幽门连线）向上翻转，致胃大弯向上，胃小弯向下；②网膜轴型或横轴型，绕横轴向左或向右翻转，致胃窦、胃体向左上方，胃底向右下移位；③混合型，兼有上述两型。急性胃扭转可表现为上腹部阵发性绞痛，有严重的恶心，后期还可出现腹膜炎的症状和体征。慢性为扭转可有发作性餐后紧压感、左上腹烧灼感、疼痛、嗳气、恶心和呕吐等。

【X 线表现】

急性胃扭转腹部平片可见胃显著扩大，可见两个液平。钡剂造影见食管下端梗阻，梗阻端尖削。绕胃纵轴旋转型胃扭转的钡剂造影可见食管和胃交界处位置减低，胃窦的位置升高，胃大弯翻向上，形成凸面向上的弧形，而胃小弯向下（图 5-3-16）。绕胃横轴旋转型胃扭转较少见，扭转角度较小时，正位见胃体和胃窦前后重叠，扭转角度较大时，正位可

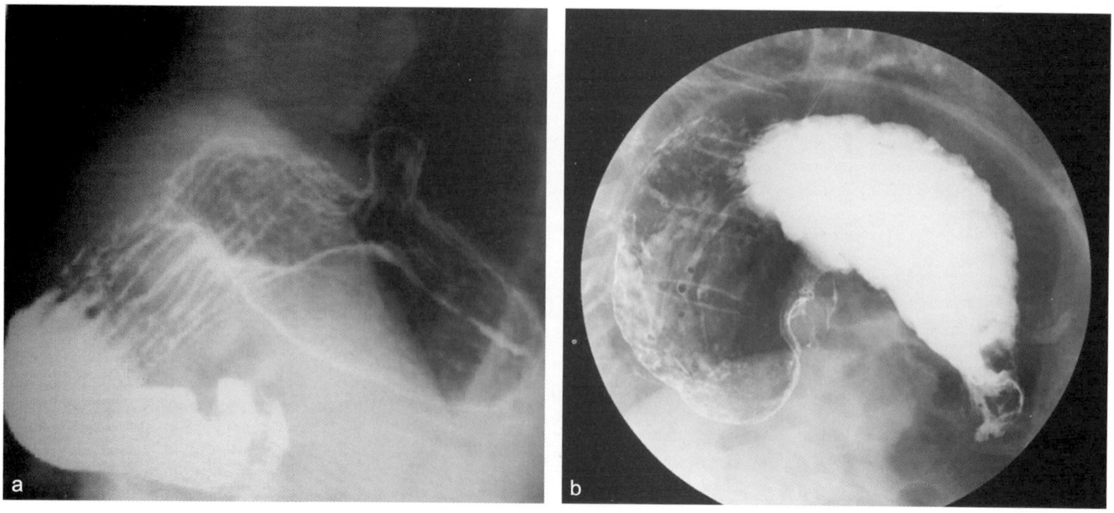

图 5-3-16 胃扭转（纵轴型）
胃大弯翻向上，形成凸面向上的弧形，而胃小弯向下

见胃窦位于胃体左侧。

【鉴别诊断】

（1）先天性肥厚性幽门狭窄：典型幽门管呈细线状，可见平行细线条状影，即“双轨征”，为钡剂通过肥厚的幽门肌皱襞隙所致。

（2）贲门弛缓（胃食管反流）：钡餐X线检查见贲门畅开，当卧位扪压腹部时，钡液即从胃反流到食管内。

（3）水平横胃：与胃扭转鉴别困难。十二指肠球部常水平弯向胃窦后方，球顶指向脊柱，这与胃扭转时的球顶向下显然不同，也是两者的鉴别要点之一。

九、十二指肠淤积综合征

【临床表现】

十二指肠淤积综合征是指由于肠系膜根部的血管压迫十二指肠水平段，或者是由于十二指肠动力功能异常或迷走神经功能障碍所引起的梗阻，一般表现为上腹部饱胀感、恶心呕吐、嗳气等，症状可因体位的改变而减轻，如俯卧、胸膝卧位。

【X线表现】

可见十二指肠的上部和降部明显扩张，在十二指肠水平段横跨脊柱的部位可见一条于肠腔垂直的线状透亮影压迫其上（图5-3-17）。十二指肠的黏膜皱襞完整，十二指肠蠕动亢进，并可出现逆蠕动，有时见钡剂反流入胃腔内。

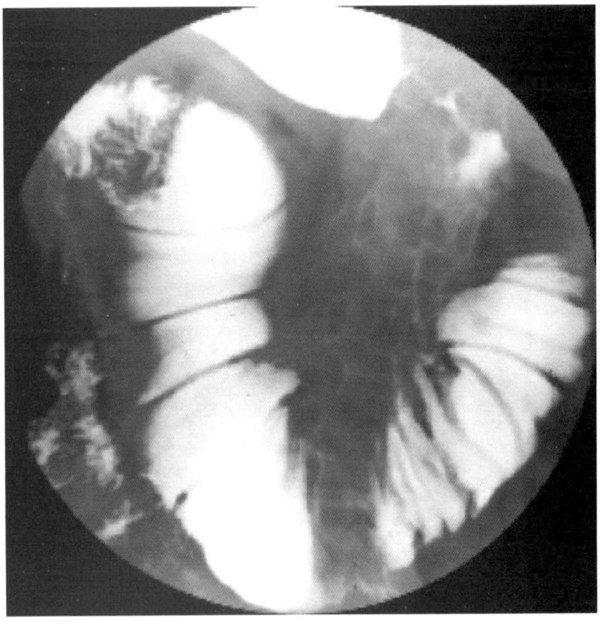

图 5-3-17　十二指肠淤积综合征

十二指肠降部扩张，水平段横跨脊柱的部位可见线状透亮影压迫其上

第四节　小肠、结肠及直肠病变

一、克罗恩病

【临床表现】

为好发于青壮年的消化道慢性非特异性肉芽肿性炎性病变。主要表现为腹痛、腹泻、发热，伴消瘦、贫血、大便潜血阳性等，可有肠梗阻、局限性腹膜炎等并发症。

【X 线表现】

病变以回肠末端和结肠多见。呈单发或多发，节段性，受累肠段与正常分界清楚。早期黏膜及黏膜下层充血、水肿，X 线表现为肠黏膜皱襞增粗、变平，病变进一步发展，黏膜下层大量肉芽组织增生，肠壁增厚、肠间距增宽，黏膜面出现卵石样或息肉样充盈缺损，如有溃疡形成则出现大小不一的纵形龛影。病变轮廓不对称，呈一侧僵硬凹陷，相对侧肠轮廓外膨，形成假憩室样囊袋状征象（图 5-4-1）。后期肠壁纤维化，黏膜皱襞消失，肠腔呈线状不规则狭窄，狭窄段以上肠管不同程度扩张。本病并发脓肿形成时，平片局部可见软组织密度影，其内可见蜂窝状透光区，钡餐造影可见不规则钡影进入其中；并发瘘管形成时可见病变区钡影通向另一肠曲或腹壁；并发肠梗阻时则见肠曲单发或多发狭窄，其近段肠管扩张。

【鉴别诊断】

本病为好发于回肠末端的特征与 X 线节段性非对称性病变，卵石征及纵形溃疡，肠管

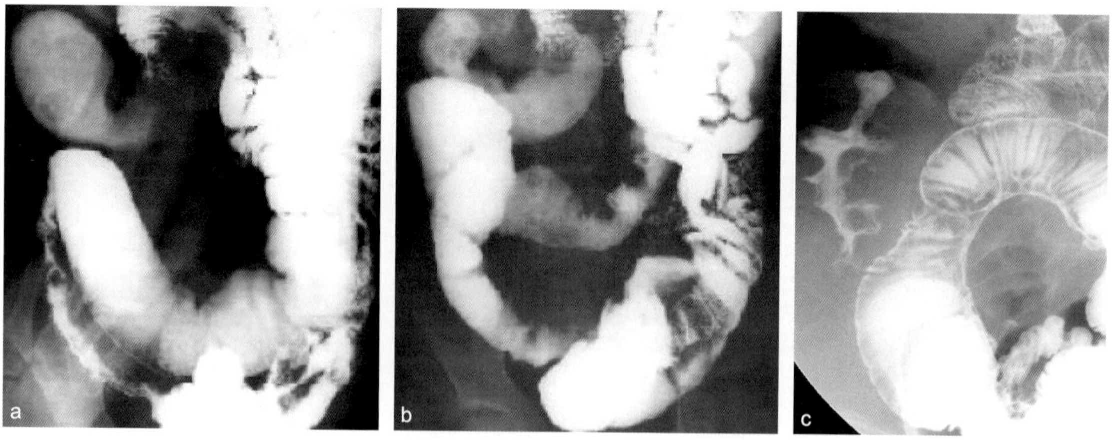

图 5-4-1 小肠克罗恩病

a、b. 肠腔多发、节段性管腔狭窄，呈细线状，肠壁边缘毛糙，呈毛刷状改变。c. 回肠局部狭窄，管壁边缘有多个小尖刺状钡斑突出（a、b 图片引自白人驹 . 医学影像诊断学 .2 版 . 北京：人民卫生出版社，2006.）

狭窄及内外瘘形成等。本病需与肠结核相鉴别，两者鉴别较困难。肠结核主要以激惹、痉挛收缩为主，病变为移行性，无假憩室样改变及卵石征，肠外形常不固定，较少形成瘘管与窦道。

二、肠结核

【临床表现】

本病好发于青壮年，常继发于肺结核，由咽下含结核菌的痰液引起。主要表现为腹痛，以右下腹为主，伴腹泻、便秘或二者交替出现。还可出现恶心、呕吐及低热、盗汗、食欲缺乏等结核中毒症状。

【X 线表现】

肠结核好发于回盲部，分为溃疡型和增殖型，以溃疡型多见。消化道造影为主要检查方法。

溃疡型肠结核早期常表现为肠管痉挛、收缩、张力高，有激惹征象，造影剂经过病变肠段时快速通过，多次观察该段肠管始终未见充盈或收缩呈细线状，称“跳跃征”。病变肠段黏膜增粗、紊乱，溃疡形成时可见斑点状小龛影，充盈的肠管边缘呈不规则锯齿状（图 5-4-2a）。溃疡穿破肠壁可形成脓肿或瘘管。

增殖型肠结核主要表现为盲肠和升结肠的狭窄、缩短和僵直，黏膜紊乱、增粗，呈小息肉样改变，回盲瓣增生、肥厚，使盲肠内侧壁凹陷变形、末端回肠扩大及小肠排空延迟。末端回肠受累时表现为短段的狭窄与僵直，黏膜皱襞紊乱和息肉样改变，甚至可出现不全梗阻征象（图 5-4-2b、c）。

本病后期可并发肠粘连，肠管排列紊乱、聚集，不易分开，部分肠道轮廓可出现尖角。

【鉴别诊断】

依上述 X 线征象，结合临床表现，本病诊断不难。主要需与克罗恩病鉴别，有时鉴别困难需病理确诊，干酪样坏死为本病鉴别要点。增殖型肠结核需与肿瘤鉴别，后者充盈缺

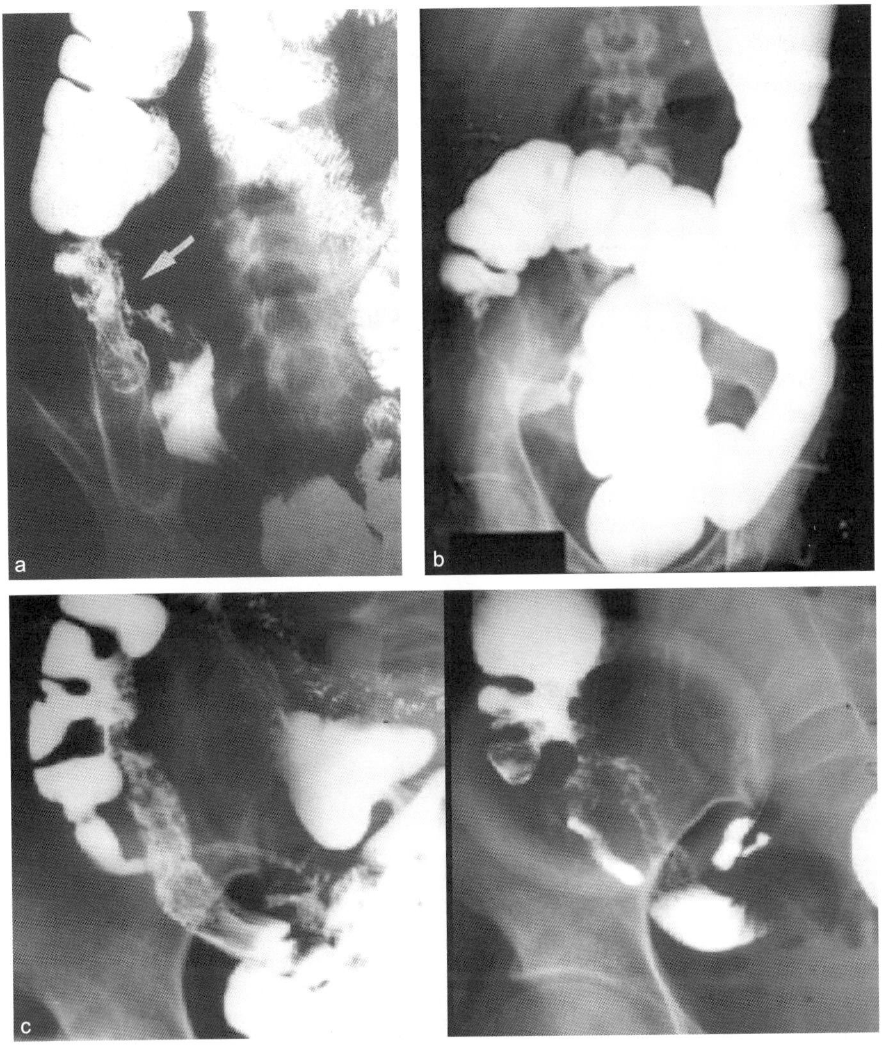

图 5–4–2　回盲部肠结核

a. 回肠末端及盲肠黏膜皱襞紊乱，管腔缩窄变形；b. 盲肠、升结肠见充盈缺损，管腔狭窄如线状；c. 回肠末端多发息肉样充盈缺损，回盲部管腔变形

损较大，境界清楚局限，而肠结核充盈缺损小而局限，伴管腔不规则缩窄、缩短。

三、溃疡性结肠炎

【临床表现】

本病是一种非特异性大肠黏膜的慢性炎性病变，青壮年多见，大多起病缓慢，发作期与缓解期交替。主要表现为腹痛、腹泻伴里急后重，大便不成形，带黏液或脓血。

【X 线表现】

本病一般由直肠向上连续发展，直肠、乙状结肠及左半结肠的病变较明显，病变的对称性、连续性、一致性为其特点。平片诊断价值有限，疑中毒性巨结肠时，腹部平片可见结肠高度扩张、积气积液并可见长液平。

急性症状减轻后可行钡剂灌肠检查。早期病变主要为结肠黏膜层充血、水肿、白细胞浸润，形成无数微小脓肿，微小脓肿融合扩大形成溃疡。X线表现为结肠黏膜增粗、紊乱，结肠袋变少、变浅，肠腔变窄，边缘见细小毛刺状突起或“T”形龛影，溃疡之间的肠黏膜呈颗粒状、息肉状改变（图5-4-3）。本病晚期改变主要为肠壁纤维化，X线可见肠腔狭窄，肠管缩短，狭窄的肠管光滑而僵硬，无结肠袋及黏膜纹可见。

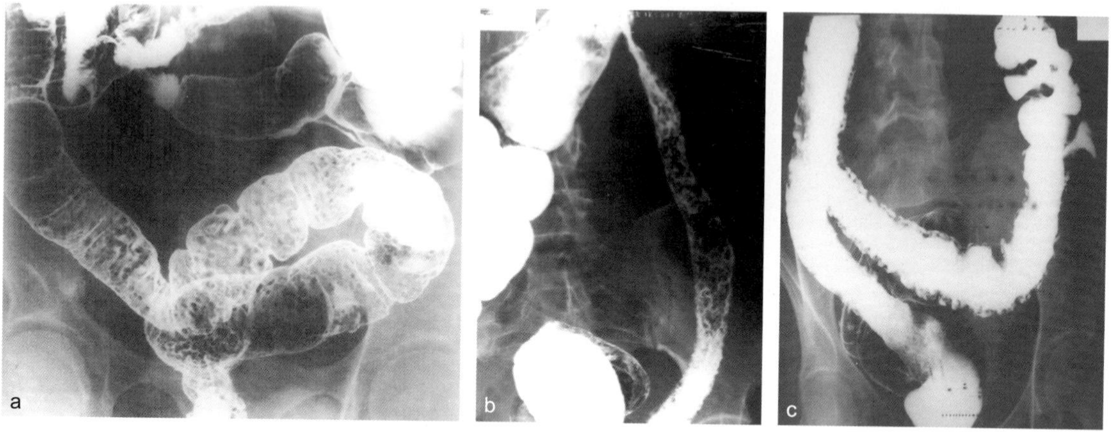

图5–4–3 溃疡性结肠炎

a.乙状结肠见多发息肉状充盈缺损，其内见点状小龛影；b.降结肠、乙状结肠结肠袋减少，肠腔缩窄，边缘见细小毛刺状突起，结肠黏膜增粗、紊乱，呈息肉状充盈缺损，其内见小龛影；c.结肠边缘见多发纽扣状、“T”形龛影（中国人民解放军总医院供图）

【鉴别诊断】

（1）与结肠克罗恩病相鉴别，病变呈不对称节段性，黏膜呈卵石征，晚期窦道形成。溃疡性结肠炎X线表现为以左半结肠为重的多发细小溃疡。

（2）与家族型息肉综合征鉴别，本病有家族史，除无数大小不等的息肉外，一般无结肠炎表现，临床以便血为主。

四、小肠和结肠憩室

【临床表现】

指小肠或结肠肠壁局限性囊袋状突出，多见于中老年人。多数无症状，并发憩室炎时可有腹痛、恶心、呕吐及腹泻等不适，还可并发肠梗阻、憩室穿孔或出血等。

【X线表现】

小肠憩室多见于空肠上段，结肠憩室多见于乙状结肠中上段及降结肠。憩室可单发或多发，直径数毫米到数厘米。X线平片价值不大，巨大憩室局部有略呈圆形的小泡影，其内可见液平。钡餐检查和结肠钡灌肠造影：充盈相肠管旁系膜侧可见圆形、边缘光滑的囊状阴影突出于肠腔轮廓之外，其内黏膜皱襞通过颈部与肠腔黏膜相延续为其特点（图5-4-4）。并发憩室炎时，憩室外形多不光整，粘连、固定，其内黏膜皱襞增粗，附近肠管

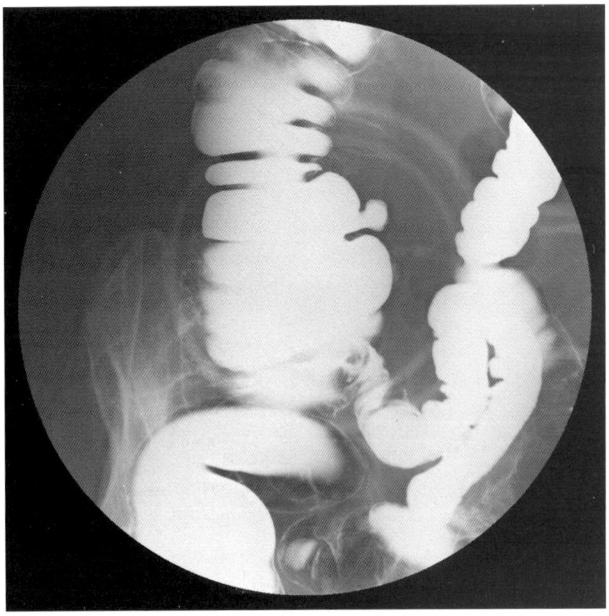

图 5-4-4　结肠憩室
升结肠内侧见囊袋状影突出于肠腔轮廓之外

可有痉挛、激惹或变细表现。

【鉴别诊断】

消化道造影显示突出于肠腔轮廓之外的囊袋状影，其内黏膜与肠腔黏膜相续为本病诊断要点。

五、小肠肿瘤

（一）良性肿瘤

小肠良性肿瘤依其发病率依次为腺瘤、间质瘤、血管瘤、脂肪瘤。其他少见良性肿瘤包括纤维瘤、神经源性肿瘤、畸胎瘤等。

【临床表现】

肿瘤较小时可无症状，肿瘤较大时可出现腹痛、腹部肿块、便血、贫血等，并发肠梗阻或肠套叠则引起剧烈腹痛、恶心、呕吐及肛门停止排便排气等。

【X 线表现】

小肠腺瘤多发生于近端小肠。钡餐造影：肠腔内可见圆形、椭圆形充盈缺损，带长短不一的蒂，可活动，其表面可有点状溃疡，肠壁柔软、蠕动正常。

小肠间质瘤起源于肠道间质组织，可向壁内或壁外发展，多为单发，边界清晰。以往被诊断为平滑肌瘤或平滑肌肉瘤，目前多数人认为它是一种具有潜在恶性的肿瘤，主要依靠肿瘤大小、镜下核分裂象多少来判断良恶性，X 线诊断较困难。肿瘤向腔内生长时，该处黏膜变平，钡餐造影时可见圆形、椭圆形充盈缺损，切面观呈偏心性半月形充盈缺损，其内可有龛影，局部管腔变窄。肿瘤向壁外生长为主时，可造成附近肠管受推压移位，梗阻相对轻（图 5-4-5）。

（二）小肠恶性肿瘤

【临床表现】

包括腺癌、恶性间质瘤、恶性淋巴瘤、纤维肉瘤、类癌、转移癌等，以前三者多见。常见症状为腹痛、恶心呕吐、少量胃肠出血及腹块，可并发肠梗阻和肠套叠。

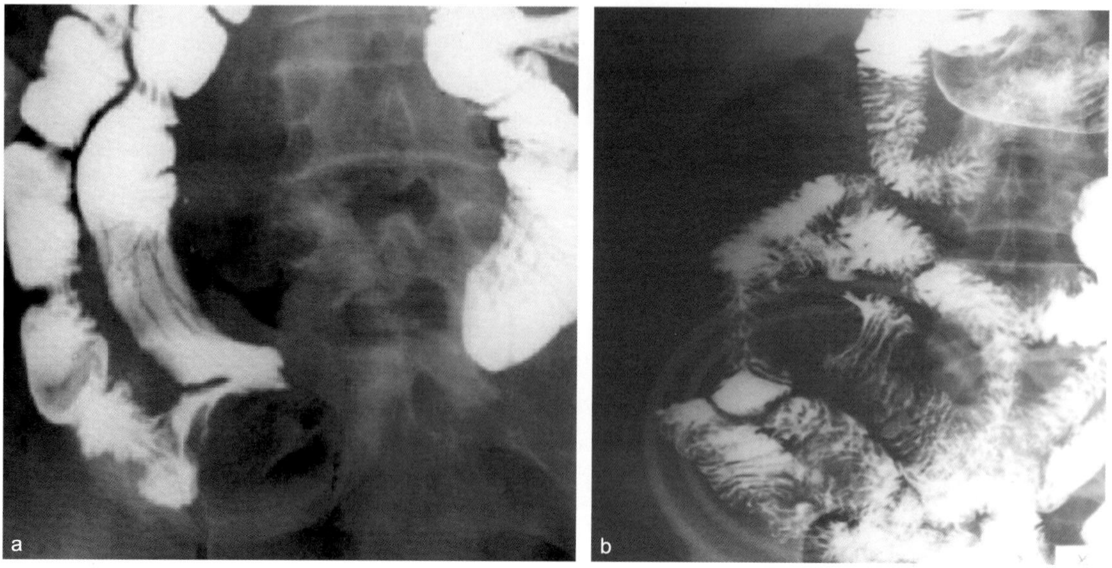

图 5–4–5　小肠间质瘤

a. 空肠内可见边缘光滑的类圆形充盈缺损，表面可见条形钡斑；b. 回肠内类圆形充盈缺损，边界光滑

（中国人民解放军总医院供图）

【X 线表现】

腺癌多发生于十二指肠及近端小肠，肿瘤可呈息肉样突向肠腔或浸润肠壁形成环形狭窄。钡餐造影表现为局限性不规则充盈缺损，呈息肉状、菜花状，可有大而不规则溃疡，局部肠管环状狭窄，黏膜破坏消失，肠壁僵硬（图 5-4-6、图 5-4-7）。局部们及肿块并有压痛。本病与正常肠管分界明确，肿瘤较大时造成梗阻。

小肠淋巴瘤起源于肠壁黏膜下淋巴组织。回肠远端多见。侵犯肠管的范围往往较长，以管壁增厚、僵硬为主，梗阻程度相对较轻（图 5-4-8），常伴肠系膜及腹膜后淋巴结肿大，甚至融合成团。

六、结肠息肉和息肉综合征

（一）结肠息肉

结肠息肉为隆起于结肠黏膜上皮表面的局限性病变，可以是广基底的、短蒂或长蒂的。

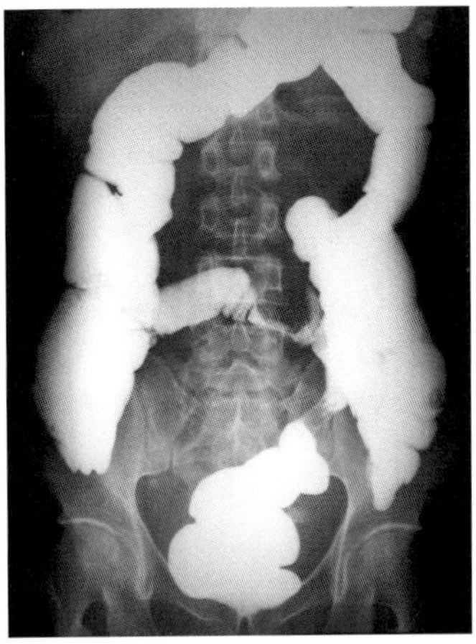

图 5-4-6　回肠腺癌
回肠下段肠壁僵硬，肠腔狭窄，其内见不规则充盈缺损

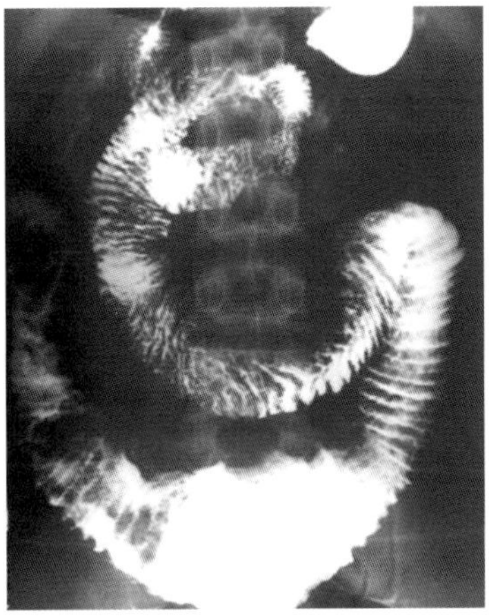

图 5-4-7　空肠腺癌
空肠局部肠黏膜破坏，见不规则充盈缺损，肠腔轻度狭窄

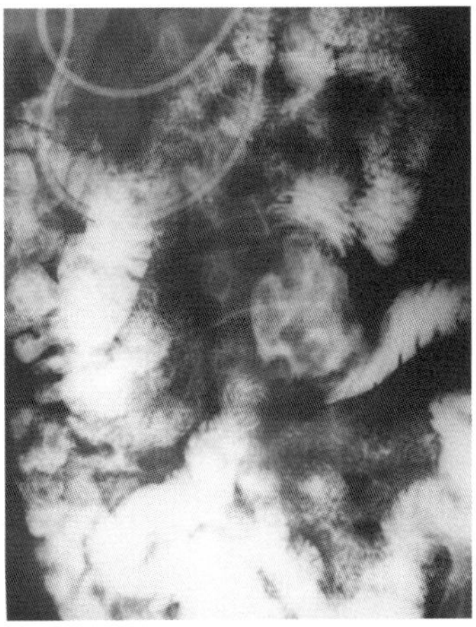

图 5-4-8　小肠淋巴瘤
空肠黏膜紊乱，见不规则充盈缺损，肠腔狭窄不明显（中国人民解放军总医院供图）

若结肠内有为数甚多的息肉存在即称息肉综合征。

【临床表现】

本病多见于儿童，好发于直肠和乙状结肠，可单发或多发，单发多见。可无任何不适，或表现为无痛性便血，不与粪便混合。当息肉继发感染时，可出现黏液脓血便，息肉还可诱发肠套叠。

【X 线表现】

结肠气钡双重造影显示较佳，呈圆形或椭圆形充盈缺损，可呈分叶状，边缘光整。可带蒂或不带蒂，带蒂的息肉可在一定范围内活动（图 5-4-9）。

结肠息肉有癌变的可能，当出现息肉短期内迅速增大，形态由原来的圆形、椭圆形变为不规则形，息肉的蒂缩短或消失等征象时，高度提示癌变可能。

（二）结肠息肉综合征

1. 大肠多发性息肉症　是一种常染色体显性遗传疾病，发生恶变的倾向很大。大肠息肉分布范围极其广泛，往往从盲肠到直肠布满息肉。多数出现便血、腹痛、腹泻和黏液便表现。钡剂灌肠检查：充盈相可见整个大肠内有无数大小不等的充盈缺损，结肠袋正常，无激惹征象；气钡双对比显示为许多彼此靠近、密度增加的环形阴影（图 5-4-10）。

2. Peutz-Jeghers 综合征（简称 P-J 综合征）　是一种常染色体显性遗传疾病，主要为息肉伴色素沉着。雀斑样色素沉着多分布于唇颊黏膜，口腔周围皮肤、鼻黏膜及指（趾）、足底等。多发性息肉以小肠，尤其空肠最多见，结肠即使受累也较小肠病变轻（图 5-4-11）。病变部位常出血，临床引起贫血、黑便或便血。病理上属腺瘤性息肉，有恶变倾向。

3. Gardner 综合征　家族性直肠结肠多发性息肉症，是一种常染色体显性遗传疾病，伴骨瘤和软组织肿瘤，骨瘤主要发生于颅骨和面骨，软组织肿瘤多为皮脂囊肿、脂肪瘤和纤维瘤等。多发性息肉多见于结肠，病理主要是腺瘤，也有恶变倾向。

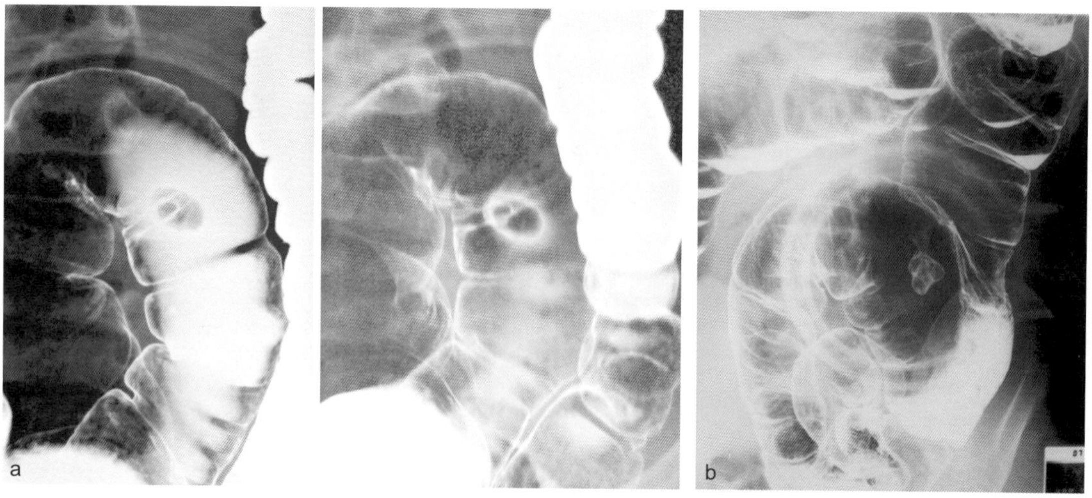

图 5-4-9 结肠息肉

a. 气钡双重造影示结肠内椭圆形充盈缺损，边缘光滑；b. 气钡双重造影示结肠带蒂息肉，结肠结节状充盈缺损，周围绕以钡环，可见长蒂（中国人民解放军总医院供图）

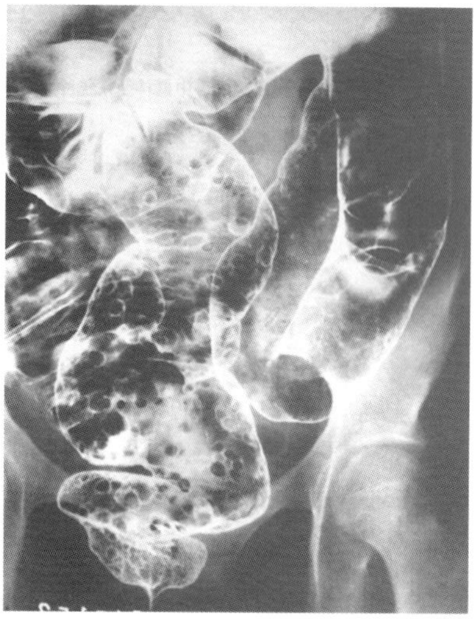

图 5-4-10 结肠息肉综合征

直肠及乙状结肠弥漫的小环形影

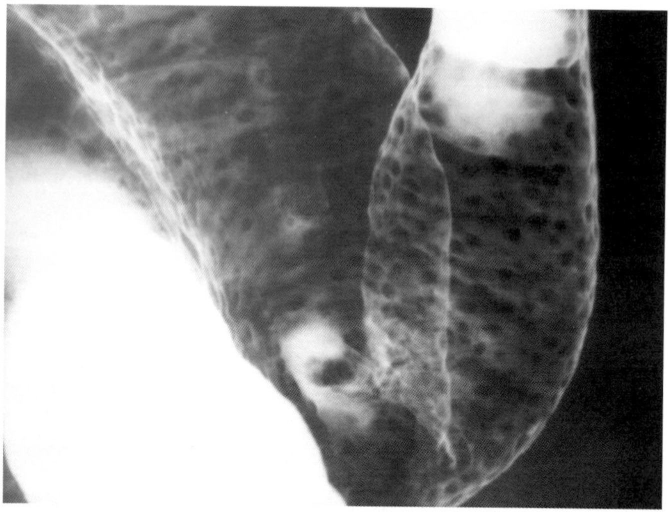

图 5-4-11 Peutz-Jeghers 综合征

口腔黏膜色素沉着 5 年，结肠多发息肉

七、结肠及直肠恶性肿瘤

【临床表现】

为常见的消化道肿瘤，多发生于直肠和乙状结肠，40～50 岁男性多见。结肠癌主要表现为腹痛、腹部肿块、腹泻或便秘、便血，少数可并发肠梗阻。直肠癌常表现为便血、粪便带血及里急后重感。

【X 线表现】

结肠、直肠癌大体病理可分为增生型、浸润型、溃疡型三型。主要采用结肠气钡双重造影。

（1）增生型：主要表现为充盈缺损，呈不规则类圆形或分叶状，局部黏膜纹破坏、变平或不规则粗大突起，部分可出现浅表溃疡，病变处肠壁僵硬、结肠袋消失。肿块较大时可并发其近段肠梗阻征象。病变区可扪及肿块。

（2）浸润型：病变区肠管狭窄，常累及一小段肠管，狭窄可偏于一侧或环绕整个肠壁，形成环状狭窄，其轮廓可光滑整齐也可不规则，肠壁僵硬，黏膜破坏消失，病变区界限清晰，常引起梗阻（图 5-4-12、图 5-4-13）。

（3）溃疡型：多为位于腔内的较大龛影，形态多不规则，边界多不整齐，具有一些尖角，龛影周围有不同程度的充盈缺损，黏膜破坏中断，肠壁僵硬，结肠袋消失。

【鉴别诊断】

X线所见的不规则充盈缺损，不规则龛影或不规则狭窄伴肠壁僵硬、黏膜皱襞中断破坏等征象，结合临床腹部肿块、便血等表现，不难作出结肠直肠癌的诊断（图 5-4-14）。

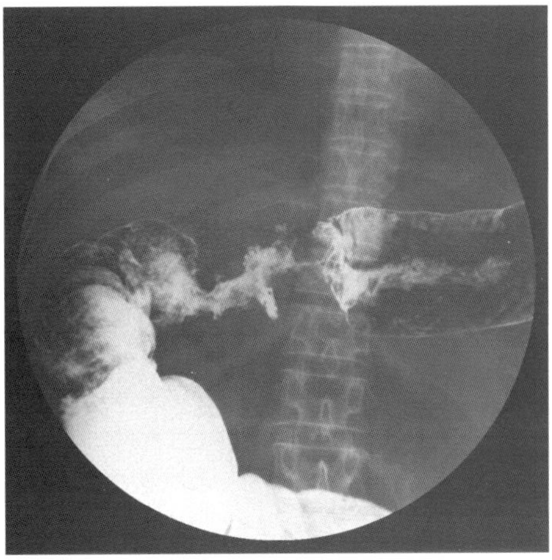

图 5-4-12　横结肠癌（黏膜相）
横结肠局限性环形狭窄，不规整，管壁僵硬，黏膜中断

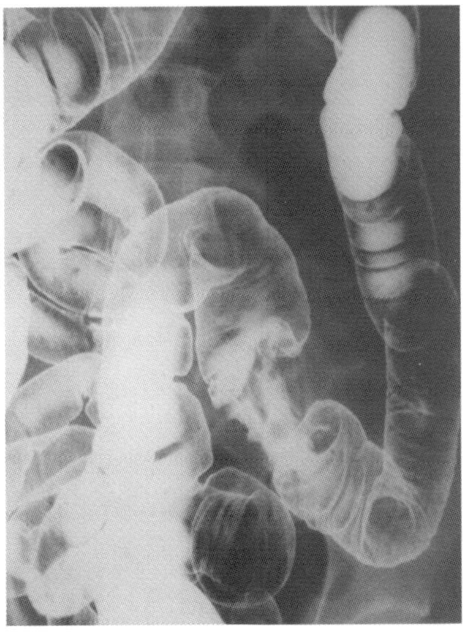

图 5-4-13　乙状结肠癌（气钡双重造影）
乙状结肠内见一充盈缺损影，局部狭窄，轮廓不光整

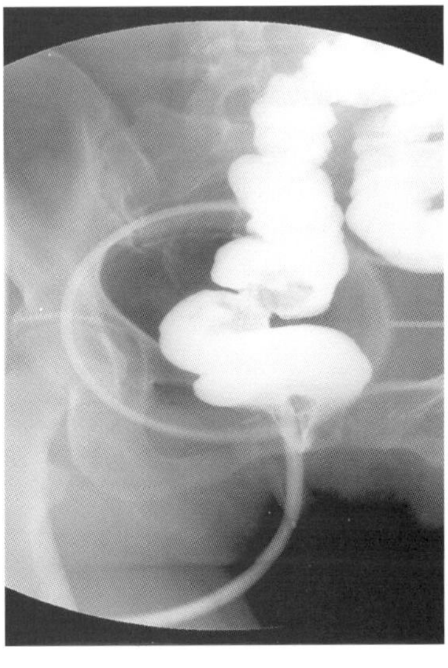

图 5-4-14 直肠癌（充盈相）
直肠内见一充盈缺损，分界清晰，壁僵硬

八、阑尾疾病

（一）慢性阑尾炎

本病可由急性阑尾炎演变而来，也可开始就为慢性起病，病理主要为阑尾不同程度的肉芽组织增生及纤维化，阑尾腔狭窄、闭塞。主要症状为右下腹痛，呈间歇性或持续性隐痛，局部可有压痛。

【X线表现】

消化道造影：阑尾部分显影或不显影、阑尾腔边缘粗糙不规则或狭窄、阑尾扭曲固定、阑尾与回盲部粘连、阑尾淤积、钡剂排空迟缓（图5-4-15）。

（二）阑尾周围脓肿

阑尾穿孔后可形成阑尾周围脓肿，通常在阑尾附近，邻近盲肠及末端回肠。

【X线表现】

腹部平片可见右下腹软组织块影，充气的盲肠及邻近回肠被推压移位，软组织内可见气体形成的透亮区或液平面。钡餐造影可见回盲区肠管激惹痉挛，肠腔缩小、盲肠缩短；钡剂灌肠盲肠基底部内缘有外压表现，阑尾多不显影（图5-4-16）。

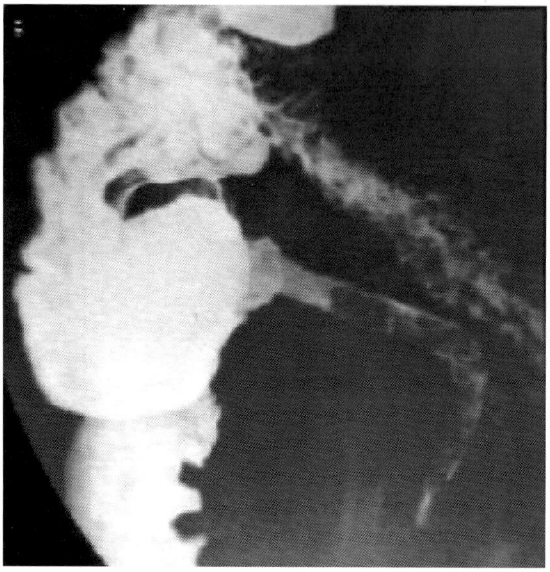

图5-4-15 慢性阑尾炎

阑尾形态固定，走行僵硬，腔内有不规则充盈缺损影

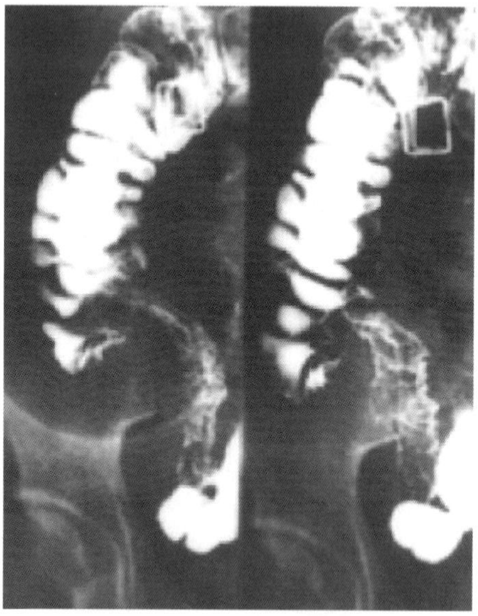

图5-4-16 阑尾周围脓肿

阑尾不显影，回盲区激惹挛缩

九、结肠肠气囊肿症

【临床表现】

本病病理上为结肠浆膜下或黏膜下多个含气囊肿，乙状结肠多见，可多发。一般无症状，偶可有腹痛、腹泻、便血等。

【X 线表现】

（1）腹部平片：气囊较小时常无阳性发现。若气囊较多较大，表现为多发的大小不一的圆形、类圆形透光区，散在或聚集成串珠状沿肠壁排列，肠道充气时可衬托出肠壁轮廓（图 5-4-17 a）。气体破裂后出现无痛性自发气腹。

（2）钡剂灌肠造影：呈多发圆形、类圆形光滑的充盈缺损，宽基底，密度低可变形，管壁柔软（图 5-4-17 b）。

【鉴别诊断】

当患者出现无痛性自发性气腹、X 线检查见沿结肠边缘的囊状、波浪状透光区，应该考虑本病。需与结肠多发息肉鉴别，气囊肿症的息肉样充盈缺损因小囊含气密度更低，且形态可变，可资鉴别。

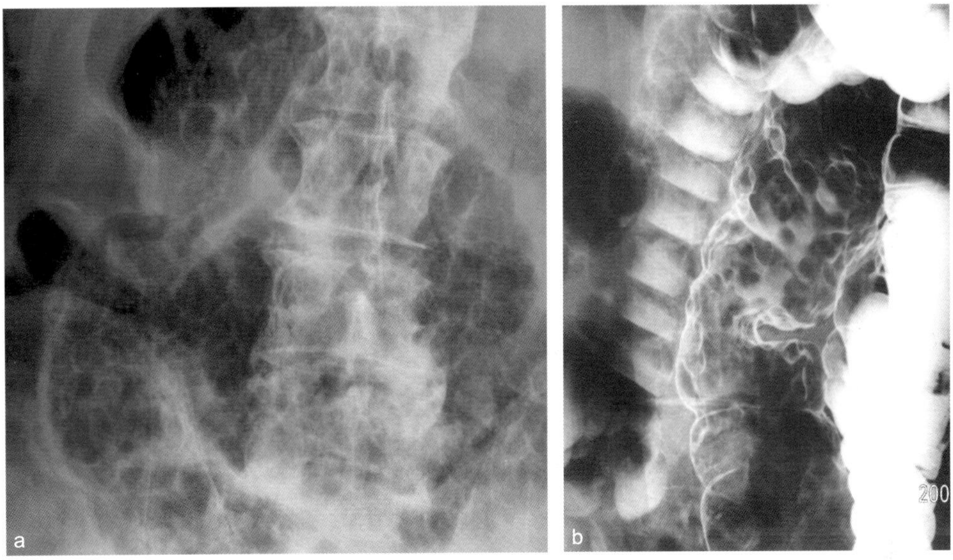

图 5-4-17　肠气囊肿症

a. 腹部平片可见多发大小不一的圆形、类圆形透光区，成串珠状沿肠壁排列；b. 气钡造影检查见多发圆形、类圆形光滑的充盈缺损

（袁德华　彭红芬）

第五节　急腹症

一、胃肠道异物

【临床表现】

大多有误咽病史，部分为自杀或犯人主动吞食。多数患者无自觉症状，少数表现为腹痛、胸痛、恶心、呕吐、腹胀等，并发穿孔或梗阻则引起相应急腹症表现。

【X 线表现】

异物可分为透 X 线及不透 X 线两种。

（1）腹部透视或平片：可以显示不透 X 线异物的致密阴影的形态，并可大致推测所在部位（图 5-5-1）。较大的异物可停留于胃肠道生理性狭窄或固定弯曲处，如幽门区、回盲部，造成不同程度的梗阻，腹部平片可见其近段胃肠道扩张、积气积液、蠕动增强。并发穿孔也常发生于上述区域，表现为急性腹膜炎征象，如腹腔积液、腹腔游离气体，腹脂线模糊、麻痹性肠郁张等。部分患者还可并发腹腔及腹膜后脓肿。

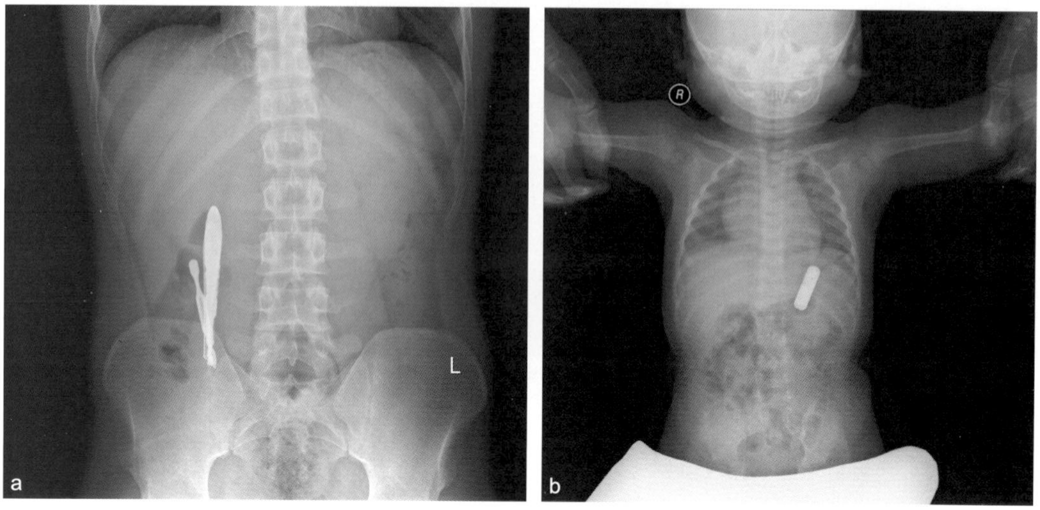

图 5-5-1 胃肠道异物

a. 右中腹部不透 X 线异物；b. 左上腹部不透 X 线异物

（2）消化道造影：对于腹部平片无阳性发现，又有明确的病史和临床表现，高度怀疑胃肠道透 X 线异物的患者，可行消化道造影，在相应部位可见透光的充盈缺损。对并发消化道出血的患者还可提示出血部位，表现为该处黏膜的中断、增粗或龛影。

【鉴别诊断】

本病多有明确的病史，不透 X 线异物的诊断不难。对于透 X 线异物，需结合临床症状及肠道造影表现，必要时可行 CT 检查助诊。

二、胃肠道穿孔

【临床表现】

胃肠道穿孔是常见的急腹症，多继发于胃肠溃疡、创伤破裂、炎症和肿瘤等其他疾病。患者在相关病史的基础上，腹痛突然加剧，呈持续性，伴恶心、呕吐等症状，体检可有局限性或弥漫性压痛、反跳痛等腹膜炎体征，血常规检查白细胞总数和中性粒细胞升高。

【X 线表现】

一般用透视或腹部立位平片。

（1）腹腔游离气体为本病特征性 X 线表现，立位片表现为膈下弧形或新月形透光区（图 5-5-2）；胃后壁穿孔引起小网膜囊内积气表现为中腹部透光区或液气平面；当肠壁间存在游离气体时，在肠壁内外气体的衬托下肠曲的外廓特别清楚；腹膜间位器官穿孔可引起腹膜后积气。

（2）胃肠道内容物进入腹腔可引起腹膜炎，表现为腹腔积液及气液平，相邻腹脂线模糊，肠曲反应性肠郁张、肠麻痹等。

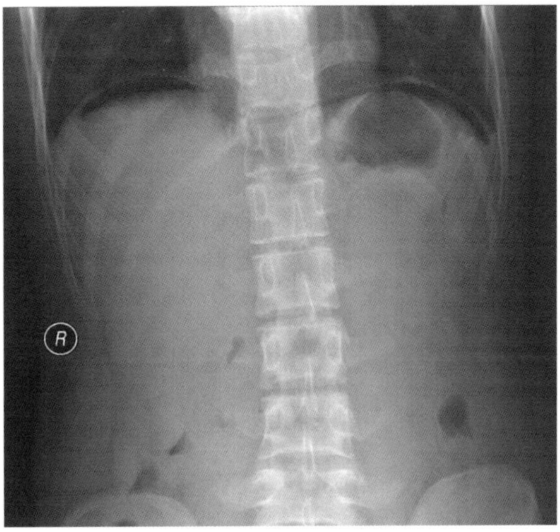

图 5-5-2　胃肠道穿孔
站立位腹部平片示双侧膈下游离气体

（3）并发腹腔脓肿，多为位于腹腔间隙或隐窝的软组织密度影，其内可有积气或液平，相邻器官受压移位。

【鉴别诊断】

在相关病史的基础上，腹痛突然加剧，并呈持续性，X 线检查见腹腔游离气体，即可诊断本病。需与急性胰腺炎、绞窄性肠梗阻等其他急腹症鉴别，气腹为鉴别要点。其他可出现气腹的情况包括手术后、腹膜透析后或腹腔产气菌感染等，结合病史可鉴别。

三、肠梗阻

（一）急性机械性小肠梗阻

【临床表现】

是小肠梗阻最常见的一种，多因肠粘连、小肠炎性狭窄、肠腔内肿瘤等引起。临床表现为腹痛、恶心呕吐、停止排气及腹胀等，体征有腹膨隆、压痛、肠形，肠鸣音高亢、气过水声等。

【X 线表现】

腹部平片有以下作用：

（1）判断是否存在梗阻：小肠梗阻表现为小肠扩张积气、积液，常见中上腹呈层层排列的阶梯状液平，在肠腔内气体的衬托下显示鱼肋状黏膜皱襞，结肠内气体少或消失。

（2）梗阻部位的判断：一般而言，如果积气扩张的肠曲少，液平面少，扩张的肠曲和液平面位置高，肠腔内皱襞显著，提示梗阻的部位高。如果扩张的肠曲多，液平面多，遍布全腹，则提示梗阻部位低。

（3）判断完全性还是部分性梗阻：梗阻点以下肠腔内无积气和液平，结肠内气体少或无，提示完全性小肠梗阻（图 5-5-3）；结肠内较多气体，梗阻点以上肠曲扩张较轻，则多为不全性肠梗阻。

造影表现：钡剂可加重肠梗阻需慎用，碘水造影较常用，对比剂一般 1 ~ 3h 到达梗阻

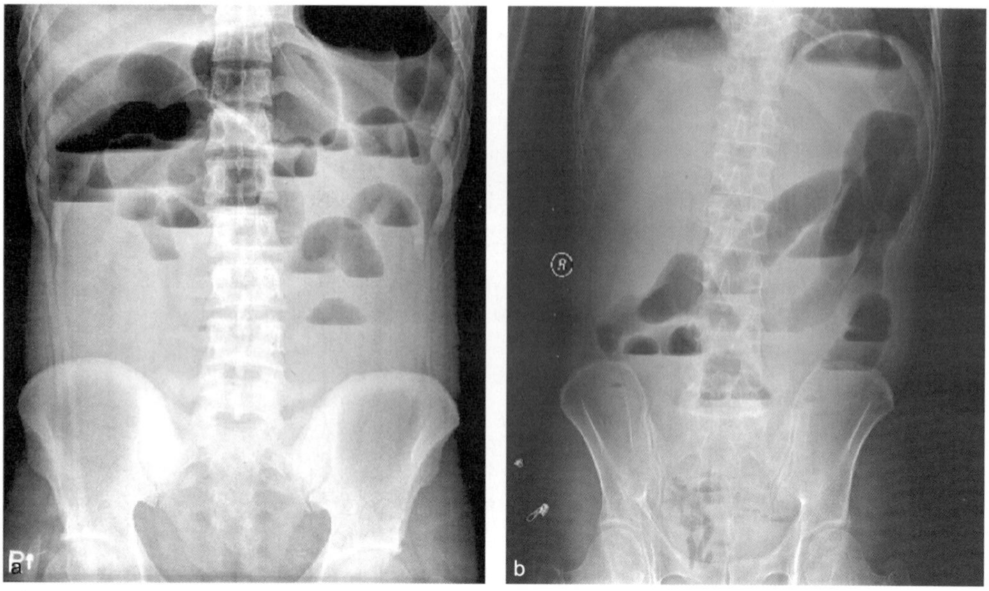

图 5-5-3　小肠机械性肠梗阻

中上腹部肠管扩张，积气、积液，可见阶梯状液平，结肠内无气体

点，但 3 小时内不能通过梗阻部位，且愈近梗阻点肠曲扩张愈明显。部分性肠梗阻者，6h 可见梗阻点以下肠曲显影。完全性肠梗阻则 6h 后仍不见梗阻点以下肠曲显影。

（二）绞窄性肠梗阻

【临床表现】

由于肠系膜血管发生狭窄，血循环障碍，引起小肠坏死。常见的原因是小肠扭转、粘连带压迫和内疝。

【X 线表现】

除单纯性小肠梗阻的 X 线表现如小肠扩张、积气积液等基本征象外，还有以下特殊征象：①假肿瘤征；②咖啡豆征（图 5-5-4）；③多个小跨度蜷曲肠袢；④长液面征；⑤空回肠换位征；⑥结肠内一般无气，梗阻时间过长者可有少量气体。

（三）麻痹性肠梗阻

【临床表现】

常见于腹部手术后、腹膜炎、胸腹部外伤等。临床表现及体征也为腹痛、腹胀、呕吐和停止排便、排气，但腹部相对稍软，肠鸣音减弱或消失。

【X 线表现】

特点是胃、小肠和大肠均积气、扩张，其中结肠积气显著，可见少量液平（图 5-5-5）。合并腹膜炎时肠间隙增宽，腹脂线模糊。碘水造影一般 3 ~ 6h 对比剂可进入结肠。

（四）血运性肠梗阻

【临床表现】

本病由肠系膜血管阻塞所致，可因肠系膜血管血栓形成、栓塞和损伤引起，常继发于

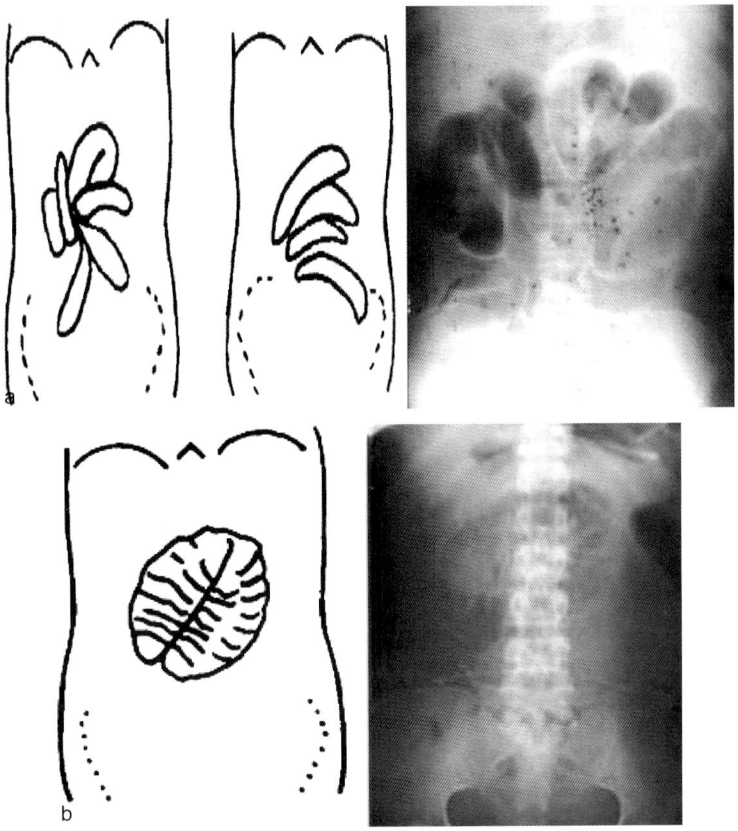

图 5-5-4　绞窄性肠梗阻

a. 小肠扭曲呈花瓣状及香蕉状；b. 咖啡豆征（图片引自：白人驹 . 医学影像诊断学 . 2 版 . 北京：人民卫生出版社 2006.）

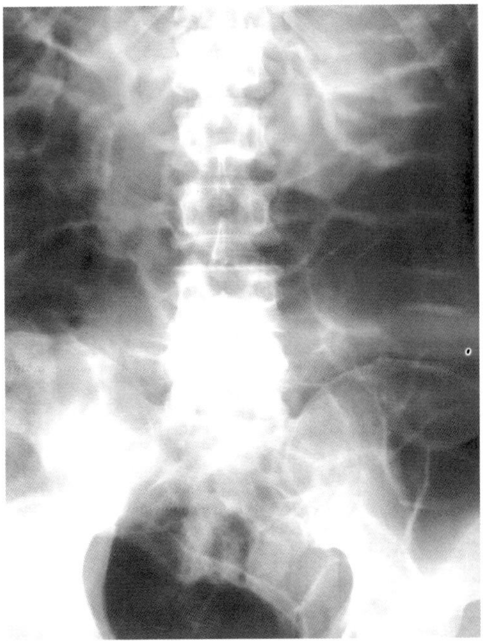

图 5-5-5　麻痹性肠梗阻

小肠及结肠均显著扩张积气

腹腔感染和风湿性心脏病。临床表现多为腹痛、呕吐血性物、腹泻及血便，重者出现休克。

【X 线表现】

（1）肠曲充气扩张，扩张的范围与肠系膜上动脉的分布一致，出现脾曲截断征，即脾曲以上大小肠积气、积液及扩张，以下之大肠无积气积液。

（2）受累肠壁肿胀增厚、僵直、黏膜皱襞增粗。

（3）假肿瘤征。

（4）肠壁坏死征象，肠壁内见弧线或线状透亮影。

（5）门静脉积气及腹腔积液征。

（五）急性大肠梗阻

【临床表现】

主要包括乙状结肠扭转和盲肠扭转，前者多见。乙状结肠扭转多见于老年人，主要与乙状结肠过长而肠系膜根部过短有关。可分为非闭袢性和闭袢性乙状结肠扭转两种。临床表现为不同程度的持续性下腹痛，阵发性加剧，伴腹胀，无粪便排出。

【X 线表现】

腹部平片：非闭袢性乙状结肠扭转，扭转处以上结肠扩张程度一般较轻，横径在 7～8cm；闭袢性乙状结肠扭转，乙状结肠显著扩张，横径可超过 10cm，立位时可见两个较宽的液平，扩大的乙状结肠呈马蹄形，其圆顶部可达中上腹部。

钡剂灌肠：完全性梗阻时，钡剂充盈乙状结肠下部，向上逐渐变细，并指向一侧，呈鸟嘴状（图 5-5-6）。如果梗阻不完全，可有少量钡剂进入扭曲的肠袢，呈螺旋状变细的肠管。

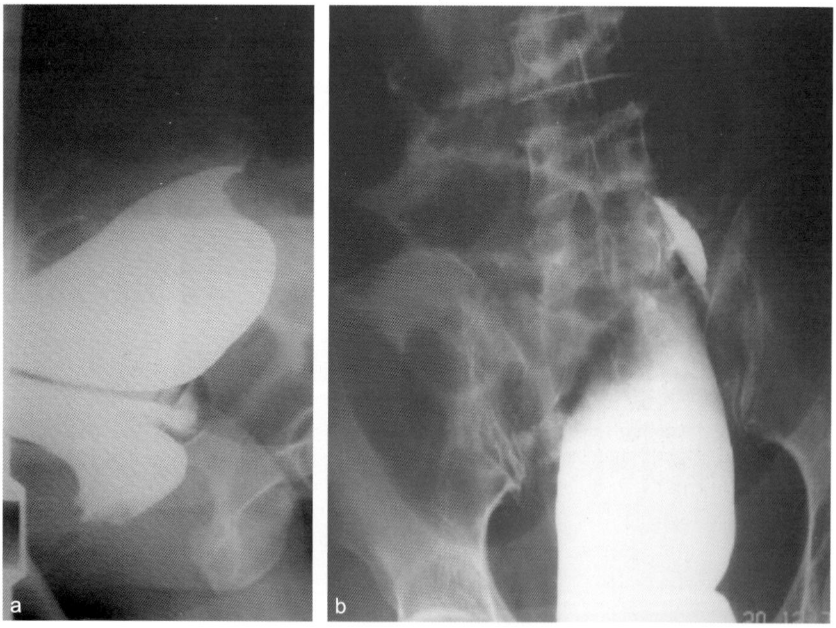

图 5-5-6　乙状结肠扭转

钡剂灌肠示乙状结肠下部，向上逐渐变细，并指向一侧，呈鸟嘴状

四、肠扭转

【临床表现】

小肠扭转是临床较少见的急腹症，因一段肠袢沿其系膜长轴旋转造成的闭袢性肠梗阻，肠系膜血管同时受压，属严重的绞窄性肠梗阻。常表现为突发剧烈腹部绞痛、阵发性加剧，伴恶心、呕吐、停止排便排气，部分患者可有腹膜炎及休克体征。

【X 线表现】

（1）肠袢扩张、积气积液，位置和排列紊乱，可排列多种特殊形态，如花瓣形、香蕉串形、同心圆形，“8”字形、咖啡豆征等。

（2）假肿瘤征：在充气肠曲的衬托下，显示一团球状的软组织密度影，为绞窄性梗阻闭袢内充满血性液体造成，常位于下腹部。

（3）空回肠换位征（图 5-5-7），见于全部或大部小肠扭转，环状皱襞分布较稠密的空肠位于下腹偏右，而环状皱襞分布较少的回肠位于上腹偏左，表示空回肠调换了位置。

（4）磨玻璃样阳性稀少征，见于长段闭袢性肠梗阻，由于闭袢及闭袢外肠管痉挛，或者梗阻晚期肠腔及腹腔内充满液体，形成小肠无气，呈磨玻璃样 X 线表现。

（5）肠壁增厚、腹水征、门静脉及肠壁间积气等腹膜炎表现。

【鉴别诊断】

本病在绞窄性肠梗阻的基础上出现一些特殊 X 线征象，如扩张且积气积液的肠袢排列成多种特殊形态、空回肠换位征，CT 检查可见典型的“漩涡征”和“鸟嘴征”，诊断并不困难。

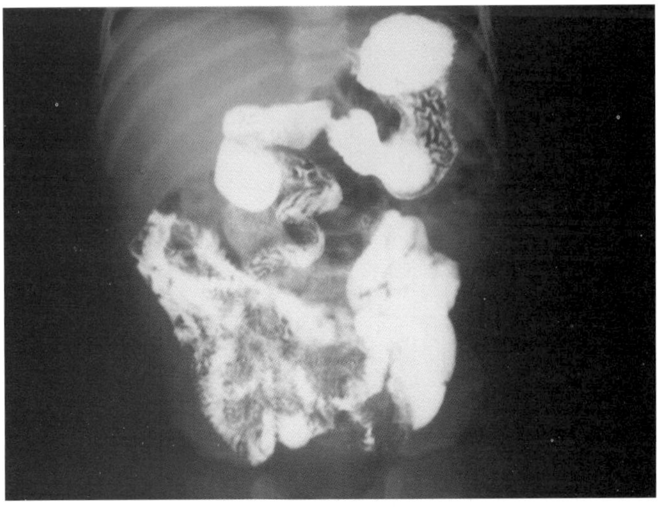

图 5-5-7　肠扭转

空回肠换位征，空肠位于右下腹，环状皱襞少的回肠位于腹部偏左

五、肠套叠

【临床表现】

肠套叠指肠管向远端或近端的肠腔内套入。临床表现主要为腹痛、呕吐、腹部肿块、便血等。多见于婴幼儿，成人少见，常由憩室、息肉或肿瘤等肠壁器质性病变继发。

【X线表现】

可分为回结肠型、小肠型、结肠型三型。腹部平片右中下腹可见软组织块影，不同程度肠梗阻表现，肠管扩张及气液平面。钡灌肠检查时，套叠头部在钡剂对比下显示为充盈缺损影，不同切面头部可呈杯口状、球形、哑铃形，或钡剂进入套鞘内呈钳状，钡剂排出后附着于黏膜皱襞的钡剂呈螺旋弹簧状（图 5-5-8）。

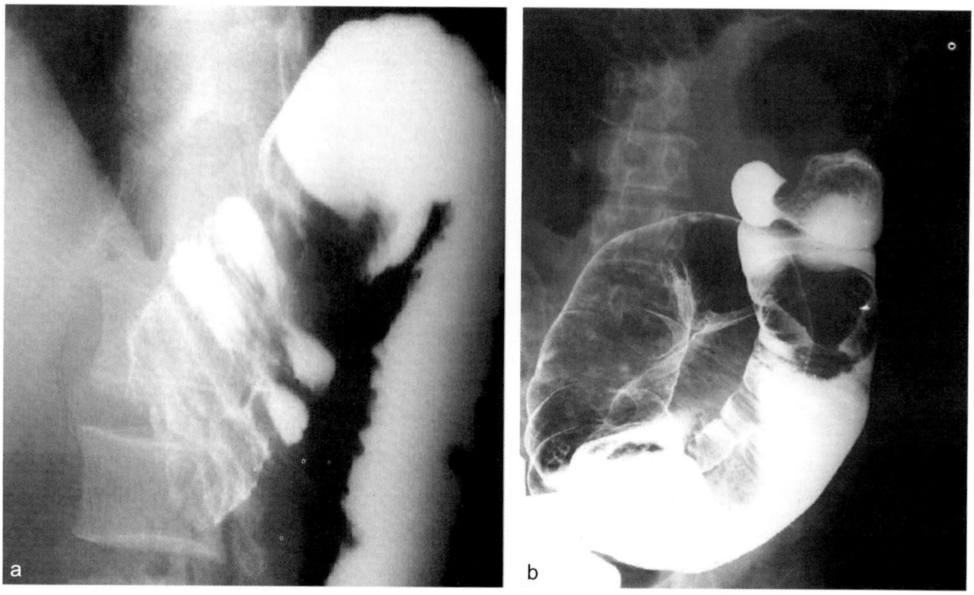

图 5–5–8 钡灌肠

套叠头部呈圆形充盈缺损影，钡剂进入套鞘内呈钳状

空气灌肠压力整复法可达到治疗肠套叠的目的，常用于 24h 内急性肠套叠，排除了肠坏死和肠穿孔等腹膜炎表现。脱套成功的标准为：钡剂或空气进入小肠，盲肠充盈良好，疼痛及腹胀减轻，腹部包块及血便消失。

【鉴别诊断】

单纯肠套叠临床症状典型者诊断不难，不典型肠套叠以肠梗阻为主要表现者，需注意与其他原因所致肠梗阻鉴别，平片鉴别困难，钡剂灌肠后见梗阻处的充盈缺损及黏膜相的弹簧样表现可诊断肠套叠。

第六节　胆道疾病

一、先天性胆总管囊肿

【临床表现】

本病女性儿童多见，女性与男性之比为 3～4 ∶ 1，主要表现为右上腹肿块、黄疸，继发感染时可有腹痛、发热，并发胆汁性肝硬化可有脾大、贫血、食管静脉曲张等表现。

【X 线表现】

腹部平片：囊肿较大时右上腹可见密度均匀的软组织密度影，胃和十二指肠内气体受压移位。

胃肠钡餐主要显示间接压迫征象，根据囊肿部位不同而有不同表现。

（1）胆总管中段局限性囊状扩张。主要压迫十二指肠降段，将其推向右侧，将十二指肠第三段下压，胃窦推向左上方，从而使十二指肠圈扩大。

（2）胆囊管、肝管与胆总管连接处的囊状扩张。主要压迫十二指肠球部，使球部向下倒置，伴胃窦移位。

（3）胆总管下端开口处囊状扩张，并脱垂入十二指肠降部的囊肿。表现为十二指肠降部腔内边缘光整的充盈缺损（图 5-6-1）。

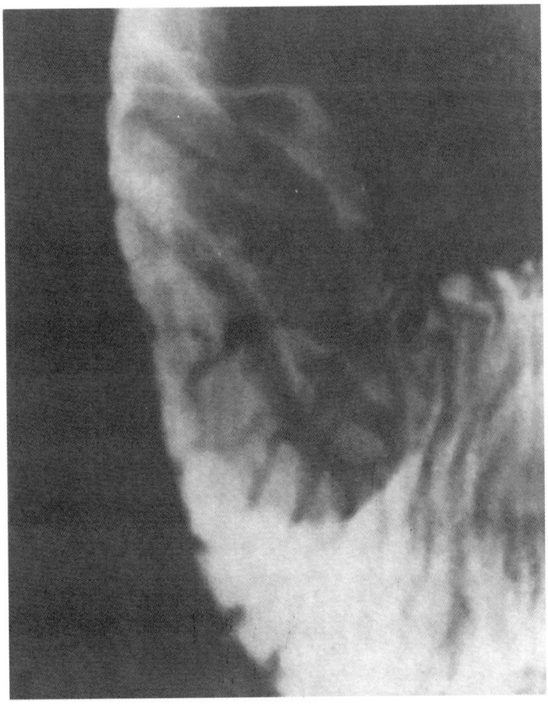

图 5-6-1　胆总管囊肿

十二指肠降部纵行类圆形充盈缺损，边缘光整口服或静脉胆道造影较少显影。

经内镜逆行性胰胆管造影术（ERCP）或经皮肝穿刺胆管造影（PTC），可清晰显示胆总管囊肿的部位、大小，呈圆形、梭形，边缘光整，密度均匀之阴影，其内含结石则可见充盈缺损，肝内胆管一般扩张较轻。

【鉴别诊断】

当女性患者出现右上腹软组织密度影，口服或静脉胆道造影较少显影，钡餐显示胃十二指肠的压迹等X线征象时，可拟诊本病。CT、MRI可显示胆总管囊肿的部位、形态、大小，显示邻近脏器受压移位情况，并可与胆总管结石或肿瘤引起的胆道扩张相鉴别。

二、胆道蛔虫症

【临床表现】

由于十二指肠内蛔虫经十二指肠乳头开口处进入胆总管甚至肝管而引起，主要症状为剧烈的胆绞痛。

【X线表现】

有时因括约肌功能不全而有肠道气体进入肠道，表现为肠道积气，其内见弯曲的长条状软组织阴影。胃肠钡餐造影：十二指肠降部显示条状透亮影，代表蛔虫没有钻入胆总管的部分，乳突部位即蛔虫钻入胆总管处呈钝圆形透亮影。胆道造影：胆管内见长条状稍弯曲的透亮阴影。

【鉴别诊断】

本病的诊断主要依据肠道蛔虫病史，突发胆绞痛，消化道及胆道造影显示与蛔虫形态相一致的透亮影。

三、胆囊炎、胆石症

（一）胆囊炎

胆囊炎中年女性多见，可分为急性和慢性两种。

急性胆囊炎

【临床表现】

右上腹疼痛、压痛、Murphy征阳性，伴发热、恶性呕吐等，若为气性坏疽性胆囊炎则病情危重，常伴高热、休克及败血症表现。

【X线表现】

（1）平片：一般无阳性发现，偶可见阳性胆囊结石或胆囊壁钙化影。胆囊周围肠管反射性肠郁张、积气。坏疽性胆囊炎则可见胆囊内积气、液平，胆囊壁线状积气，如继发穿孔则出现气腹及腹膜炎表现。

（2）口服胆囊造影：胆囊显影延迟、浅淡、增大或不显影。

慢性胆囊炎

【临床表现】

多由反复发作的急性胆囊炎发展而来，常与胆结石并存和互为因果，临床症状不典型，多为腹胀、右上腹不适、恶性厌油、嗳气、反酸等。

【X 线表现】

（1）平片：常为阴性，偶可见阳性胆囊结石、胆囊壁钙化或致密胆囊影。

（2）口服胆囊造影：胆囊显影明显变淡，胆囊缩小或增大，排空功能差，胆囊轮廓不规则。

（3）静脉胆囊造影：胆管显影而胆囊不显影，则提示胆囊疾病。

（二）胆石症

【临床表现】

中年女性多见，多位于胆囊内，其次为胆囊管和肝管，胆总管少见。临床表现取决于结石的部位，是否有嵌顿及是否并发梗阻、感染。局限于胆囊内的结石如无感染一般无症状；结石移动嵌顿于胆囊管、胆总管时可引起胆绞痛；结石位于肝管、胆总管造成梗阻则出现黄疸，其他症状包括腹胀、右上腹不适、恶心等。

【X 线表现】

通常将胆囊结石分为阳性结石（不透 X 线）和阴性结石（透 X 线）。胆囊阳性结石在平片上显示为多种形态大小不一的阴影，口服胆囊造影可了解胆囊功能，并显示阴性结石，典型表现为石榴籽样透亮影。胆管结石平片较少显示，ERCP 或 PTC 胆道造影可显示胆囊、肝内外胆管内结石造成的充盈缺损及有无胆道梗阻。

四、胆管癌

【临床表现】

多发生于中老年患者，女性与男性之比为 3∶1，腺癌多见，鳞癌次之。按肿瘤生长方式可分为浸润型、结节型、乳头型，其中浸润型最常见，沿管壁生长，引起胆管壁局限性狭窄。结节型乳头型肿瘤在胆管内生长形成肿块。临床表现为进行性梗阻性黄疸、消瘦、右上腹不适、肝区钝痛、食欲缺乏等。

【X 线表现】

X 线诊断困难，ERCP 或 PTC 时浸润型可见胆管突然性狭窄，境界清楚，边缘不光整；结节型和乳头型则在胆总管内出现位置固定的不规则充盈缺损，或为不规则局限性偏心狭窄，其上方胆管扩张，出现“软藤征”。胃肠钡餐造影可显示间接征象，胆总管上部的肿瘤可在十二指肠球后部产生不规则压迹；位于壶腹部的肿瘤可在十二指肠降部的内缘产生黏膜破坏和不规则压迹，形成倒“3”字征。

【鉴别诊断】

影像学检查显示胆管扩张，在扩张的胆管远端发现胆管突然中断、不规则的胆管狭窄、或胆管内软组织肿块、胆管壁增厚等征象，结合临床表现多可诊断本病。需与胆管结石、胆管炎所致的胆道狭窄鉴别，后者的狭窄多为移行性，而非突然中断。

第七节　胰腺疾病

一、慢性胰腺炎

【临床表现】

30～50 岁多见。国外多与酗酒有关，国内多由急性胰腺炎反复发作而来，与胆石症、胆管炎有关。临床表现为中上腹疼痛、体重减轻、消化不良、脂肪泻等，胰岛细胞破坏严重时可并发糖尿病。

【X 线表现】

平片多无异常，少数可显示胰腺区钙化。胃肠钡餐造影：慢性胰腺炎所致胰腺增大或假性囊肿可引起胃、十二指肠的外压性改变，如胰头增大引起胃窦前移、胃窦出现“垫征”及十二指肠圈扩大。胃黏膜皱襞增粗呈结节状。慢性胰腺炎急性发作时可引起十二指肠黏膜增厚呈横行、十二指肠乳头增大及肠曲激惹征象。

胆道造影：胆总管胰腺段可表现为均匀变细、正常弧度变平、与胰腺上段轻微成角，一般无明显狭窄及梗阻。

胰管造影：表现为主胰管狭窄、不均匀扩张呈串珠状改变，胰管侧分支走行紊乱或增粗，胰管内结石，假性囊肿的囊腔显影等（图 5-7-1、图 5-7-2）。

【鉴别诊断】

结合临床表现、相关病史、X 线检查可与其他疾病鉴别。胰腺钙化、胰管串珠状改变、假性囊肿形成等可诊断本病，主要需与胰头癌鉴别，胰头癌多伴黄疸，引起十二指肠黏膜破坏、溃疡和不规则结节状压迹，胆总管下端突然截断、阻塞等表现可资鉴别。

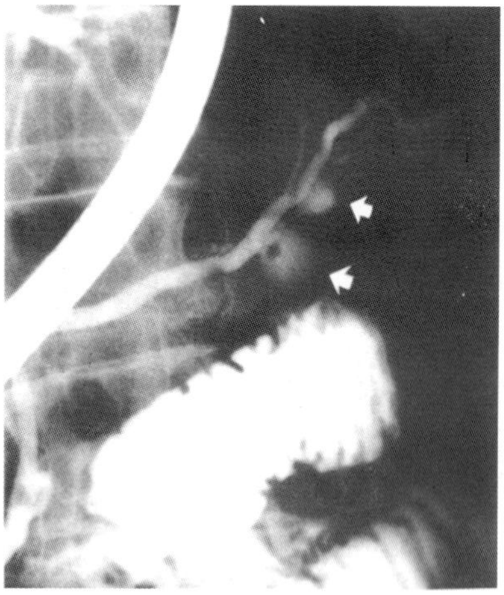

图 5-7-1　慢性胰腺炎
假性囊肿的囊腔显影

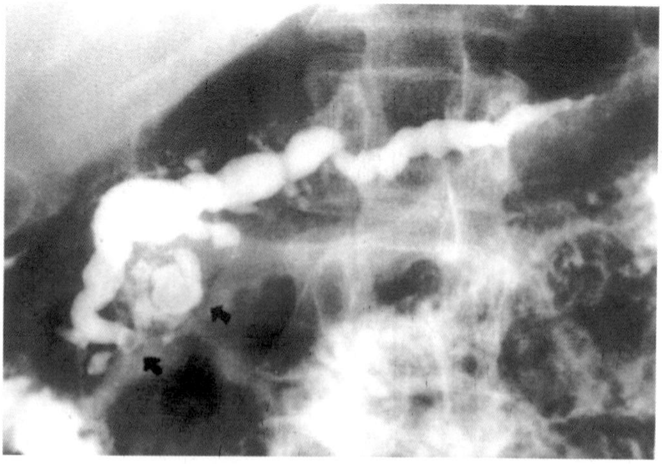

图 5-7-2　胰腺炎
胰管不均匀扩张呈串珠状

二、胰腺癌

【临床表现】

胰腺癌是胰腺最常见的肿瘤，多发生于 40 ~ 60 岁男性，胰头部多见。临床表现为进行性梗阻性黄疸、上腹钝痛、食欲缺乏、体重减轻等。

【X 线表现】

1. 胃肠钡餐造影

（1）周围结构受压：胰头癌将胃窦大弯侧推压前移，并形成压迹，称“垫征”。十二指肠圈扩大，肠曲内缘双重阴影，累及壶腹周围时形成反“3”征。

（2）毗邻胃肠壁受侵犯：胃壁受侵表现为胃窦大弯侧和十二指肠部分呈畸形或外压性充盈缺损。黏膜呈固定形态的增粗、紊乱、溃疡形成。胃肠壁僵硬、蠕动及缩舒受限。

（3）胰头癌阻塞胆总管远端引起其上方胆管扩张及胆囊扩大。扩大的胆囊在十二指肠外上方或球部形成轮廓光整的弧形压迹，扩张的胆总管常在十二指肠球后段形成边缘光整的纵行条状压迹。

2. 胰胆管造影（ERCP） 早期表现为主胰管局限性狭窄或不规则，肿瘤较大时则引起胰管阻塞中断、远端的主胰管扩张，加上胆总管下端阻塞引起的其近段胆管扩张、胆囊扩张，即所谓的“双管征”（图 5-7-3、图 5-7-4）。

【鉴别诊断】

当临床出现进行性梗阻性黄疸，X 线检查出现胃、十二指肠壶腹区受压征象，胆管造影见典型的双管征，提示本病的可能。CT、MRI 的平扫及增强扫描可清晰显示肿块的大小、形态、周围结构受侵表现及胰胆管扩张的情况，一般可明确诊断。

三、异位胰腺

【临床表现】

是一种先天发育异常。胚胎时期，在腹侧和背侧胰腺始基融合的过程中，部分胰腺始

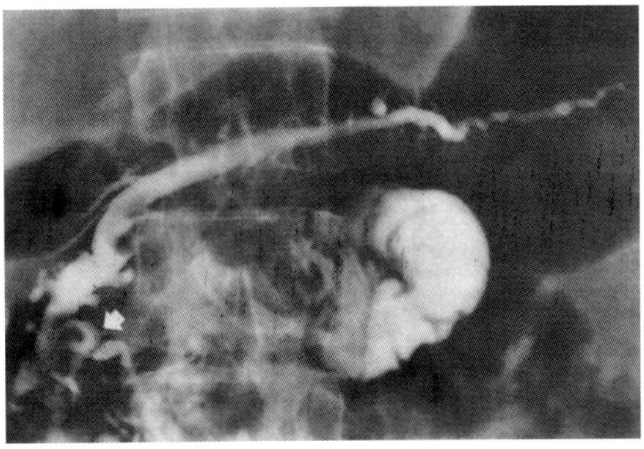

图 5-7-3　胰头癌

主胰管近端局限性不规则狭窄、远段扩张

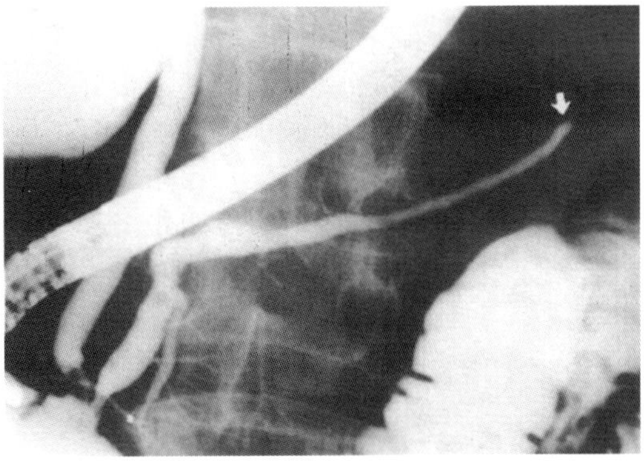

图 5-7-4　胰头癌

可见“双管征”

基伸入胃肠壁、胆系，甚至脾、网膜内，在这些非胰腺正常解剖部位出现的胰腺组织，称异位胰腺或迷走胰腺。多位于胃、十二指肠等黏膜下层和肌层，1 ~ 4cm 大小，由正常胰腺细胞组成，可有发育良好的胰管。临床常无症状，偶有胃肠出血或梗阻表现。

【X 线表现】

胃肠钡餐造影有一定价值，发生于胃窦即幽门前区病灶常较大，表现为圆形、卵圆形充盈缺损，表面光滑，境界清楚，基底较宽。部分病灶中心可见龛影，即“脐样征”，为通向异位胰腺的导管口。在切线位上可见细管状致密钡影自上述龛影通向充盈缺损，称“导管征”。胃壁柔软，黏膜完整。

【鉴别诊断】

发生于胃窦区的良性充盈缺损影，脐样征和导管征为其特征性表现。本病需与胃肠道良性肿瘤相鉴别，良性肿瘤常较大，表面溃疡大而深，偏心性，不同于异位胰腺的脐样征，也没有导管征。

四、环状胰腺

【临床表现】

为少见的先天性畸形。正常胰腺在胚胎时期起源于十二指肠背侧及腹侧壁上的两个原基，腹侧胰腺从右侧移至背侧，与背侧胰腺相遇融合成单个胰腺。如果腹侧胰腺在向背侧移动时一部分自右侧转向左侧，而另一部分从左侧转向右侧，并沿途都遗留有胰腺组织，结果围绕十二指肠形成了一圈胰腺组织，即构成环状胰腺。常环绕压迫十二指肠第二段中部，少数只部分包绕。

【X 线表现】

腹部平片：不同程度十二指肠梗阻征象，胃十二指肠双液平征。

钡餐：十二指肠降部外压性狭窄（图 5-7-5），长 1 ~ 3cm，边缘光整，黏膜完整，狭窄上方肠管扩张，可见逆蠕动。胰胆管造影：部分病例可见环状胰管显影，分别开口于两个十二指肠乳头。

【鉴别诊断】

本病需与溃疡瘢痕和恶性肿瘤所致的狭窄鉴别，后二者均有黏膜皱襞的破坏。CT 和 MRI 显示环绕十二指肠的软组织影与正常胰腺组织的密度或信号相当可资鉴别。

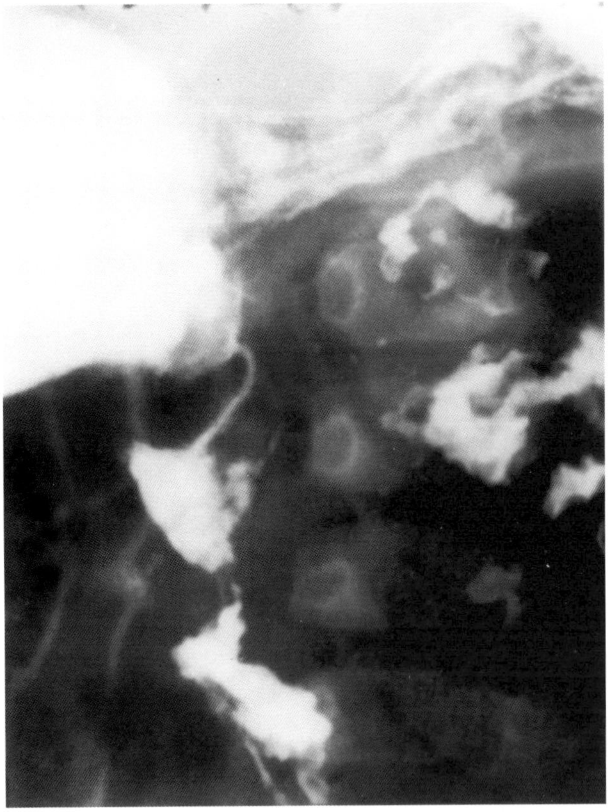

图 5-7-5　环状胰腺
十二指肠降部外压性狭窄，边缘光整

（李华玲　彭红芬）

第六章　泌尿系统疾病的 X 线诊断

第一节　泌尿系统正常 X 线表现

一、泌尿系统的 X 线检查方法

（一）泌尿系统腹部平片

又称 KUB 片（Kidney，Ureter，Bladder，KUB），采用仰卧正位，包含肾、输尿管、膀胱及其相邻部位，上至第 10～11 后肋，下至耻骨联合。

（二）泌尿系统造影

1. 静脉尿路造影　又称静脉注射肾盂造影或排泄性尿路造影（intravenous pyelography，IVP），是通过静脉注入对比剂后，于注射后第 7 分钟及第 15 分钟摄肾区加压片，第 30 分钟摄全腹部松压片，用以显示肾盏、肾盂、输尿管形态，并了解肾的分泌功能（图 6-1-1）。

2. 逆行性尿路造影（retrograde urography，RU）包括逆行肾盂造影或逆行膀胱造影，指经尿道逆行将导管插入输尿管、肾盂、肾盏或膀胱，透视下推注对比剂，边观察边点片，用以了解肾盏、肾盂、输尿管及膀胱形态（图 6-1-2）。

3. 经皮顺行性肾盂造影　当患者不能行上述两种检查时，此方法可作为一种替代检查方法，是经皮穿刺插入导管，注射对比剂来显示肾盏、肾盂及输尿管形态。

4. 膀胱尿道造影　可经肾排泄或经造瘘管、逆行插管直接引入对比剂，观察膀胱及尿道。

二、泌尿系统的正常 X 线表现

（一）肾

正常肾位于脊柱两侧，T_{12}～L_3 椎体水平，右肾位置略低于左肾。肾形状似蚕豆，成人肾长 10～15cm，宽 5～8cm，肾的长轴自内上斜向外下，肾门朝向内前下方。KUB 片示正常肾轮廓光滑，密度均匀，肾周脂肪间隙清晰。

1. 静脉尿路造影　注射对比剂后 2min 左右肾实质开始显影，3min 左右肾盏和肾盂开始显影，15～30min 肾盏、肾盂显示最佳；肾显影后密度均匀，轮廓清晰。肾盏分肾小盏和肾大盏；肾小盏顶端称穹隆部，呈杯口样，边缘锐利，连接顶端穹隆部与肾大盏的部分是体部（又称颈部、漏斗部）；肾大盏与肾小盏相连的部分称顶端或尖部，与肾盂相连的部分称基底部，连接尖部与基底部的长管状结构称峡部或颈部。各部分数目可存在差异，但

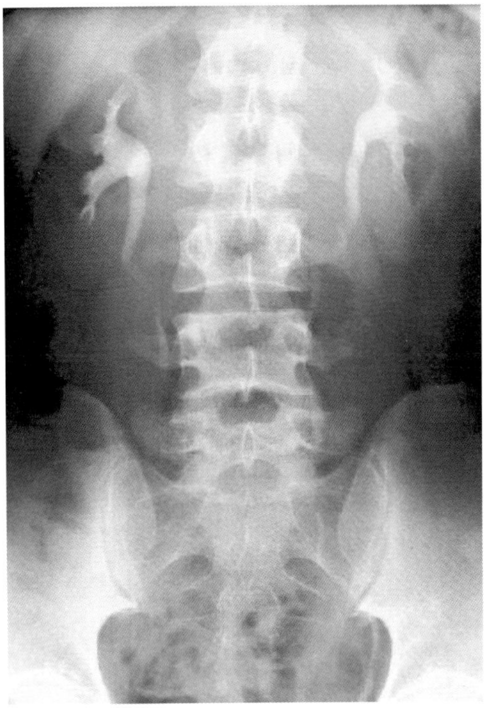
图 6-1-1　静脉尿路造影

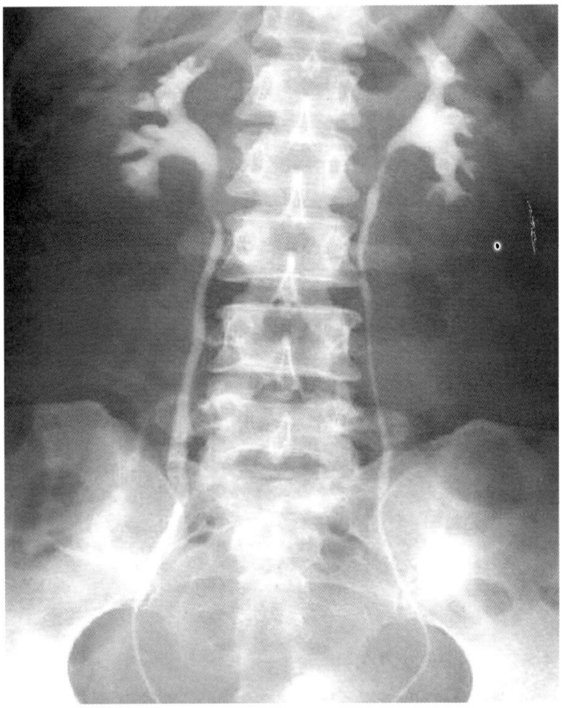
图 6-1-2　逆行尿路造影

轮廓光滑整齐；肾盂形态差异较大，最常见呈三角形，上缘稍凸，下缘稍凹，也可见分支型、壶腹型，轮廓光滑，边缘整齐。

2. 逆行性肾盂造影　肾实质不显示，正常肾盏、肾盂形态与分泌造影相同。

在逆行肾盂造影注射压力过高时，部分患者会发生对比剂肾回流（图 6-1-3），常见有 4 种类型：

（1）肾小管回流：指对比剂经肾乳头回流至乳头小管及收集小管，形成自肾小盏中心向外的扇形高密度影。

（2）肾窦回流：是因肾小盏穹隆部撕裂，对比剂进入肾窦，在穹隆周围形成不规则尖角状突出影，甚至可在肾盏、肾盂旁形成不规则的高密度影。

（3）淋巴管回流：肾窦回流的对比剂被淋巴管吸收，形成自肾小盏穹隆旁向肾门及其内侧引流的一条或多条细长、迂曲的高密度线影，到达淋巴结时，可呈直径数毫米的圆形或椭圆形结节影，边界清晰。

（4）血管周围回流：主要为对比剂经肾窦到达静脉周围间隙，常表现为自穹隆向外行走的横行拱门状不规则线条状高密度影。

（二）输尿管

输尿管位于两侧腹膜后区，是连接肾盂与膀胱的肌性管道，输尿管长 25～30cm，有 3 处生理狭窄：第一处为肾盂与输尿管交界区；第二处为输尿管跨越髂血管及小骨盆处；第三处为输尿管进入膀胱处。3 处狭窄将输尿管分为 3 段，即腹段、盆段及膀胱壁段。KUB 片不能显示输尿管，造影检查可显示。正常输尿管走行自然、柔和，轮廓光整，透视下

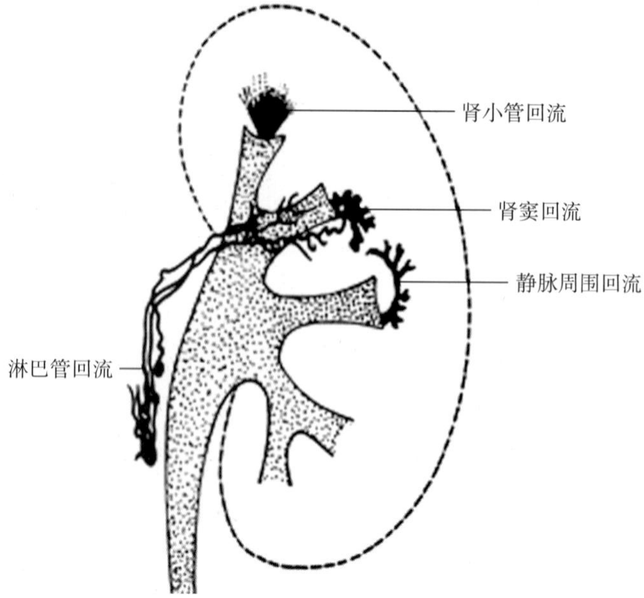

图 6-1-3 肾盂各种回流
（图来源于医学影像学，第四版）

可见蠕动。因输尿管蠕动，造影检查输尿管常分段显示，管径可存在较大差异，直径为 3～7mm。

（三）膀胱

膀胱是中空囊性器官，其大小、位置、形态因年龄大小及膀胱充盈程度不同而有显著变化。新生儿及婴儿膀胱大部分位于耻骨联合之上，6 岁左右开始下降，至青春期达成人位置。正常膀胱容量为 350~500ml。按膀胱外形分为尖部（或顶部）、体部、底部及颈部。双侧输尿管末端与尿道内口之间的区域称膀胱三角区。通常 KUB 片不能显示膀胱，造影检查可显示膀胱腔。造影所见正常充盈良好的膀胱边缘光滑整齐，正位观察呈类圆形或横椭圆形，顶部可略凹，侧位观察呈纺锤形或直椭圆形。膀胱腔密度通常较均匀，分泌造影有高浓度的对比剂流入膀胱时，可致膀胱密度不均匀。膀胱充盈不佳时，膀胱三角区光滑整齐，而其他部位因黏膜皱襞存在而呈锯齿状。逆行膀胱造影时，膀胱内对比剂通常不逆流入输尿管。

（四）尿道

1. 男性尿道　分为前列腺部、膜部及海绵体部，临床将前列腺部及膜部统称后尿道，海绵体部称前尿道，前尿道自内向外又分为球部、海绵体部及舟状窝。尿道有三处狭窄（即尿道内口、膜部及尿道外口）和两个弯曲（耻骨下弯、耻骨前弯）。X 线平片不能显示尿道，逆行及排泄性尿道造影检查可显示尿道内腔。前列腺部为尿道穿越前列腺的部分，长 3～4cm，正位上稍呈梭形，侧位片略向前凹；前列腺部中 1/3 后壁有一纵椭圆形充盈缺损，是精阜所在位置，自精阜向下至膜部有时可见两条线状透亮影，为精阜襞影。膜部是尿道穿越尿生殖膈的部分，是尿道最固定，也是最易受损的部分，长 1～2cm。前尿道贯穿海绵体全长，后端膨大的为球部，前端略扩张的位置称舟状窝；球部最宽，可达 1.5cm，海绵体部宽约 1cm；尿道舟状窝腹部可见舟状窝瓣。

2. 女性尿道　短而直，无弯曲或仅有下部轻度前弯，较男性尿道稍宽，最宽处超过 1cm，长 3～5cm，内口有内括约肌、中段越三角韧带处有外括约肌、下端有尿道阴道括约肌环绕。以造影斜位或侧位较易观察，排尿观察时可有部分对比剂流入阴道。

第二节　泌尿系统先天性发育异常

一、肾先天性发育异常

（一）数量异常

1. 单侧肾缺如　单侧肾缺如又称孤立肾，是指由于一侧肾组织及输尿管芽不发育，使后肾不分化所致的该侧肾完全缺如，常与其他生殖系统发育异常同时存在。孤立肾生理功能正常时不影响患者健康，往往可代偿性肥大。

优质的 KUB 片可显示良好的肾轮廓，常可确诊孤立肾，腹部脂肪较少或较多肠内容物干扰时 KUB 片诊断较困难。IVP 可见缺如侧无肾及肾盂、输尿管显影。

2. 额外肾　额外肾是由于一侧肾组织一分为二，形成独立的两个肾，有独立的包膜及肾动脉供血，有独立的输尿管。额外肾通常无临床症状，合并结石、积水、感染、肿瘤等病变时表现出相应的症状。

腹部平片及 IVP 可见两侧正常肾，在正常肾之外可见额外肾影，通常额外肾较同侧正常肾大，位置较高。额外肾明显积水时，IVP 可不显影。

（二）位置异常

1. 异位肾　异位肾是由于胎儿发育过程中，位于盆腔内的肾脏胚芽未上升、上升不足或过度上升所致的肾位置异常，可位于盆腔、髂窝、下腹、膈下或胸腔内。异位肾可为单侧性或双侧性，常伴有旋转异常。异位肾功能正常时常无临床症状，合并病变时出现相应症状。

KUB 片患侧肾区无肾影，偶可发现异位肾影。IVP 是确诊异位肾的检查方法。当异位肾有分泌功能时能显影，可表现为肾的位置异常。位置固定，立位及卧位时位置无明显变化；位于髂窝及盆腔内见异位肾输尿管过短，位于膈下及胸内的异位肾输尿管过长；可伴有肾旋转异常，肾盂变形。异位肾因病变无分泌功能时，需依靠其他方法诊断。

2. 横过异位肾　横过异位肾是由于胚胎发育过程中多种因素干扰所致肾跨越中线移至对侧。可为单侧或双侧，单侧者仅有一侧肾移至对侧，常见左肾移至右侧；双侧者两肾交叉跨中线移位。横过异位肾常与位置正常的肾融合。功能正常的横过异位肾通常无症状，合并病变时出现相应症状，有时因异位肾刺激胃肠道而出现相应症状。

KUB 片患侧肾区无肾影，横过异位肾与健侧肾融合时可见肾影轮廓异常。肾分泌功能正常，IVP 是首选方法，表现为：患侧肾跨中线移位至对侧，多位于正常侧肾下方。异位肾形态多不正常，伴有旋转异常；位置固定；多与正常肾融合；输尿管膀胱开口位置多正常。横过异位肾无分泌功能时，需依靠其他方法诊断。

3. 游走肾　游走肾是一种先天异常，有过长的异常血管，包被异常的腹膜，可在腹腔内过度活动。患侧输尿管长度多正常，因肾过度活动，可致输尿管扭曲、受压而致积水、并发感染等。临床表现为肾区疼痛。牵位可致胃肠功能紊乱；并发感染可致尿频、尿急等。

优质立、卧位平片偶可诊断游走肾，IVP 结合变换体位拍片可诊断此病。

（三）旋转异常

胚胎期，胎儿两肾从盆腔逐渐上移，在胚胎第 5 个月到达出生后的正常位置，在上升的同时绕肾长轴旋转约 90°，正常情况下肾凹面向内、凸面向外，肾盂面向脊柱，肾盏面向侧方。肾上升及旋转的误差可致肾旋转异常而致其形态异常。

肾旋转异常可单侧发生，也可双侧发生，常合并泌尿系统其他异常，如异位肾、游走肾、融合肾等。肾旋转异常有 3 种类型，可单独发生或同时存在。

1. 肾绕长轴旋转异常

（1）肾未旋转，肾凹面向前，凸面向后。

（2）肾不全旋转，肾凹面向内前方，凸面向外后方。

（3）肾过分旋转，肾凹面向内后方，凸面向外前方。

（4）肾反向旋转，肾凹面向外前方，凸面向内后方（图 6-2-1）。

2. 肾绕身体前后轴旋转　肾上极向外侧或内侧旋转，下极向相反的方向旋转。

3. 肾绕身体横轴旋转　肾上极向前方或后方旋转，下极向相反的方向旋转。

单纯的肾旋转异常，不合并肾积水、感染、结石等其他疾病时常无临床表现，合并其他疾病时，不同的病理改变，可导致不同的临床表现。

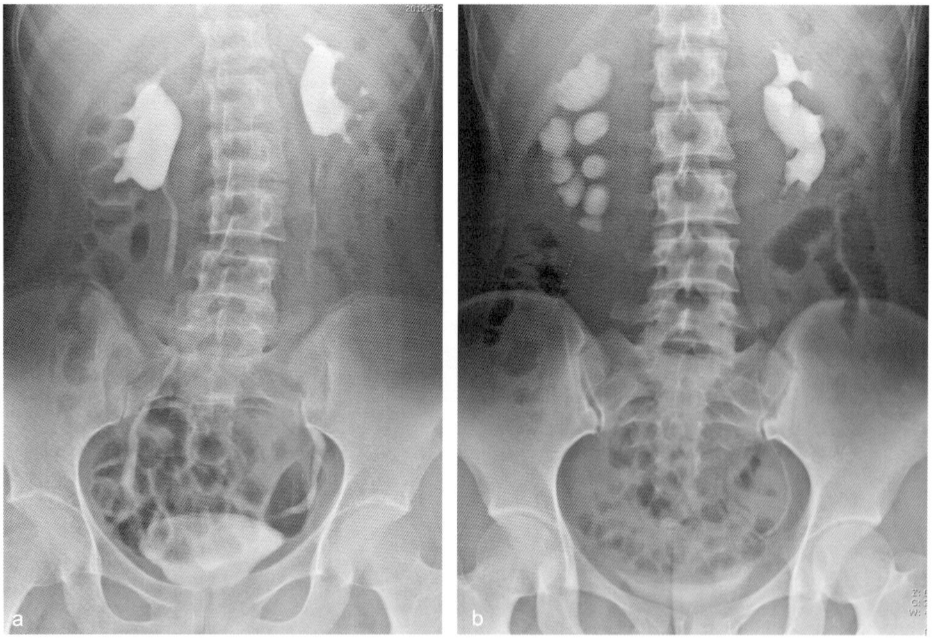

图 6-2-1　肾旋转不良

a. 双肾旋转不良；b. 左肾旋转不良，右肾积水

IVP 或 RU 时，通过透视下旋转体位观察或摄片，多可明确肾旋转异常，诊断不明确或要了解并发疾病时常需超声、CT 或 MRI 进一步检查。

（四）形态异常

肾形态异常多表现为融合肾。一种情况是横过异位肾与正常肾在脊柱一侧融合，另一种情况是双侧肾在脊柱前方中线附近融合。最常见的是马蹄肾（图 6-2-2、图 6-2-3），是胚胎早期肾胚基在两脐动脉之间被挤压融合所致，两肾下极在中线附近融合成峡部，可为肾实质直接融合或下极纤维带连接。马蹄肾位置较低，常位于腹主动脉与下腔静脉前方；伴有旋转异常；有独立的肾盏、肾盂及输尿管，输尿管常较正常短；常有血供异常。另外可见的异常融合肾有：双肾上极融合，称倒马蹄肾；两肾上下极均融合，称盘状肾；一侧肾下极另一侧肾上极融合，称乙状肾。

融合肾功能正常时可无泌尿系统临床症状，合并感染、积水、结石等疾病时可出现相

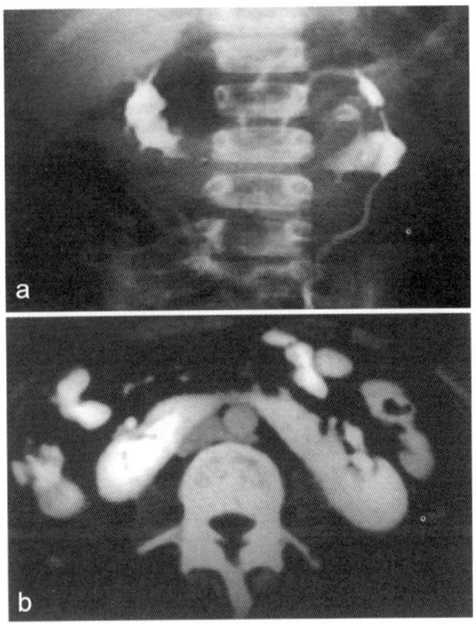

图 6-2-2　马蹄肾、双肾旋转不良

a.IVP；b.CT

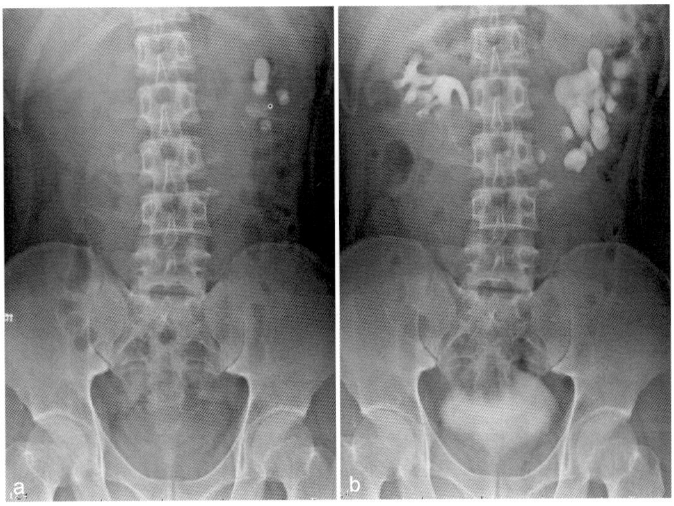

图 6-2-3　马蹄肾、双肾结石、左肾积水

a.KUB；b.IVP

应临床表现。融合肾也可因神经丛、血管或输尿管受压而表现相应临床症状，如腹部、腰部疼痛、便秘、肾积水等。

优质 X 线平片可发现肾轮廓异常，诊断主要靠 IVP 及 CT 等。IVP 肾显影时可显示完整的肾轮廓，并显示肾盏、肾盂、输尿管形态及异常，对峡部的显示需行增强 CT 检查。

（五）大小异常

1. 肾实质的大小异常

（1）肾缩小：即先天肾发育不全，又称侏儒肾，是由于肾发育障碍所致的肾体积缩小，结构多正常，有分泌功能。可伴有对侧肾代偿肥大，同侧肾上腺缺如。肾发育不全多伴有肾盏及肾盂的异常（图 6-2-4），IVP 检查可明确。需与慢性肾炎所致的肾萎缩相鉴别，后者肾轮廓多不规则，可伴有肾分泌功能异常。

（2）肾肥大：先天性肾肥大多为代偿性肥大，肾实质及肾盂均增大，肾盏增多，肾分泌功能增强。肾轮廓光整，多不伴有畸形改变。优质平片及IVP均可显示肥大的肾及对侧异常的肾。

2. 肾盏的大小异常

（1）巨肾盏：是肾锥体发育不全所致的肾盏腔扩大，肾实质、肾盂等无异常。常无临床症状，肾功能无改变。X线平片为阴性表现，IVP及逆行肾盂造影检查可发现扩大的肾盏呈三角形，排泄良好，多有肾盏数目的增多。

（2）局限性上盏扩张：是由于血管压迫上盏峡部所致的肾盏扩张，因无明显梗阻征象，多无临床症状，多见于右上盏，左上盏少见。IVP可见对比剂暂时停顿其中，无明显梗阻征象，可以自行排出。

二、肾盂及输尿管先天性发育异常

（一）肾盂输尿管重复畸形

是输尿管先天异常中最为常见的一种，是由于后肾发育异常，输尿管芽出现异常分叉分别进入后肾胚基所致，常为双肾盂。肾分为上、下两部，肾实质融为一体，仅见一浅沟；各有一套肾盂、肾盏和血管；上部肾及肾盂一般较小，肾小盏数目少，可伴有分泌功能不全；下部常有两个肾大盏，发育较好。双肾盂可在不同的地方互相融合，在输尿管起始部融合称双肾盂单一输尿管畸形；在起始部以下融合或不融合称双肾盂双输尿管畸形。双输尿管可开口于膀胱同一位置，也可开口于不同位置，形成上下两个输尿管口，通常上部输尿管口来自下部肾盂，而下部输尿管口来自上部肾盂。有时其中一根输尿管上端呈盲袋状。肾功能良好且输尿管通畅时可无明显临床症状，当双输尿管交叉挤压时，可引起尿路梗阻、积水，并可合并感染、结石而引起相应症状。

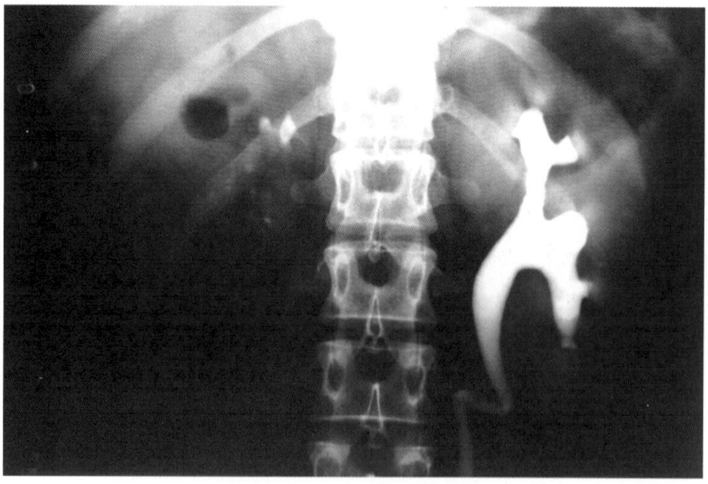

图6-2-4 右肾发育不良

显影良好时，IVP 能显示不同类型的肾盂、输尿管重复畸形，伴有梗阻、积水、结石时可有相应表现（图 6-2-5）；显示不佳时，可行逆行肾盂造影检查，有时可在膀胱内见异常输尿管开口，需分别插管行逆行肾盂造影检查，对上端呈囊袋状盲端的输尿管，仅逆行肾盂造影能显示。

（二）输尿管异位开口

输尿管异位开口多见于双输尿管患者，也可见于极少数女性患者，是由于胚胎期输尿管芽长出异常所致。双输尿管的患者，通常从上部肾盂来的输尿管可开口于异常位置：多见开口于正常输尿管口以外的膀胱壁。男性亦见开口于后尿道、射精管或精囊内，无尿失禁现象；女性可开口于前尿道、阴道、输卵管及子宫内，常有尿失禁现象。另外还可见开口于结肠及直肠者。临床上，开口于膀胱的异位输尿开口常无临床症状，开口于尿道括约肌以外时可见尿失禁现象，开口于肠道者可有大便稀，且次数多，常合并逆行感染。

输尿管异位开口的诊断需结合病史、体检，通过 IVP 或逆行肾盂造影及其他造影方法仔细寻找输尿管异常开口，找到开口后逆行插入细导管造影可得到准确的影像诊断。

（三）肾盂输尿管交界处狭窄

先天性肾盂输尿管交界处狭窄可能原因有：肾盂输尿管交界处肌肉肥厚或缺失、肾盂输尿管交界区瓣膜、腔外异常纤维束或迷走血管压迫等。多单侧发病，亦见双侧发病，多见于男性，是小儿肾盂积水的常见原因，但常随年龄增大，临床症状加重时确诊。早期临

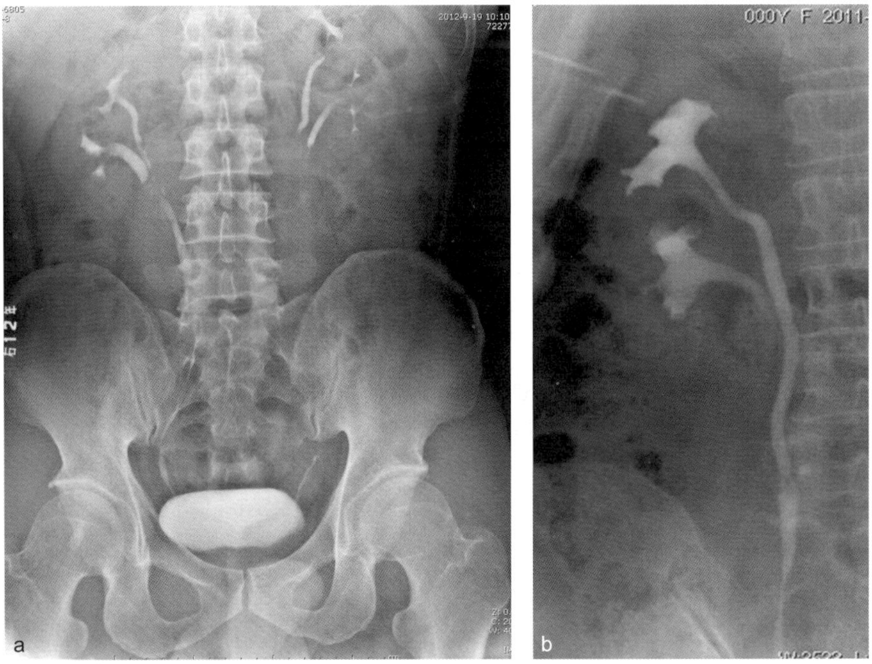

图 6-2-5　双肾盂双输尿管畸形

a. IVP 可见双侧双肾盂双输尿管畸形；b. 右逆行肾盂造影示右侧双肾盂双输尿管畸形

床常无症状，随肾积水加重，可扪及增大的肾，可伴有间歇性胁腹部疼痛。

X线平片示患侧肾影因积水增大。IVP表现为患侧肾因积水而显影延迟，肾盏、肾盂积水；肾盂迂曲、扩张，凸出肾门外，远端圆钝；肾盂输尿管交界处狭窄，位置固定，可以此与输尿管收缩所致狭窄相鉴别；血管压迫所致的狭窄可见肾盂输尿管交界区明显牵拉、折叠样改变，狭窄两端的肾盂与输尿管靠拢、平行；纤维束压迫者，多表现为肾盂输尿管交界区无造影剂充盈的压迫带（图6-2-6）。

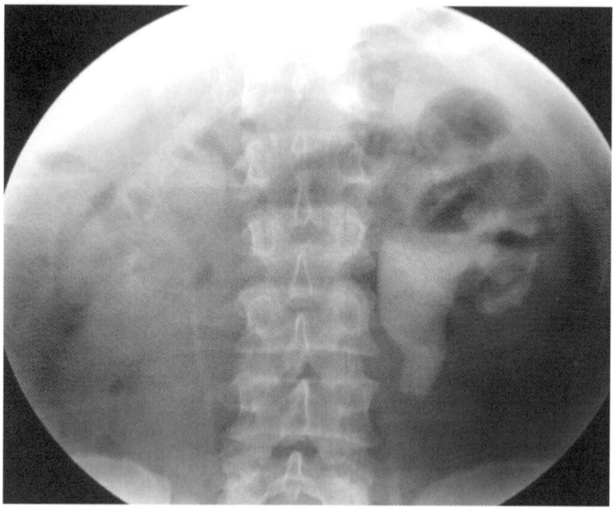

图6-2-6 左侧肾盂输尿管交界处狭窄

（四）输尿管囊肿

输尿管囊肿又称输尿管膨出，指膀胱黏膜下输尿管末端囊状膨出，先天性者可能由于输尿管芽发育异常或局部狭窄所致。输尿管开口位置正常者称正位型，多见于成人；输尿管开口于正常开口处以外者称异位型，多见于儿童，常伴有输尿管异位开口和（或）输尿管重复畸形。输尿管囊肿通常表面为膀胱黏膜所覆盖，内层为输尿管黏膜，其间有纤维及结缔组织。临床上梗阻不重时常无临床症状，并发梗阻、泌尿系感染时可有血尿、排尿困难、发热等症状，少数患者伴有肾、输尿管及囊内结石。

本病X线平片多为阴性，当积水明显时可见患侧肾影增大。IVP表现如下：

（1）对比剂首先进入囊肿，囊肿较小时多呈梭形，充盈着高密度对比剂的囊肿似蛇头，扩张的输尿管如蛇的身体，这种典型的“蛇头”征是输尿管囊肿的特征性表现（图6-2-7）。

（2）膀胱内对比剂不多，并被其中尿液稀释时，充盈对比剂的囊肿密度较高，显示为凸入膀胱内的类圆形、边缘光滑的高密度影。

（3）膀胱与囊肿内对比剂密度相近时，囊肿被淹没在膀胱影内，囊肿壁显示为薄的环状透亮影，称“晕圈”征，此种影像也是输尿管囊肿的另一特征性表现。

（4）膀胱内对比剂充盈良好，而囊肿侧肾功能不良致囊肿内对比剂量较少甚至没有时，

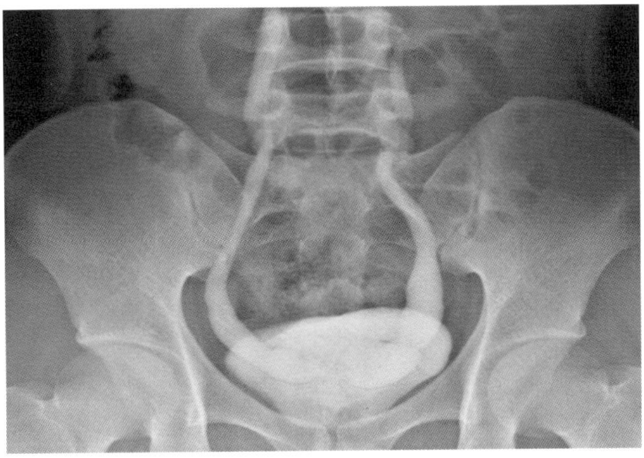

图 6-2-7　双侧输尿管囊肿
双侧输尿管囊状膨出，如蛇头

输尿管囊肿表现为膀胱内边界光整的充盈缺损影。

（5）当囊肿过小时可能会因与输尿管重叠不易显示。

（五）先天性巨输尿管

巨输尿管泛指以输尿管扩张为主要表现的一大类疾病，非反流、非梗阻性巨输尿管即原发性巨输尿管，是一种输尿管发育异常。有研究认为，末端输尿管壁内纵肌缺乏，局部肌束比例失调，致该段输尿管的蠕动功能减弱或消失，是原发性巨输尿管的主要原因，病变部位输尿管功能失常，尿液排泄不畅，使近段输尿管内压力增高而显著扩张。原发性巨输尿管的诊断标准是：①输尿管不同程度扩张；②无器质性输尿管梗阻；③无下尿路梗阻性病变；④无膀胱输尿管反流；⑤无神经源性输尿管功能性紊乱；⑥输尿管膀胱连接处解剖基本正常且功能性梗阻段管腔正常。

多单发，常见于左侧，偶见双侧发生，临床上无典型的症状及体征，合并泌尿系统感染时有相应症状。

X 线平片常为阴性表现。IVP 表现为功能性狭窄段常无对比剂充盈，排尿后透视下点片有时可显示狭窄段；狭窄段以上输尿管明显扩张，呈杵状、纺锤状或蛇头状，输尿管扩张程度与肾积水的程度无明显关联，肾积水的程度常较轻（图 6-2-8），可以此与其他原因所致输尿管梗阻相鉴别。

（六）输尿管憩室

先天性输尿管憩室可能是输尿管发育异常，输尿管芽过早分裂所致；也可能是重复输尿管中的一根发生变异的结果，其一端为盲端，另一端与另一输尿管相通，故呈长囊状。临床一般无症状，憩室内有尿液潴留、合并感染和（或）结石形成、压迫输尿管时可有相应临床表现。

X 线平片多为阴性表现，合并阳性结石时局部可见致密影。造影检查时有对比剂充盈可显示为与输尿管相通的囊状或长囊状致密影，以逆行造影显影较好。

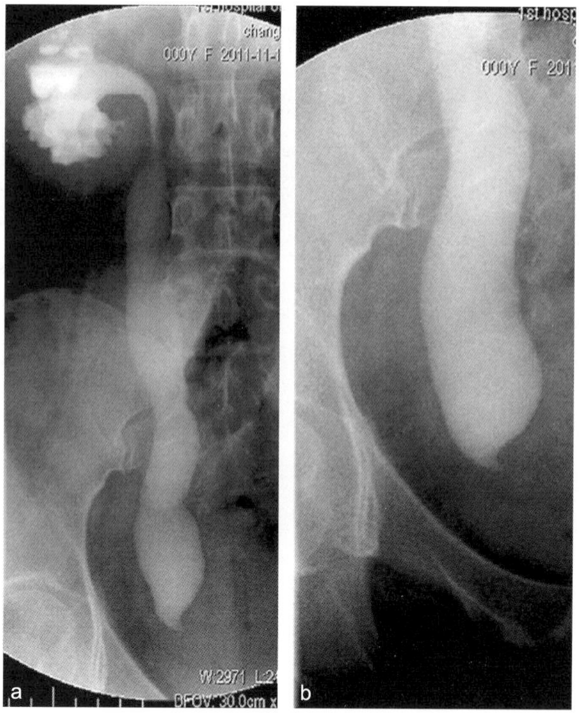

图 6-2-8 右侧巨输尿管畸形
右输尿管远端狭窄，狭窄段以上输尿管明显扩张，与肾积水的程度不一致

三、膀胱先天性发育异常

（一）先天性膀胱缺如/发育不全

1. 先天性膀胱缺如　患者无膀胱，输尿管开口于尿道、阴道或腹壁，可合并有其他畸形，造影检查肾功能正常时不能显示膀胱，可见输尿管异位开口。

2. 膀胱发育不全　膀胱结构可正常，仅体积明显小于正常，甚至小至容积仅数毫升。

（二）重复膀胱

重复膀胱发生机制不确定，通常认为是在膀胱发育过程中，膀胱尿道始基分裂或尿直肠隔的过度延伸所致。可分为两大类，即完全重复及膀胱分隔。完全重复者为双膀胱，同时有双尿道。膀胱分隔则为膀胱内有完全或不完全的分隔，将膀胱分为两个大小不等或相等的前、后或左、右两部分，甚至可表现为多房膀胱，可伴有其他畸形，如重复尿道、重复子宫、重复阴道、重复阴茎等。临床可无症状，合并其他尿路畸形、梗阻、感染及结石等情况时表现出相应症状。

X线平片无异常，诊断主要靠造影检查。肾功能正常时分泌造影可显示异常的膀胱、尿道等，逆行造影显示更佳。要注意鉴别巨大膀胱憩室与重复膀胱，前者多无其他泌尿系统变异，常有憩室口阻塞，呈囊袋样凸起，无尿道与之相连。

（三）膀胱外翻

膀胱外翻是泌尿系统最严重、最复杂的畸形，是由于胚胎发育过程中，中胚层分化的下腹部腹壁未能在中线处正常融合，伴有泌尿生殖系统发育异常所致，膀胱前壁未形成，且无腹壁组织覆盖，开放并外翻的膀胱边缘部分直接与未融合的腹部皮肤相连，致膀胱三角区及输尿管口暴露在外，常同时伴有生殖器官发育异常，耻骨联合明显分离。本病临床上可直接看到异常的腹壁、膀胱及生殖器官。

X 线平片可显示耻骨联合明显分离，其分离程度与膀胱外翻程度相关（图 6-2-9）。IVP 可见上部泌尿道较少合并变异，其下段输尿管走行往往异常，输尿管膀胱交界区梗阻时可致输尿管及肾盂扩张。

（四）脐尿管异常

正常情况下，脐尿管在胚胎 4～5 个月时退化形成一条纤维索，位于脐与膀胱之间，若脐尿管不退化或退化不全，即形成脐尿管异常，有以下四种类型：

（1）脐尿管未闭：即膀胱通过开放的脐尿管经脐部与外界相通，又称脐尿管瘘或膀胱脐瘘。临床表现为脐部间歇性排尿。未闭的脐尿管通畅时，泌尿系造影可见造影剂充盈脐尿管，经脐部瘘管造影常能清晰显示未闭的脐尿管。

（2）脐尿管囊肿：是脐尿管两端闭锁中间部膨大所致，通常无症状，囊肿较大或合并

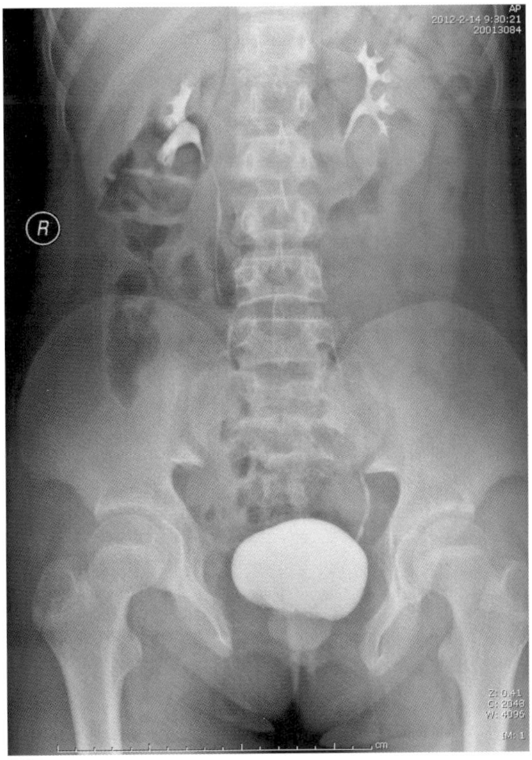

图 6-2-9　膀胱外翻

感染时才出现临床症状。X线平片及造影检查多无阳性发现，偶见膀胱顶部有压迹。

（3）脐尿管窦：是脐尿管脐端开放、膀胱端闭锁所致，多无症状，合并感染时可有疼痛、排脓等症状。经窦口导管造影可诊断。

（4）脐尿管憩室：是脐尿管脐端闭锁而膀胱端开放所致，也称膀胱脐尿管憩室。临床通常无症状，合并感染或结石可有相应症状。膀胱造影检查常可显示，表现为膀胱顶部前缘囊状凸起，其内有时可见结石形成。

四、尿道先天性发育异常

（一）后尿道瓣膜

先天性后尿道瓣膜是一种严重的尿道畸形，现认为有两种类型：后部尿道瓣膜及后部尿道膈膜，前者是中肾管最远端的残留或异常附着所致，来自精阜下方的黏膜皱襞在尿道前壁中线处融合，在其后方留一小孔；后者是泌尿生殖膜残留所致，表现为精阜下方中心有孔的盘状膈膜。此病仅见于男性，是引起男性儿童下尿路梗阻较常见的病因。临床上后尿道瓣膜患儿表现为不同程度的排尿梗阻症状，有尿线细、排尿无力、排尿中断、淋漓不尽，可合并尿路感染，合并其他畸形时可有相应的症状，体检可触及增大的膀胱，有时可触及因积水增大的肾影。

X线平片检查常无异常，诊断此病主要靠排泄性膀胱尿道造影。造影检查可见后尿道于精阜下方梗阻，近端后尿道明显恒定的延长和扩张，膀胱颈抬高；排尿侧位片上可区分小孔在后的典型后尿道瓣膜及小孔在中央的典型后尿道隔膜；长时间的膀胱积水，致膀胱压力升高，膀胱壁增厚，小梁形成，严重者可致大量憩室样凸出。膀胱造影可以发现膀胱输尿管反流和膀胱小梁形成，在排泄性膀胱尿道造影片上常能显示后尿道扩张，排泄性尿路造影可显示输尿管和肾积水。

（二）尿道重复畸形

尿道重复畸形是指一个阴茎上有2条或2条以上尿道，也包括各有1条尿道的双阴茎畸形。本病多见于男性。通常将尿道重复畸形分为3型，即完全型、不完全型和肛门前副尿道的会阴分叉型。

（1）完全型：两条尿道互不相通，有单独的尿道内口与膀胱相通，单独的尿道外口，排尿时副尿道的尿线细，部分为滴尿。副尿道缺乏括约肌时，可发生尿失禁。

（2）不完全型：有三种形式。Ⅱa型，外口位于阴茎部，近端为盲端，与正常尿道不相通，副尿道有时可见分泌物排出，无滴尿。Ⅱb型，外口位于阴茎部，近端与正常尿道相通，排尿时常见副尿道的尿线细或滴尿，在成人可排精，常可合并尿道感染。Ⅱc型，阴茎部未见副尿道口，近端与正常尿道相通，远端为盲端；副尿道因引流不畅而扩张时形如尿道憩室，可压迫尿道产生尿道梗阻症状。

（3）肛门前副尿道的会阴分叉型：副尿道位于后尿道腹侧，近端与后尿道相通，远端开口于直肠或会阴部，排尿时常见肛门排尿或会阴部滴尿。

排泄性膀胱尿道造影及逆行正副尿道造影多可显示正副尿道，确定其形态、长度及内外口。

第三节　泌尿系统结石

一、肾结石

【临床表现】

肾结石在尿路结石中居首位，好发年龄是 35 ~ 50 岁，男性多于女性，多数为单侧性，少数（约 10%）为双侧性。肾结石多数位于肾盂内，其次在下组肾盏。

肾结石的临床表现取决于结石所引起的病理改变：结石较大，位置固定，未引起梗阻时可长期无明显临床症状，偶然发现；阻塞肾盂、肾盏时，可出现肾绞痛或钝痛，常自腰部沿输尿管向会阴部放射，可伴有恶心、呕吐等；结石在运动时损伤肾盂、肾盏时，可有镜下或肉眼血尿；合并感染时，可发生发热、疼痛、脓尿等症状。

【X 线表现】

肾结石表现为单侧或双侧肾窦区的致密影，侧位片结石与脊柱影重叠，可以此与胆囊结石、淋巴结钙化等鉴别。结石形态多样，可有圆形、椭圆形、桑葚状、珊瑚状、分层状或鹿角状，部分结石可充满于未过多变形的肾盂、肾盏而形成铸形结石，其中桑葚状、珊瑚状及铸形为肾结石的特征性表现。结石的轮廓可以光滑，也可毛糙；结石可单发，可也多发，多发结石可以融合（图 6-3-1）。

【造影检查】

IVP 及逆行肾盂造影能进一步确定结石位于肾盂、肾盏内；积水严重时 IVP 不显影；阴性结石表现为充盈缺损影，需通过改变体位摄片或其他检查方法与肾盂、肾盏内占位性病变鉴别。

二、输尿管结石

【临床表现】

绝大多数输尿管结石是由肾结石落入输尿管所致，易停留在输尿管 3 个生理性狭窄处，造成结石上方尿路不同程度扩张积水。输尿管结石好发年龄与肾结石相似，男性多于女性，大多为单侧，右侧多于左侧。输尿管结石症状通常较肾结石重，因而发病率高于肾结石。

输尿管结石临床表现主要由输尿管梗阻及损伤引起：梗阻可引起腰痛、腹痛，典型表现为绞痛，并向会阴部放射；损伤表现为镜下血尿或肉眼血尿；合并感染可引起发热、尿频等；另外常见恶心、呕吐等症状。

【X 线表现】

观察输尿管结石对 X 线片质量要求较高，特别对肠道准备要求高。阳性结石多见于输尿管生理狭窄处上方（图 6-3-2），输尿管跨越髂动脉处及输尿管进入膀胱处多见，统称下段输尿管结石。典型的输尿管结石呈椭圆形、梭形或枣核状致密影，长轴与输尿管走行一致，亦可呈类圆形、桑葚状或点状；边缘可光整或毛糙。输尿管、肾盂、肾盏扩张明显时部分结石可在输尿管与肾盂内上下活动。

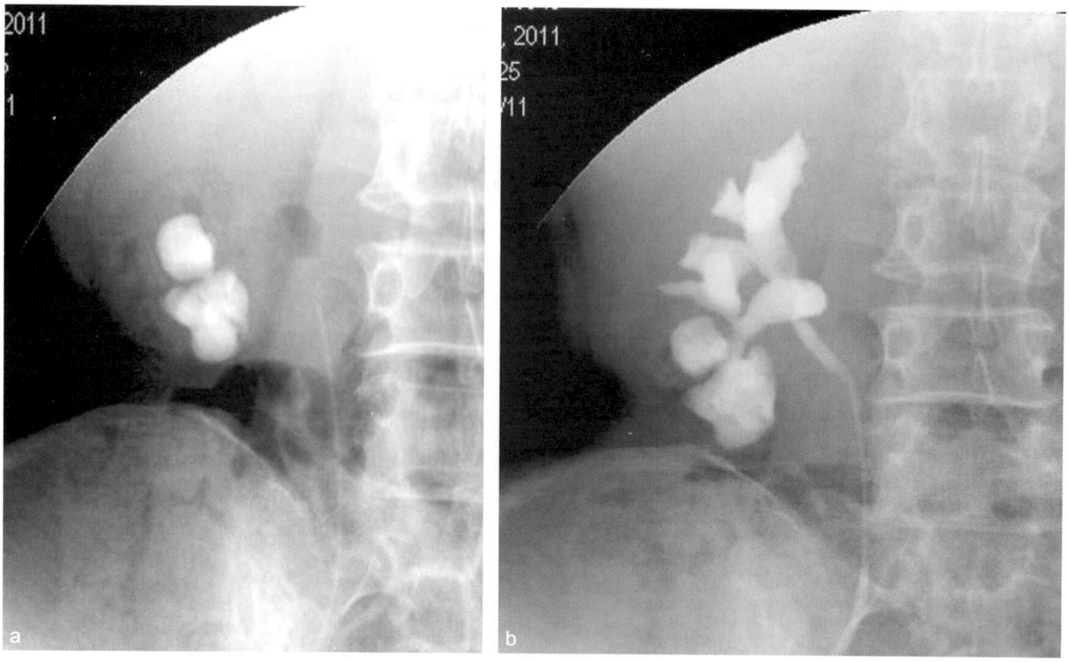

图 6-3-1 右肾结石，右肾下垂

a. X 线平片可见多个结石位于右侧肾区；b. 逆行肾盂造影片见结石位于右侧肾盂、肾盏内

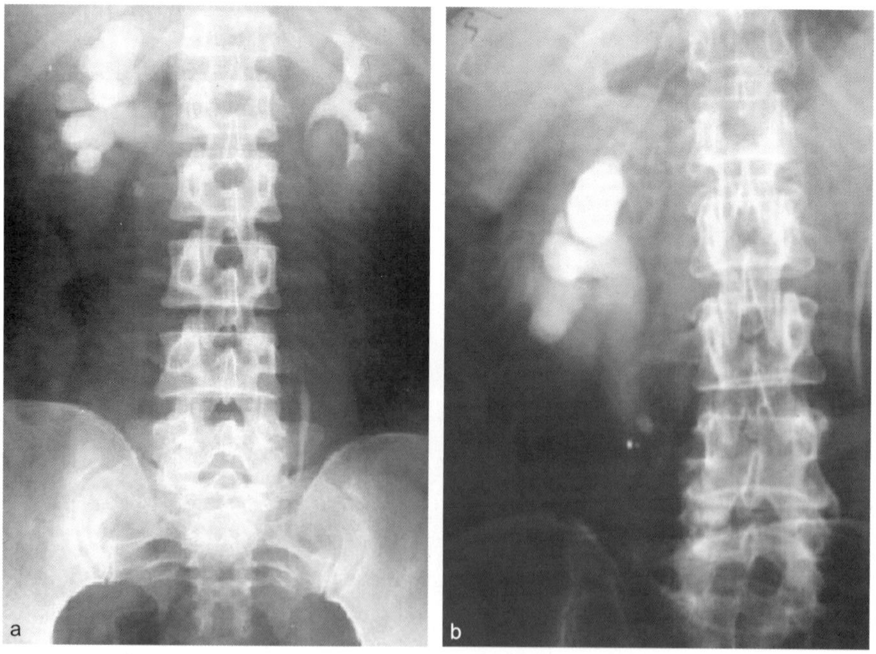

图 6-3-2 右侧输尿管上段结石

右侧肾盂输尿管结合部见一结石影，其上肾盂、肾盏积水扩张

【造影检查】

患侧肾有分泌功能时，IVP 能进一步证实结石影位于输尿管内，并能发现结石上方尿路有不同程度扩张积水，并提示阴性结石可能。IVU 通常表现为患侧肾实质显影延迟，密度较高；肾盏、肾盂及输尿管显示延迟；输尿管可在某一地方中断，其近端输尿管扩张并全程显影，肾盏、肾盂扩张；肾盏、肾盂及输尿管排空延迟。有上述表现而未发现阳性结石时，提示有阴性结石可能，需行 RU 检查。RU 可以发现结石的下缘，显示结石下方输尿管，并进一步证实结石位于输尿管内，特别对梗阻严重，患侧肾盏、肾盂及输尿管不显影的病例有较大诊断价值。

三、膀胱结石

【临床表现】

膀胱结石可由上方尿路结石落入膀胱所致，称继发结石；也可形成于膀胱，称原发结石。好发于老年人及 10 岁以下儿童，绝大多数发生于男性。

主要临床症状为排尿疼痛，疼痛可向其他部位放射；排尿困难，在运动时加剧；其他症状有尿频、尿急、尿流中断、血尿等。

【X 线表现】

膀胱结石多为阳性结石，X 线平片表现膀胱区圆形或椭圆形致密影（图 6-3-3）；大小差异大，可自数毫米直至 10cm 以上，甚至可几乎充盈膀胱；边缘光滑或毛糙，光滑的结石位置可随体位变化而改变，毛糙而不规则的结石常可黏附于膀胱壁而不活动；大而分层的结石是膀胱结石的特征性表现；憩室内结石位于一侧且位置固定。阴性结石在膀胱造影时表现为膀胱内充盈缺损。膀胱造影能确认膀胱憩室，从而进一步证实憩室内结石。

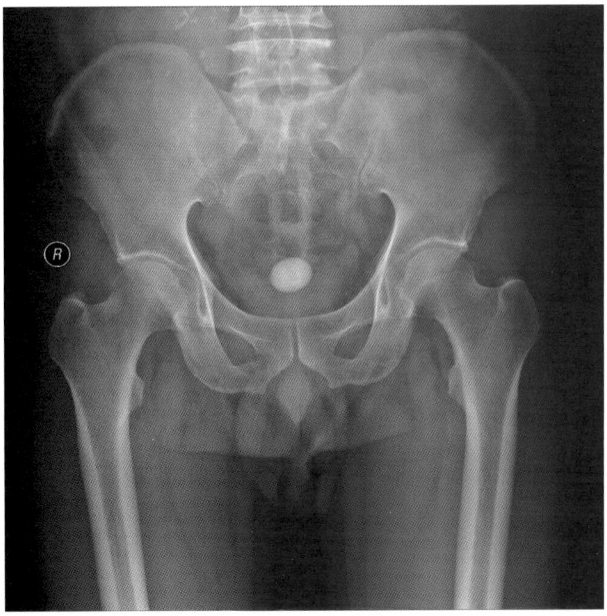

图 6–3–3　膀胱结石

膀胱区圆形或椭圆形致密影

四、尿道结石

【临床表现】

尿道结石绝大多数由落入尿道的膀胱结石形成，多为阳性结石。多见于男性儿童，临床表现为排尿困难、疼痛、尿流变细、排尿中断、急性尿潴留等。

【X 线表现】

在尿道斜位片上阳性结石可清楚显示（图 6-3-4），多见于前列腺部、球部，通常单发、较小，阴性结石需尿道造影确认。

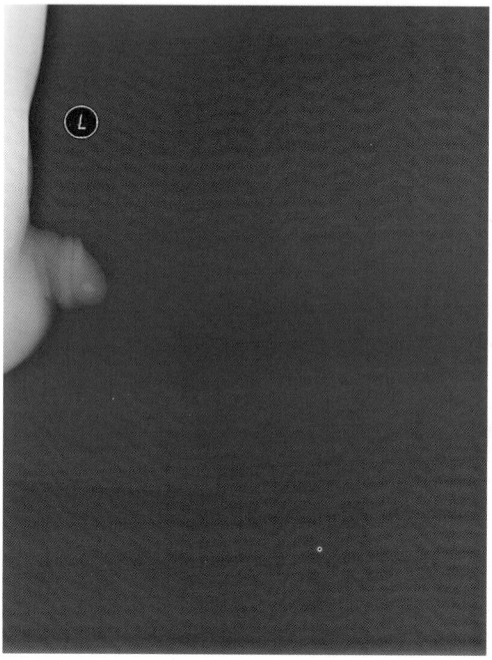

图 6-3-4　尿道结石

尿道侧位片上阳性结石影

第四节　泌尿系统结核

一、肾结核

【临床表现】

肾结核在泌尿系统结核中最为常见，结核分枝杆菌绝大多数经血源先感染肾，然后再扩散到泌尿系统其他部分。

肾结核临床症状与病理改变密切相关：结核分枝杆菌随血流侵入肾皮质形成感染灶，

局限于肾皮质形成微小病理性结核，若患者身体素质佳，病灶可自愈，多无临床症状。若病变继续进展，侵犯髓质并形成干酪样变，称临床性肾结核，此时患者出现一般症状，如低热、盗汗、乏力、消瘦等；病变进一步发展，累及肾盏、肾盂时，结核干酪坏死与纤维增生改变同时发生，形成坏死、溃疡、脓肿、空洞、梗阻等病理改变，除出现结核一般症状，还引起尿频、尿急、尿痛、血尿、脓尿等泌尿系统感染症状，尿抗酸杆菌培养能证实结核感染；随身体抵抗力增强，病变趋于好转，发生钙盐沉着，甚至全肾钙化，即肾自截，此时临床症状消失。

【X 线表现】

肾结核的 X 线表现也取决于不同的病理改变。不出现钙化或肾体积明显增大时，X 线平片无诊断价值，X 线诊断主要靠 IVP 及 RU。

（1）仅累及肾皮质及髓质，未侵及肾乳头时，造影检查为阴性表现。

（2）病变破坏肾乳头及相应小盏时，小盏黏膜水肿造影表现为小盏轮廓模糊，小盏破坏表现为杯口参差不齐呈虫蚀状。病变进展结核干酪坏死物质可破入肾小盏排出，造影表现为不规则高密度对比剂充盈的空洞，以及连通空洞与小盏的细条状通道影（图 6-4-1），可多发。

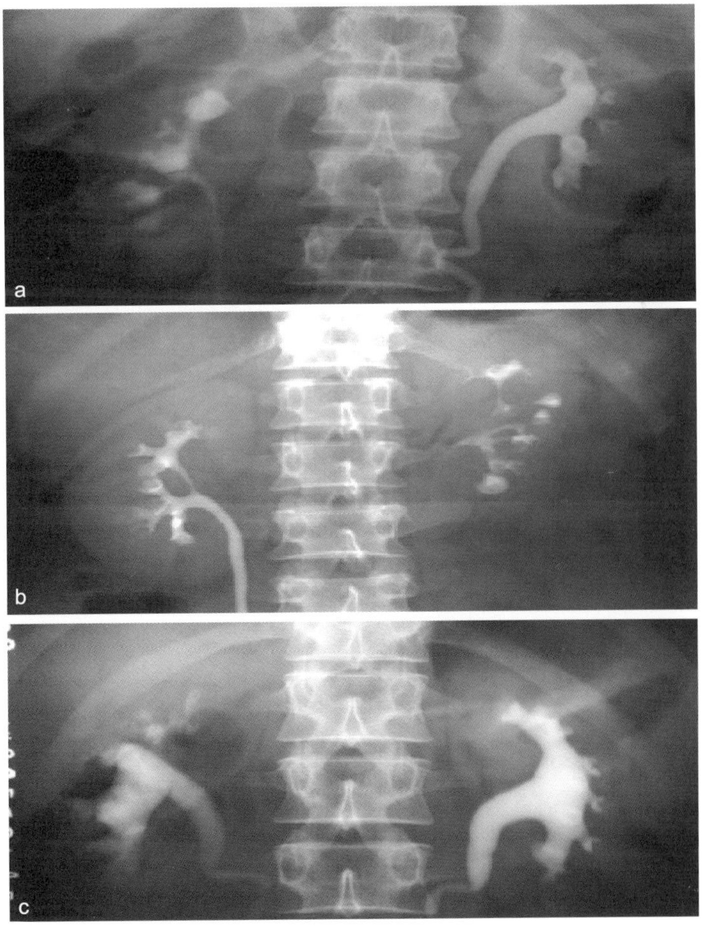

图 6-4-1　肾结核

肾小盏边缘不整齐，对比剂充盈的空洞及连通空洞与小盏相通

（3）若肾盂及输尿管近端因纤维性增生梗阻时，结核干酪物质不能排出，可经肾盂广泛累及全部肾，晚期可形成结核性脓肾，肾有分泌功能时 IVP 延迟片可显示不规则脓腔；肾分泌功能消失时，IVP 不显影；RU 可显示脓腔，并可显示僵硬变细的肾盂及输尿管。

（4）若最终整个受累肾发生广泛钙化，称为肾自截（图 6-4-2），IVP 及 RU 不显影，KUB 可见肾区钙化灶。

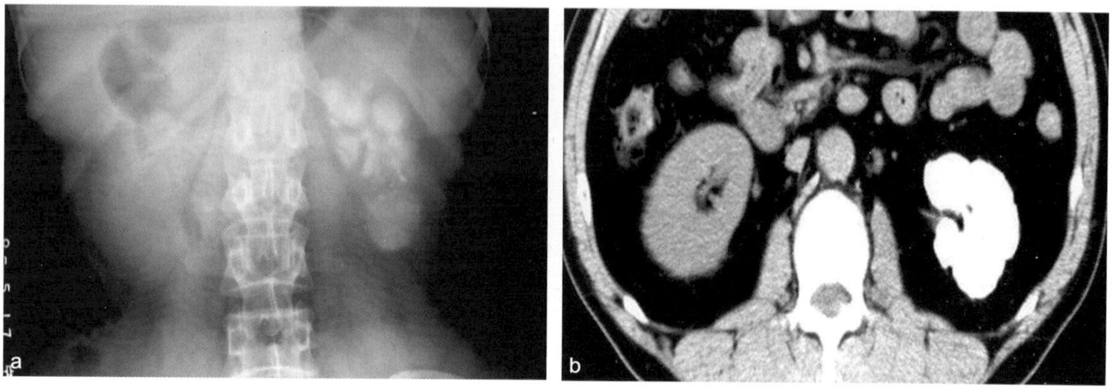

图 6-4-2 右侧肾自截

左肾斑点状、云絮状致密钙化影，外形与肾相似

【鉴别诊断】

（1）与肾肿瘤鉴别：结核纤维增生性改变致肾盏颈部梗阻时，可形成大片闭合脓腔，RU 及 IVP 不能充盈此处肾盏的顶部及颈部，仅可显示基底部及部分颈部，呈指向肾皮质的尖状突起，与早期肾肿瘤鉴别困难。但结核多伴有僵硬变细的肾盂及输尿管，与肿瘤表现以对肾盏的侵袭、破坏为主不同。

（2）与肾积水鉴别：结核肾盏颈部梗阻不重时，肾髓质空洞与肾盏的大空腔连接，其轮廓明显不规则，与肾积水时肾盂轮廓光滑完整不同。

二、输尿管结核

【临床表现】

输尿管结核多继发于肾结核，常由同侧肾结核向下蔓延所致，少数为膀胱结核经输尿管口逆行感染导致。输尿管结核临床表现与肾结核相近。

【X 线表现】

输尿管结核钙化时，X 线平片可见输尿管区条状钙化灶。IVP 及 RU 表现：输尿管早期痉挛性狭窄时，表现为狭窄段局部管壁稍不规则狭窄，以上输尿管扩张（图 6-4-3）；输尿管溃疡形成后，可见不规则虫蚀状小龛影，多处受累；伴有结核性纤维增生时，表现为输尿管壁蠕动消失，多发狭窄与扩张相间，呈串珠状、软木塞钻样（图 6-4-4）；输尿管广泛严重受累时，表现为输尿管壁僵硬，输尿管缩短，形如笔杆状。串珠状、软木塞钻样及笔杆状表现为输尿管结核的特征性表现。

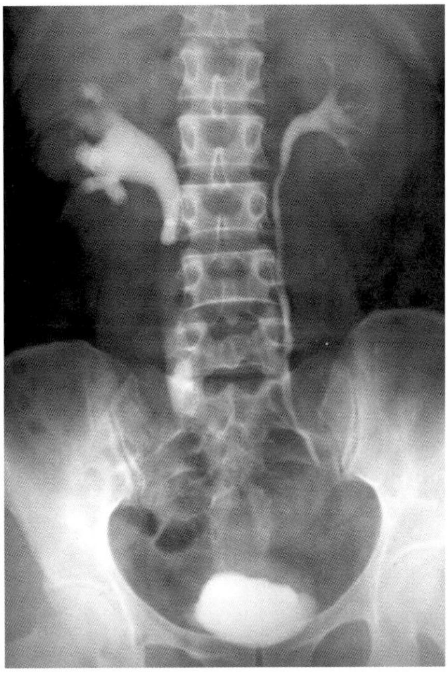

图 6-4-3　肾结核累及输尿管和膀胱

左肾结核，输尿管局部狭窄，以上输尿管扩张，输尿管口附近膀胱壁不规则及变形。右侧输尿管上段结石，肾盂积水扩张

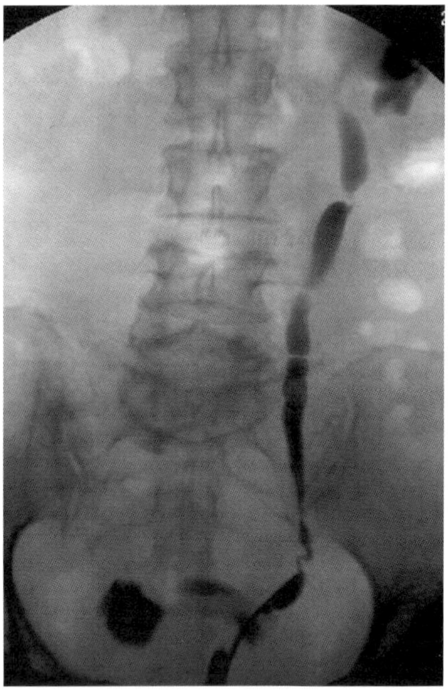

图 6-4-4　输尿管及膀胱结核

输尿管狭窄扩张相间呈串珠状表现，膀胱挛缩、变形

三、膀胱结核

【临床表现】

膀胱结核在泌尿系统结核中发生率较高，通常发生于病程的晚期，由肾及输尿管结核蔓延所致。主要临床症状有结核感染所致的全身症状及膀胱受累所致的尿频、尿急、尿痛、脓尿和血尿等。

【X 线表现】

膀胱结核钙化少见，出现钙化时可在 X 线平片上发现，此时需与慢性膀胱炎及膀胱寄生虫病相鉴别。膀胱广泛钙化时，可见形如包壳的钙化灶，是比较特征性的表现。

造影检查：早期可显示输尿管口附近膀胱壁不规则及变形，形成浅表溃疡；病变侧输尿管口抬高、变直，局部变形，可形成充盈缺损影；病变累及全部膀胱时则整个膀胱壁内缘均不规则；晚期发生膀胱挛缩，体积变小，边缘呈锯齿状改变，呈“小膀胱”征象，RU 可见膀胱输尿管反流征，对侧输尿管口受累时也可出现膀胱输尿管反流，并见肾盂、输尿管积水征象。

【鉴别诊断】

主要与慢性膀胱炎膀胱挛缩相鉴别，二者均可见膀胱变小，膀胱结核多有肾结核蔓延而致，有肾及输尿管相应改变，输尿管口附近膀胱壁变形，可见小溃疡及输尿管口扩大征象，而慢性膀胱炎病变较广泛。

（阳　义　蒋　鸿）

第五节　泌尿系统炎症

一、肾盂肾炎

【临床表现】

肾盂肾炎多由细菌感染所致，致病菌多为革兰阴性杆菌，最常见为大肠埃希菌，其次为变形杆菌、克雷白杆菌。多见于 20 ~ 30 岁女性，往往继发于先天变异、尿路梗阻、尿道口周围感染、尿路器械的使用、妊娠及糖尿病等。分急性和慢性，急性肾盂肾炎多发病急，有腰痛、肋脊角压痛 / 叩痛、尿频、尿急、尿痛等。

【X 线表现】

X 线平片常为阴性表现，有时可见肾影增大，慢性者可见瘢痕所致的肾轮廓不光整。急性肾盂肾炎以及无并发症的复发性泌尿道感染不主张常规做肾盂造影，慢性或久治不愈患者，IVU 及 RU 检查可明确有无梗阻、结石、输尿管狭窄、肾下垂、泌尿系统先天畸形以及膀胱输尿管反流等肾盂肾炎诱因。肾盂肾炎本身的造影表现有：肾实质及肾盏、肾盂显影延迟，肾功能严重受损时不显影；肾盏、肾盂变形、扩张、扭曲、轮廓模糊等。

二、黄色肉芽肿性肾盂肾炎

【临床表现】

黄色肉芽肿性肾盂肾炎是一种罕见的、严重的肾慢性非特异性炎症，可造成弥漫性肾实质破坏。其病因尚不甚清楚，主要病理改变为肾盂肾炎伴以类脂巨噬细胞（泡沫细胞）为主的黄色肉芽肿。发病年龄多为 30 ~ 50 岁，婴幼儿及老年人较少见，女性多于男性，多发生于单侧肾，罕见双肾发病。常见临床症状有肾区疼痛、反复发作的尿路感染、发热、乏力、食欲缺乏、消瘦、便秘，常合并结石、尿路梗阻、高血压，体检可触及腰部肿块，肾区压痛。

【X 线表现】

X 线平片可见肾影增大，合并结石时可见致密影，弥漫型者肾轮廓、腹脂线、腰大肌边缘不清。IVP 表现有：肾盏、肾盂受压移位、变型、聚拢、分离等（图 6-5-1）；弥漫型者多有肾盏、肾盂显影不良或不显影，肾轮廓模糊等。

【鉴别诊断】

黄色肉芽肿性肾盂肾炎主要与肾肿瘤鉴别，本病表现为单侧肾影增大弥漫，IVP 可无功能，肾盏、肾盂普遍移位、变形，与肿瘤病变局限不同；局灶型者肿块压迫肾盂、肾盏，与肾肿瘤 X 线鉴别困难，但肿块行增强 CT 扫描时强化不明显，与肿瘤动脉期强化不同，同时肾内多见囊性改变。

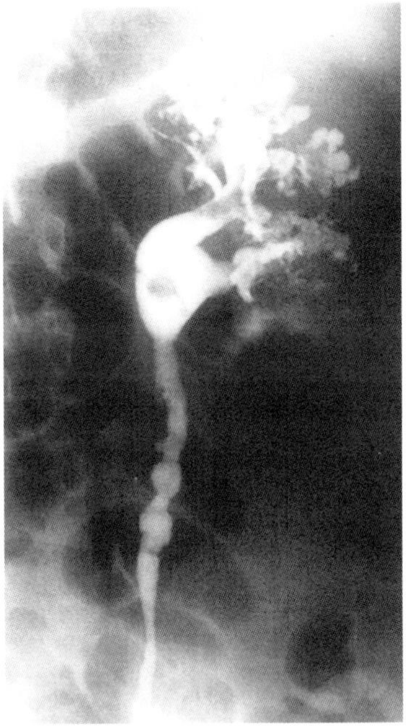

图 6-5-1　黄色肉芽肿性肾盂肾炎
中下组肾盏受移位变形，肾内多发囊性改变

第六节　肾囊性疾病

一、单纯性肾囊肿

【临床表现】

肾单纯性囊肿极为常见，可以是先天性的，也可以是后天性的，其病因不明。可单发或多发，大小自数毫米至十几厘米不等。可发生于肾实质的任何部位，发生在两极的囊肿常较大。囊肿壁为纤维组织构成，内衬不连续上皮，囊壁血供较少，常见钙化，囊液为浆液。

单纯囊肿的发生无性别差异，临床多无症状；较大囊肿可触及肿块，压迫邻近脏器时可引相应症状，并发尿路感染时出现尿频、脓尿等症状。

【X 线表现】

较小的囊肿 X 线平片多无异常；较大囊肿平片可见肾轮廓局部凸出。囊肿壁或内容物钙化时平片可见致密钙化影，呈弧形、条状或不规则状。

造影检查：囊肿较小或位于包膜下向外凸起时，尿路造影显示肾盂、肾盏多正常；较大囊肿压迫肾盂、肾盏时，可致变形，肾盏伸长、缩短、变细、扩张积水或消失等表现（图 6-6-1），受压部位边缘多光滑。巨大囊肿可致肾异常旋转。囊肿与肾盂、肾盏相通时可见对比剂进入囊腔内。

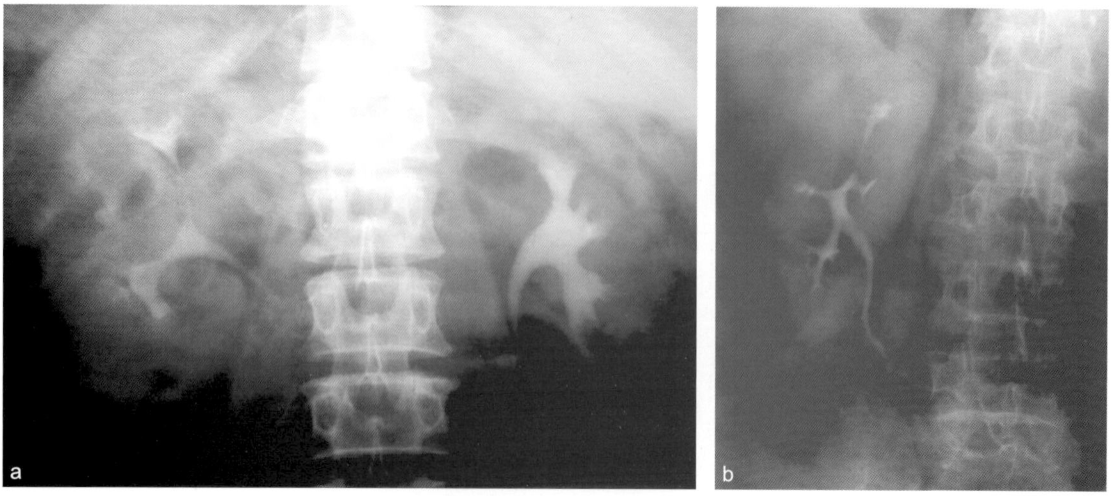

图 6–6–1　肾囊肿

肾盂、肾盏受压移位、分离、肾盏伸长、变细

二、肾盂旁囊肿

【临床表现】

肾盂旁囊肿发生于肾髓质肾盂或大肾盏旁，向肾窦内生长，囊肿直径 2 ~ 4cm，常以一细管与肾盂或肾盏相通，发生炎症时细管可阻塞，囊内可有结石形成。

常无临床症状，较大者压迫肾盂、肾盏致积水，严重时可产生腰痛等症状，合并尿路感染时有脓尿、血尿等症状。

【X 线表现】

X 线平片不能发现肾盂旁囊肿，囊内合并结石时可见致密结节影。

造影检查：尿路造影较常见肾盂肾盏受压征象；当有管腔与肾盂肾盏相通，且细管未阻塞时，可见对比剂充盈的囊肿腔（图 6-6-2）；有对比剂进入囊肿时可进一步确定囊肿内结石。

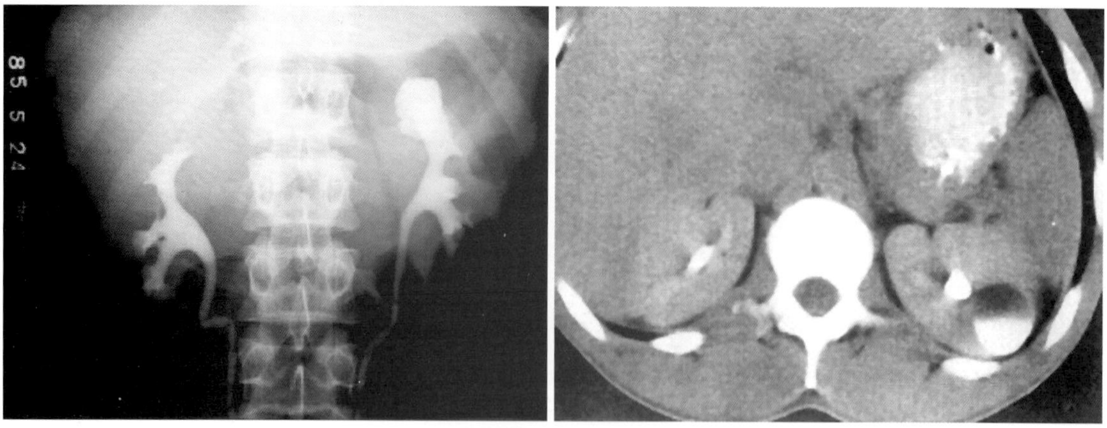

图 6–6–2　盂旁囊肿

对比剂充盈管腔及囊肿腔

三、多囊性肾病

【临床表现】

多囊性肾病又称多囊肾，有婴儿型及成人型。婴儿型极罕见，多于儿童期因器官衰竭而死亡。成人型多囊肾相对常见，为常染色体显性遗传病变，常合并多囊肝。病变早期，双肾有多发、大小不等的囊肿，囊肿间仍有正常肾实质；晚期，囊肿明显增多、增大，致肾极度扩大，肾实质消失。囊内为尿液及浆液，可伴有出血，囊与囊、囊与肾盂肾盏常不相通。多囊肾可并发结核、结石、肿瘤等。

成人型多囊肾多在 30 ~ 50 岁出现症状，表现为腹部肿块、高血压、血尿、脓尿等，合并其他疾病时出现相应症状，晚期可死于肾衰竭。

【X 线表现】

平片可见双肾影明显增大，轮廓呈分叶状，有时可见囊壁钙化及囊内结石影。IVP 常因肾功能差而显影不佳，RU 检查可见双侧肾盂肾盏伸长、缩短、扭曲、变形、移位或分离，典型者呈“蜘蛛足”样改变（图 6-6-3）。

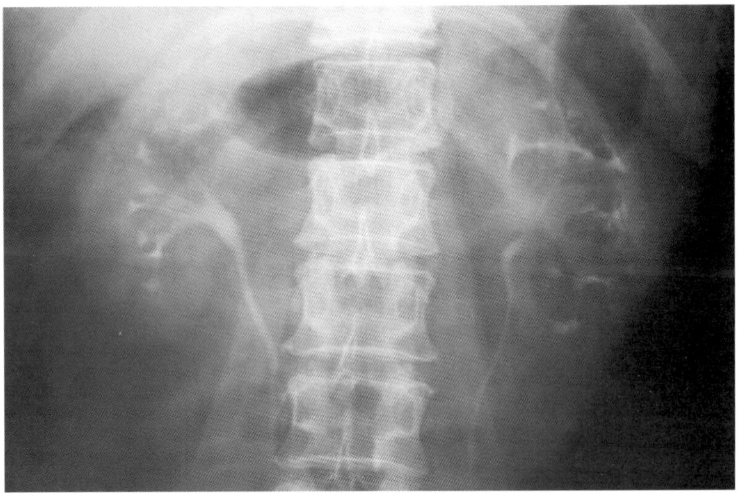

图 6-6-3 多囊肾

双侧肾盂肾盏伸长、纤细、扭曲分离

【鉴别诊断】

成人型多囊肾需与双肾多发性单纯性囊肿鉴别，后者肾增大不明显，囊肿数目少，囊肿间可见正常肾实质，且无阳性家族史。

四、髓质海绵肾

【临床表现】

髓质海绵肾又称髓质肾小管扩张症，是肾先天发育异常性疾病。病理改变是肾锥体部乳头管和集合管呈梭形或小囊状扩张，可累及全部或部分肾乳头，囊的直径常较小，一般为1～6mm，更大的少见，囊内为尿液，常在小囊内形成多个微小结石。

该病临床少见，通常双肾发病，仅累及一侧肾或局限于一个肾锥体内少见。男性多于女性，可发生于各年龄段。常无症状或症状轻微，继发感染时可致尿频、尿急、蛋白尿等；继发结石可引起腰痛、血尿等症状。

【X线表现】

1. 腹部X线平片　可见患肾体积正常或略增大；肾锥体及乳头部多发阳性微小结石，表现为呈簇状或放射状排列的多发微小结石影。

2. 造影检查　IVP可见锥体显影；扩张的肾小管比肾盏更早显影，表现为肾盏外的异常阴影：对比剂充盈扩张的肾小管呈多发条状或枯枝状高密度影，呈扇形或放射状排列，充盈小囊腔呈葡萄串样，充盈肾小管憩室呈花朵样；邻近肾小盏可增宽，杯口变平或扩大；微小结石位于肾收集小管或小囊中（图6-6-4）；解压后当肾盂肾盏内造影剂已排空时，扩张的集合管还可显影一段时间。

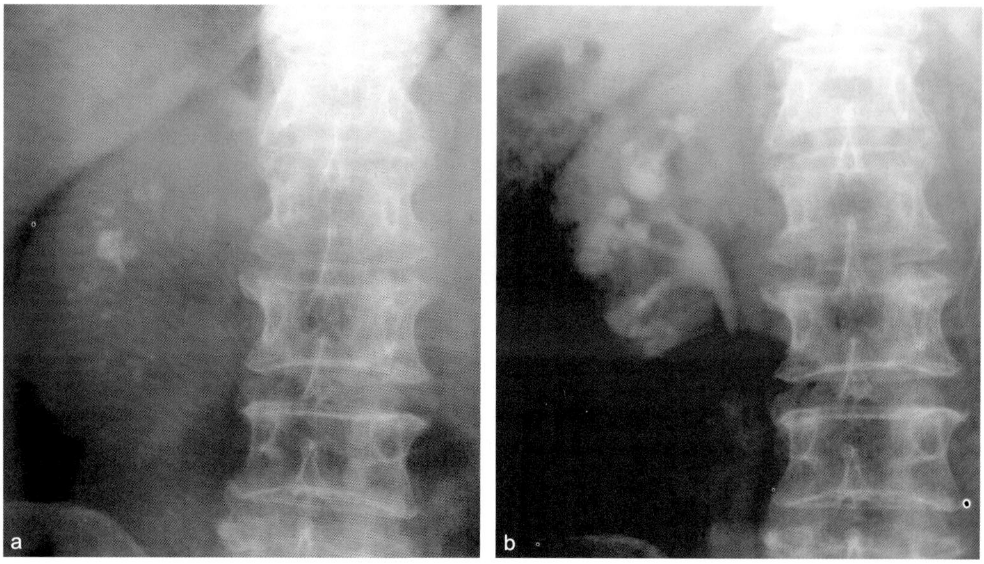

图6–6–4　髓质海绵肾

a.平片示放射状排列的多发微小结石影；b.IVP示扩张的肾小管内比剂充盈呈囊状、条状，微小结石位于肾收集小管或小囊肿

【鉴别诊断】

（1）肾钙盐沉着：为集合管内及其周围弥漫性钙盐沉着，较髓质海绵肾广泛，不伴有肾小管扩张和囊腔形成等改变，晚期病例钙盐可沉积于整个肾区。

（2）肾结核：单侧多见，影像学检查肾盏呈虫蚀样改变，钙化形态多不规则，晚期可出现肾萎缩及肾自截。

（3）肾乳头坏死形成钙化：一般位于肾盏顶部及其附近锥体的尖端，钙化影呈环状或三角形，密度多均匀，乳头功能受损，邻近肾盏可变形。

第七节　泌尿系统肿瘤

一、肾实质肿瘤

（一）肾血管平滑肌脂肪瘤

【临床表现】

肾血管平滑肌脂肪瘤，又称肾错构瘤，是肾良性肿瘤中最常见的一种，起源于中胚层，由异常血管、平滑肌和脂肪混合组成，多数以脂肪成分为主，少数以平滑肌为主。

有两种类型：一种合并结节性硬化，发生于青少年，多为双侧性，瘤体较小，临床上患者常合并有面部皮脂腺瘤、癫痫和智力低下。另一种不合并结节性硬化，多发生于中年人，女性多于男性，一般为孤立性，较大，圆形、椭圆形或分叶状，生长缓慢，临床常见症状为腹部肿块、腰部或腹部疼痛、血尿等。

【X 线表现】

本病 X 线检查表现无特异性，较大时可致肾轮廓改变，造影检查可见肾盂、肾盏受压变形、移位等改变。诊断需借助 CT 或 MRI 等检查方法。

（二）肾癌

【临床表现】

肾癌又称肾细胞癌、肾腺癌等，是肾最常见的肿瘤，约占肾肿瘤的 90%。多发生于 40 岁以上的中老年人，男性发病率约比女性高一倍，多单侧、单发，少数病例可双侧、多发。

最常见的症状是：无痛性血尿、胁腹部疼痛和触及肾区肿块，以无痛性血尿最为多见；三者同时出现时称肾癌三联征，但出现率并不高，有肾癌三联征时多已是晚期。肾癌还可致一些非特异性症状，如消瘦、乏力、食欲缺乏、恶病质等，早期小肾癌可无明显临床症状。

【X 线表现】

较小的肾癌且不出现钙化时可表现正常。较大的肾癌可致肾影普遍增大或一部分增大，轮廓局限凸出，不规整；肿瘤过大时可超过中线，腰大肌轮廓模糊不清；肿瘤内出现钙化时可在肿瘤区出现斑点状、地图状或不规则状钙化灶，多位于肿瘤中央。

造影检查因肿瘤的大小、范围及位置不同而表现不同：

（1）早期肾癌较小位于锥体乳头者，可致肾小盏不规则加深、扩大，以 RU 显示较好，较大者可明显压迫肾小盏杯口和穹隆，致其形成浅的长弧形，称“手握球征”。

（2）肿瘤压迫致多个肾盏伸长、变细、分离、变形，称“蜘蛛足征”。可导致肾旋转异常（图 6-7-1）。

（3）弥漫侵犯时肾体积增大，可保留部分肾盂、肾盏影。

（4）肿瘤向包膜外浸润时，有时仅导致整个肾移位、旋转异常，而肾盂、肾盏变化不明显。

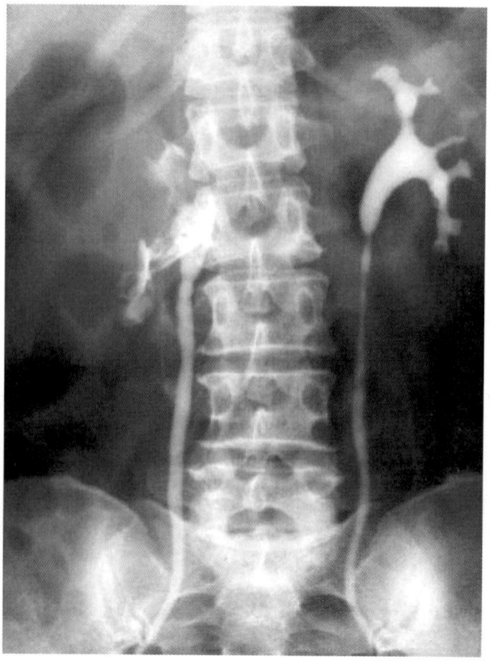

图 6-7-1 右肾癌
肾盏变细伸长、分离、变形，肾盂受压，右肾旋转异常

（5）当肿瘤侵犯肾静脉致其阻塞或侵犯肾盂致其梗阻时，IVP 可不显影，此时可行 RU 检查，前者肾盂、肾盏多可显影，而后者可显示对比剂在肾盂下端受阻呈杯口状。

（三）肾母细胞瘤

【临床表现】

肾母细胞瘤又称 Wilms 瘤、肾胚胎瘤、肾胚胎性癌肉瘤，是儿童腹部最常见的恶性肿瘤，占儿童泌尿系统肿瘤的绝大多数。

临床上肾母细胞瘤发病高峰期约 3 岁，男女发病率相近，多单肾、单发，双肾、多发少见。最常见的临床表现是腹部肿块、腹痛、高血压、血尿等，另外还可有发热、泌尿系统感染、恶心、食欲缺乏、消瘦等症状。

【X 线表现】

1. X 线平片　诊断价值有限，肿块较大时可见腹部肿块影，边缘往往不清楚，局部腹脂线消失。巨大肿瘤可跨过中线达对侧，或向上致横膈升高，向内致脊柱侧弯，向外后致肋间隙增宽；侧位片上显示肿块推挤肠袢，肾轮廓常消失，或病侧肾影扩大，对侧肾影代偿性增大。少数病例肿瘤内见钙化灶，呈形态不规则斑点状或雪片状钙化灶。

2. 造影检查

（1）肾盏、肾盂受压移位、变形、分离、聚拢、伸长、缩短等改变。

（2）肾盏、肾盂内有固定不变的充盈缺损，形态多不规则。

（3）肾盏、肾盂受侵或受压时致局限性扩张积水。

（4）较大的肿瘤可致肾旋转异常。

（5）部分肾母细胞瘤 IVU 因肾积水、肾静脉受侵等可致不显影、显影延迟。

二、肾盂及输尿管肿瘤

（一）肾盂癌

【临床表现】

肾盂癌是起源于肾盂上皮的肾恶性肿瘤，绝大多数为移性细胞癌，鳞状细胞癌少见，腺癌及未分化癌更少见；常呈乳头状生长，肿瘤向下可种植至输尿管和膀胱。

多发生于 40 ~ 70 岁中老年人，儿童及青少年罕见；大多数为单侧发病，可因种植而见多发病灶，少数为双侧发病。肾盂癌主要临床表现为肉眼或镜下血尿，胁腹部痛和阻塞积水合并的泌尿系感染等症状，肿瘤一般症状少见，尿细胞学及逆行活检常可明确诊断。

【X 线表现】

1. X 线平片　肾盂癌在 X 线平片上常为阴性表现，偶见钙化灶。

2. 造影检查

（1）充盈缺损，常不规则（图 6-7-2）。

（2）肾盂狭窄，肾盂扩张积水。

（3）有时因肿瘤较小被对比剂遮盖时可无阳性发现，RU 结合透视观察有时可显示。

（4）部分病例梗阻严重，影响肾分泌时 IVP 可不显示，RU 可以显示病灶的下缘。

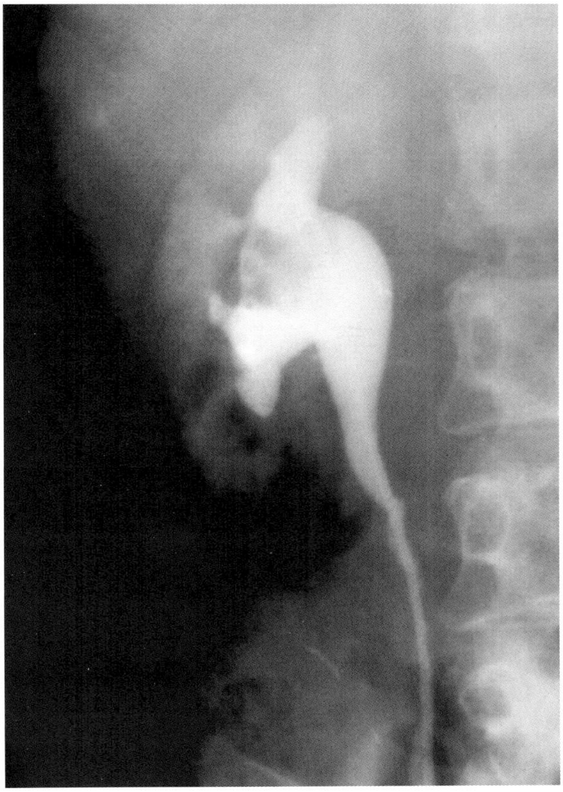

图 6-7-2　右肾盂癌

右肾盂不规则形充盈缺损

（5）病灶侵犯肾时表现与肾细胞癌相似，但较少有肾轮廓增大。

（6）肾盂癌向下种植到输尿管或膀胱时可有相应表现。

（二）输尿管上皮细胞癌

输尿管上皮细胞癌大多为移行细胞癌，可由肾盂癌种植转移而来，也可原发于输尿管上皮。以乳头状癌较多见，常见于输尿管下 1/3 处，多发生于 50~70 岁中老年人。

【临床表现】

早期临床症状不明显，最多见为间歇性大量血尿；输尿管浸润、梗阻时可致疼痛；腹部可触及肿块，多为患侧因积水增大的肾。

【X 线表现】

1. X 线平片　明显积水时 X 线平片可见肾影扩大。

2. 造影检查

（1）乳头状癌可见乳头状充盈缺损（图 6-7-3），基底多较宽，表面不规则。

（2）浸润性癌则表现为输尿管壁僵硬、局限性狭窄。

（3）近端输尿管扩张积水，可致 IVP 显影延迟、显影较淡或不显影。

（4）RU 在不完全梗阻者可显示完整肿瘤形态，完全梗阻者可显示梗阻端下缘情况。

（5）同时用 IVP 及 RU 常可显示受累输尿管的长度。

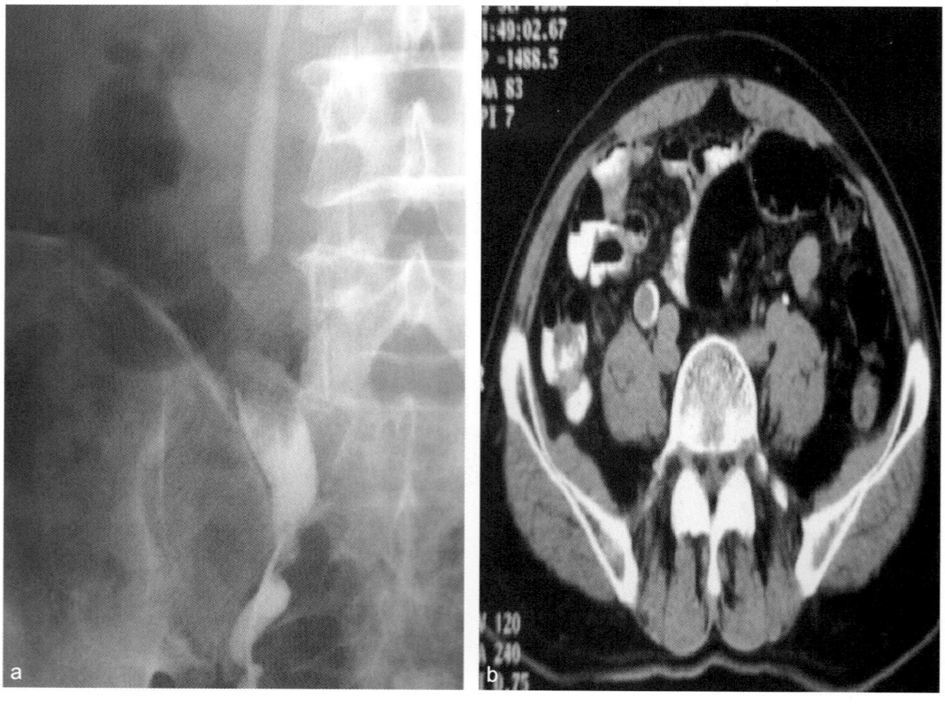

图 6–7–3　右输尿管癌

RU 示右侧输尿管局部充盈缺损，缺损边缘轮廓不规则

（三）膀胱肿瘤

【临床表现】

膀胱肿瘤是泌尿系统较常见肿瘤，有多种组织类型，其中以上皮性肿瘤最为常见，约占 90%，且绝大多数为恶性，即膀胱癌，膀胱癌好发于 40 岁以上男性，主要临床症状是反复发作的肉眼血尿；部分患者有尿频、尿急、尿痛等膀胱刺激症状，肿瘤表面形成溃疡时可加重。肿瘤侵及肌层时可出现膀胱区疼痛，排尿时因膀胱收缩，疼痛常加重；肿瘤累及膀胱颈时可出现排尿困难；肿瘤累及输尿管口时可引起肾盂、输尿扩张积水，并可继发泌尿系统感染。

【X 线表现】

1. X 线平片　多为阴性表现，偶可发现细点状、结节状肿瘤钙化影。

2. 造影检查　膀胱腔内大小不等的充盈缺损影（图 6-7-4），良性者边缘多光滑整齐；乳头状肿瘤呈菜花状；恶性肿瘤轮廓多不规则，基底较宽；表面出血、坏死、溃疡时可致轮廓模糊。少数病例肿瘤表面可见钙化灶；浸润生长者显示局部膀胱壁僵硬、变平。透视下转动体位观察有利于病灶的显示。

3. 膀胱镜检及活检　是膀胱肿瘤最敏感、最可靠的检查方法，影像检查对膀胱肿瘤的分期至关重要。

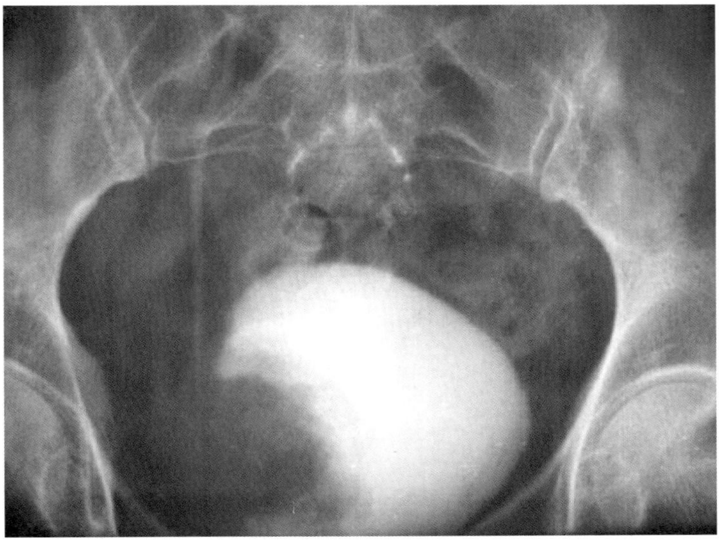

图 6-7-4　膀胱癌

膀胱腔内右侧充盈缺损影，轮廓不规则

第八节　泌尿系统损伤

一、肾损伤

【临床表现】

肾是腹部外伤时最易受损的器官之一，肾损伤也是泌尿外科急诊较为常见的疾病。肾挫伤时产生肾水肿；肾实质裂伤时可产生血肿，聚积在肾包膜下为包膜下血肿，聚积在肾周形成肾周血肿；撕裂肾盏、肾盂或输尿管，尿液流出时产生肾周积尿；继发感染时形成脓肿；严重肾损伤时肾可断裂为多块；累及肾供血血管时可致肾梗死。

临床有外伤史，外伤后出现疼痛、血尿、少尿、胃肠道反射所致症状，严重者可致休克。

【X 线表现】

X 线平片在肾损伤中的价值有限，常见表现有肾影增大，密度增高，肾及腰大肌轮廓模糊；胃肠道反射性扩张积气、积液；肌肉痉挛所致腰椎侧弯；肾周大量积血和（或）积尿时患侧横膈升高。全面诊断肾损伤往往要选择肾 CT 检查。

二、膀胱损伤

【临床表现】

膀胱空虚时因位于盆腔的底部，前面有骨盆壁保护，不易受损；膀胱充盈状态时，骨盆严重骨折可伤及膀胱。膀胱损伤包括膀胱挫伤和膀胱破裂。膀胱破裂又分为腹膜腔外型及腹膜腔内型，前者多发生在前下壁，破入腹膜腔外，可致尿液渗入腹壁、会阴部及大腿组织间隙内，后者多发生在顶壁，破入腹膜腔，尿液进入腹膜腔，产生腹腔积液。临床有明显腹盆部外伤，骨盆骨折，伤后出现血尿、耻骨上区疼痛、膀胱区空虚等表现。

【X 线表现】

X 线平片用于发现骨盆骨折，在确定无尿道损伤时可行膀胱造影。

造影检查：膀胱挫伤表现为局部膀胱壁模糊，轮廓不光整；腹膜腔外型膀胱破裂可显示对比剂渗出至破口旁软组织内，当破口较小且被堵塞者可不显示破口；腹腔腔内型可见大量对比剂进入腹膜腔，而显示腹腔脏器轮廓。

三、尿道损伤

【临床表现】

尿道损伤目前有两种通行的分类方法，一种是根据解剖部位分为前尿道损伤和后尿道损伤。另一种是为了治疗上选择不同的方法分为四类。Ⅰ类：尿道黏膜损伤。Ⅱ类：部分全层损伤，阴茎筋膜未破。Ⅲ类：尿道全层损伤，阴茎筋膜破裂。Ⅳ类：后尿道损伤。临床上，患者有明确外伤史，伤后可出现尿道滴血、血尿、排尿困难、尿潴留、阴茎皮肤青紫及血肿、尿液外渗等。

【X 线表现】

尿道损伤时，注入对比剂或插入尿管可能导致尿道感染或加重组织损伤，因此造影检查一般只适用于诊断困难的病例，不作为常规检查。造影表现为尿道内对比剂外溢，有骨盆骨折时可见骨折征。

第九节　其　他

一、肾下垂

【临床表现】

肾有一定的活动度，从卧位到立位肾盂下降不超过 1 个椎体，超过一个椎体而少于 2 个椎体高度时为轻度肾下垂；超过 2 个椎体而小于 3 个椎体时为中度肾下垂；超过 3 个椎体或未超过 3 个椎体但合并有肾积水和（或）输尿管扭曲时为重度肾下垂。

临床表现主要有 3 个方面：

（1）泌尿系统症状：腰酸、腰痛，劳动与久站后诱发，平卧后渐缓解，可因肾蒂扭曲而突发肾绞痛，亦可合并肾积水、感染、结石、血尿等。

（2）胃肠道反射症状：消化不良、恶心、呕吐、腹胀、腹泻、便秘等。

（3）神经系统症状：神经衰弱、失眠、头晕、乏力、眼花等，经平卧休息后可缓解。体检于坐、立位时可触及肾大部或全部，有叩击痛，随呼吸上下活动，并可推回正常位置，平卧位后，不易触及肾。

【X 线表现】

本病首选 IVP 检查，加摄立位片或透视下转动体位观察并点片，表现为肾于立位时不同程度下移、旋转、输尿管扭曲，卧位时可恢复至正常。继发感染、积水时可致显影延迟、积水等征象；继发阳性结石时可见致密影。

二、神经源性膀胱

（一）痉挛性神经源性膀胱

【临床表现】

痉挛性神经源性膀胱，主要原因为中枢神经元不同部位病变导致排尿反射过强、膀胱频发性不随意强烈收缩、括约肌功能紊乱等，导致逼尿肌和括约肌增生、肥厚所致。

临床上主要表现为排尿控制异常、多次不规则少量排尿、尿失禁等，合并感染时有尿痛、脓尿、血尿等相关表现。

【X 线表现】

造影检查：膀胱造影是神经源性膀胱的主要检查方法，表现为膀胱容积缩小；肌肉增粗肥大，形成大小不等的肌束，凸向膀胱腔，形成膀胱小梁；膀胱小梁间可形成多发、大小不等憩室样或囊袋样凸起；膀胱颈部明显狭窄；膀胱底部宽，上部尖，呈“圣诞树”或

“松塔”样外形。逆行膀胱造影常见膀胱输尿管反流；括约肌功能失常者，膀胱排空不全，常有中等量尿残留；膀胱腔内压力增高还可引起肾盂、输尿管积水扩张，肾功能减退，尿路感染、尿路结石等改变。

（二）弛缓性神经源性膀胱

【临床表现】

弛缓性神经源性膀胱，常为下级运动神经或感觉神经通路病变导致逼尿肌反射弧中断，引起膀胱收缩功能缺乏，膀胱扩张松弛所致，常合并膀胱括约肌功能异常。感觉神经病变时，患者缺乏膀胱充盈感，只有通过增加腹壁压力或手法加压可以排尿，随着病变的发展，手法排尿也不能排空膀胱。运动神经病变的患者排尿反射中断，患者能够感觉膀胱充盈，但不能自主启动排尿过程。

【X 线表现】

造影检查：主要表现为膀胱重度扩张、轮廓光滑；排尿后有大量尿残留；膀胱输尿管反流（图 6-9-1）；膀胱和后尿道向下侧移位致前后尿道的移行部尿道扭曲，尿道扩张、变形。

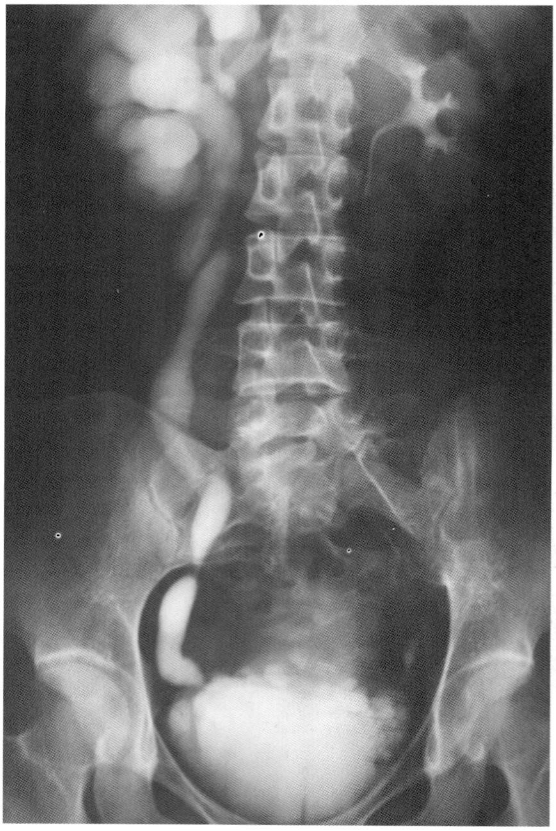

图 6-9-1　弛缓性神经源性膀胱

膀胱扩张、排尿后尿残留，输尿管、尿道扭曲、扩张；右肾积水

三、膀胱及尿道异物

【临床表现】

泌尿系异物最多见于膀胱，其次是尿道，绝大多数异物由尿道外口进入，少见为直接破入，或由邻近器官和组织迁移而来。异物种类繁多，可由医源性因素引起，也可由非医源性因素引起。常见非医源性因素有：使用细条状物体作为手淫工具以满足性冲动；为缓解尿道内瘙痒或排尿困难而放入异物；为满足对生殖器的好奇心理而将异物插入尿道；婴幼儿可因意外而致异物进入尿道等。由于涉及患者隐私，早期往往不敢就诊或就诊时隐瞒病史，临床常常延误诊断。异物在膀胱、尿道内长时间滞留，可引起膀胱尿道炎症，出现尿频、尿急、尿痛、排尿不畅、下腹痛等症状，合并感染时可出现脓尿和血尿，严重者可出现腰痛、发热、寒战、全身不适等症状。

【X 线表现】

本病的诊断需仔细询问病史，根据病史及膀胱镜多可诊断清楚，无法获得病史或不能行膀胱镜检查时可借助影像学检查。不透 X 线的异常可在 X 线平片上显示（图 6-9-2），透 X 线的异物需要造影检查，注入稀释后的对比剂可显示充盈缺损影。

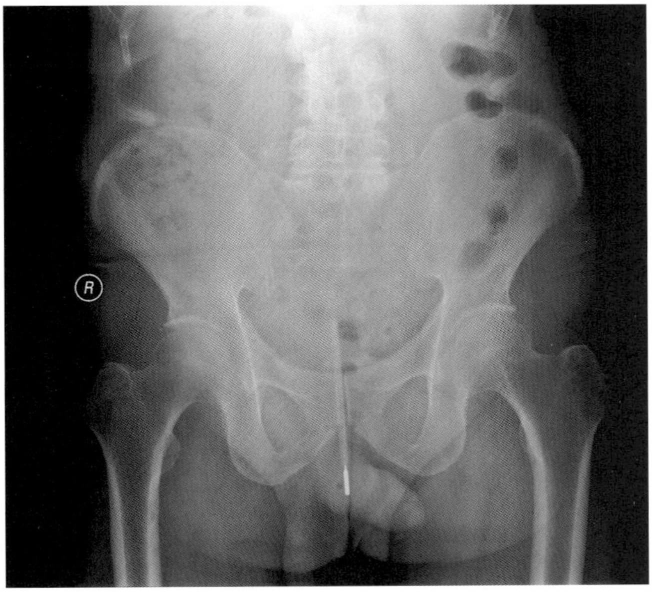

图 6-9-2　膀胱及尿道异物

膀胱及尿道区域疑似体温表影

（蒋　鸿　阳　义）

第七章　女性生殖系统疾病的 X 线诊断

第一节　女性生殖系统解剖及造影方法

一、子宫输卵管解剖

正常子宫呈倒置三角形，下端与子宫颈管相连，宫腔上部两侧为子宫角，与输卵管相连。正常子宫容量为 5 ~ 7ml。两侧输卵管为细长柔软弯曲的管道，长 8 ~ 14cm，自宫角向外下走形，一般分 4 个部分：间质部、峡部、壶腹部、伞部。

二、子宫输卵管造影方法

1. 造影时机选择　造影的最佳时间以月经干净 3 ~ 7 日为宜。

2. 造影禁忌　生殖器官急性炎症期、子宫内出血、妊娠期禁止子宫输卵管造影。

3. 药物选择　水剂 76% 复方泛影葡胺，或非离子型造影剂。亦可选择碘油，由于存在造影剂逆流入血管或淋巴管的危险，慎用。

4. 造影方法　造影前行碘过敏试验，并排尿。取膀胱截石位，常规消毒铺巾，先行盆腔透视定位，在无菌操作下将锥头单腔造影管抵住宫颈外口，在 X 线透视下缓慢注入 76% 复方泛影葡胺 4 ~ 10ml，透视跟踪并适时点片，15min 后盆腔再次照片，并对通而不畅及部分粘连的患者同时行适当加压通水术。

第二节　子宫畸形

一、子宫发育不全

包括先天性无子宫、始基子宫、实性子宫、子宫发育不良，也称幼稚子宫。

二、子宫重复性发育异常

图 7-2-1 至图 7-2-6 为常见子宫重复性发育异常。

双子宫：左右各自成为一套输卵管、子宫、子宫颈及阴道，两套之间有结缔组织隔开，此类发育异常较为常见。

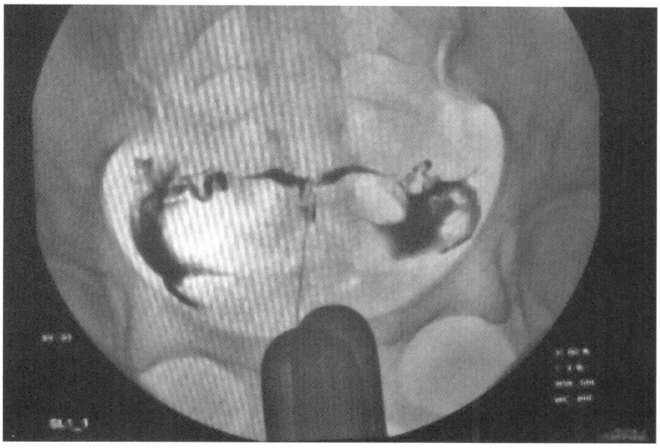

图 7-2-1　单宫颈双子宫畸形

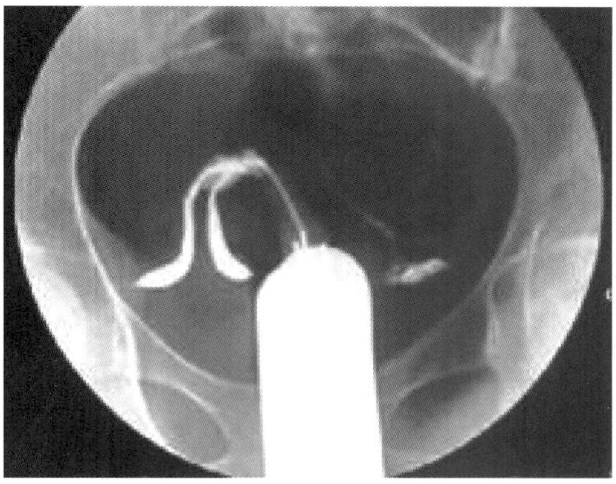

图 7-2-2　双子宫

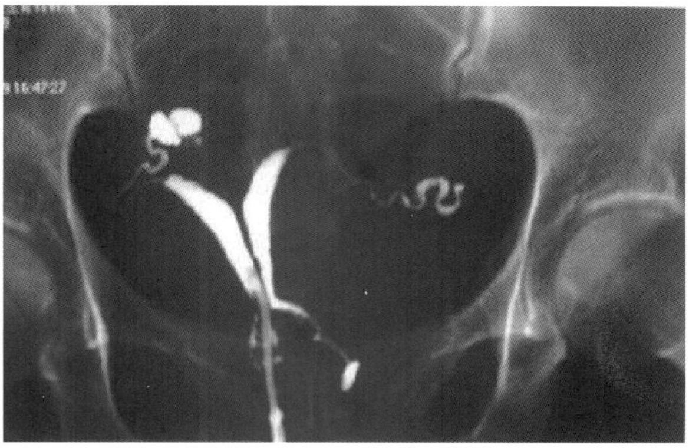

图 7-2-3　纵隔子宫

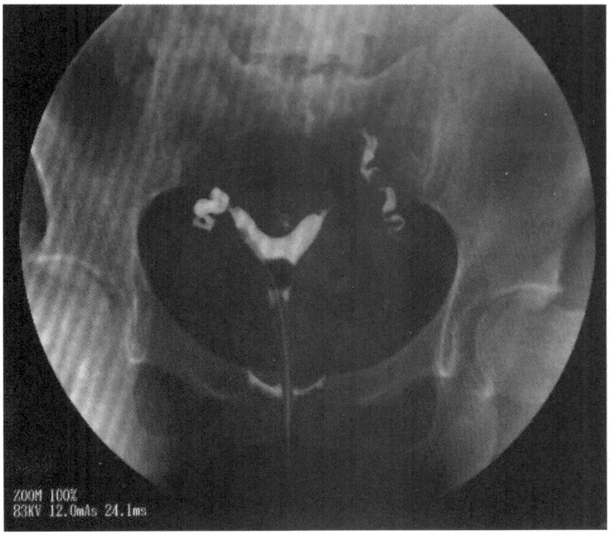

图 7-2-4　鞍状子宫畸形

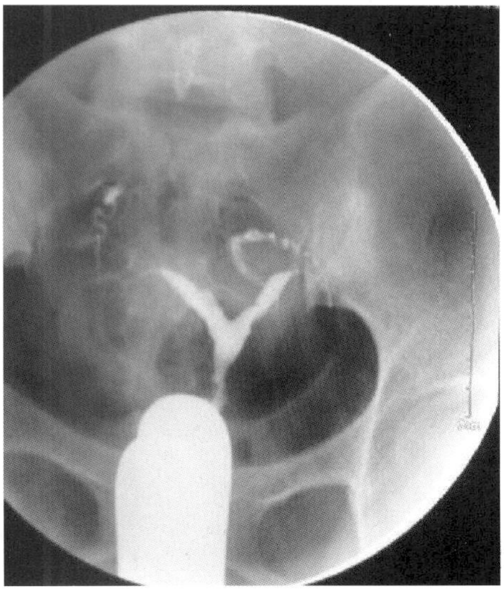

图 7-2-5　双角子宫

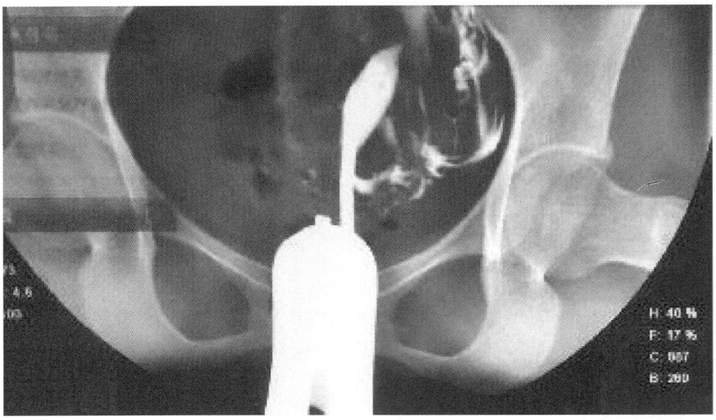

图 7-2-6　单角子宫

重复子宫：子宫、子宫颈、阴道均隔成左右两部分。

双角子宫：表现为单宫颈、单阴道，外形呈双角形，称为双角子宫。如子宫底部稍下陷，呈鞍状或弧形，则又称为鞍状子宫或弧形子宫。

单角子宫：发育完全的子宫多偏向一侧，仅有一个输卵管，可合并一残角子宫，残角子宫具有宫腔，但无宫口，与发育完全的一侧的子宫腔不相通。

纵隔子宫：子宫外形正常，宫腔被隔成两部分，称为完全纵隔子宫，也可形成不完全纵隔子宫。纵隔有时可延伸至阴道，同时形成阴道隔。

第三节　女性生殖系统炎症和结核

一、输卵管炎

【临床表现】

输卵管炎就是输卵管的炎症，往往合并输卵管周围结缔组织炎及盆腔腹膜炎。

急性炎症：发热、寒战、下腹剧痛等。

慢性炎症：时轻时重，表现为不同程度的腹痛，或小腹坠胀和牵扯感，伴有白带增多、腰痛、月经失调等。

【X 线表现】

输卵管造影显示输卵管不通、输卵管积水、宫腔粘连、输卵管上举等（图 7-3-1 至图 7-3-4）。

【鉴别诊断】

主要与输卵管结核鉴别，输卵管结核常有乏力、低热等全身症状，或其他部位结核史，输卵管造影表现为输卵管狭窄多发、粘连，僵直，常累及子宫，致子宫粘连、狭窄及变形，可合并钙化。

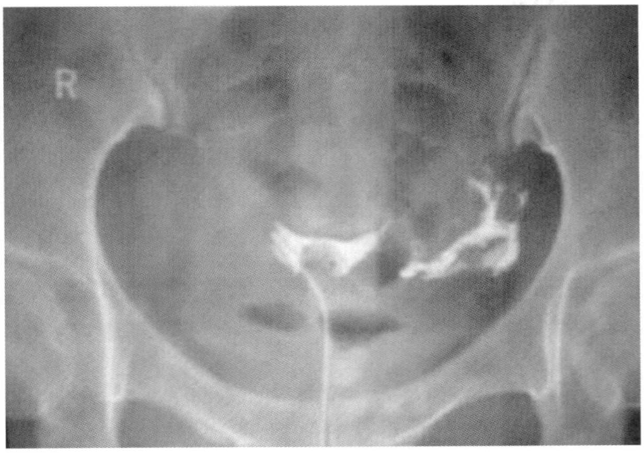

图 7-3-1　输卵管不通

右侧输卵管不通，宫腔粘连；左侧输卵管通畅，盆腔内为弥散造影剂

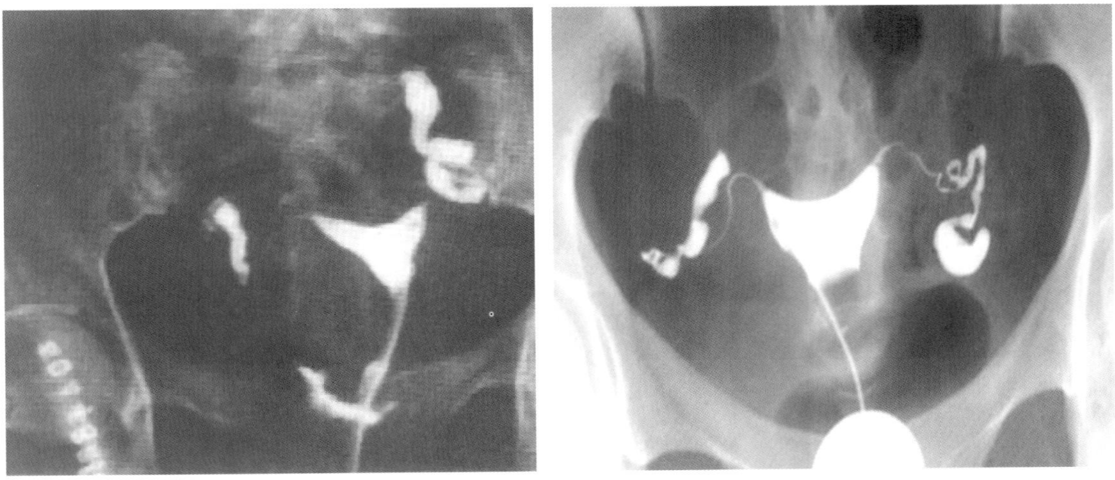

图 7-3-2　双侧输卵管积水

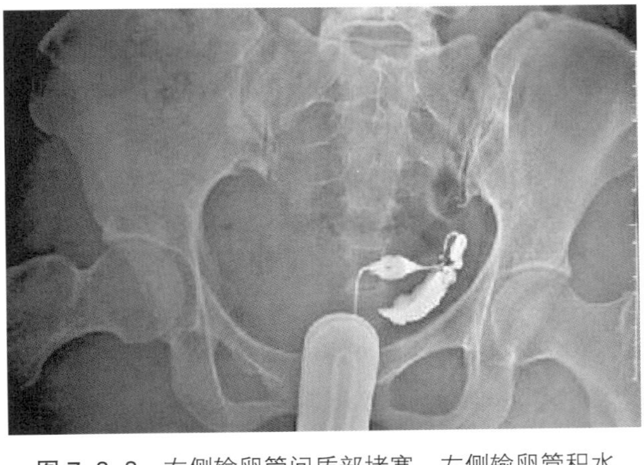

图 7-3-3　右侧输卵管间质部堵塞，左侧输卵管积水

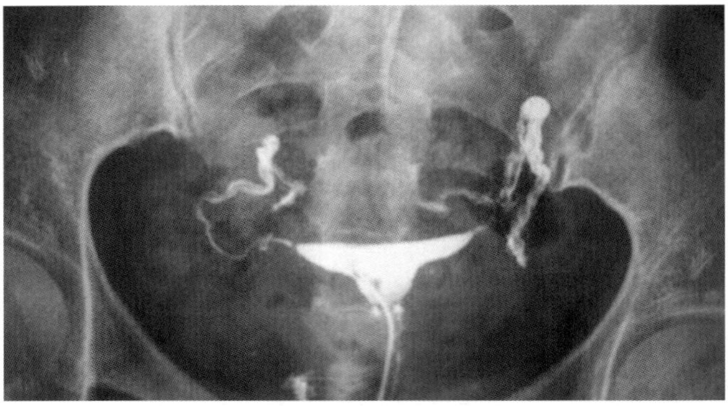

图 7–3–4　双侧输卵管通，上举

二、输卵管结核

【临床表现】

输卵管结核在女性内生殖系统结核中最为多见，是由结核分枝杆菌引起的输卵管发生的炎症，输卵管结核在育龄妇女居多，多表现为不孕，轻微下腹疼痛，全身状况不良，如低热、消瘦、乏力。月经失调是常见症状，初期因子宫内膜充血及溃疡，多有经量增多或经期延长。当病变累及子宫内膜后出现月经稀少甚至闭经。部分患者可出现阴道分泌物增多。如伴腹膜结核，腹部检查可有揉面感；如伴腹水可叩出移动性浊音，如为局限性腹水则可扪及囊性包块。

【X 线表现】

输卵管结核多首先累及输卵管伞端，然后壶腹部，向内蔓延至宫体、宫颈，伞部可呈杵状，输卵管由于干酪样坏死和纤维化，表现为输卵管粘连，僵直扭曲、狭窄多发而不规则呈串珠状或锈铁丝状，常合并输卵管溃疡而形成窦道，如植物根须。累及子宫时，致子宫粘连，狭窄及变形，可有钙质沉着（图 7-3-5、图 7-3-6）。

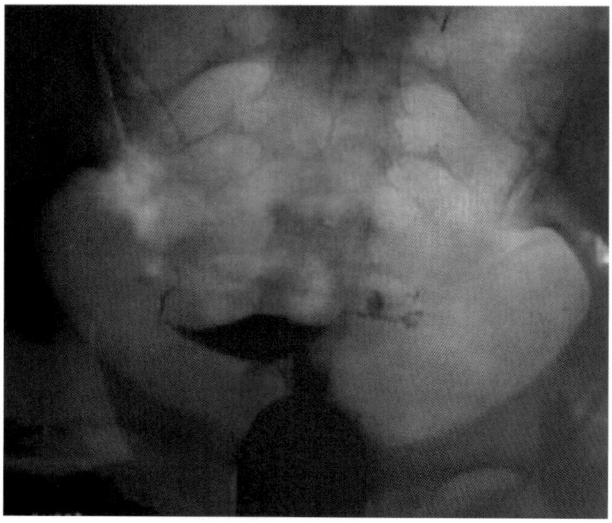

图 7–3–5　输卵管峡部堵塞

双侧输卵管峡部堵塞，左侧输卵管呈串珠样改变伴有峡部憩室形成

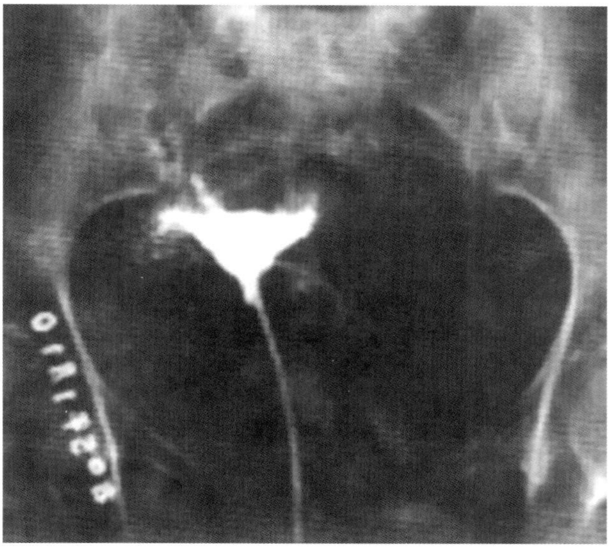

图 7-3-6　输卵管结核
右侧子宫角呈锈铁丝改变，宫底呈锯齿状

【鉴别诊断】

（1）输卵管炎：炎症造成输卵管局部狭窄、闭塞，近端明显增粗扩张，可呈囊状，与输卵管结核时管壁僵直、串珠样改变不同。

（2）输卵管癌：输卵管结核以输卵管多发狭窄为主，而输卵管癌以管腔堵塞为主，输卵管癌累及子宫时以破坏为主，与结核以子宫粘连、变形为主不同。

（刘海峰）

第八章　骨关节系统疾病的 X 线诊断

第一节　骨关节系统正常 X 线表现

一、正常肩关节正位片

肩关节由肱骨头与肩胛盂相对应，关节间隙清晰（图 8-1-1）。

二、正常肘关节正侧位片

肘关节由肱骨、尺、桡骨构成。肱骨远端透光区由鹰嘴窝和喙突窝构成。桡骨小头正侧位始终对应肱骨小头（图 8-1-2）。肱骨远端关节囊外有肘前肘后脂肪垫，关节积液时被撑开形成“八”字征。

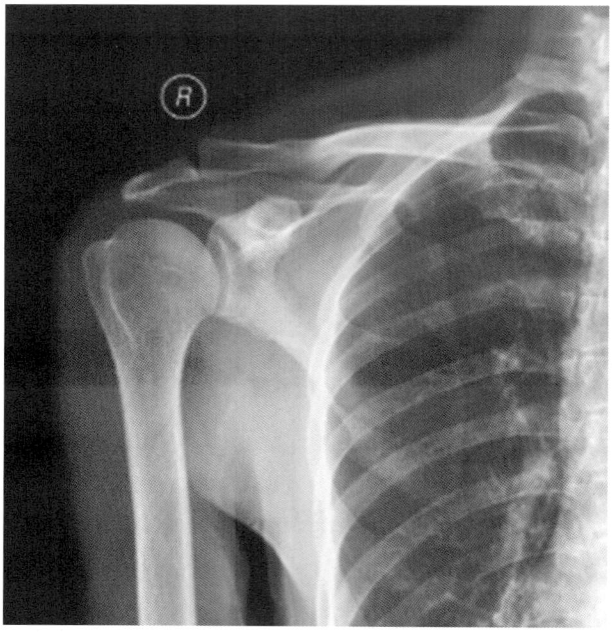

图 8-1-1　正常肩关节正位片

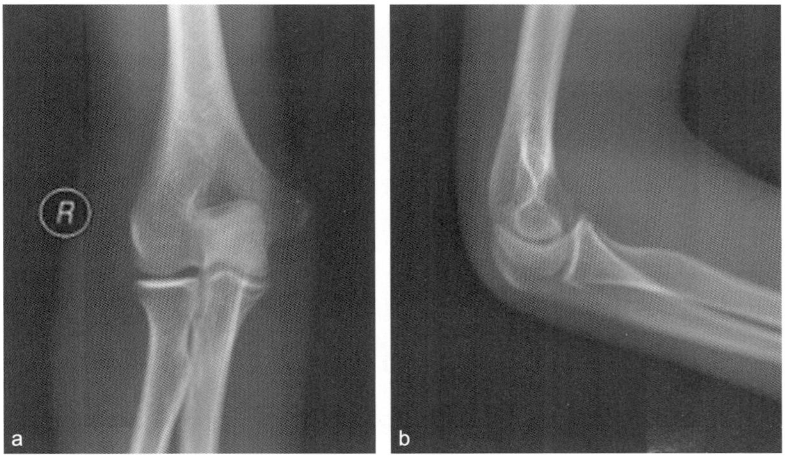

图 8–1–2　正常肘关节正侧位片

三、膝关节正侧位片

膝关节由股骨、胫骨、髌骨构成，腓骨小头不参与膝关节构成。正位片示股骨与胫骨关节面光整，关节间隙两侧对称，髌骨重叠于股骨远端。侧位片示股骨、胫骨、髌骨形成关节。髌骨上方、股四头肌腱后方与股骨区形成髌上囊，其内含脂肪，X 线下为透光影。髌骨下方、髌韧带后方，与股骨、胫骨间形成不等边透光区，为髌下脂肪垫影（图 8-1-3）。关节积液时此垫受压向前移位。

四、踝关节正侧位片

踝关节由腓骨远端（外踝）、胫骨远端（内踝）、距骨滑车构成，关节间隙清晰光整。胫骨前方为前踝，胫骨后方为后踝。踝关节前后关节囊均可见囊外脂肪层。跟骨上方软组

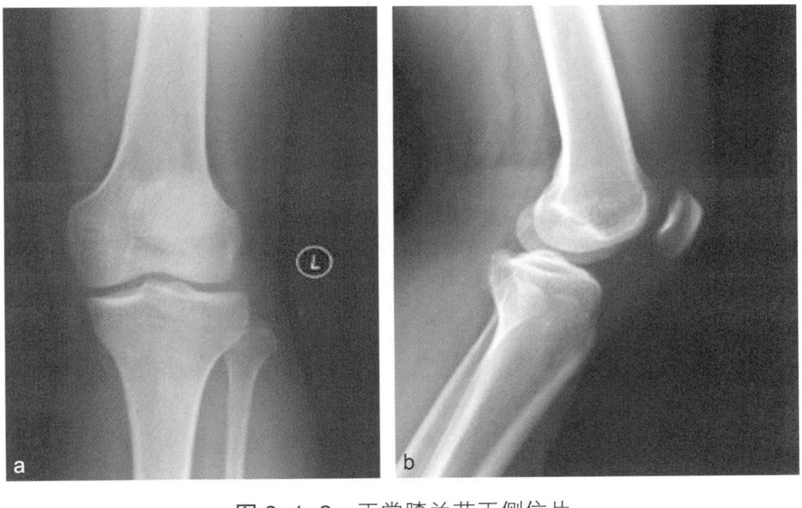

图 8–1–3　正常膝关节正侧位片

织内有一三角形透亮影为跟上脂肪垫（图 8-1-4）。

五、颈椎正侧位及张口位

颈椎由 7 块椎体构成，正常生理弧度为向前的光滑弧线，且椎体前后缘连接、棘突弧线为 3 条平行弧线。第 4 颈椎前方的软组织厚度为 2～3mm，为咽后壁；喉后软组织厚度为 1～1.5cm，称喉后壁（图 8-1-5 a）。

颈椎张口位主要观察寰枢关节，即观察枢椎齿状突与寰椎侧块的间距，正常两侧应相等，结合临床症状判断寰椎是否有侧脱位（图 8-1-5 b）。

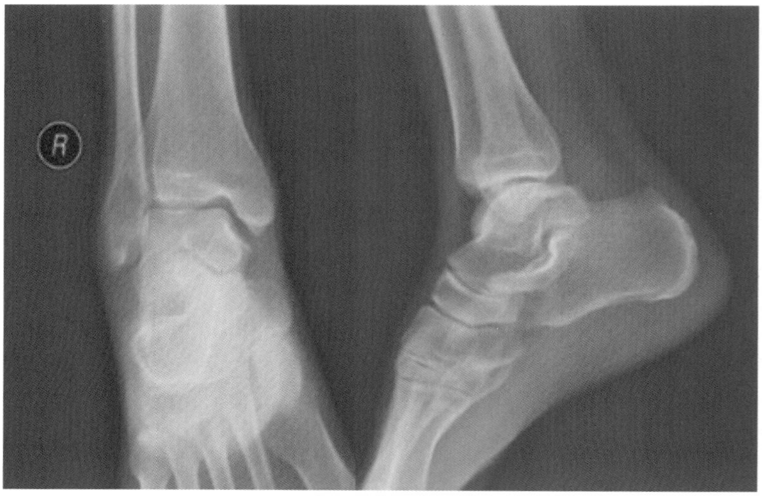

图 8–1–4　正常踝关节正侧位片

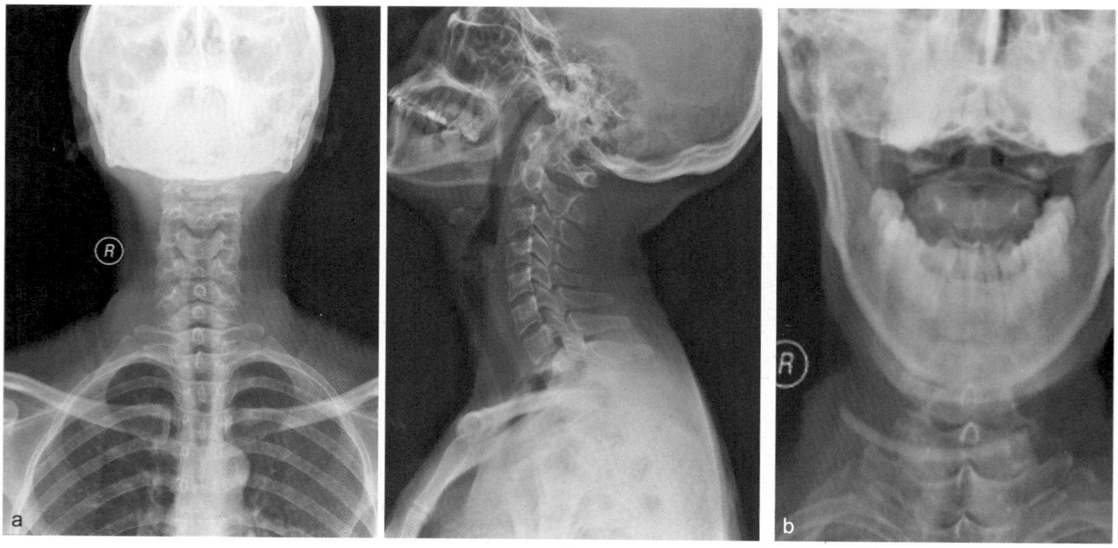

图 8–1–5　正常颈椎正侧位片及张口位片

a. 颈椎正侧位片示颈椎生理弧度为向前的光滑弧线，序列整齐；b. 颈椎张口位片示枢椎齿状突与寰椎侧块间距对等

六、髋关节正位片

（一）小儿骨盆

（1）“Y”软骨连接：小儿的髋臼由髂骨、耻骨、坐骨构成，三者软骨连接点为“Y”软骨中心点，左右两点连一直线，正常时股骨头在此线延长线的下方。

（2）髋臼角：髋臼外上点与“Y”软骨顶点连一直线，再与“Y”软骨水平线向同侧之延长线相交之角，正常值为 12°～30°，随年龄增长角缩小。

（3）申通线：闭孔上缘与同侧股骨颈画一弧线，正常时形成光滑的弧线，此线不存在为髋脱位。

（4）颈干角：股骨颈轴线与股骨干轴线相交之角，小儿 130°，成人 120°。

（5）Perkin 方格象限：自髋臼外上点向下作垂直线与“Y”软骨之延长线相交形成四方格，正常股骨头位于内下象限内。

（二）成人骨盆

成人的髋臼由髂骨、耻骨、坐骨构成，已完全骨化（图 8-1-6）。拍片时必须位于生理功能位，即患者下肢伸直，足尖向上，股骨头完全位于髋臼内，股骨颈完全展开，显示正常两条骨小梁自股骨头发出分别指向大小粗隆，此时小粗隆呈小半圆形遮于股骨颈内。小粗隆过大示股骨外旋，股骨颈缩短。

七、小儿胸、腰椎侧位

小儿胸椎排列弧线应向后，腰椎弧线向前，反映正常生理弧度，胸腰椎体（图 8-1-7）

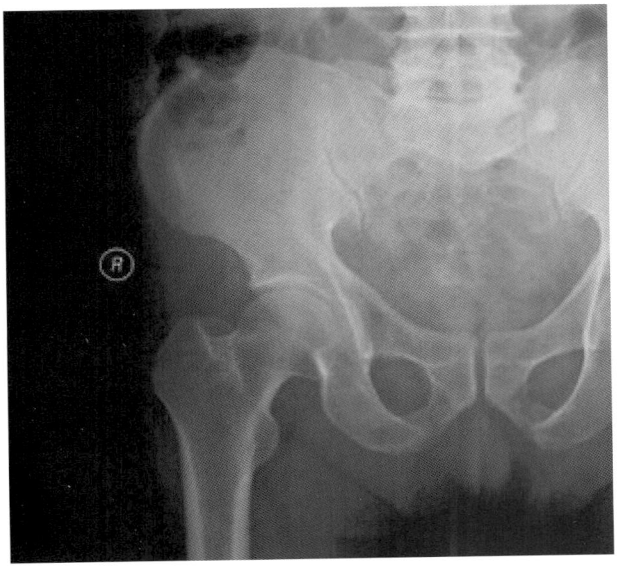

图 8-1-6　成人骨盆

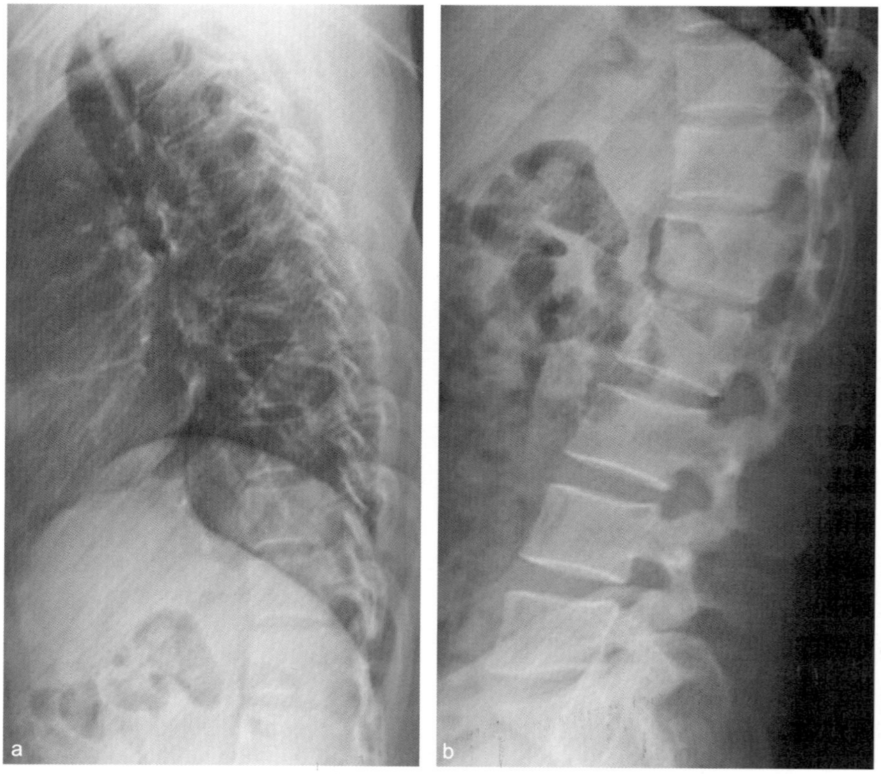

图 8-1-7 小儿胸、腰椎侧位片

前缘常示圆钝，中心凹入，有时可见椎体正中横行透光影，此为血管影，10 岁以下小儿可显示，10 岁以后至成年消失，偶尔终生残存。

第二节 骨关节先天发育畸形

一、原发性脊柱侧弯

多见于女性，6～7 岁发病，10 岁以后继发骨化中心出现，弯曲迅速发展，1～2 年后产生严重畸形。侧弯多发生在胸椎或胸腰段，多突向右侧，为主弯，其上下分别形成两个代偿的小弯，形成脊椎的“S”畸形（图 8-2-1）。

二、椎弓峡部裂

椎弓峡部位于椎弓板的上下关节突之间，此断裂可为先天发育异常，也可为后天暴力所致。90% 学者认为椎弓峡部裂系发育异常所致。可一侧或两侧同时发病，也可单个或多个椎体同时发病，第 5 腰椎、第 1 骶椎两侧同时发生时多伴有椎体滑脱（图 8-2-2）。

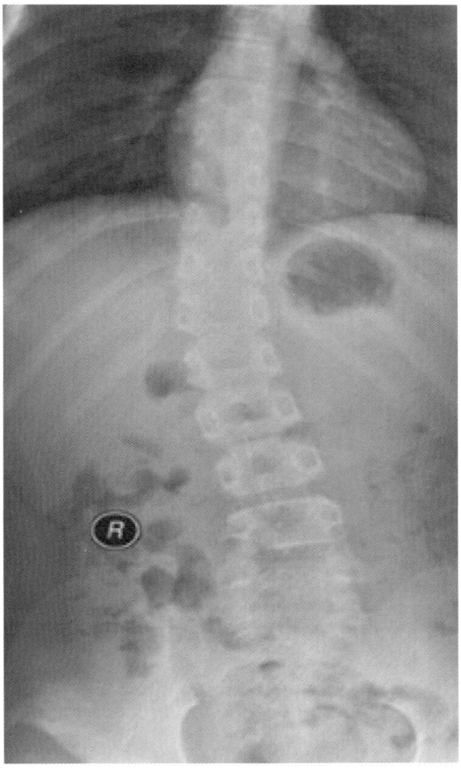

图 8-2-1 原发性脊柱侧弯

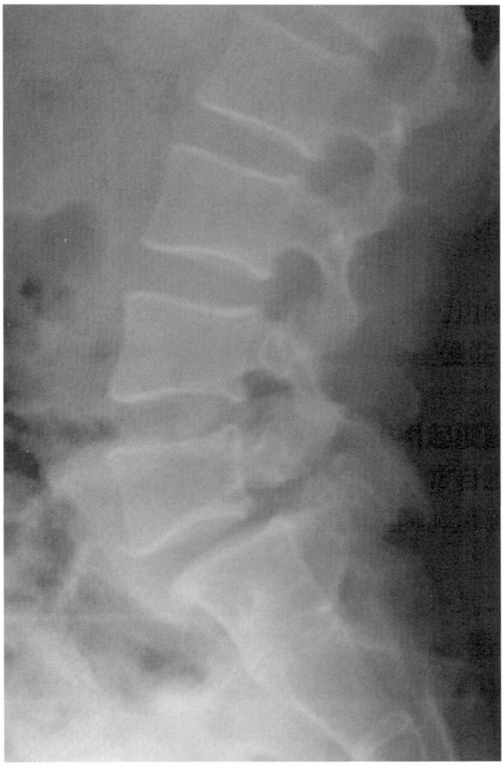

图 8-2-2 第 5 腰椎椎弓峡部裂并椎体 I °滑脱

三、马德隆畸形

本病系桡骨远端骨骺内侧发育障碍所致。病因不明，多为先天遗传，以女性发病多，两侧发病较单侧多，需与假性马德隆畸形鉴别，假性多为骨骺外伤所致。

患儿常在 2 岁以后出现 X 线改变：桡骨短而弯曲，尺骨相对增长并向远程和背侧突出，二者形成“V”形切迹；桡骨远程向掌侧、尺侧明显倾斜（内倾角正常为 20 ° ~ 35 °）；近列腕骨形成以月骨为尖端的锥形，并嵌入桡骨和尺骨形成的“V”形切迹内；腕骨角（正常值约 130 °）变小（图 8-2-3）。

四、先天性髋内翻

本病原因不明，在 4 岁左右股骨颈正常完全骨化，当骨化过程受障碍得此症。一侧或两侧均可发病。

【X 线表现】

颈干角减小，股骨颈内侧与股骨头相接处可见一个三角形骨块，该三角骨块密度减低，呈“倒 V”形（图 8-2-4），为骨质发育不良区，其边缘与周围骨质有明显的界线，内侧界为股骨头的骺线，外侧界为 X 线透亮增加的发育异常区域；随着年龄的增长，体重增加，局部薄弱的透亮带更加增宽与变直，髋内翻愈加严重。晚期病例的股骨头变得扭曲呈椭圆形，髋臼变浅，颈干角可达 90 °以下。

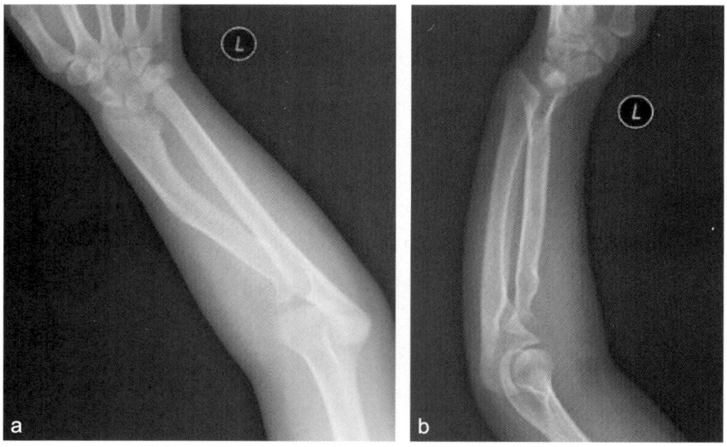

图 8-2-3 马德隆畸形

桡骨短而弯曲，尺骨相对增长并向远程和背侧突出，二者形成“V”形切迹

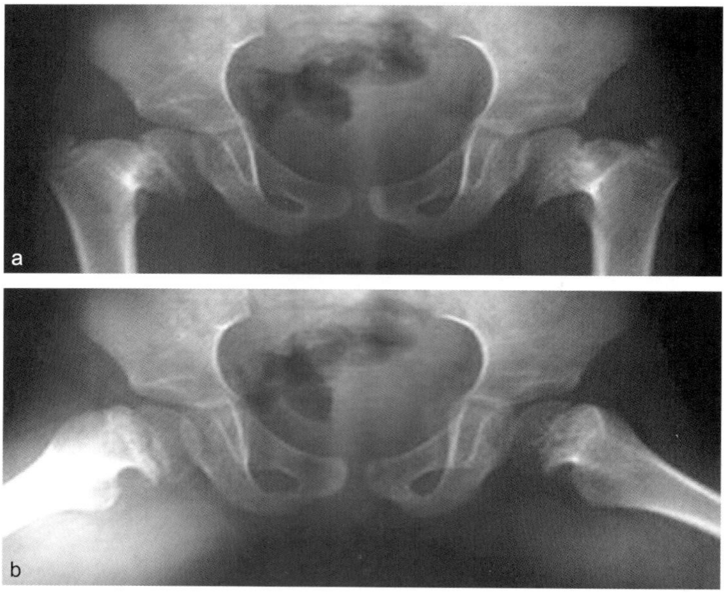

图 8-2-4 先天性髋内翻

第三节 骨及关节创伤

一、肱骨外科颈骨折

肱骨近端骨折多为肱骨外科颈骨折（图 8-3-1），占全身骨折的 1.7%，多见于青壮年及老年人。大多由传达暴力（跌倒时掌面触地支持体重）、直接打击或杠杆作用引起。根据骨

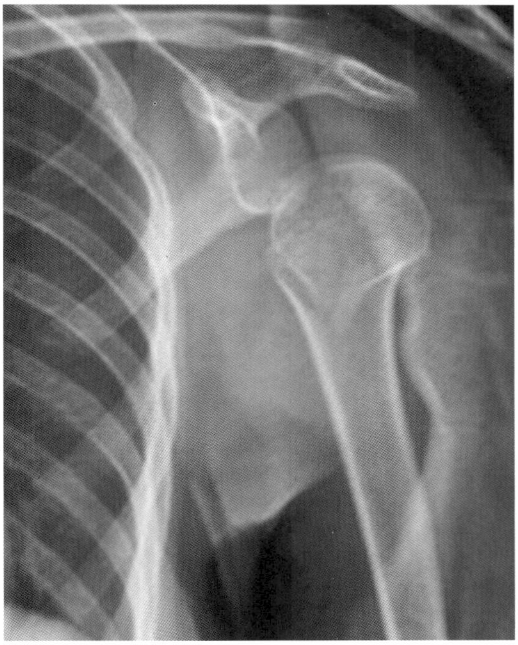

图 8–3–1 肱骨外科颈骨折

折端移位的情况可分裂纹型骨折、外展型骨折、内收型骨折。解剖颈骨折较少见。

二、肩关节脱位

肩关节解剖特点为关节盂小、肱骨头大。关节之稳定全靠肌肉及韧带维系，肩关节脱位在关节脱位中占第二位。肩关节脱位可分为前脱位和后脱位两种，前者常见，多为跌倒时手掌着地，肱骨高度外旋及中度外展，掌面传达肱骨头的暴力冲破关节囊的薄弱处前壁，向前滑出（图 8-3-2）。肩关节后脱位较少见，在脱位过程中还可造成关节盂唇软骨或后缘骨折。此型易漏诊及误诊。

三、肱骨髁上骨折

肱骨髁部骨折最常发生于髁上，多见 10 岁以下儿童。根据产生骨折暴力的来源和方向、骨折线和骨片移位的情况可分为伸直型、屈曲型、粉碎型。其中伸直型最常见，占 90% 以上，屈曲型罕见。粉碎型多见于成年人。髁上伸直型骨折为肘部最常见骨折。原因为跌倒时手掌着地，肘部呈半伸直状，肱骨下端被前臂推向后而造成骨折，远端骨折向背侧移位（图 8-3-3）。少数患者可合并肱动脉及神经损伤。

四、肘关节脱位

肘关节脱位是四肢关节脱位最常见的一种，青壮年多见，根据发生机制和解剖变化，可分后脱位和前脱位两种（图 8-3-4）。此种损伤常伴骨折和血管、神经损伤，处理不当，

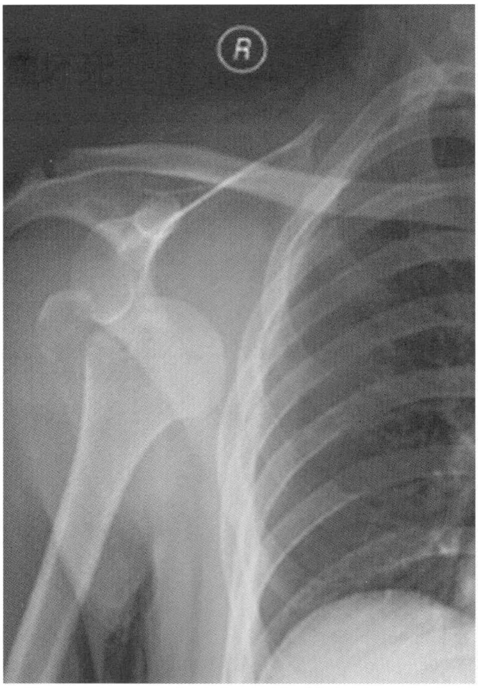

图 8-3-2　肩关节脱位并肱骨大结节骨折

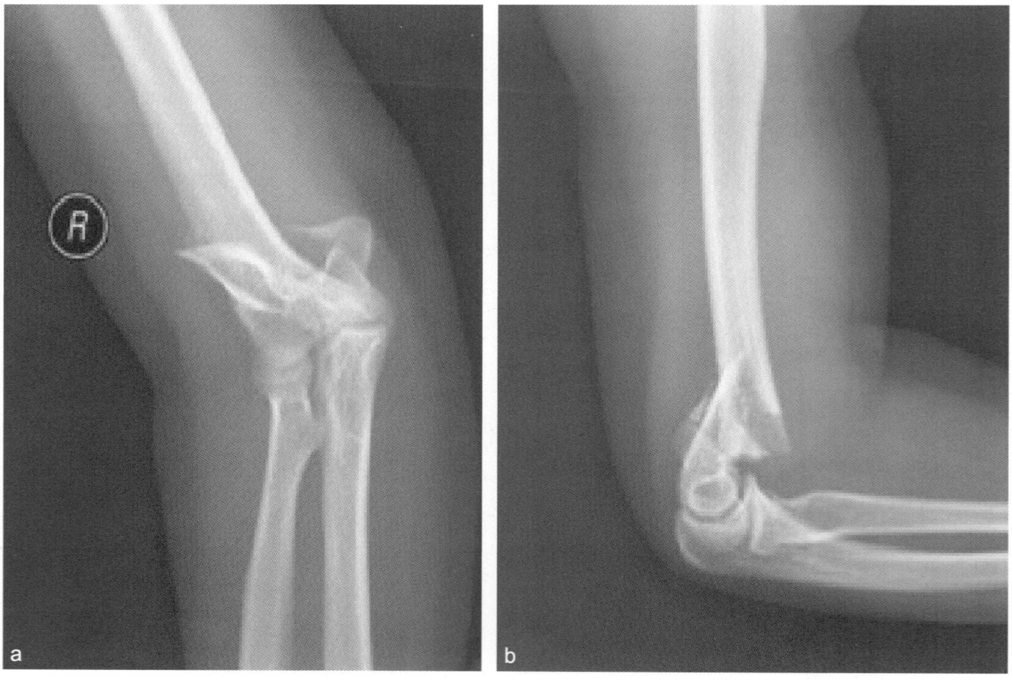

图 8-3-3　肱骨髁上骨折

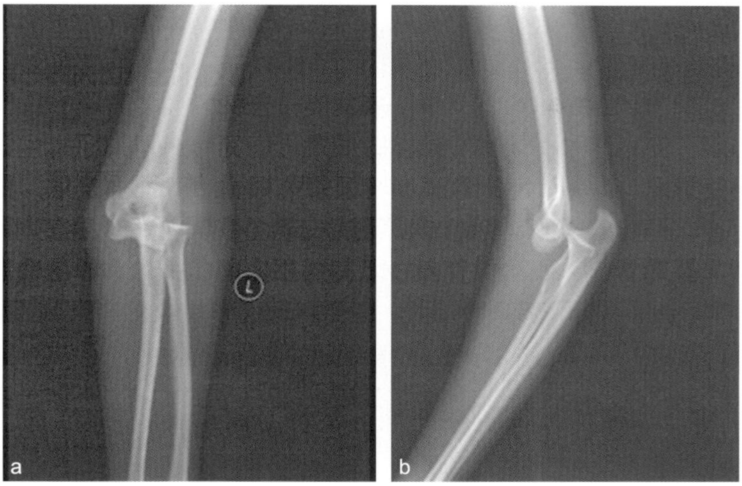

图 8-3-4　肘关节后脱位

a. X 线正位片示尺桡骨上端和肱骨下端重叠，关节间隙消失；b. 侧位片示桡骨小头和尺骨鹰嘴向后移位

预后不良。肘关节后脱位是最常见的，是因为肘关节前后关节囊薄弱，尺骨喙突短小。当跌倒时手掌着地，上肢处于伸直位，外力沿尺骨纵轴线传导，鹰嘴突撞击肱骨下端鹰嘴窝，将关节撕裂，尺桡骨同时滑向后方。有时桡骨头和尺骨鹰嘴可同时向外侧或内侧移位。也可伴尺骨鹰嘴、桡骨小头骨折。

五、桡骨远端伸直型骨折

又称 Colles 骨折。最常见于青壮年和老年女性，常为跌倒时手掌着地所致，发生于桡骨下端 2.5cm 内的横行骨折。骨折远端向桡骨背侧移位，骨折可累及桡腕关节及下尺桡关节，引起脱位或半脱位，约 60% 伴尺骨茎突骨折（图 8-3-5）。骨折线不明显的，观察前倾角对诊断很有帮助。

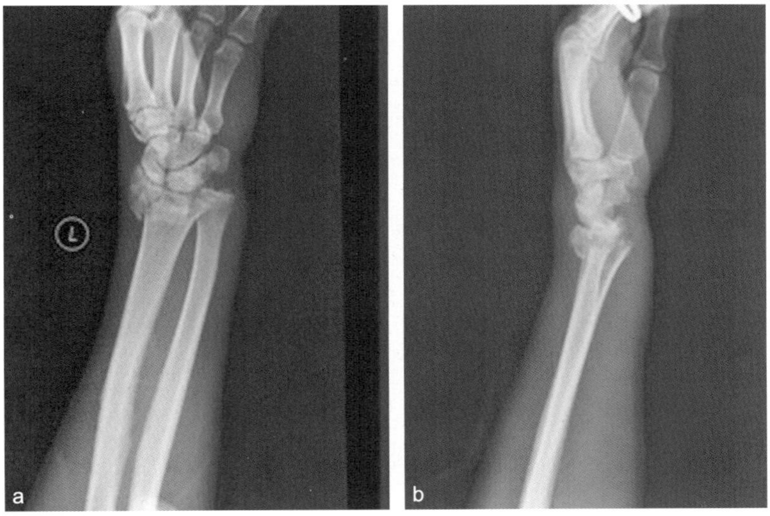

图 8-3-5　桡骨远程伸直型骨折 (Colles 骨折)

a. 正位片示桡骨远端关节面内倾角减小或消失；b. 侧位片示前倾角减小或变成后倾角

六、桡骨远端屈曲型骨折

又称 Smith 骨折。较少见，为跌倒时手背着地所致，骨折远端向掌侧上方移位。也称反 Colles 骨折（图 8-3-6）。

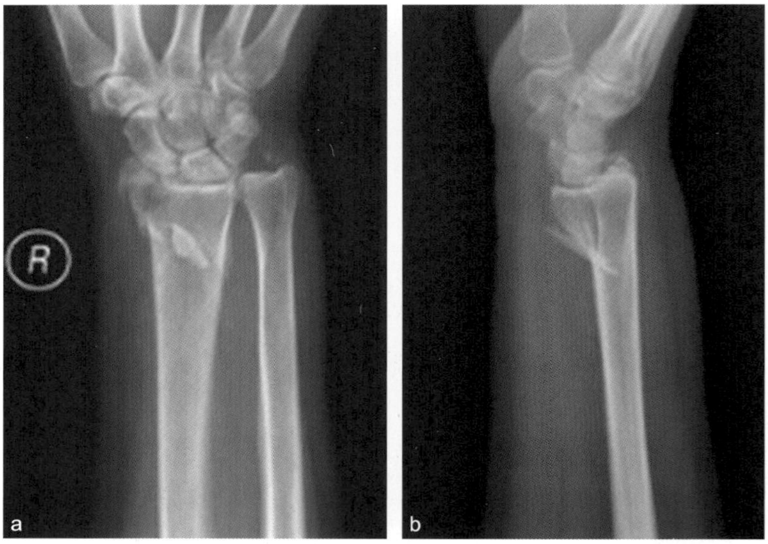

图 8-3-6 桡骨远程屈曲型骨折（Smith 骨折）

七、桡骨远端骨骺分离

多发生于儿童，骨折位置与成人桡骨远端骨折相似。如不熟悉儿童骨骺发育情况，易造成漏诊。正位片不易观察，所以观察侧位片是非常重要的（图 8-3-7）。

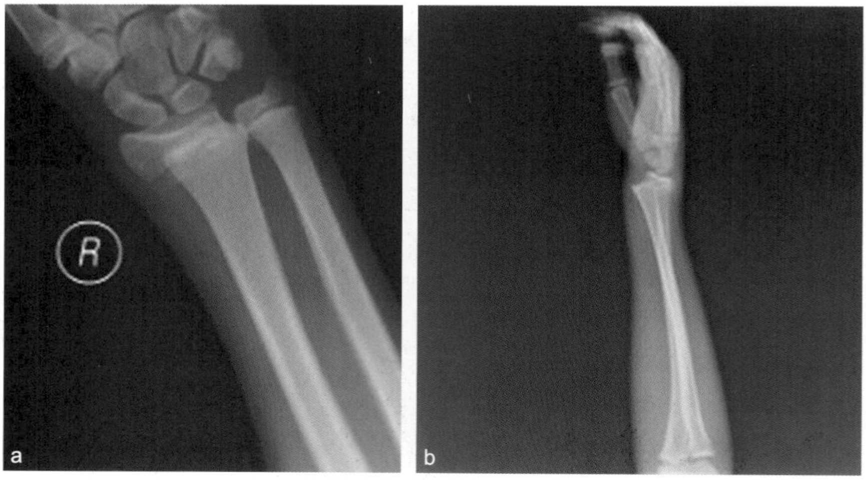

图 8-3-7 桡骨远程骨骺分离

八、腕手舟骨骨折

腕骨有 8 块，分近远两排，损伤以手舟骨最多见，三角骨和月骨次之。手舟骨位于近排腕骨桡侧，与月骨构成桡腕关节，手舟骨又是近排腕骨延伸至远排腕骨的支重长轴。跌倒时手掌着地后传达暴力直接作用于舟骨引起骨折。多见于青少年，骨折多见腰部，结节部发生较少。腰部骨折因血供差，易引起骨折愈合延迟和不愈合，甚至导致骨折远端发生缺血坏死。手舟骨骨折时，普通腕关节正侧位片由于手舟骨有重叠现象，骨折线不能显示。应取腕关节外展位摄片（图 8-3-8）。同时手舟骨大部分为海绵骨，周围皮质薄，细小骨折线很难发现。如果一次摄片未发现骨折，而临床不能排除时，应在 2～3 周后复查。

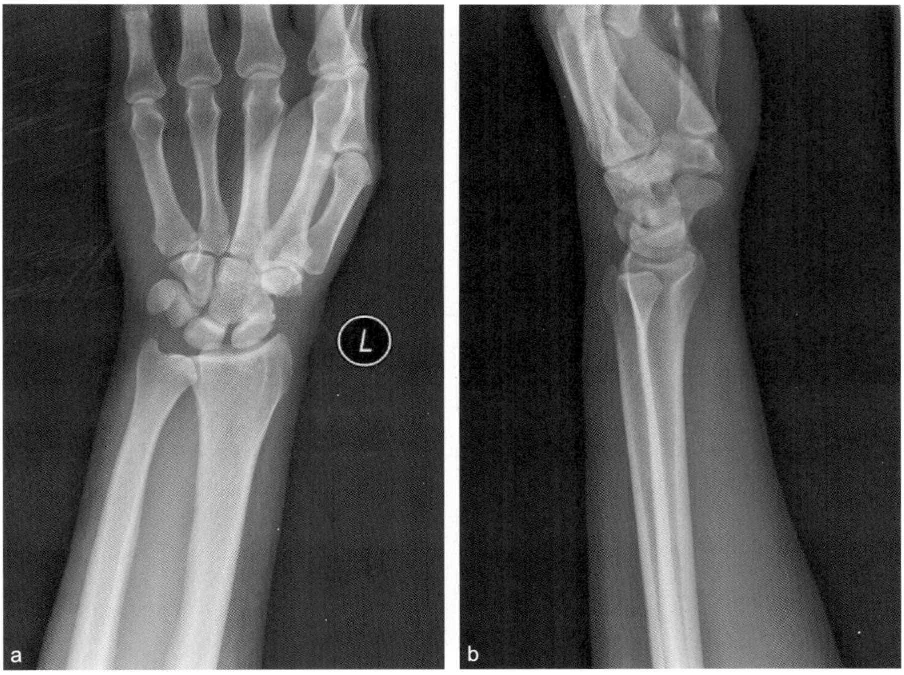

图 8–3–8　腕手舟骨骨折

九、月骨前脱位

腕骨脱位中较常见的是月骨前脱位。由于跌倒时掌面触地，腕强烈背伸时，月骨被桡骨下端和头状骨挤压，加之周围韧带及关节囊破裂，月骨向掌侧推出，并翻转凹面向前或下（图 8-3-9）。

十、月骨周围后脱位

月骨周围后脱位，也属伸展性损伤。当手掌触地，腕背部在 45 °左右背屈时，暴力作用于掌骨及远排腕骨，腕间韧带及关节囊先行撕裂，而月骨仍保留在原来位置，其他腕骨向

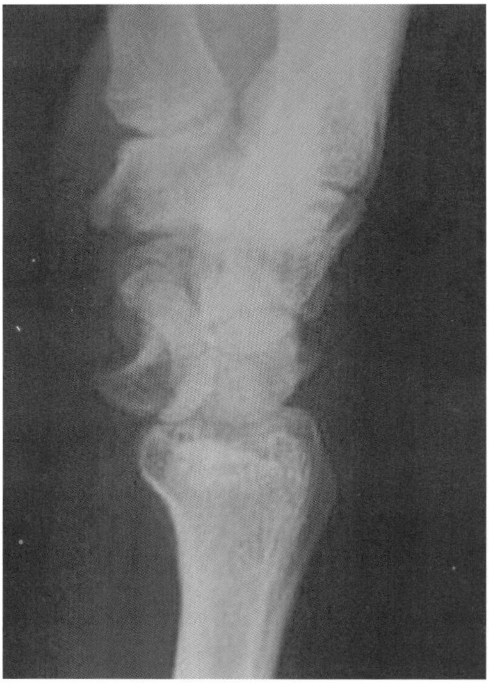

图 8–3–9　月骨前脱位

月骨的后上方移位，出现月骨周围腕骨背侧移位。正位片月骨可向尺侧移位。重者可与下尺桡关节重叠，月舟间隙增宽。侧位月骨与桡骨下端关系正常，其余腕骨均向背侧脱位。头状骨的远端紧靠在月骨后角和月骨下关节面的后部，月骨也常轻度向掌侧面倾斜（图 8-3-10）。

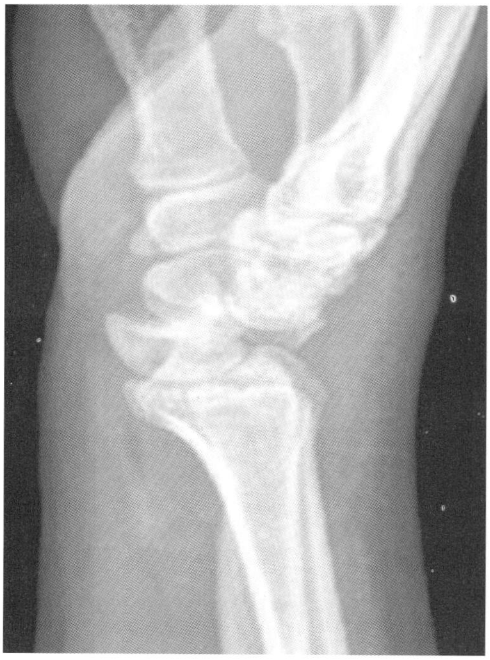

图 8–3–10　月骨周围后脱位

十一、经手舟骨 - 月骨周围腕骨背侧脱位

月骨周围腕骨脱位时，常并发手舟骨腰部骨折。手舟骨的近端骨折，月骨与桡骨远端保持正常关系，而其余的腕骨及手舟骨远端骨片向月骨背侧脱位（图 8-3-11）。

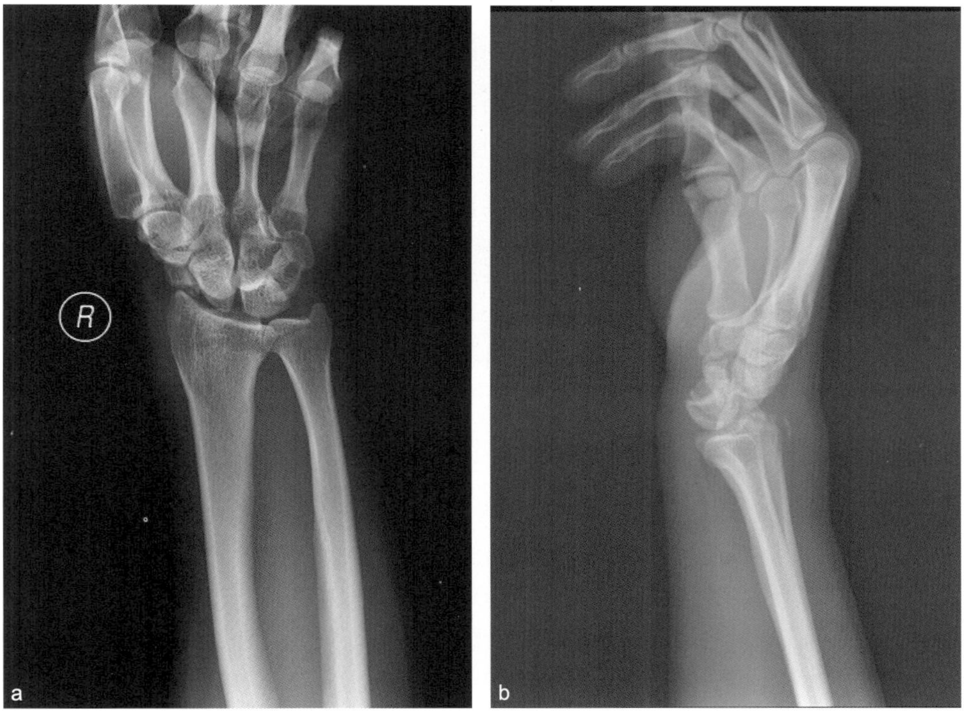

图 8-3-11　经手舟骨 – 月骨周围腕骨背侧脱位

十二、股骨颈骨折

股骨上 1/3 犹如弯曲之杠杆，股骨颈较细两端较粗，股骨颈干角约 127°，骨折后角度可变大或变小。股骨上端的骨折主要为股骨颈骨折和股骨粗隆间骨折。股骨颈骨折常见于老年人，平均年龄是 51 岁，女性多于男性。多由传达暴力所致。外力可作用于大粗隆外侧、足部和下肢的任何部位。老年人的股骨颈骨质比较疏松，任何使股骨急骤外展或内收或扭转的外力，均能引起股骨颈骨折。负重过多过久时，股骨颈可以发生“疲劳”骨折。青壮年人的股骨颈骨折常发生于严重损害如车祸、坠楼等。股骨颈骨折按解剖部位可分为头下部（图 8-3-12）、中央部、基部三型骨折。头下部和中央部骨折为关节囊内骨折，骨折近侧断端因与关节囊分离而血运不足，影响骨折愈合。基部骨折为关节囊外或部分囊外骨折，血运较佳，愈合较好。按病理可分为外展、嵌顿、稳定性和内收、非嵌顿、不稳定性骨折。前者较少见，绝大多数为头下部骨折，在有嵌顿的骨折中骨折线显示不清，而表现为嵌插后骨小梁压缩的致密带。外展型的骨折线与股骨干纵轴的垂直

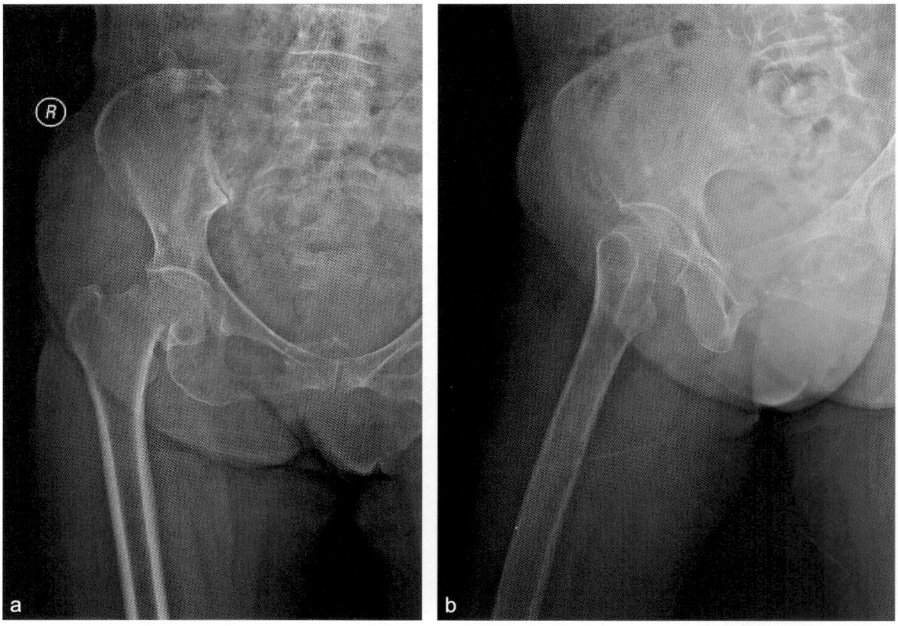

图 8-3-12 右侧股骨颈骨折（头下型）

线所成的角度（林顿角）往往小于 30°，骨折线剪力小，愈合率高。后者较多见，以中央部骨折为多见，林顿角往往大于 50°，剪力大，易移位，故愈合率较前者低。在不适当的治疗下，外展、嵌顿骨折可以转变为有位移的内收骨折。一般股骨颈骨折 X 线诊断并不难。有时股骨颈不全骨折或某些嵌顿骨折易被忽视，有怀疑时应仔细观察股骨颈应力线的走行，必要时拍侧位片观察。有的在伤后 3～4 周 X 线复查时显示出骨折线。股骨颈骨折尤其是头下部骨折及中央型骨折易发生股骨头缺血性坏死。

十三、股骨粗隆间骨折

股骨粗隆间骨折多为老年人，骨折线通过大小粗隆之间（图 8-3-13），常因直接暴力所致，亦有为使股骨过度内收或外展的间接暴力引致。骨折线的形态多数自大粗隆斜行向下至小粗隆。少数可呈横行或自小粗隆向外下达大粗隆基部。骨折常为粉碎性。粗隆间骨折较易愈合，但易产生髋内翻畸形。

十四、髋关节脱位

髋关节外伤性脱位，多起于强大暴力，常发生于 20～40 岁青壮年。髋关节脱位一般分为前脱位、后脱位（图 8-3-14）和中心脱位。髋关节脱位 X 线诊断并不困难，在正位片上髋臼和股骨头的关系失常。由于髋关节的关节囊后壁较薄弱，故以后脱位较常见，前脱位罕见。当大腿处于屈曲外展位外力从臀部向前冲击，或过度强烈外展时，易造成髋关节前脱位，正位见股骨干外展呈水平位，股骨头在髋臼下方，与闭孔同高，并和坐骨结节重叠。

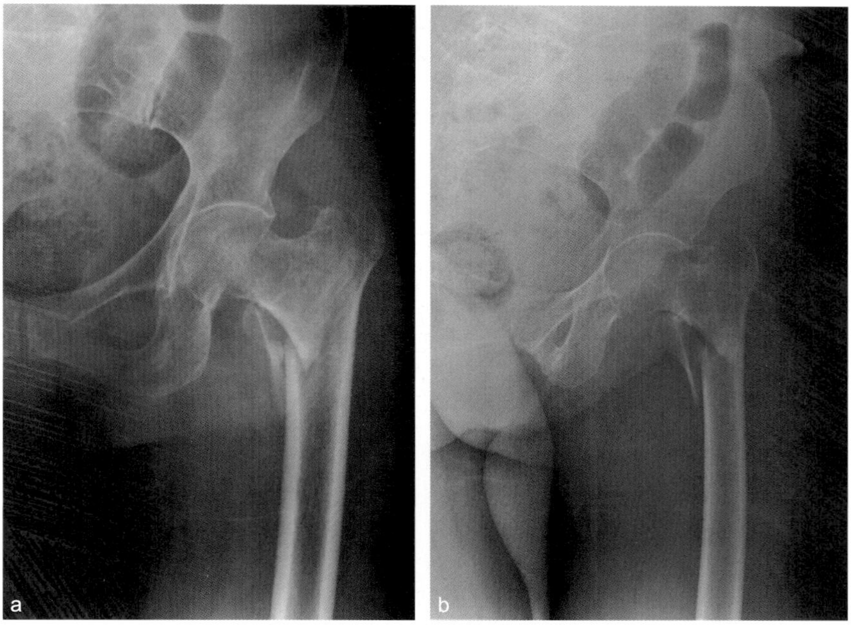

图 8-3-13　左侧股骨转子间骨折

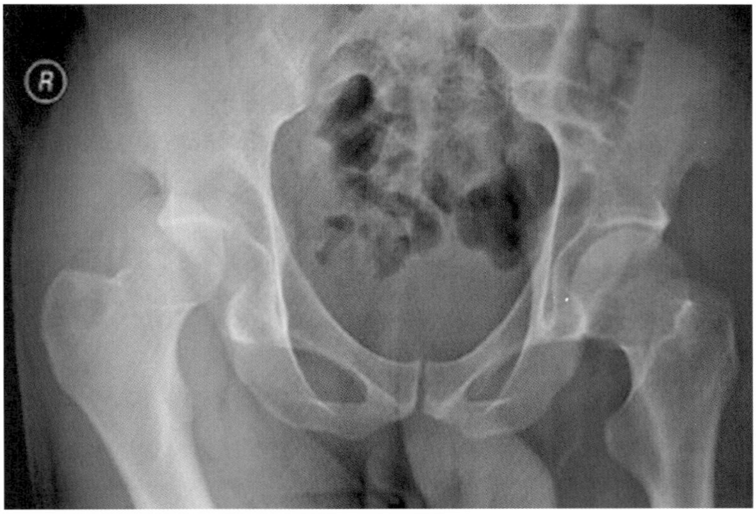

图 8-3-14　右髋关节后脱位

有时虽有股骨头向前脱位，但无明显下移，可能漏诊，但临床上均有明显功能障碍，且于腹股沟处扪及股骨头，此时应再摄髋关节侧位片进一步观察。当大腿屈曲过度猛烈内收内旋，或大腿屈曲内收外力从膝沿股骨干向髋传导时，易造成髋关节后脱位。正位见股骨头于髋臼上部重叠。股骨内收内旋，大粗隆突出，小粗隆消失，股骨颈变短。脱位可伴有髋臼和股骨头骨折。中心脱位较少见，多发生于车祸和大型事故中，当强暴力作用于大粗隆或沿股骨干向髋臼冲击时，可造成髋臼底骨折，随后股骨头向盆腔内突出。

十五、髌骨骨折

髌骨骨折较常见，多见于30～50岁者，男性多于女性，间接暴力所造成的骨折多为横行骨折（图8-3-15），直接暴力所致骨折多为星状粉碎性骨折，骨片可无移位。正侧位骨折线显示不清，而临床症状明显，应加摄髌骨轴位片，以免漏诊。

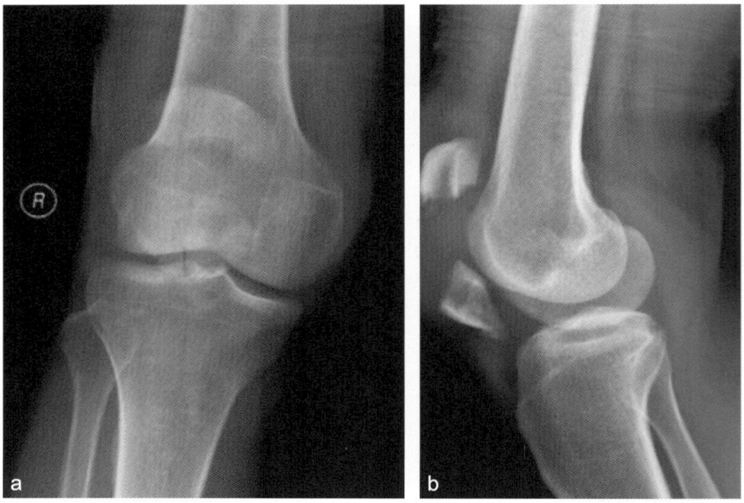

图 8–3–15　髌骨骨折

十六、髌骨脱位

髌骨外伤性脱位，多数因股四头肌的股内侧肌与股四头肌内侧扩张部被外伤撕裂而引起髌骨向外脱位（图8-3-16）。当股四头肌腱断裂时，髌骨向下移位。相反，髌韧带断裂则使髌骨向上移位。少数因股四头肌外侧扩张部破裂，也可使髌骨向内侧脱位。

十七、踝关节三踝骨折

踝部骨折是常见的关节内骨折，可累及一踝、双踝、三踝（图8-3-17）。骨折线分横行、斜行或螺旋形。按骨折发生的方式可分为四种：

（1）外旋骨折：胫骨远端的骨折线为斜行或螺旋形，由内上方斜向外下方，在前后位片上有时不易发现，应注意在侧位片上观察，内踝骨折线发生在内踝基底部或内踝尖端的撕脱骨折，可合并胫骨后缘骨折和距骨脱位。

（2）外展骨折：内踝骨折线位于基底部，为横行骨折线；外踝骨折线为斜行，位于内踝骨折线的同一水平，或位于腓骨尖端上方数厘米处。

（3）内收骨折：内踝骨折线为垂直或斜行，外踝骨折线为位于踝关节水平的横行骨折线，或为外踝尖端的撕脱骨折。

（4）压缩骨折：严重的由上向下的重力可导致踝部压缩骨折，包括距骨前方半脱位，

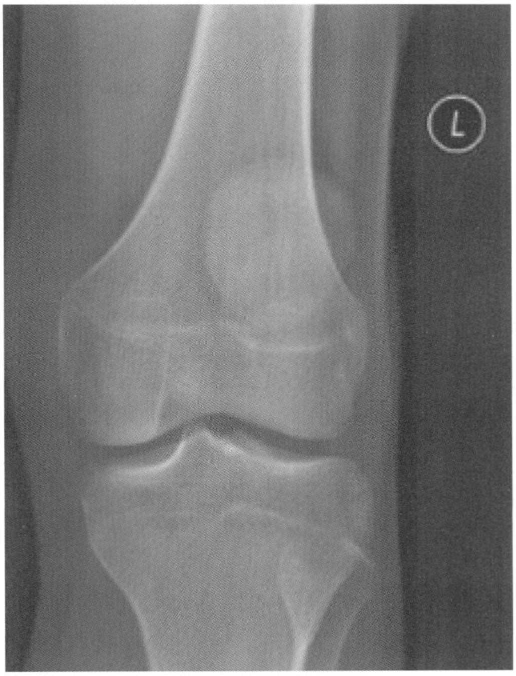

图 8–3–16　髌骨外上脱位
正位片示髌骨移位位于股骨外上髁

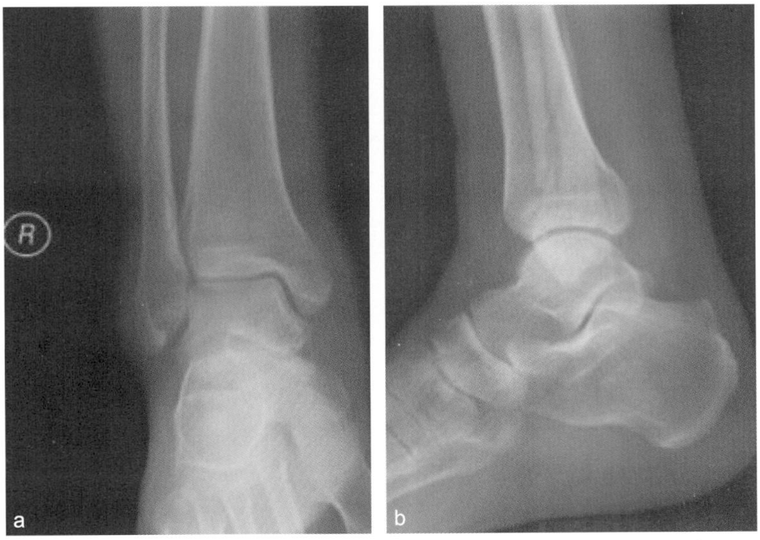

图 8–3–17　右侧内外后踝骨折

胫骨前端纵行骨折，甚至双踝骨折。

十八、跟骨粉碎性骨折

跟骨骨折多由高处跌下，跟骨着地所致，常为粉碎性骨折（图 8-3-18）。可与其他部位

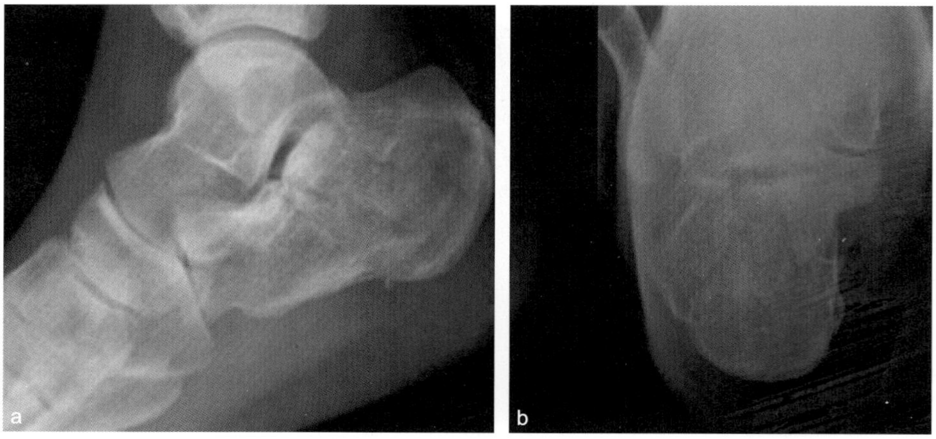

图 8–3–18 跟骨粉碎性骨折

骨折如脊柱、骨盆及股骨同时存在。根据骨折形态，可分为塌陷型和部分碎裂型。前者常见，常影响跟距关节面。根据塌陷的情况又可分为外侧跟距关节塌陷和全部跟距关节塌陷。部分碎裂型骨折线常不累及跟距关节，愈合较好。跟骨骨折除正侧位观察外，轴位有时也是必要的，以免骨折线和移位不明显的跟骨骨折漏诊。

十九、脊椎骨折

脊椎骨折，多为传达暴力所致，如从高处落下；部分由直接暴力所致。多发生在脊椎活动范围较多区域。任何类型骨折都可合并脊椎脱位，引起脊髓或神经压迫症状。老年或其他疾病引起的骨质疏松，有时会因轻微或不甚注意的传递力量发生压缩骨折。椎体骨折最常见的是椎体压缩骨折。传递暴力大多是从上向下，并为过屈性。椎体变形是最明显的X线征象，前缘压缩明显，后缘压缩较轻，椎体呈楔形（图 8-3-19）。依据外力强度和方向不同，椎体还可呈扁平变形。有时椎体的横径可以稍增宽，椎体上部骨质内见因压缩而致骨小梁排列紊乱的致密带。椎体骨折亦可没有压缩而在椎体边缘出现斜行或横行骨折线或呈小片骨撕裂。椎体骨折多发生于单个椎体，但也可以两个同时发生压缩变形。多个椎体同时压缩时，一般中间椎体变形严重。椎体变形并非骨折独有。在日常诊断中有时将非外伤产生的椎体楔形改变，误诊为骨折。因此，除观察椎体变形外，还应注意一下骨折征象：①椎体前角有无骨折块；②椎体边缘皮质有无褶皱、中断、断裂、内陷、隆起；③椎体内有无骨小梁压缩的横行致密线。

老年人和内分泌紊乱所致骨质疏松者常发生压缩性骨折，其特点为：①轻微外伤或无明显外伤史，甚至突然的喷嚏也可引起椎体压缩变形；②常累及多个椎体，呈跳跃性；③椎体呈上下缘双凹变形；④附件很少发生骨折；⑤椎体呈普遍性骨质疏松。椎弓和关节突骨折较少见。多发生在下腰椎，常伴有椎体的滑脱，一般在脊椎的斜位片上能清楚显示。棘突和横突骨折，可合并椎体骨折。亦可单独发生于肌肉韧带的强烈撕脱，骨折线呈横行或斜行。棘突骨折多发生在突起较长者。棘突骨折需与游离棘突相鉴别。后者两侧椎板不愈合且有宽窄不等的裂隙。游离棘突表面光整，边缘有皮质包绕。

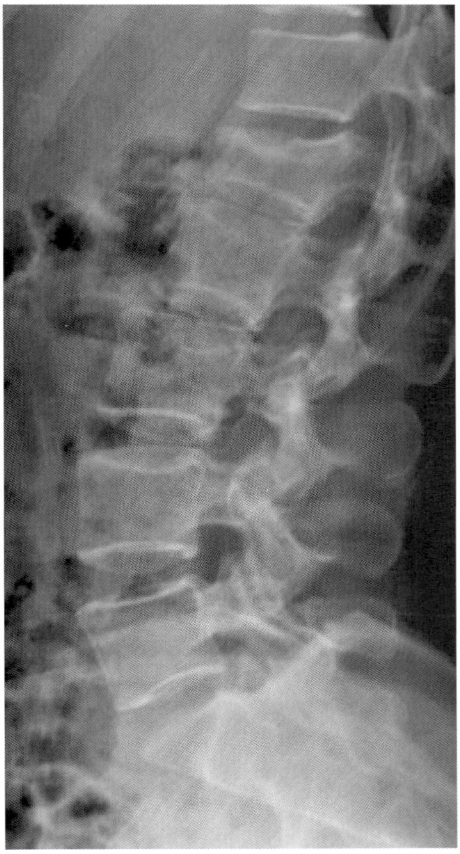

图 8-3-19　第 1 腰椎椎体压缩性骨折

二十、寰枢关节脱位

寰枢关节脱位分为三型：侧偏型（图 8-3-20），齿状突向侧方移位，寰椎旋转；前倾型，齿状突前倾，寰椎后倾，寰齿关节间隙增大；混合型，前倾和侧偏同时存在。

二十一、骨盆骨折

骨盆为环状结构，由骶骨、髂骨、坐骨和耻骨联合组成。骨盆环后半部骨结构粗大，骨折较少。而前半部较细小、脆弱，易发生骨折（图 8-3-21）。骨折同时可损伤内部脏器，如膀胱、直肠、尿道和大血管，出现休克，危及生命。

骨盆骨折多由撞击和挤压暴力如车祸、塌方压伤所致，也可因肌肉强烈收缩引起骨盆的骨突撕脱骨折。骨盆骨折根据骨折和骨盆环状结构关系，分为骨盆环骨折、骨盆边缘骨折和骨盆撕脱性骨折。

骨盆环骨折可分为单发骨折和多发骨折。单发骨折主要发生在骨盆环状结构中，某一处骨折使骨盆环中断，骨折端多无移位。多发骨折为两处以上，骨折常有明显移位。同时可伴有骶髂关节脱位和耻骨联合分离。

骨盆边缘骨折，仅为骨盆边缘部分骨折，常见髂骨翼、耻骨下支、髋臼边缘。骨折线

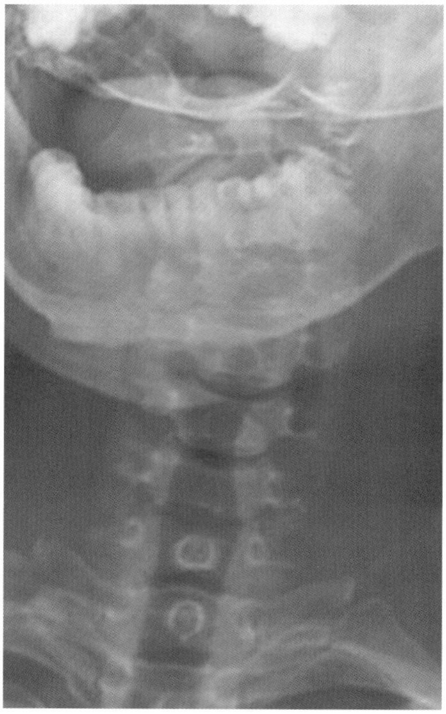

图 8-3-20 寰枢关节脱位（侧偏型）
齿状突向侧方移位，寰椎旋转

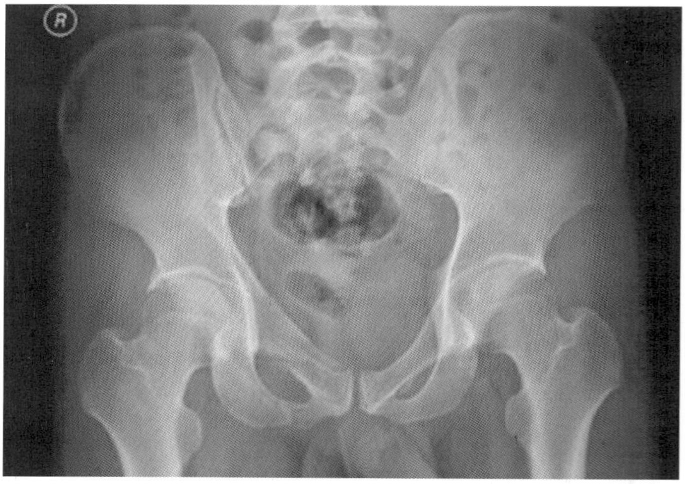

图 8-3-21 右侧耻骨上下支骨折

横行、斜行，位移多不明显。

撕脱性骨折，骨折的部位常位于强大肌肉附着处，如髂前上、下棘，坐骨结节等处。骨折碎片常较小，并可有位移。

（郭俊林 张 清 彭俊红）

第四节　骨缺血坏死及骨软骨病

一、股骨头骨骺缺血坏死

【临床表现】

又称扁平髋，好发于 3～14 岁儿童，以 6～8 岁多见，男性多于女性，大多单侧发病。常见症状为跛行和疼痛，可放射至腰部及大腿。

【X 线表现】

患骨呈密度增高改变，其发现时期不同表现不同。

（1）早期关节周围软组织肿胀，关节囊膨出，股骨头骨骺较健侧小，密度均匀增高。有时骨纹可消失，关节间隙增宽，其周围骨组织可有骨质疏松表现。

（2）随病情进展，骨骺变扁，呈不规则分节碎裂状；密度不均匀增高，骨骺线不均匀增宽（图 8-4-1）；股骨颈变短、增粗；其骺线下可见小囊状透亮影。

（3）晚期，如治疗及时病变较轻，坏死骨吸收，骨结构可恢复。反之，股骨颈短而粗，头部缩入颈内，大粗隆升高，颈干角变小，形成髋内翻。髋臼由于需要适应扁而宽的头部形状而增大变浅，形成半脱位。同时关节结构异常，极易造成关节软骨损伤，可形成退行性骨关节病改变。

【鉴别诊断】

（1）髋关节结核：早期骨骺可增大，随后骨骺进行性骨质破坏，股骨颈外形无明显改变，有广泛骨质疏松，髋臼同时破坏。

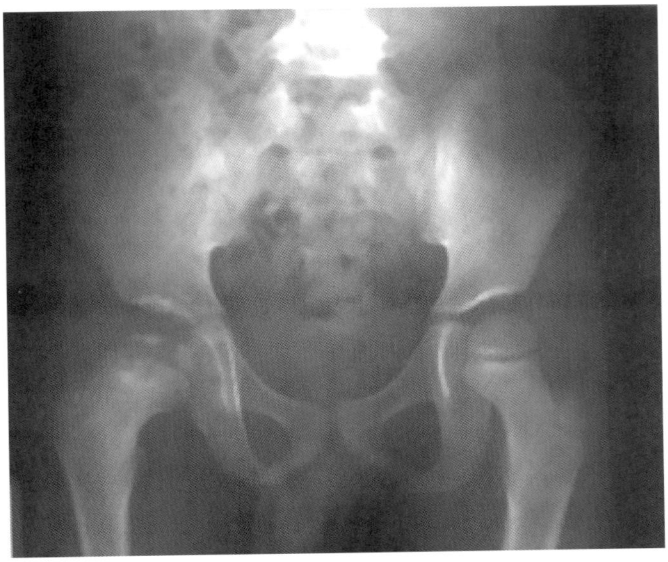

图 8–4–1　股骨头骨骺缺血坏死

骨盆正位片示右侧股骨头骨骺变扁，碎裂成多块，密度不均匀增高，骨骺线不均匀增宽，股骨颈变短增粗，其骺线下可见囊片状透亮影

（2）先天性髋内翻：主要表现是股骨颈干骺端下方出现三角形骨块，股骨头向下移位。

二、成人股骨头缺血坏死

【临床表现】

主要表现为痛、跛行且病情进行性加重。可分为创伤性和非创伤性两大类，前者主要是由股骨颈骨折、髋关节脱位等髋部外伤引起，后者在我国的主要原因为皮质类固醇的应用及酗酒。

【X线表现】

Ⅰ期（超微结构变异期）：股骨头的承载系统中的骨小梁结构排列紊乱、断裂，出现股骨头边缘毛糙。临床上伴有或不伴有局限性轻微疼痛。

Ⅱ期（有感期）：股骨头内部出现小的囊变影，囊变区周围的环区密度不均。骨小梁结构紊乱、稀疏或模糊，也可出现细小的塌陷，塌陷面积可在10%～30%。临床伴有疼痛明显，活动轻微受限等。

Ⅲ期（坏死期）：股骨头形态改变，可出现边缘不完整、虫蚀状或扁平等形状，骨小梁部分结构消失，骨密度很不均匀（图8-4-2），髋臼及股骨头间隙增宽或变窄，也可有骨赘骨的形成。临床表现疼痛、间歇性的跛行、关节活动受限、患肢有不同程度的缩短等。

Ⅳ期（致残期）：股骨头的形态、结构明显改变，出现大面积不规则塌陷或变平，骨小梁结构变异，髋臼与股骨头间隙消失等。临床表现为疼痛、功能障碍、强直不能行走，出现脱位或半脱位，牵涉膝关节功能活动受限。

【鉴别诊断】

（1）髋关节结核：多为单侧，骨质破坏周围少有硬化带，关节间隙变窄，周围骨质疏松。

（2）化脓性髋关节炎：大多为单侧，以关节面骨质破坏为主伴增生，常累及股骨头和髋臼，同时伴关节间隙狭窄，晚期预后表现为关节骨性强直。

（3）类风湿关节炎：常为双侧，关节间隙变窄，股骨头边缘呈不规则的骨质破坏，滑膜增厚。

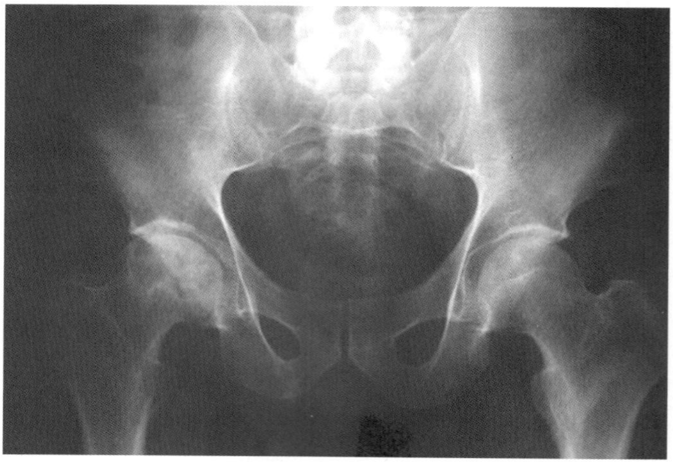

图8-4-2　成人股骨头缺血坏死
右侧股骨头骨质密度不均匀及囊变影

（4）股骨头转移癌：股骨头多呈虫蚀样骨质破坏，晚期关节间隙因骨质破坏而增宽，软组织形成肿块。

（5）髋关节退行性变：以关节面增生硬化为主，亦伴有关节间隙狭窄，年龄常较大。

三、月骨缺血性坏死

【临床表现】

本病多发生于年轻的成年人，右腕多见，男性发病率高。病因与外伤和手部工作职业有关。

【X 线表现】

（1）在初期无阳性发现。

（2）数周至数月后，月骨密度增加，在其中央逐渐出现圆形或卵圆形的透光区（图 8-4-3）。

（3）随后发生不规则碎裂状。月骨的纵径缩短，前后径增大。

（4）在后期可见月骨近侧端边缘不规则，断裂甚至消失；关节间隙增大，邻近的诸骨出现骨质疏松。晚期可见骨关节炎改变。

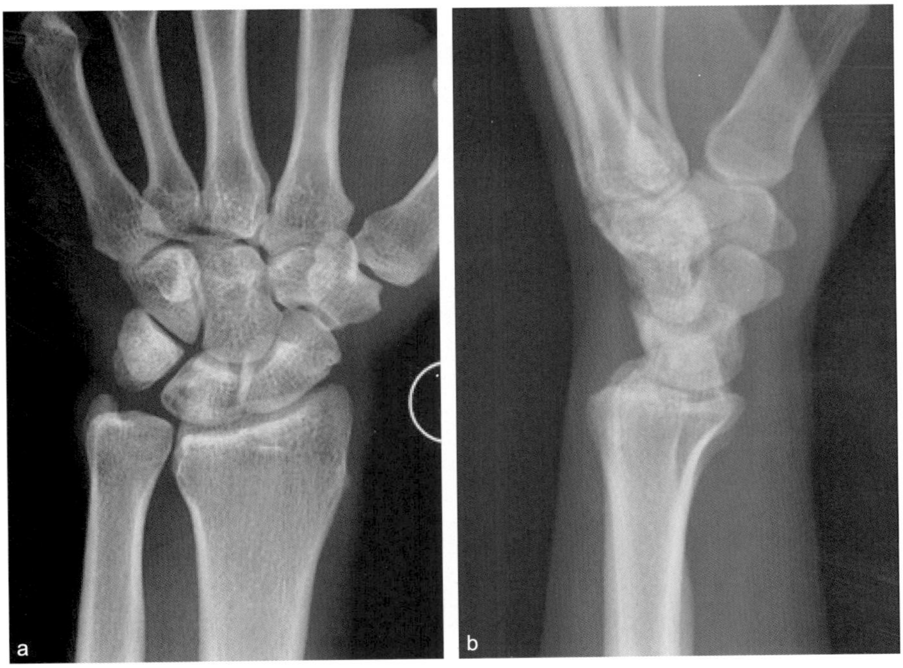

图 8-4-3　月骨缺血坏死

腕关节正、侧位片示月骨密度增加，见多个圆形的透光区，边缘硬化

【鉴别诊断】

（1）风湿性关节炎：腕骨有骨质疏松，关节间隙变窄，骨形态不变，密度不增高。

（2）腕关节结核：以骨破坏为主，无骨密度增高。

四、椎体骺板缺血坏死

【临床表现】

椎体骺板缺血坏死又称青年性脊柱后凸、青年圆背症和椎骺炎等。本病常见于 12 ~ 18 岁的青少年，男性较多。病变为多发性，常发生于下部胸椎和上部腰椎。

【X 线表现】

（1）骺板：骨化不良，以疏松、节裂、密度增高、边缘不规则等表现为主。

（2）椎体：以程度不同的楔形变，继发脊柱后凸畸形为主。椎体前缘呈梯形，这种表现是因为骺板前端骨化不良所致，以前上缘表现较明显。椎体的上、下缘出现许莫结节（又称 Schmorl 结节），是由于骺板形成不良，骺核向邻近椎体内凸出而形成的（图 8-4-4）。

（3）椎间隙：正常或稍加宽。

（4）恢复期：椎骺与椎体联合，椎间隙变窄。椎体变形及永久驼背，常合并脊椎增生性骨关节病。

【鉴别诊断】

（1）脊柱结核：为进行性骨破坏性疾病，椎体边缘模糊而不像骨软骨病那样增白。在大多数患者会出现椎旁脓肿。

（2）姿势性驼背：这种驼背非固定性，很容易被动或自动纠正，X 线没有椎体的楔形变等。

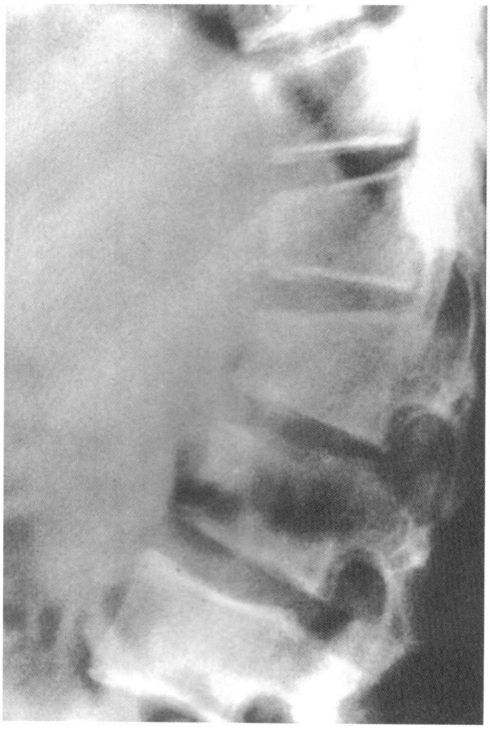

图 8-4-4 椎体骺板缺血坏死

脊柱后凸，T_{11}、T_{12} 及 L_1、L_2 椎体前部变窄，椎体呈楔形。环状软骨尚未完全闭合

五、跖骨头缺血性坏死

【临床表现】

好发于女性，平均发病年龄为 19 岁，以第二跖骨发病率最高。

【X 线表现】

早期跖骨头密度增高，关节面变平，其下方的骨质出现疏松及节裂，跖趾关节间隙正常或稍宽。随病变发展，跖骨头增宽，中央凹陷呈喇叭状，其内可见不规则游离体，相对应的趾骨基底部也发生骨质增生。晚期可发生退行性骨关节病（图 8-4-5）。

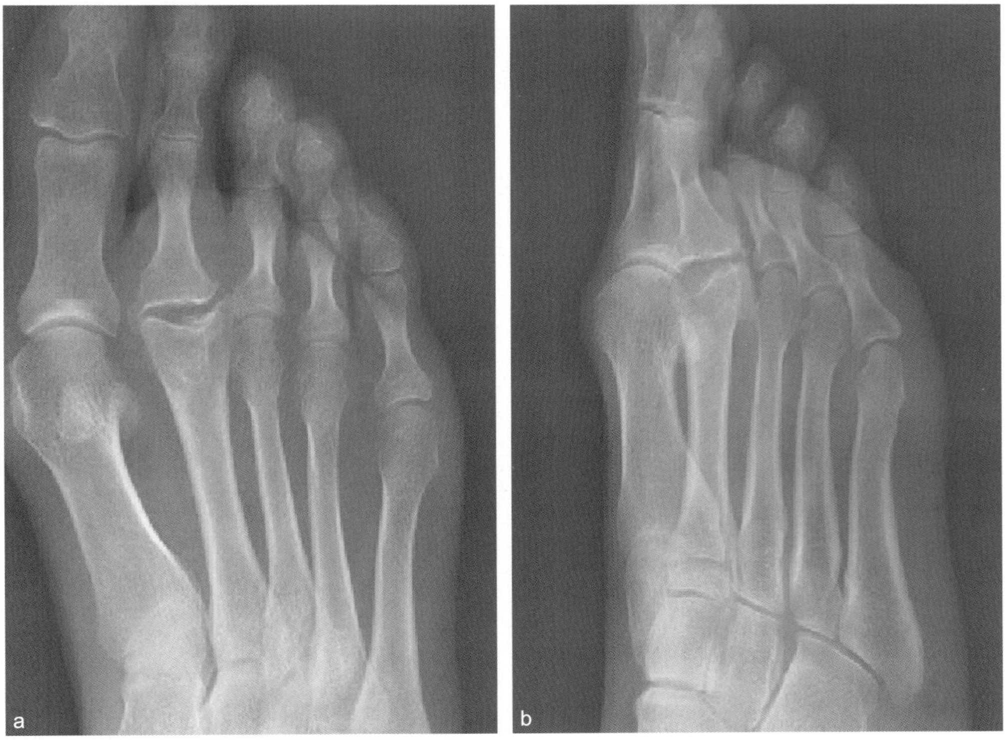

图 8-4-5　跖骨头缺血坏死

足正斜位片示第 2 跖骨头关节面变平，中央凹陷呈喇叭状，其内可见不规则游离体。跖趾关节骨质增生，关节间隙增宽

六、胫骨结节骨软骨病

【临床表现】

本病好发于 10 ~ 15 岁男性，与剧烈运动和外伤有关，尤其喜欢剧烈运动的少年，常单侧，也可发生在双侧。一般表现为肿胀、疼痛，剧烈运动时加重，胫骨结节肿大并有压痛。

【X线表现】

早期为局部软组织肿胀，以髌韧带的增大、增厚为特征。胫骨结节骨骺呈舌样隆突或不规则增大，密度不均匀，并节裂为多个大小、形态不一的游离骨块，而胫骨结节相对应的胫骨近侧干骺端前缘常有较大的骨缺损区。髌韧带中可产生继发性钙化或骨化，呈游离的圆形、卵圆形或三角形阴影（图8-4-6）。

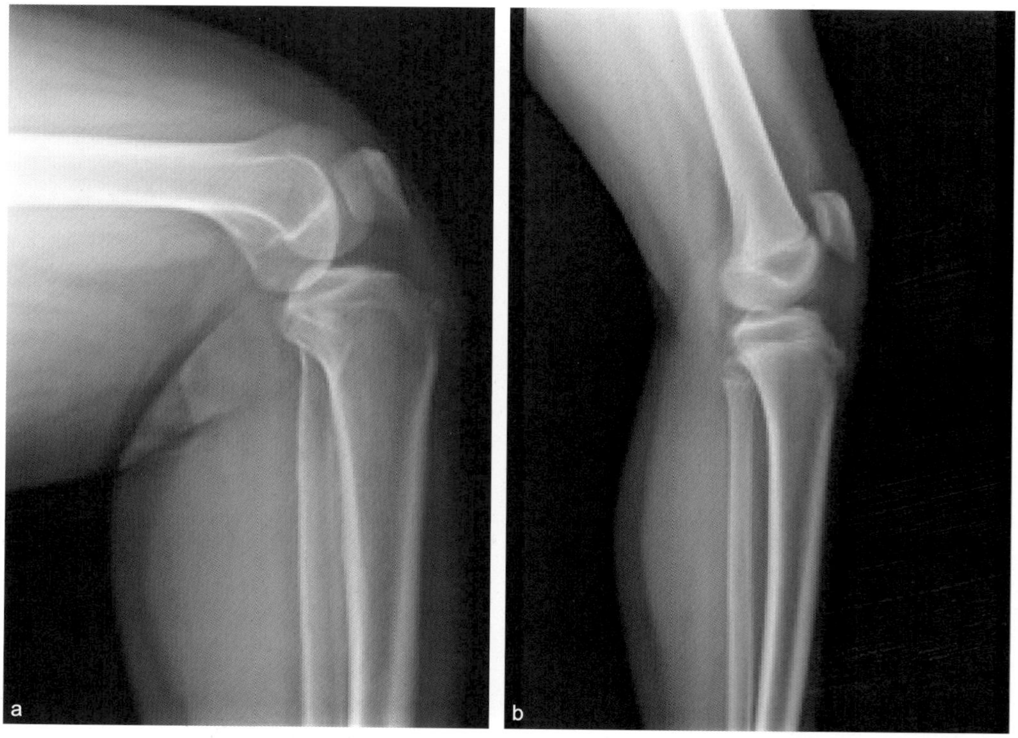

图8-4-6 胫骨结节骨软骨病

a.胫前结节断裂、移位、密度增高；b.胫骨结节不规则增大，密度增高，前方软组织肿胀

【鉴别诊断】

需与胫骨结节撕脱性骨折鉴别，与撕脱骨片不同之处是与骨块相对应的干骺端骨缺损处较大，且边缘较光滑。另外游离骨块的边缘也较骨折片完整。

七、剥脱性骨软骨炎

【临床表现】

剥脱性骨软骨炎，又称脆性骨软骨炎，为局限性骨缺血坏死。好发于16～25岁青年，男性多见。临床表现为关节疼痛，肿胀，间歇性运动障碍、交锁和关节弹响。常见于膝关节、髋、肩、踝等处。单侧多见，10%～30%患者双侧发病。

【X线表现】

（1）早期碎骨片未剥离前X线片较难显示，主要表现为关节面局部密度增高，与正常骨结构间可见一细条不规则透亮影（图8-4-7）。

（2）随后骨片完全剥离，X 线表现较典型，碎片呈圆形或卵圆形，密度增高，其周缘环绕明显的透亮带，并见相对凹陷骨窝。

（3）后期碎片可被吸收或脱落关节内形成游离体，关节面边缘呈不规则骨质缺损，可引起继发性退行性骨关节病。近年来发现心血管疾病及糖尿病中老年患者亦可合并本病。

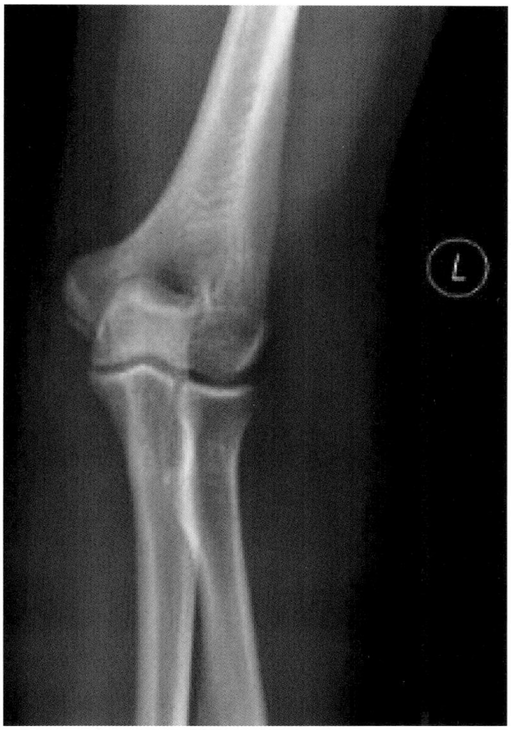

图 8–4–7　剥脱性骨软骨炎

左侧肱骨内上髁见一游离骨片影，关节面局部密度增高，与正常骨结构间可见一细条不规则透亮影

【鉴别诊断】

（1）撕脱性骨折：骨折的骨片较小，骨片密度与正常骨相同。

（2）游离体：滑膜骨软骨瘤病和骨质增生骨赘脱落，有无关节面缺损区是鉴别要点。

八、耻骨骨软骨炎

【临床表现】

耻骨骨软骨炎又称非化脓性耻骨炎、耻骨联合关节炎，好发于男性泌尿系统术后及女性妊娠末期或分娩后。某些项目运动员多见。病变可单侧或双侧同时发病，病程有自限性趋势，且能自愈。

【X 线表现】

本病 X 线表现与临床症状不一致。症状出现或消失均早于骨改变。主要表现为耻骨间隙增宽，早期耻骨缘骨质可见纵形透亮区，呈长条状、分叉状或水滴状，继后一侧或两侧耻骨呈鼠咬状骨质破坏，严重者其边缘呈多弧形切迹，边缘锐利，可有碎裂骨片，周围骨质密度增高（图 8-4-8），骨小梁不清。数个月或数年后自愈。

【鉴别诊断】

（1）耻骨结核：多呈囊状骨质破坏，并向周围膨隆耻骨变形，其内见沙粒样死骨，周围骨质疏松，且易形成脓肿或瘘管。

（2）化脓性骨髓炎：常单侧发病，一般不累及对侧耻骨，骨质破坏与增生均广泛，且有显著骨膜新生骨，痊愈后往往留有密度增高和结构紊乱显现。

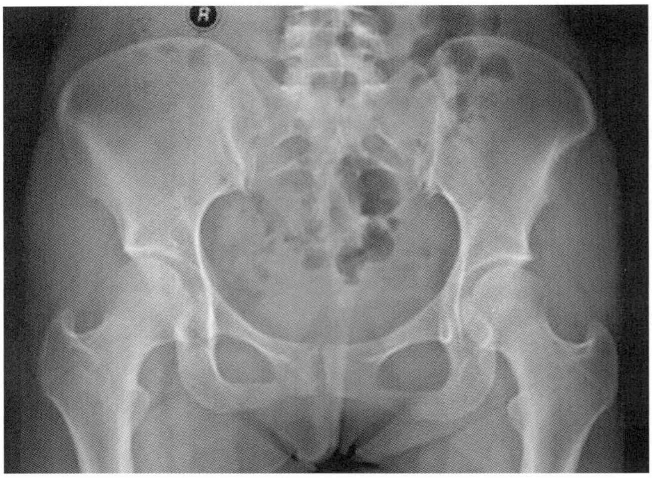

图 8–4–8 耻骨骨软骨炎

骨盆正位片示耻骨联合增宽，右侧耻骨边缘不规则

九、致密性骨炎

【临床表现】

发生于髂骨、骶骨及耻骨，靠近关节边缘的骨质硬化。多见于 20 ~ 25 岁女性，与妊娠慢性劳损和泌尿系感染有关，有自限性，50 岁以后很少有此病，本病绝大多数发病于髂骨耳状面，少见于骶骨侧。经产妇和站立工作者发病较高，病变一侧或双侧先后发病。

【X 线表现】

骶髂关节间隙整齐清晰，靠近骶髂关节面中的髂骨耳状面部分骨质密度增高，呈均匀、增白、边缘清晰的骨质致密带，骨小梁消失，无骨质破坏（图 8-4-9）。

【鉴别诊断】

（1）骶髂关节结核：常见单侧发病，可见明显骨质破坏，可有脓肿。

（2）强直性脊柱炎：多男性，为对称性发病，脊椎小关节可同时发病，骨改变多为关节面虫蚀样破坏或小囊状缺损。

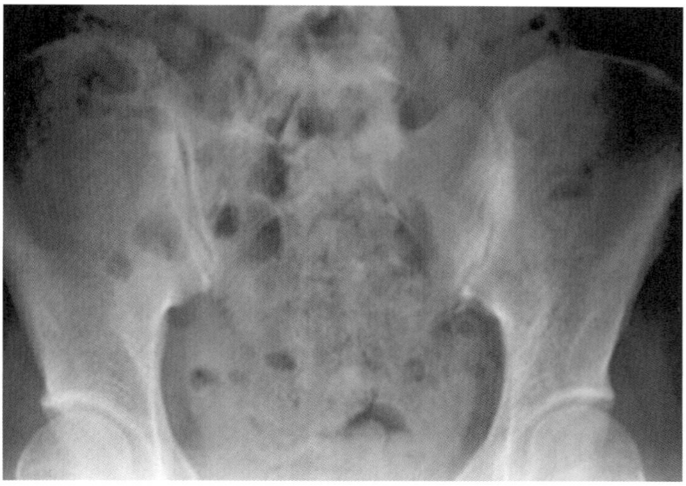

图 8-4-9　致密性骨炎

骶髂关节正位片示：双侧骶髂关节髂骨耳状面骨质增浓、硬化，骶髂关节间隙正常，无骨质破坏

十、滑膜骨软骨瘤病

【临床表现】

常见于青壮年男性，好发于膝关节，次为其他大关节，顺序为肘、髋、肩、踝、腕等。大部分患者单关节受累，偶有对称多发。临床上可无明显症状，大多表现为受累关节轻度肿胀、酸痛，逐渐关节运动受限，并可发生关节交锁现象。

【X 线表现】

游离体未钙化、骨化或数目很少时可无阳性表现，或仅有轻微的关节囊膨胀和游离体引起的关节面边缘小骨质增生，或局部关节面增白，甚或骨皮质有所吸收。当游离体有钙化、骨化或数目较多时可见圆形或类圆形边缘光滑的致密影，大小不一，一般周边更为致密增白（图 8-4-10）。

【鉴别诊断】

（1）退行性骨关节病：多见于老年人，关节骨质增生，软骨变薄或脱落，关节间隙明显变窄，游离体为增生的骨赘脱落所致，较小，数目少，缺少同心层状改变，MR 影像滑膜和游离体缺乏软骨信号特征。

（2）夏科关节：除关节游离体外，尚有关节面碎裂、关节脱位表现，同时临床上关节破坏严重而自觉症状轻微。

（3）色素沉着绒毛结节性滑膜炎：关节滑膜呈结节状增厚可呈肿块状，由于含铁血黄素沉着，具有特征性的 T2WI 低信号，缺乏具有软骨成分的关节内游离体。

（4）单纯慢性滑膜炎：滑膜增厚，MRI 具有软骨信号特征。

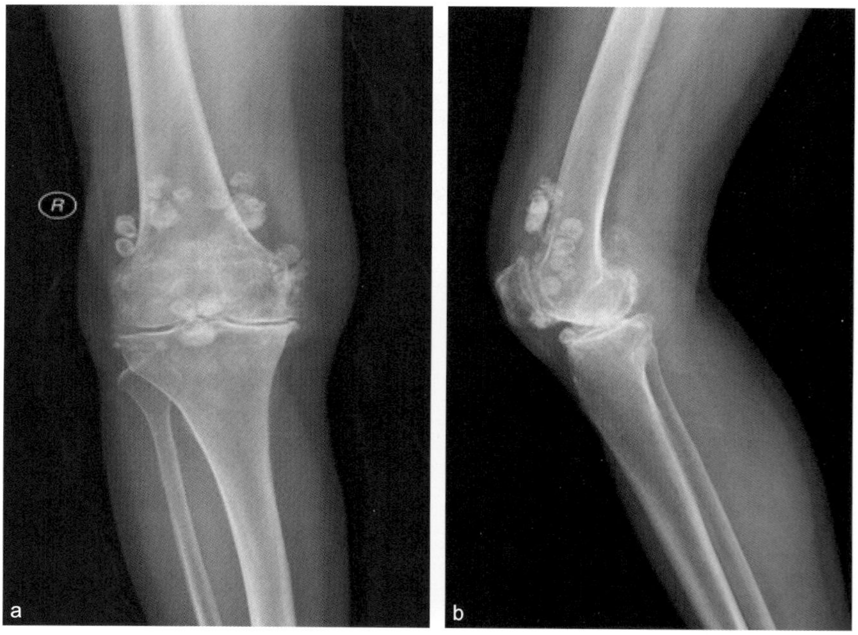

图 8–4–10　膝关节滑膜骨软骨瘤病

膝关节正、侧位片示：关节间隙内及周围有多枚散在、孤立的钙化或骨化结节，边界清，呈环状高密度，中央密度低，关节间隙变窄，关节的骨端增生肥大

第五节　骨及关节感染性疾病

一、急性化脓性骨髓炎

【临床表现】

为全身感染性中毒症状，局部有红、肿、热、痛表现。

【X 线表现】

X 线表现为骨改变晚于临床表现。骨质疏松与骨质增生并存。发病部位多为管状骨的干骺端，早期软组织肿胀。发病 1 ~ 2 周后骨髓腔形成脓肿，骨松质内间微小斑片状骨质破坏区，伴有局限性骨质疏松，可见骨干线样骨膜反应。2 ~ 3 周后病变发展，骨质疏松及骨皮质大片状骨破坏区，病变向骨干方向蔓延，可累及全骨（图 8-5-1）。骨膜反应随病变呈葱皮样花边样。少数病变破坏累及骨膜新生骨，可产生袖口样骨膜反应，骨膜新生骨可断续、缺损。并发病理骨折、脱位、化脓性关节炎。

【鉴别诊断】

（1）尤因肉瘤：髓内生长，破坏皮质，自内向外变薄，直至消失，可见软组织肿块。

（2）骨肉瘤：见软组织肿块及肿瘤骨。

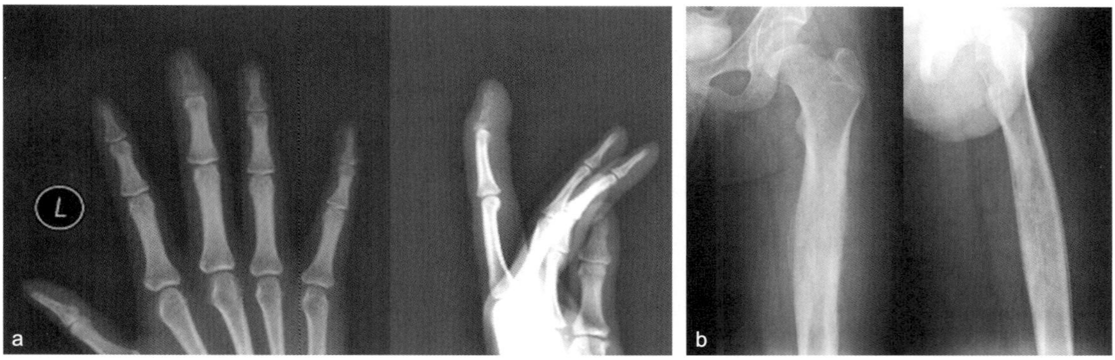

图 8-5-1　急性化脓性骨髓炎

a. 手正侧位片示左中指末节骨质疏松并骨质破坏，周围软组织肿胀；b. 股骨正侧位片示左股骨中段髓腔内密度增高，其内可见斑片状骨质破坏区，周围见条线形骨膜反应，周围软组织肿胀

二、慢性化脓性骨髓炎

【临床表现】

慢性化脓性骨髓炎是急性化脓性骨髓炎的延续，往往全身症状大多消失，只有在局部引流不畅时，才有全身症状表现，一般症状限于局部，往往顽固难治，甚至数年或数十年仍不能痊愈。

【X 线表现】

以骨质增生为主，表现为骨质硬化，骨膜新生骨增生显著，使得骨干增粗髓腔消失，并可见脓腔及死骨窦道（图 8-5-2）。经久不愈的瘘管可引发类上皮癌。在增粗及增厚皮质

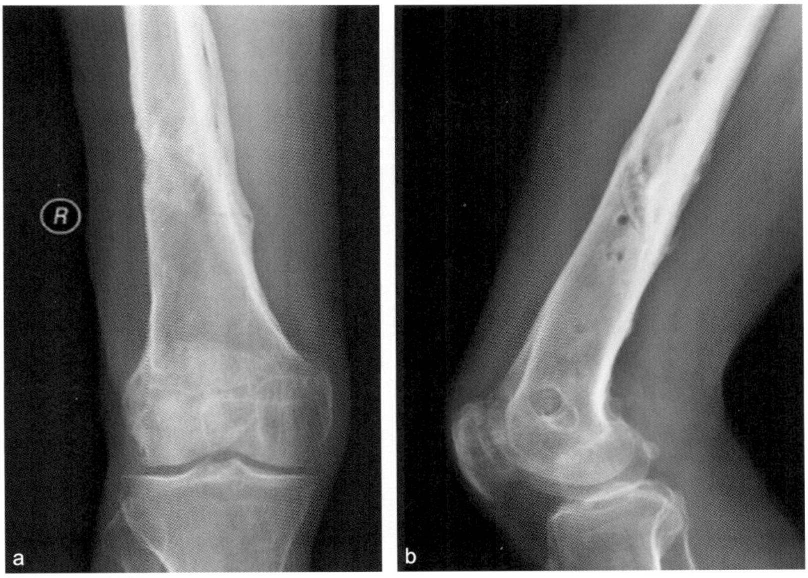

图 8-5-2　慢性化脓性骨髓炎

股骨正侧位片示右股骨下段骨质硬化，骨膜新生骨增生，骨干增粗

边缘突然出现线样骨膜反应提示急性发作。慢性化脓性骨髓炎愈合标准：脓腔及死骨消失，病变区密度均匀性升高，并逐渐出现骨小梁。

三、脊椎化脓性骨髓炎

【临床表现】

多发生于成年人，以青壮年多见，男性是女性的4倍，以腰椎为多。本病临床误诊率高。临床常有高热、寒战等症状。患部疼痛较为明显。由于与脊柱周围神经关系密切、可出现脊髓受压和神经根刺激症状。

【X线表现】

晚于临床2～3周。根据其表现可分椎间型、椎体型、骨膜下型和附件型。

（1）椎间型：起病于邻近椎体的软骨下骨质，早期呈骨质疏松，斑点样或虫蚀样骨质破坏，并逐渐向椎体中心发展，一般不超过椎体1/2。同时由于椎间盘破坏，椎间隙逐渐变窄，消失（图8-5-3），随后出现骨质硬化增生，形成粗大骨桥，出现也较早，为化脓性脊柱骨髓炎特征性表现。两椎体融合，形成完整骨块，并保持椎体原有高度。如椎间盘破坏较轻，则无椎体融合仅见椎间隙狭窄。

（2）椎体型：起病于椎体中心骨松质，并逐渐向周围蔓延，出现脓腔，可发生病理性压缩骨折，可见两半椎体呈尖端相对的楔形硬化骨块，具有特征性。骨质破坏多限半个椎体，并很快出现骨质增生硬化。邻近上下椎间隙可长期保持正常或仅有轻度狭窄。

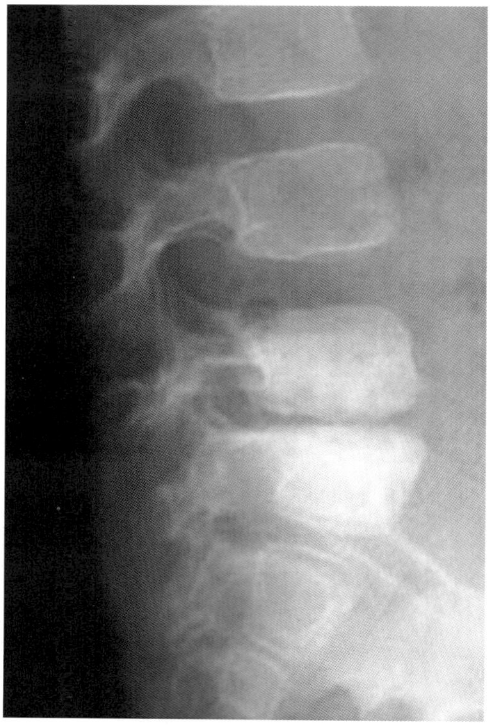

图8-5-3 腰椎化脓性骨髓炎

腰椎侧位片示：L_4、L_5椎间隙变窄，L_4、L_5椎体骨质硬化，椎体内见骨质破坏骨膜下型：起病于椎体前缘的骨膜下，椎体皮质增厚，前纵韧带及椎旁韧带骨化，边缘见骨赘及骨桥，椎间隙无改变。可能为附近化脓性病灶直接蔓延所致。

附件型：起病于附件，早期具有不规则骨质疏松和骨质破坏逐渐硬化。晚期出现边缘锐利的骨质缺损和不规则囊状透亮影，可导致关节突间小关节的骨性融合。脊椎化脓性骨髓炎病变处见脓肿，但腰椎处很少发生。

【鉴别诊断】

（1）椎体结核：结核病程缓慢，病程长，病变侵犯多个椎体，以骨质破坏为主，增生硬化少，骨桥形成少，且轻而晚，易形成脊椎成角畸形，病变区可见沙砾样死骨或干酪组织钙化。

（2）转移性肿瘤：病变多涉及一侧椎弓根，无骨桥形成。

四、化脓性关节炎

【临床表现】

主要症状为全身中毒表现，患者突有寒战、高热。90% 为单关节炎，成人多累及膝关节，儿童多累及髋关节，其次为踝、肘、腕和肩关节，手足小关节罕见。关节红、肿、热、痛明显，活动受限。深部关节如髋关节感染时，局部肿胀、疼痛，但红、热不明显。

【X 线表现】

1. 急性期　关节周围软组织肿胀，关节间隙增宽，骨端骨质疏松（图 8-5-4），有时伴脱位。

2. 进展期　关节间隙迅速均匀狭窄，骨性关节面负重部分破坏，严重时骨端出现骨髓炎。

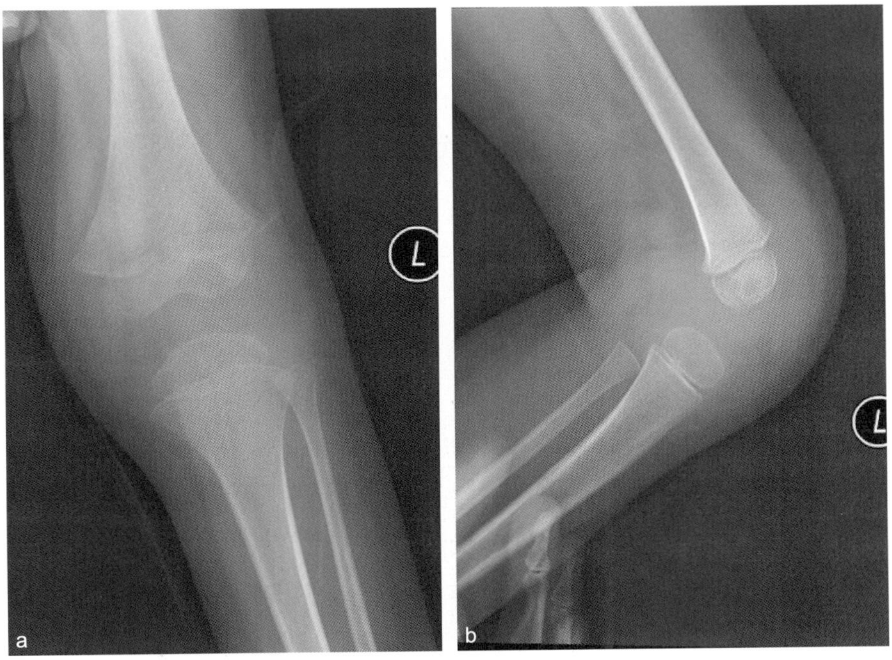

图 8–5–4　化脓性关节炎

膝关节正侧位片示左膝关节骨质疏松，关节间隙增宽，周围软组织肿胀，股骨远端骨骺见片状骨质破坏，边缘硬化

3. 愈合期 病变区增生硬化，最终常为骨性强直或保留部分关节间隙。

【鉴别诊断】

（1）类风湿关节炎：多侵犯四肢小关节，为对称性多发性关节炎，类风湿因子阳性。

（2）风湿性关节炎：为游走性关节炎，伴有风湿热的其他表现，如心脏炎、皮下结节、环形红斑等，抗链球菌溶血素“O”（简称抗“O”）增高，对水杨酸制剂疗效好，炎症消退后关节不留畸形。

（3）结核性关节炎：病程长，反复发作，滑液呈渗出性，为淡黄色，结核菌素试验呈强阳性，抗结核治疗有效。

五、骨骺及干骺端结核

【临床表现】

大多为继发感染，原发灶 80% 以上来自肺部。儿童及青少年好发，通常症状较轻。破坏严重，病程长，病变局限，很少有骨膜反应。患者一般伴有全身症状，如消瘦、乏力、低热、红细胞沉降率增快等。结核菌素试验阳性。

【X 线表现】

（1）常单发。病变多位于骨骺及干骺端边缘。

（2）早期可见局限性骨质疏松，骨小梁模糊、中断。

（3）随后出现低密度区，以至形成圆形或不规则骨破坏区。边缘锐利，有时可见部分硬化边缘，破坏区内是沙粒样死骨。

病变好向关节方向发展，干骺端结核可穿越骨骺，形成病灶骑跨骨骺板现象（图 8-5-5）。病灶周围一般无骨膜反应，但在小儿的骨结核中可见局限性骨膜反应。

【鉴别诊断】

（1）骨囊肿：好发于干骺端中央部，多为卵圆形，边缘锐利清晰，常呈对称膨胀生长，皮质变薄，内无死骨，无骨膜反应。

（2）巨细胞瘤：好发于骨端突出部分，偏心、膨胀性生长，边缘清晰锐利，无死骨及

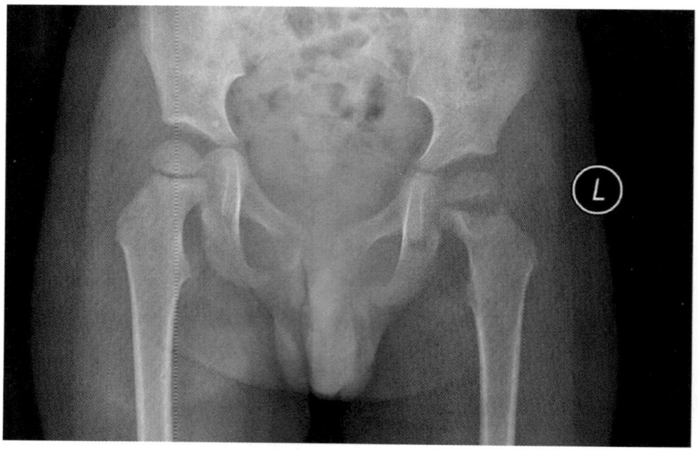

图 8–5–5 骨骺及干骺端结核

骨盆正位片示正常股骨头骨骺及干骺端见圆形骨破坏区，边缘锐利，可见硬化缘，未见明显骨膜反应

骨膜反应。

（3）软骨母细胞瘤：症状轻微，病灶较小，边缘清晰，周围有硬化带，透亮区内可见沙粒样钙化，病灶周围软组织不肿胀。

六、骨干结核

【临床表现】

长骨骨干结核比较少见，多发于 12 岁以下儿童，常见于桡骨、胫骨。为一种局限性慢性结核感染。

【X 线表现】

病变周围有骨增生改变。病变轻者病变区髓腔密度增高，中间夹杂少许骨破坏的低密度区，可见骨膜反应。重者骨干中央呈圆形或卵圆形的破坏区（图 8-5-6）。病变较大侵及骨皮质时，骨干呈梭形增粗、骨膜增生明显，很少见死骨。多数不侵及关节及骨骺。

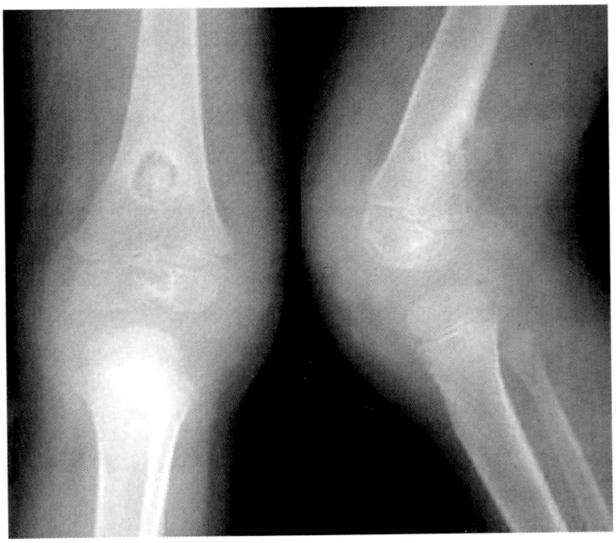

图 8-5-6　骨干结核

骨干中央呈圆形的破坏区，病变区周围骨质密度增高

【鉴别诊断】

（1）硬化型骨髓炎：骨质增生硬化极为显著，密度尤高，范围比较广泛，骨皮质增厚，骨干增粗，髓腔狭窄或完全消失，多无骨膜反应，硬化区内也见不到骨质破坏。

（2）慢性局限性骨脓肿：好发于骨骺端，在骨质破坏区常伴有广泛的骨质增生，病灶一般较小，很少骨膜反应。

七、指骨及掌骨结核

【临床表现】

本病又称骨气臌，为 5 岁以下儿童多见的骨结核病。病变往往多发，可双侧发病。很少侵及末节指（趾）骨。

【X 线表现】

（1）早期软组织肿胀，指（趾）骨呈均匀性梭形增粗。病变从骨髓开始，初期局限性骨质疏松。

（2）随后呈圆形或卵圆形骨破坏，其长径与骨干长轴平行，骨干呈对称性向四周膨胀扩张，周围有硬化现象。骨干见层状骨膜反应，骨干增粗变窄呈梭形骨气臌（图 8-5-7）。病变区内可见沙粒样小死骨，病变一般不侵犯关节。

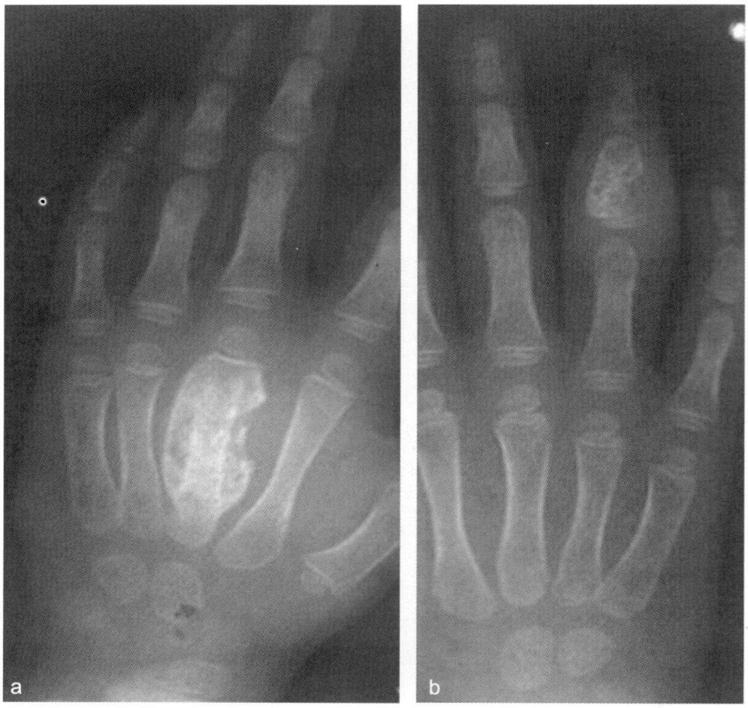

图 8–5–7 掌骨及指骨结核

第 3 掌骨及环指中节卵圆形骨破坏，其长径与骨干长轴平行，骨干呈对称性向四周膨胀扩张，周围有硬化现象，可见层状骨膜反应

【鉴别诊断】

多发内生软骨瘤：膨胀改变内可见钙化，周围无骨硬化，无骨膜反应。

八、肋骨结核

【临床表现】

本病多见青壮年，好发于肋骨中段。可有经久不愈的窦道，可单骨或多骨发病。病变以肉芽组织增生或干酪样坏死为主。后者易引起软组织肿胀、脓肿或窦道形成。

【X 线表现】

（1）一种病变位于髓腔的不规则囊状膨胀性改变，边缘可有硬化，周围可有骨膜增生。

（2）另一种病变局限肋骨边缘，多数在肋骨下缘见局限性骨缺损，边缘不规则，邻近可有骨膜反应，同时可出现较大脓肿影。

【鉴别诊断】

骨纤维异常增生症：多骨发生，肋骨多为单囊样改变，病变周围软组织无肿胀。

九、关节结核

【临床表现】

关节结核是一种常见慢性进行性的关节疾病。好发于持重大关节。下肢较上肢多见，最常见的是髋、膝和肘关节。髋关节多见于儿童，膝、踝关节多见于青壮年。

【X 线表现】

可分为滑膜型和骨型。膝关节结核多为滑膜型，X 线早期诊断较为困难，主要表现为长期的关节囊肿胀、积液，关节间隙增宽，周围骨质疏松，生长期可出现骨骺比健侧增大或提早骨化。随后出现关节边缘首先发生骨破坏，继而逐渐影响关节面，出现虫蚀样破坏（图 8-5-8），并累及相对应关节面，关节间隙狭窄。晚期可引起关节畸形和纤维性强直。骨性关节结核，除关节面破坏外，还具有原发的骨骺和干骺端结核的特点，长期膝关节结核可形成周围脓肿引发窦道，从而可再继发感染，出现骨增生现象。

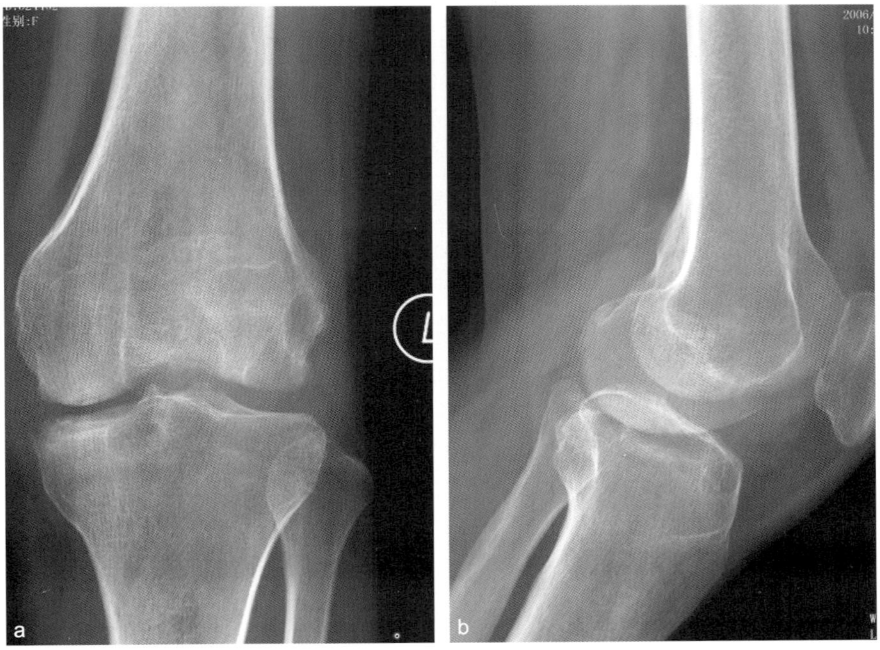

图 8-5-8　膝关节结核

膝关节正、侧位片示左膝关节囊肿胀、积液，股骨髁间、胫骨平台边缘虫蚀样破坏，内侧关节间隙变窄

【鉴别诊断】

（1）化脓性关节炎：除病变发展迅速外，承重关节面首先破坏具有鉴别意义。

（2）色素沉着绒毛结节性滑膜炎：关节囊内有结节或分叶状密度增高区，骨破坏为外压性改变，关节面无破坏、无死骨。

（3）血友病：有骨膜下出血，髁间凹增深加宽及骨骺内不规则囊状透亮区。

十、脊椎结核

【临床表现】

脊椎结核在关节结核中最为多见，占3%～45%，好发儿童和青年，发病部位以胸、腰椎多见，病变多累及两个以上椎体。也可分段发病，主要表现为腰部疼痛，呈放射性。脊柱运动障碍，脊柱畸形，可有寒性脓肿、窦道和脊髓相应受累症状。

【X线表现】

（1）生理弧度改变。

（2）椎体形状改变甚至空洞、死骨形成。

（3）椎间隙变窄或消失（椎体结核的X线特征之一）（图8-5-9），但成人椎体中心型也可长期保持椎间隙正常。

（4）冷脓肿阴影存在。

（5）椎弓结核时椎弓影模糊或消失。

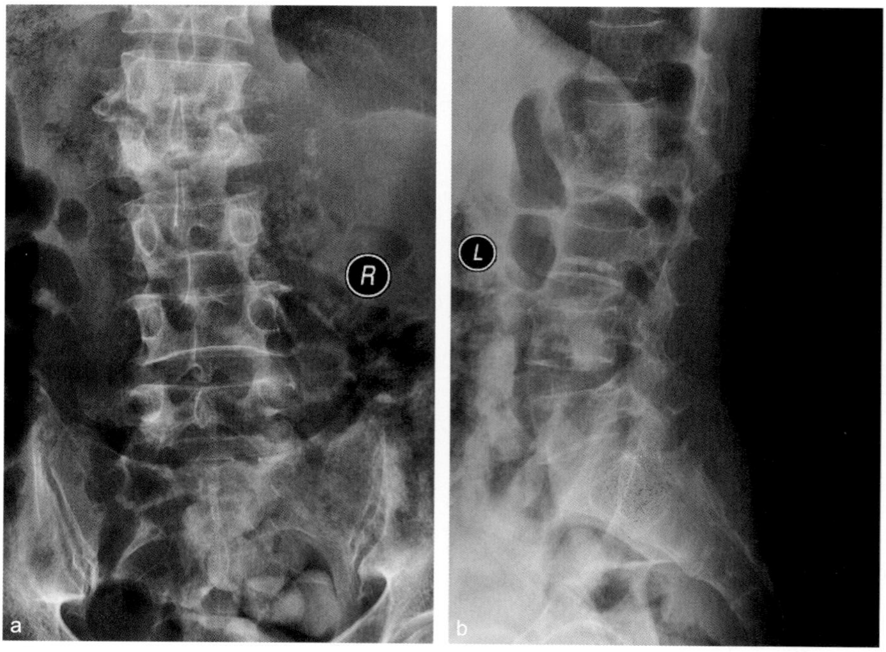

图8-5-9　腰椎结核

腰椎正、侧位片示 L_1、L_2 椎体骨质破坏，椎间隙消失

【鉴别诊断】

具有椎体破坏、椎间隙狭窄并伴有椎旁脓肿的脊椎结核较易诊断。

（1）化脓性脊椎炎：其发病急，椎体和椎间隙变化快，同时较早出现骨质增生，病灶周围有硬化现象，较早出现增大的骨桥，畸形不明显，附件累及较脊椎结核多。

（2）椎间恶性肿瘤：如多发性骨髓瘤、滑膜肉瘤、转移性肿瘤，其椎间隙的改变是鉴别诊断的要点，肿瘤不影响椎间隙。

（3）强直性脊柱炎：常累及长段脊椎、骶髂关节或髋关节，疼痛范围广，脊柱和髋关节僵硬。症状多由骶髂关节或腰椎逐渐向胸椎和颈椎发展，X 线有竹节样韧带钙化影，椎旁无软组织影。

（周利华　崔　伟　郭向荣）

第六节　骨肿瘤

一、骨瘤

【临床表现】

骨瘤是膜化骨的良性成骨性肿瘤。多数骨瘤质地致密如象牙状，称为致密型（象牙性）骨瘤；少数为松质骨，称为松质型（海绵性）骨瘤。

好发年龄：可发生于任何年龄，男女发病无明显性别差异。

好发部位：好发于颅面部扁骨，多见于颅骨外板及鼻旁窦壁，亦有发生在内板者，少数发生在四肢骨。

临床特征：肿瘤生长缓慢，一般不会引起症状。当其突入颅腔、眼眶、鼻腔和鼻窦内时，可引起压迫症状，如阻塞窦口，可致发炎或黏液囊肿、头痛等，如发生于眼眶内者，可致眼球突出、移位，额窦骨瘤有时发生可逆性失明症状。当其向颅骨表面发展时，可造成外貌畸形。

【X 线表现】

（1）致密型（象牙性）：多见。常凸出于颅骨表面，或位于鼻窦内。非常致密，状如象牙，边界清晰，呈圆形或卵圆形（图 8-6-1）。骨瘤多为单发性，偶为多发。一般为外生性，少数为内生性。位于鼻窦的骨瘤，在空气对照下，显示边缘整齐，密度致密，凸出于气腔内。

（2）海绵型（松质性）：较少见。内部密度似板障或呈磨玻璃样改变。

【特殊类型】

（1）骨旁骨瘤：较少见，多见于四肢长管骨，也见于短骨及扁骨，肿瘤附于骨皮质上呈向外突起大小不一的、半球形、球形或分叶状骨性肿块，边缘光滑，无骨膜反应。

（2）内生骨瘤：为位于髓腔内的骨瘤，即骨岛，可单发或多发，为边缘整齐，卵圆形、圆形或长方形的致密影，周围可有骨刺向母体骨内放射，与母体内骨小梁相连。大多数内生骨瘤体积小且稳定，但也可长大，在连续的 X 线片上显示病变生长时，应与其他成骨性疾病鉴别，例如成骨性转移瘤。

（3）Gardner 综合征：为一种家族性，常染色体畸变所引起的显性遗传病患。此综合征包括骨瘤、软组织肿瘤及结肠息肉。

【鉴别诊断】

（1）脑膜瘤：发生于颅骨内板的骨瘤需与脑膜瘤引起的颅骨继发性增生相鉴别，脑膜瘤多累及颅骨的全层，骨瘤一般仅累及内板，单靠平片鉴别可能比较困难。

（2）骨软骨瘤：骨软骨瘤发生在软骨化骨的骨骺，其上有软骨帽。骨软骨瘤骨皮质及

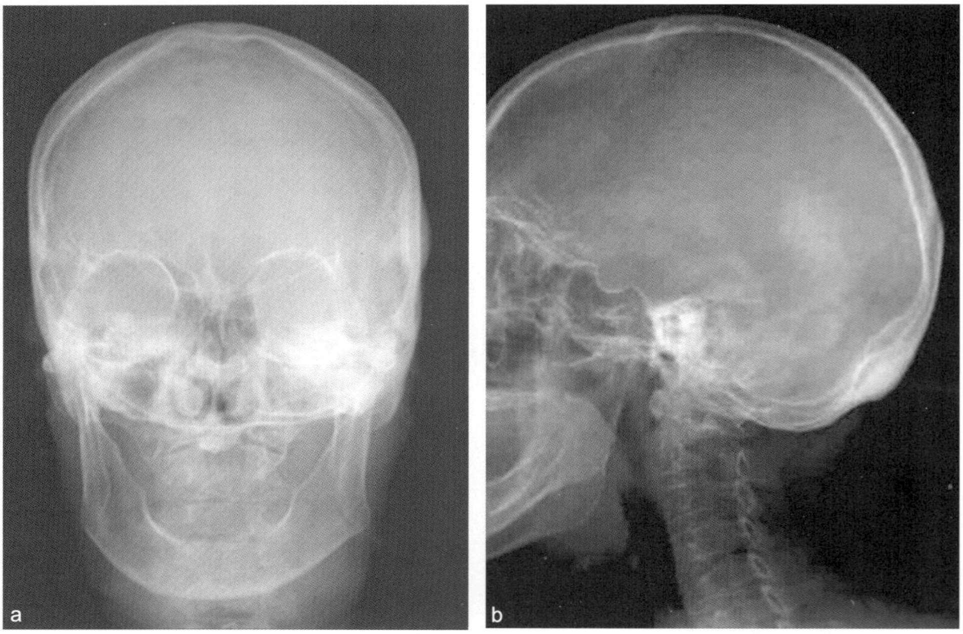

图 8-6-1 骨瘤
a、b 示左侧颞顶骨类圆形致密影，凸出于颅骨表面，边界清晰

骨松质分别与母体骨相连。

（3）邻近骨皮质的骨化性肌炎：有分带征，即外带为骨化成熟带，先骨化；病灶中央为骨化非成熟区，钙化及骨化较晚。

二、骨样骨瘤

【临床表现】

骨样骨瘤为常见的良性骨肿瘤，由成骨细胞及其产生的骨样组织构成。约占全部骨肿瘤的 1%，占良性骨肿瘤的 10%

好发年龄：多发生于年轻人，好发年龄是 7 ~ 25 岁，多见于男性，男女比例约 3∶1。

好发部位：多见于长管状骨，尤其是股、胫二骨，以股骨近端最多，其他管状骨、跟骨、骨盆、脊柱等亦可发病。长骨病变，一半以上发生在骨干，其次干骺端，少数在骨骺。85% 发生于骨皮质，13% 在骨松质，2% 在骨膜。8% ~ 10% 侵犯脊柱。

临床特征：此病的特征表现为局部疼痛，夜间较剧烈，小剂量水杨酸盐可缓解；初期是轻微或间断痛，随后，疼痛强度增加，持续时间更强，可伴有软组织肿胀和触痛。疼痛机制尚未完全明了，一些研究报告显示可能与肿瘤组织产生的前列腺素有关。

其他临床表现与患者的年龄和病变的具体部位有关。患者年幼，骨骼系统发育未成熟骨样骨瘤的并发症可见生长异常、肌肉萎缩与骨骼畸形。病灶如在脊柱可见斜颈、脊柱僵硬和脊柱侧弯，而关节内骨样骨瘤的早期临床表现可见关节疼痛、肿胀、滑膜炎或活动受限。全身症状和体征罕见。实验室检查大多无明显异常。

【X 线表现】

（1）皮质骨型：典型的骨样骨瘤表现为位于骨皮质内的放射性透亮区（瘤巢），一般直径＜1cm，中心可有不同程度的钙化，周边包绕骨硬化带，伴有骨内、外膜增生导致的皮质骨增厚（图 8-6-2）。在幼儿，骨膜增生可表现为分层状，易被误认为尤因肉瘤。

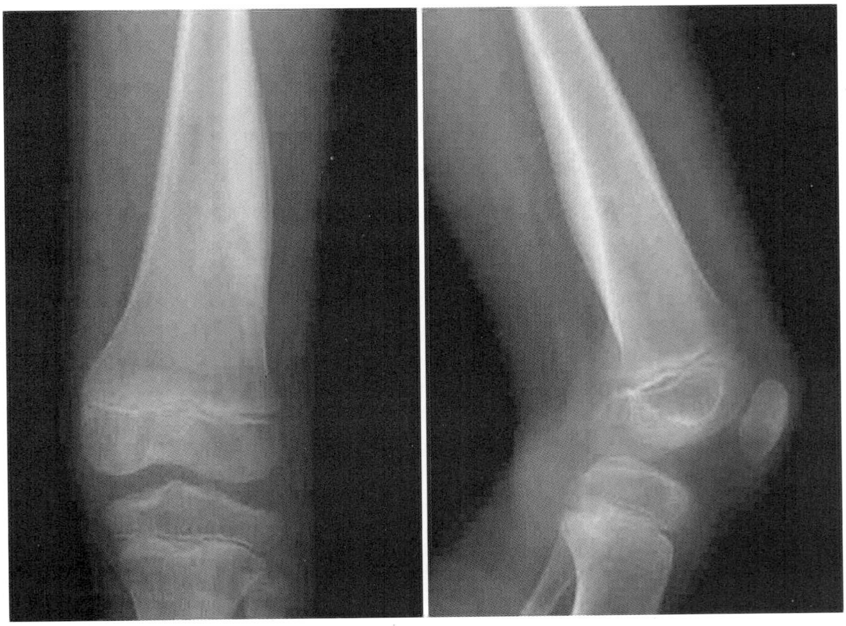

图 8-6-2　骨样骨瘤（皮质骨型）

股骨远端外侧骨皮质内小的低密度瘤巢，边界清晰，周围骨皮质明显增厚，可见层状连续的骨膜反应

（2）骨膜型：可发生于骨膜内、下或外，瘤巢位于骨旁呈低密度软组织影，邻近骨皮质，有或无反应性骨硬化，可见骨膜反应。

（3）松质骨型：多见于长骨骨端及不规则骨，瘤巢边界清晰，部分或完全钙化，周围骨质硬化可不明显或有一硬化环，发生在扁骨者周围的骨硬化可呈环状。

（4）髓腔型：病变发生于骨干中央髓腔，骨内膜增生硬化，髓腔变窄，甚至闭塞，距病灶较近的骨皮质也可硬化。

（5）关节内型：多见于髋关节的股骨颈部，也可见于肘部及踝部。股骨颈部，瘤巢呈低密度，其中心可有钙化，周围有或无骨硬化。其特点是关节充血、滑膜炎、关节积液及关节周围骨质疏松、软组织肿胀；最终可见类似骨关节炎的增生性改变。

（6）椎体型：多见于腰椎，其次是颈椎和胸椎，好发于后部附件，包括椎弓、椎板、横突及棘突。因 X 线片周围软组织影遮挡，X 线片诊断脊柱的骨样骨瘤具有挑战性。一般认为，脊柱侧弯，尤其是伴有疼痛的侧弯，对诊断很有帮助，但不具有特异性。X 线片上病灶多位于侧弯的凹侧，接近侧弯顶点，可见骨质硬化。

【鉴别诊断】

（1）成骨细胞瘤：区别主要在于病变大小和生长方式，成骨细胞瘤，骨质破坏范围较大，瘤巢直径＞2cm，病灶周围骨硬化较轻，可有明显骨膜反应，临床疼痛较轻。

（2）硬化型骨髓炎：骨皮质明显增厚，环绕骨干全周。

（3）慢性骨脓肿：好发于长骨干骺端，有红、肿、热、痛等炎性病损，骨质破坏区较骨样骨瘤明显，皮质内可见窦道。

（4）皮质内骨肉瘤：极少见，病灶局限于皮质内，有大小不等的皮质破损区，周围有皮质增厚及骨质硬化，但无瘤巢。

三、成骨细胞瘤（骨母细胞瘤）

【临床表现】

包括普通型和侵袭型，为相对少见的原发骨肿瘤，占原发骨肿瘤的1%。

好发年龄：多见于10～30岁，侵袭性者年龄较大，平均30岁，男女比例约2∶1。

好发部位：好发于脊柱，后部附件多见，主要位于椎弓根和椎板；其次是四肢长骨，多位于长骨骨干及干骺端，也可见于手足短骨、颅板和下颌骨。

临床特征：与骨样骨瘤相似，常见局部疼痛，但一般疼痛较轻，很少影响睡眠，水杨酸类药物很少能缓解。脊柱病例可伴有肌肉痉挛、侧弯、神经功能改变（感觉异常和无力）。

【X线表现】

（1）普通型（良性成骨细胞瘤）：最常见于脊椎之椎弓或椎弓根部分，肿瘤继续增大可侵犯椎体，亦有时可累及脊椎的突起如棘突，其次好发部位为长管状骨，尤其是股骨及胫骨。

典型的成骨细胞瘤呈膨胀性溶骨性破坏，可有不同程度及不同范围的钙化、骨化，边界清晰，常伴有骨骼膨胀，可薄似骨壳，其内可有骨间隔，如皂泡状，周围有或无骨硬化（图8-6-3、图8-6-4）。皮质型成骨细胞瘤，似骨样骨瘤，但瘤巢＞2cm，骨样骨瘤者＜1cm。

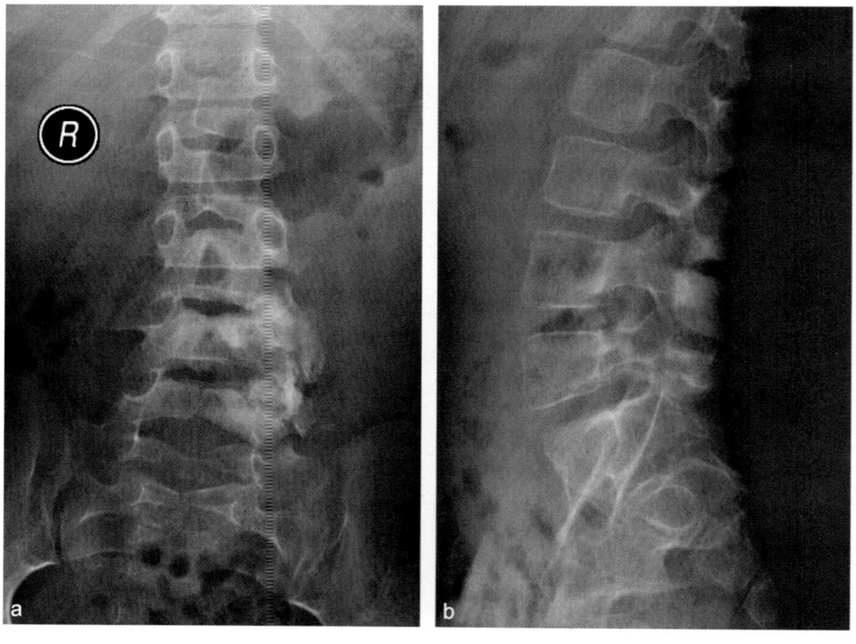

图8-6-3　成骨细胞瘤

腰椎正侧位片：示L_4、L_5左侧椎板的膨胀性骨质破坏，周围骨硬化

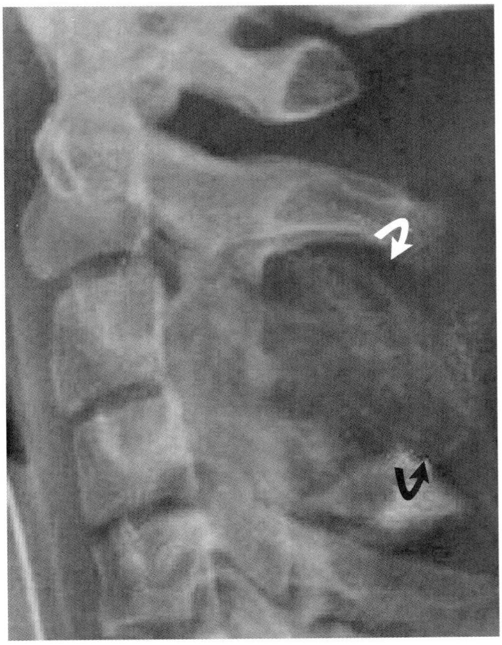

图 8–6–4　良性成骨细胞瘤

颈椎侧位片：示 C_3 椎体附件的膨胀性骨质破坏区，累及棘突，骨皮质变薄，骨破坏区内见不规则点片状钙化

（2）侵袭性：与普通型类似，但更易累及软组织，在长管状骨，干骺端的病灶可显著延伸入骨骺。与普通型比较，侵袭性成骨细胞瘤更易复发，在某些病例中，显示低度恶性骨肉瘤的生长特征，甚至有转移。

【鉴别诊断】

（1）骨样骨瘤：参见本节骨样骨瘤的鉴别诊断。

（2）动脉瘤样骨囊肿：好发于干骺端，膨胀程度较重，且有骨膜反应。CT 及 MRI 上常可见液 - 液平。

（3）骨巨细胞瘤：发病年龄较晚于良性成骨细胞瘤，好发于长骨干骺端，病灶膨胀明显，呈皂泡状，无周围骨硬化，病灶内一般无钙化及骨化。而良性成骨细胞瘤内，常有钙化或骨化。

（4）骨肉瘤：骨肉瘤与邻近正常骨的分界不清，骨皮质破坏常位于干骺端、邻近软组织包块没有钙化薄壳，肿瘤内可见不规则肿瘤骨及放射针状骨膜反应，均有别于良性成骨细胞瘤。

四、骨软骨瘤

（一）单发性骨软骨瘤

【临床表现】

占所有骨肿瘤的 10% ~ 15%，占所有良性骨肿瘤的 20% ~ 50%。

好发年龄：10 ~ 35 岁，常在 20 岁以前发病。男女之比为 2∶1。

好发部位：任何由软骨内成骨所产生的骨都可以是骨软骨瘤的发生部位。多发生在股骨、肱骨、胫骨的干骺端，以股骨远端和胫骨近端多见，扁骨中的肩胛骨、骨盆、锁骨及肋骨多见，其他骨少见。

临床表现：绝大多数无症状的，只是偶然被发现。一个无痛、缓慢生长的肿块是该肿瘤最有特异性的临床表现。当生长过大或位于特殊的解剖位置时，骨软骨瘤可产生更多的和更明显的症状和体征，与外生骨疣骨折、相邻神经或血管的激惹或损失、脊髓受压甚至泌尿道梗阻有关。

【X线表现】

从骨表面（多见于长管状骨干骺端）向外背向关节面生长的骨性突起，含有与主骨具有连续性的骨松质和骨皮质，其顶端有软骨帽，成人正常软骨膜的厚度小于1cm，儿童可较厚（图8-6-5）。当骨骺板愈合后，肿瘤即停止生长。随着年龄的增长，有的软骨帽可以萎缩或消失。

本肿瘤的恶变率小于1%，故在骺板闭合后出现无明显原因疼痛，肿瘤继续长大，软骨帽增大，骨皮质破坏，破入软组织或出现骨膜反应，原有钙化斑点变淡、模糊、分散，应考虑恶变的可能。

【鉴别诊断】

（1）肱骨髁上突：位于肱骨远端内侧的小骨性突起，为正常变异，在突起与肱骨下段皮质间可见透亮线。

（2）骨瘤：发生在颅骨及鼻旁窦等膜化骨，与本瘤发病部位不同，且骨瘤无软骨帽。骨软骨瘤的骨皮质和松质均与母骨相连，而骨瘤与母骨间有皮质隔开。

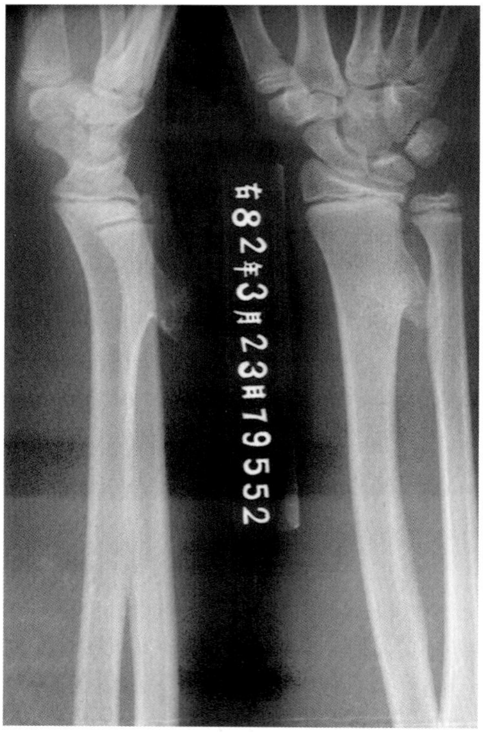

图8-6-5 单发性骨软骨瘤

桡骨远端干骺端内侧背向关节面生长的骨性突起，骨松质与骨皮质分别与母骨相连续，顶端可见菜花状软骨帽

（二）遗传性多发外生骨疣

是一种常染色体显性遗传疾病，常于 20 岁前发病，男性多见。所有软骨内化骨的骨骼均可发病，以长管状骨干骺端最常见，常双侧对称，也可单骨多发，有蒂及无蒂可同时存在。其 X 线表现同单发性骨软骨瘤。可引起骨骼及关节畸形。11% ~ 20% 可恶变为软骨肉瘤。

（三）骨骺骨软骨瘤

又称骨骺发育异常半肢畸形或 Trevor 病。为多发育性疾病，其特点是一侧肢体的骺软骨异常增生，过度生长，形成骨软骨性包块。好发于幼儿，男女比例为 3 ∶ 1。以股骨远端，胫骨的远、近端及距骨为好发部位。X 线表现为发生在一侧肢体一个或多个关节，以膝、踝关节最多见，内侧受累的概率是外侧受累的两倍。病变累及骨骺及跗骨或腕骨，各有一不规则骨性包块向外突出，包块增大，可致关节畸形，有时会波及邻近干骺端，使其增宽而影响邻近骨骼增长，导致关节内或外翻畸形。

（四）甲下外生骨疣

发生于足趾远端或手指指（趾）骨甲下的骨性突起，位于甲床下或旁边，以踇趾居多，其软骨帽大多由纤维软骨构成，有别于一般骨软骨瘤的透明软骨。

五、内生软骨瘤

（一）单发性内生软骨瘤

【临床表现】

占良性骨肿瘤的 15%，因骨生长板异常，软骨细胞不能进行正常的软骨内化骨程序而停留在骺板及干骺端内，形成内生软骨瘤，随着骨干生长，可向骨干的髓腔内发展。

好发年龄：10 ~ 30 岁，男女比例相当。

好发部位：半数发生在手足短管状骨（近节指骨骨干多见，其次是掌骨和中节指骨），其次是长管状骨，多见于肱骨、股骨及胫骨（好发于长管状骨干骺端，生长闭合后可向骨干或骨骺方向发展）。偶见于胸骨、肋骨、椎体、骨盆及颞骨。

临床特征：一般无症状，或仅有无痛性肿胀或病理性骨折。不伴骨折的疼痛应该警惕恶变可能。

【X 线表现】

类圆形或长圆形的中心性地图状骨破坏，大小不一，因分叶状生长致皮质内缘分叶状，可有硬化缘，其内可见斑点状、多环形、环形或半环形钙化，后三种钙化是诊断本病的依据（图 8-6-6）。如钙化很广泛，可叫做钙化性内生软骨瘤。指骨病变有一部分其内可无钙化，皮质较薄，可对称或不对称性扩张，也可呈云雾状或模糊片状，表示其内含有软骨样成分。

内生软骨瘤可以恶变为软骨肉瘤，也可以恶变为其他肿瘤，如恶性纤维组织细胞瘤、纤维肉瘤和骨肉瘤。发生在手足小骨的内生软骨瘤恶变非常少见，恶变多发生在长管状骨或扁平骨的内生软骨瘤。X 线表现出现放射透亮区扩大、病理骨折、软组织肿块、先前出

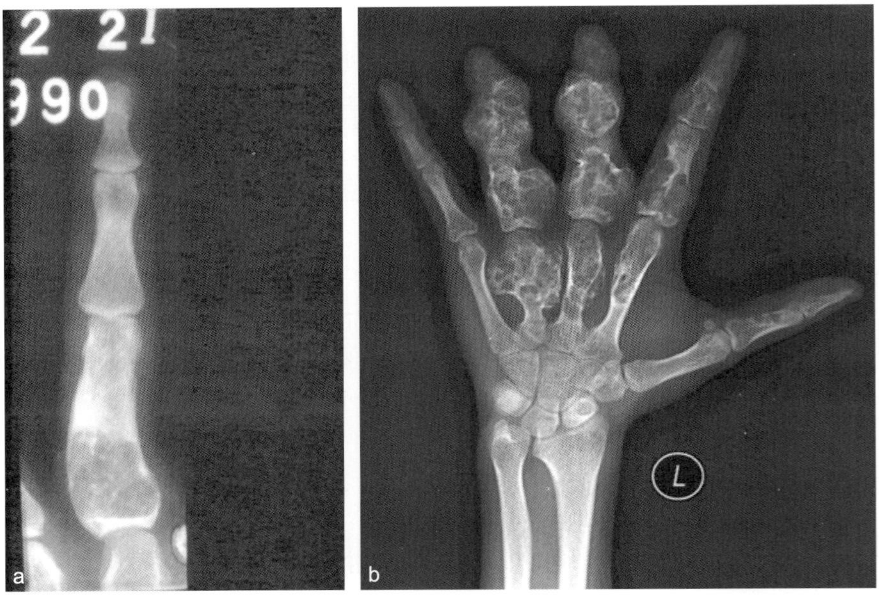

图 8–6–6　内生软骨瘤

a. 近节指骨呈膨胀性改变，骨皮质变薄，其内可见多发钙化；b. 拇指、示指、中指及第 1 ~ 4 掌骨见不同程度膨胀性骨破坏，骨皮质变薄，其内可见多发点状钙化

现的钙化灶消失提示恶变可能。

【鉴别诊断】

（1）软骨肉瘤：肿瘤直径大于 4cm 提示恶性可能，肿瘤破入软组织内形成肿块，有骨膜反应。无外伤的疼痛症状，也能提示软骨肉瘤的可能性。内生软骨瘤可以恶变为软骨肉瘤，其恶变征象见上述。

（2）骨巨细胞瘤：偏心性、膨胀性骨质破坏，无或少有硬化缘，无钙化。内生软骨瘤一般很少有极度膨胀，同时病损比较局限。

（3）骨梗死：皮质骨内缘无分叶状改变，也不使骨干扩张，内生软骨瘤的钙化灶在瘤体中央居多，而骨梗死周围有纤维钙化壁，故钙化以周围较明显。

（4）骨囊肿：发生于四肢短骨者极少，好发于肱骨及股骨上端，病灶多呈膨胀性透亮阴影，其中无沙粒样钙化或骨化斑点，如发生病理骨折，可见骨片陷落征。

（二）多发性内生软骨瘤病

又称 Ollier 病，属非遗传性软骨发育异常。其特点为多发、非对称性分布的骨内软骨性病灶和骨膜下软骨沉积，完全或主要分布在身体一侧。受累骨骼常变短小或变形。儿童病变部位易发生病理骨折，成人则易发生恶变。

六、成软骨细胞瘤

【临床表现】

又称软骨母细胞瘤，为来源于幼稚软骨细胞（软骨母细胞）的良性肿瘤。它首先由 Ernest Codman 发现，亦被称为 Codman 肿瘤。占原发骨肿瘤的 1.9%，良性骨肿瘤的 3.5%。

好发年龄：5～25 岁，男女比例约 2：1。

好发部位：可发生于任何软骨化骨的骨骼，好发于长管状骨的骨骺或骨突处（如股骨粗隆，肱骨结节）。股骨、肱骨和胫骨为最常见的受累部位。大约 10% 的成软骨细胞瘤可发生于手和足部，多见于距骨和跟骨。

临床特征：包括明显的局部疼痛、肿胀和压痛，持续数月或数年。因肿瘤常见于靠近关节处，所以可出现关节受累，出现类似原发性滑膜炎的表现。

【X 线表现】

48% 病灶常局限于骨骺或骨突，52% 位于骨骺 - 干骺端，多为圆形或椭圆形偏心性溶骨性骨破坏区，多数边缘整齐，有不同程度硬化缘，病灶内可有散在的斑点状钙化（图 8-6-7）。如肿瘤侵蚀破坏骨皮质，可在皮质旁形成软组织肿块。约 22% 可有良性骨膜反应，有时易被误认为恶性变。关节受累者可出现关节肿胀、积液、滑膜增厚等表现。

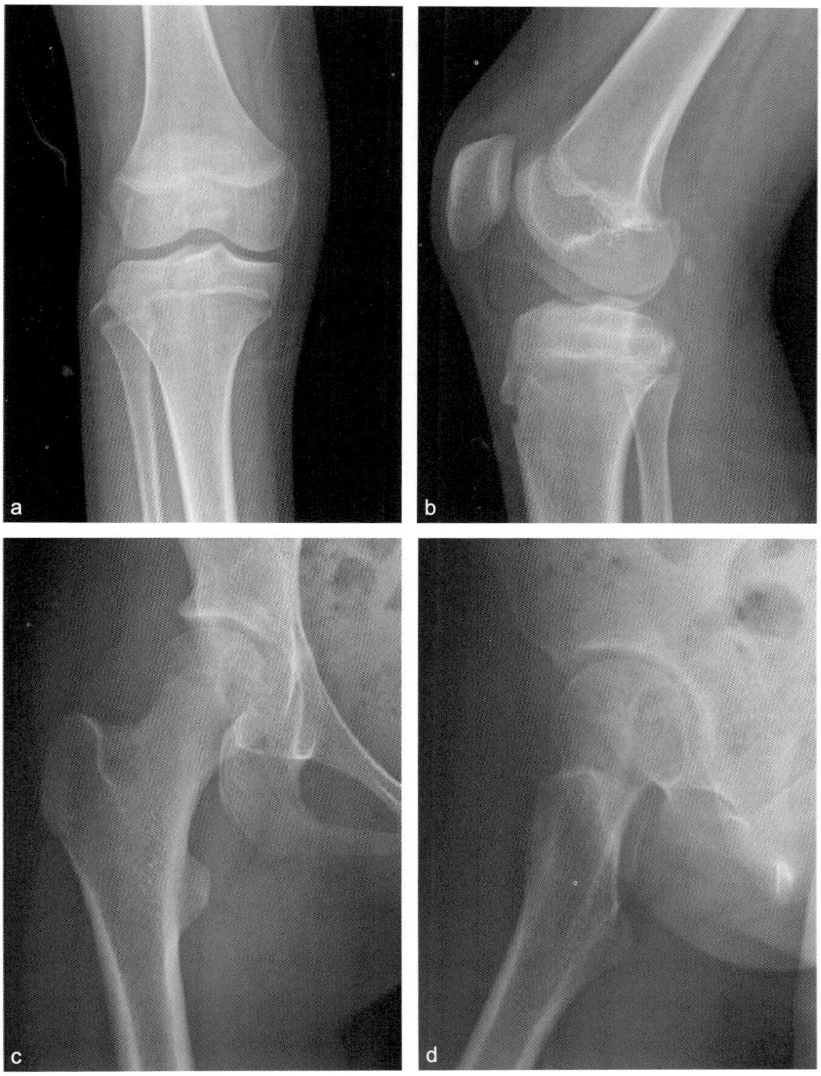

图 8-6-7　成软骨细胞瘤

胫骨近端骨骺及股骨头骨骺内类圆形溶骨性骨破坏区，边缘整齐，轻度硬化，病灶内可有点片状钙化。

【鉴别诊断】

（1）骨巨细胞瘤：好发年龄较成软骨细胞瘤晚，两者发病部位相似，但病灶一般较成软骨细胞瘤大，骨质膨胀显著，内有骨性间隔，而无钙化斑点，界限不如成软骨细胞瘤清晰。

（2）软骨黏液纤维瘤：软骨黏液纤维瘤好发于干骺端而非骨骺，且骨膜性新生骨也很少见，病灶内钙化少见，骨嵴或骨性间隔较粗厚，外缘呈不规则分叶状或波浪状。

（3）成骨细胞瘤：发生在长骨干骺端，偶可侵入骨骺，所以，与成软骨细胞瘤相似。成骨细胞瘤好发于脊柱，而脊柱则是成软骨细胞瘤的少见部位。

（4）软骨肉瘤：见于成人，在组织学上可清楚地与软骨母细胞瘤区分开。

七、软骨黏液样纤维瘤

【临床表现】

为一种起源于成软骨结缔组织的良性骨肿瘤，占原发性骨肿瘤的1.04%，良性骨肿瘤的2.31%。

发病年龄：多见于10～30岁，平均10～16岁，男女比例约2∶1。

好发部位：可侵犯任何骨，常见于长管状骨，尤其是下肢的长管状骨，多见于胫骨近端、股骨和腓骨的近端和远端，以干骺端病变为多见。在一些病例中发现软骨黏液样纤维瘤好发于胫骨结节。

临床特征：可出现慢性进展性疼痛、压痛、肿胀和活动受限。

【X线表现】

长管状骨病变位于干骺端或干骺端-骨干，或可侵犯骨端，为局限性偏心性地图样骨破坏区，沿长轴方向发展，大小不等，随病灶发展，骨膨胀改变日趋明显，可呈单囊或多囊状，常可见骨皮质增厚、大量的骨硬化和粗糙的骨小梁（图8-6-8）。

单囊型，病灶长大可穿破骨皮质，并在长骨内顺长轴形成半月形骨质缺损区或“咬痕”，外有残余骨包壳包绕，囊状包骨与正常骨干相交接处，可有层状或实性骨膜反应，形成蚌壳样改变或称为伏壁状骨膜反应。

多囊型，病灶呈不同程度膨胀，其内有多数大小不等囊状骨质破坏，有的呈蜂窝状，有的呈大囊套小囊状改变，囊壁厚薄不均，囊状病灶向外鼓凸与正常骨皮质交接处，常有骨皮质局限性增厚，或有囊实性伏壁状骨膜反应进行支撑。在少于13%的病例中可见明显的钙化。在扁平骨和不规则骨，还有手和足部的小骨中，软骨黏液样纤维瘤导致溶骨、扇形骨侵蚀、骨扩展和粗糙的骨小梁表现。在一些病例中，与恶性肿瘤的鉴别很困难。

【鉴别诊断】

（1）骨囊肿：多侵犯闭合前的干骺端，20岁以后不常见，多表现为长骨中心性溶骨性囊性病变，易发生病理骨折，可有骨片陷落征。而软骨黏液纤维瘤甚少发生病理骨折。

（2）内生软骨瘤：多在短骨发生，常为多发性。此外，可看到病灶内的钙化及外围的骨膜反应，这两点在软骨黏液纤维瘤时甚少见。

（3）非骨化性纤维瘤：罕有骨皮质破坏及骨膜反应，皮质膨胀也较轻。

（4）骨巨细胞瘤：多在骨端发病，骨质明显膨胀，一般无硬化缘，无钙化。

（5）成软骨细胞瘤：参见本节成软骨细胞瘤的鉴别诊断。

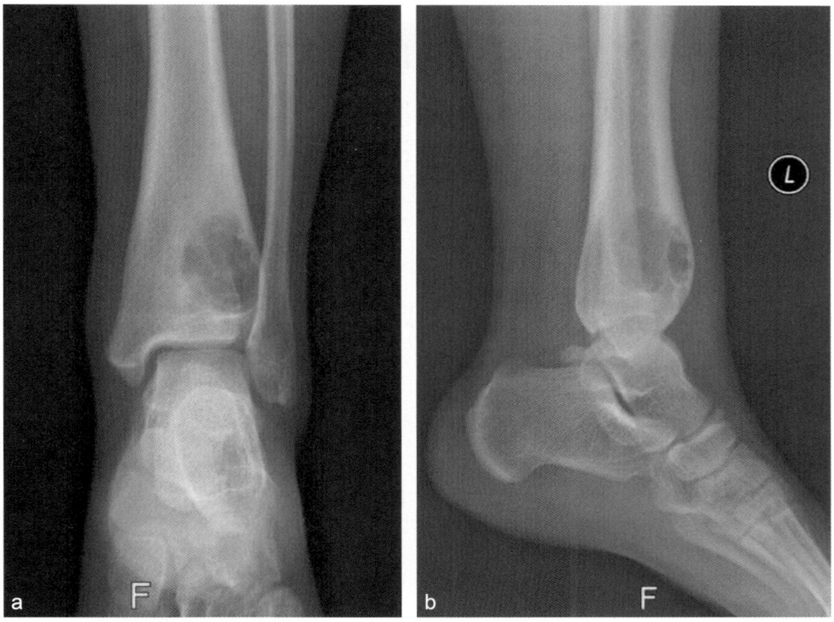

图 8-6-8　软骨黏液样纤维瘤

踝关节正侧位片示左胫骨远端干骺端偏心性骨破坏区，灶周少许硬化，呈单囊状，其内可见粗糙的骨小梁

八、骨巨细胞瘤

【临床表现】

骨巨细胞瘤占原发骨肿瘤的 4% ~ 9.5%。

好发年龄：好发于 20 ~ 40 岁，与大多数骨肿瘤不同的是，巨细胞瘤更容易发生于女性患者。

好发部位：好发于长管状骨骨端，股骨远端、胫骨近端及桡骨远端是最具有特征性的受累部位。在脊柱，骶骨是典型的发病部位。掌骨、指骨、腕骨、跗骨、跖骨和趾骨等亦可见。骨巨细胞瘤大多为单发，少数为多中心。

临床表现：疼痛、局部肿胀和邻近关节活动受限。疼痛程度不重，活动后加重，卧床休息可缓解。病理性骨折可以引起疼痛突发或者加重。脊柱或髂骨病变的病理性骨折可能引起神经症状。

【X 线表现】

（1）地图样膨胀性溶骨性骨质破坏：其骨破坏类型属于进展较慢的地图样破坏，明显不同于恶性肿瘤如骨肉瘤、尤因肉瘤等进展较快的渗透性及虫蚀样骨质破坏，骨质破坏区与正常骨交界处移形带很窄。膨胀性改变是骨巨细胞瘤的影像特征。本病的横向与纵向破坏近似，也有横向破坏大于纵向的。病灶周围无或罕有硬化带（图 8-6-9）。

（2）多位于长骨骨端：还倾向于一直扩展达关节面下，可侵蚀，穿透骨皮质，关节面可塌陷或包埋于肿瘤中。

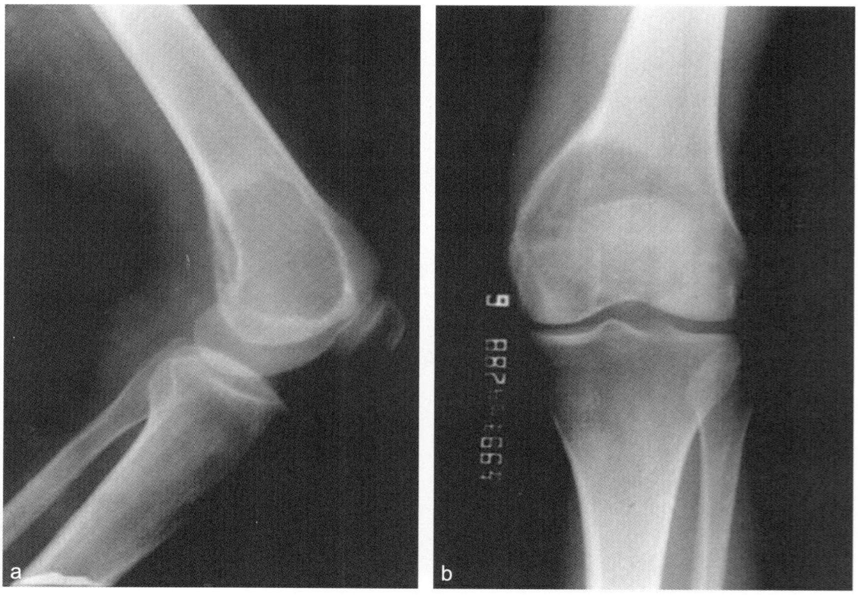

图 8–6–9　骨巨细胞瘤

膝关节正侧位片示左股骨远侧骨端偏心性膨胀性、溶骨性骨质破坏，骨皮质完整，边缘无硬化带，肿瘤内呈皂泡状改变，可见细小骨嵴，病灶内未见明显钙化

（3）骨嵴与皂泡状骨质破坏：像破骨细胞一样，巨细胞瘤内的间质细胞和多核巨细胞破坏正常骨结构，一些未被彻底破坏的骨质残留下来，形成模糊条索或粗糙骨嵴，肿瘤呈皂泡状改变。

（4）骨质破坏偏心性多见。

（5）骨巨细胞瘤内无钙化、骨化：因本瘤内无骨样组织及成骨细胞，故一般影像上看不到高密度钙化。

（6）骨膜反应：一般无骨膜反应，但病理性骨折或尚未骨折而骨皮质已裂开或皮质梗死也可产生骨膜增生，一般为平行形或三角形，除非已恶变，否则不发生垂直或放射状骨膜反应。

（7）单层或多层骨包壳形成：骨巨细胞瘤长大后，皮质被瘤组织胀破，断裂时可产生单层或多层包壳，为刺激骨膜后产生的反应性新生骨；肿瘤畸形破坏性生长，可再次侵蚀，破坏老的包壳，外面再形成新的包壳，为瘤组织生长活跃的表现

（8）含恶性成分骨巨细胞瘤 X 线表现：原发性恶性骨巨细胞瘤少于 5%，约 70% 为巨细胞瘤恶变（肉瘤样变），2/3 以上变为纤维肉瘤，其次变为骨肉瘤及恶性纤维组织细胞瘤；恶变还可以发生在放疗后。

骨巨细胞瘤伴有下列征象时应考虑恶性：①骨质破坏从慢速的地图样破坏发展为进展迅速的渗透性、虫蚀样骨质破坏，皮质断裂或局部消失，病变区与正常骨交界处移行带明显增宽。②皮质穿破后，穿入软组织内形成肿块且与骨膨胀程度不成比例。③出现骨膜反应。

【鉴别诊断】

（1）骨囊肿：好发于儿童及青年，多见于长骨干骺端，渐次向骨干退缩，呈中心性溶

骨性骨质破坏，沿骨干长轴发展，很少超过骺板，可伴有硬化缘。多房性骨囊肿内可有残存的条状骨小梁，但不易看到典型的泡沫状影像。

（2）动脉瘤样骨囊肿：好发于青少年，往往合并其他肿瘤，如骨巨细胞瘤合并动脉瘤样骨囊肿、软骨母细胞瘤合并动脉瘤样骨囊肿等。单发动脉瘤样骨囊肿最好发部位是脊柱附件，位于肢体者影像学表现不易与骨巨细胞瘤鉴别。

（3）骨母细胞瘤：发生于脊柱的骨巨细胞瘤常需与骨母细胞瘤鉴别。骨巨细胞瘤发生在椎体多于后部附件，依次为椎体、椎体及椎弓、椎弓；而骨母细胞瘤好发于后部附件，有明显的瘤内钙化及骨化，还可有不同程度的硬化缘。

（4）脊索瘤：骶骨巨细胞瘤的特点是好发于上部骶椎，常呈偏心性、膨胀性、溶骨性骨质破坏，可达骶髂关节面，甚至穿过关节向髂骨蔓延，其内无钙化或骨化，周围也无硬化缘，这些特点有助于与骶骨的脊索瘤鉴别。

（5）棕色瘤：少数巨细胞瘤是多发的，一经发现骨内有多发地图样骨破坏时还要排除甲状旁腺功能亢进引起的棕色瘤。全身性骨质稀疏，临床及实验室检查有助于鉴别。

（6）骨内腱鞘囊肿：最常见于胫骨的内踝、腕骨或髋关节周围区域，可呈多叶状外观，边缘硬化，也可能伴有软组织腱鞘囊肿。

（7）毛细血管扩张性骨肉瘤：好发年龄为 10 ~ 30 岁，其内有出血性囊腔及纯溶骨性骨质破坏，大多有恶性骨膜反应（放射、分层或三角形），部位常在干骺端，能伸向骨干，可与骨巨细胞瘤鉴别。

九、纤维性骨皮质缺损及非骨化性纤维瘤

【临床表现】

纤维性骨皮质缺损及非骨化性纤维瘤在组织学上是同一病变。在许多研究者的报道中这两个名称经常互换使用。通常认为，大的病变（即病变侵蚀了骨骼横径的大部分）用“非骨化性纤维瘤”来描述更合适；反之，“纤维性骨皮质缺损”则更适合用于描述局限于骨皮质内小的骨性病变，无论其有无症状。

好发年龄：纤维性骨皮质缺损好发于 4 ~ 14 岁，2 岁以下、14 岁以上少见。非骨化性纤维瘤可发生于 1.5 ~ 48 岁，平均 13 ~ 18 岁，20 岁以下多见。男性稍多于女性。

好发部位：好发于长骨干骺端，尤其股骨、胫骨及腓骨，少见于骨盆、颅骨、肋骨等。

临床表现：纤维性骨皮质缺损及小的非骨化性纤维瘤常无症状，能够自发性愈合，不需治疗。较大的非骨化性纤维瘤可有疼痛及局部肿胀，并可致病理骨折。

【X 线表现】

小病变常表现为骨皮质内局限性的、浅表的透光区，周围的骨正常或者硬化。病变可以是圆形或椭圆形，边界清晰，边缘光滑或者呈分叶状，不伴有明显的骨膜反应。典型病变位于干骺端，与生长板距离较短，随着管状骨的生长，病变看上去像是在往骨干端移动。绝大部分可自发性愈合，随着骨的发育成熟，病灶局部皮质增厚，内部硬化，密度增高，最后完全硬化，但也有少数病灶可持续生长，占据髓腔（图 8-6-10）。

大病变通常呈与长骨长轴一致的多叶状骨破坏区，可见皮质变薄或轻微扩展，多为偏心性，紧靠皮质下方生长，边缘锐利，常有一窄硬化缘，骨破坏区内有时可见骨嵴残留（图 8-6-10）。

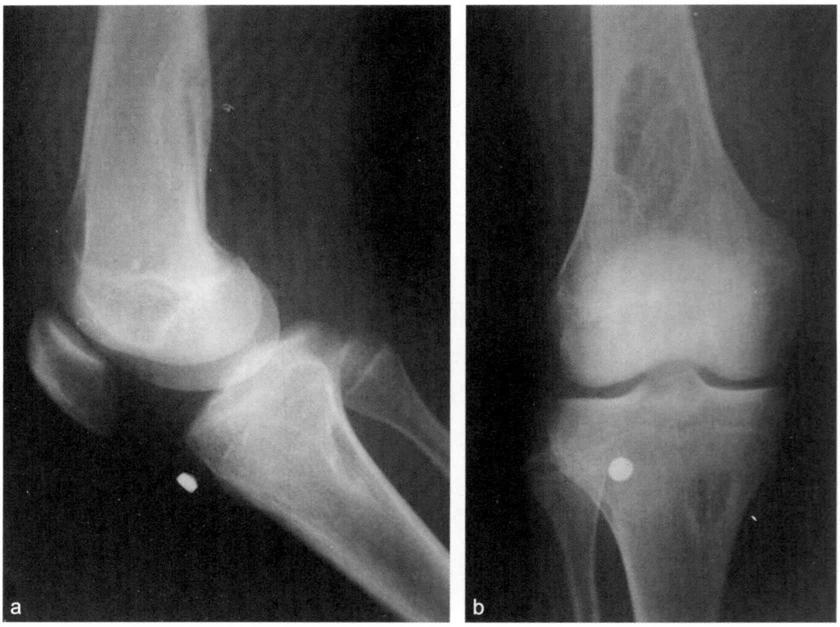

图 8-6-10 纤维骨皮质缺损与非骨化性纤维化瘤
膝关节正侧位片示：股骨远端干骺端及胫骨近端干骺端偏心性骨质破坏区，长轴与股骨长轴一致，可见硬化缘，其内密度欠均匀

【鉴别诊断】

（1）骨样骨瘤：有剧痛及夜间痛，水杨酸制剂能缓解。局部有瘤巢，表现为广泛骨皮质增厚区中有一个小的透光区。

（2）骨巨细胞瘤：多发生在骨端，病变高度膨胀，典型者呈泡沫状，病灶周围无或罕有硬化缘。

（3）骨囊肿：非骨化性纤维瘤呈多房状时易与骨囊肿混淆，但骨囊肿于髓腔内呈中心性生长及对称性膨胀，非偏心性病灶，范围一般较广。

（4）软骨黏液纤维瘤：表现为大的、有骨小梁的病变，邻近干骺端并可向骨骺和骨干延伸。

（5）骨脓肿：有红、肿、热、痛表现，局部髓腔或骨皮质中的病变，周围有一圈厚的硬化骨，伴有骨膜反应可资鉴别。

十、骨化性纤维瘤与骨纤维结构不良

【临床表现】

骨化性纤维瘤，为一种多见于颌骨的良性肿瘤。另一类似的病变可见于管状骨，几乎都是胫腓骨，这种肿瘤现被称为长骨骨化性纤维瘤或骨纤维结构不良，近来研究提示与釉质瘤有关。

好发年龄：多见于青年，男性发病率高于女性。

好发部位：本病常见于颌面骨，在长骨中，主要见于胫骨，其次是腓骨、股骨，罕见肱骨、尺骨、桡骨等。

临床特征：临床上一般无明显症状，多偶然发现局部肿块，无红肿，如因胫骨增长及弓形隆起而被发现。

【X 线表现】

颌骨骨化性纤维瘤多见于下颌骨牙齿负重区，典型病灶大小为 1～5cm，圆形或卵圆形，边界清晰的溶骨性病变，内含不同程度的钙化，骨皮质变薄、膨胀，邻近牙齿移位。

长骨骨化性纤维瘤常位于骨干或近干骺端一侧皮质骨，多起源于胫骨或腓骨骨干前外侧皮质，逐渐波及松质骨呈囊状骨质破坏，偏心性膨胀，边界清晰，周围可见硬化缘。受累骨骼无痛性增大，弯成弓形（图 8-6-11）。

【鉴别诊断】

（1）非骨化性纤维化瘤：长骨骨化性纤维瘤始于骨干皮质内，90% 在胫骨，可造成胫骨前弓畸形，硬化缘较厚，病灶内因骨化程度不同而呈现不均。非骨化性纤维瘤发病部位在长骨干骺端的皮质及其下的髓腔内，病灶边缘相对较薄，病灶内密度也呈相对均匀的低密度（主要为纤维组织）。

（2）骨纤维异常增生症：病变在髓腔内，边界不清，移行带宽。

（3）长骨造釉细胞瘤：常在 15 岁以后发病，病变可在胫骨皮质内，也可同时侵犯髓腔。有学者认为骨纤维结构不良可能是造釉细胞瘤的早期病变。

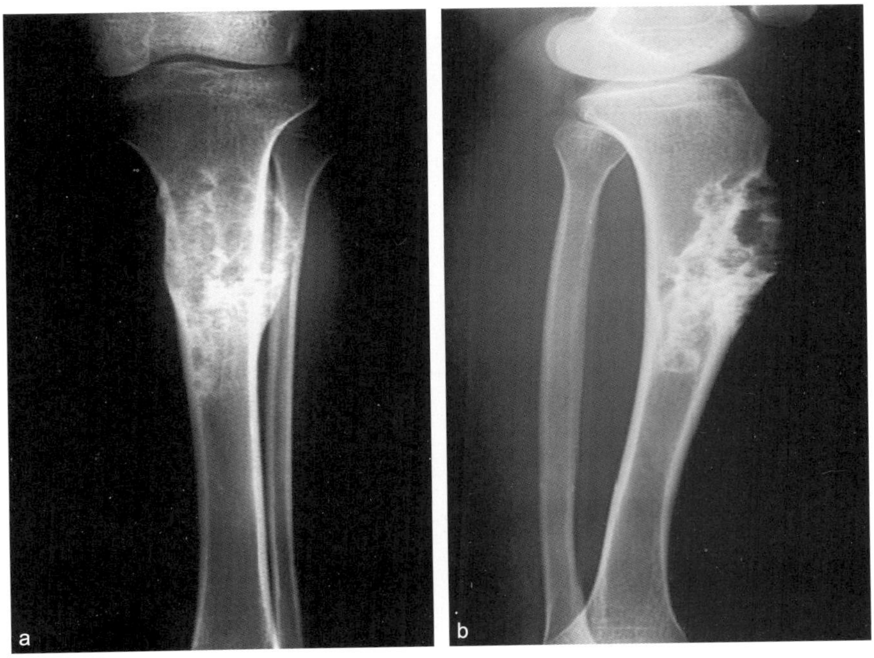

图 8-6-11　长骨骨化性纤维瘤

胫骨骨干膨胀性骨质破坏，主要累及前部骨皮质及松质，边界清晰，呈多房状，骨质硬化，胫骨弯曲、前弓畸形

十一、骨血管瘤

【临床表现】

占原发骨肿瘤的 2.1%。

好发年龄：任何年龄均可发病，以成年人多见，男女发病率无显著差别。

好发部位：可发生于任何骨，但以脊柱、颅骨多见，其次是长骨、颌骨、肋骨、骨盆及手足短骨等。

临床特征：临床症状差异很大，与肿瘤的部位和生长速度有关。一般多无症状而被偶然发现。位于脊柱者，可产生脊髓或神经根压迫症状，病理性压缩骨折和截瘫为常见并发症。位于颅骨者，可出现头痛、或有周期性呕吐，有时可扪及肿块。

【X 线表现】

（1）垂直型：多见于脊柱，胸椎常见，其次为腰椎、颈椎，骶椎较少。椎体内非受力骨小梁因血管瘤组织穿行被吸收破坏，残存纵向受力骨小梁代偿性增粗，形成栅栏状或纱窗网眼状改变（图 8-6-12）。此种改变偶可见于短骨血管瘤。

（2）日光型：多见于颅骨。类圆形骨质缺损区，常有硬化缘，其内可见自中央向周围呈放射状排列的粗大骨小梁（即骨针），有的呈轮辐状或蜂窝状；切线位，见放射状骨小梁起自板障内，并垂直于颅板向外延伸，表现为透亮区内自中央向四周放射的太阳光芒状骨针，为颅骨血管瘤特征。

（3）泡沫状：长骨多见。肿瘤呈泡沫状囊肿样，多偏心性生长，患骨局部呈梭形膨胀，周围骨皮质变薄，骨膜反应少见。泡沫状改变为在血窦之间有许多菲薄的骨性房隔形成，在病灶边缘也有出现如颅骨血管瘤的放射状骨针，在病灶内有时可见沙粒样静脉石。

【鉴别诊断】

（1）转移瘤：脊椎及颅骨血管瘤常需与转移瘤鉴别。转移瘤有原发瘤，无栅栏状改变及放射状骨针，无硬化缘。

（2）成骨肉瘤：破坏区内有瘤骨，骨针排列无规则，轮辐状改变也无规则。

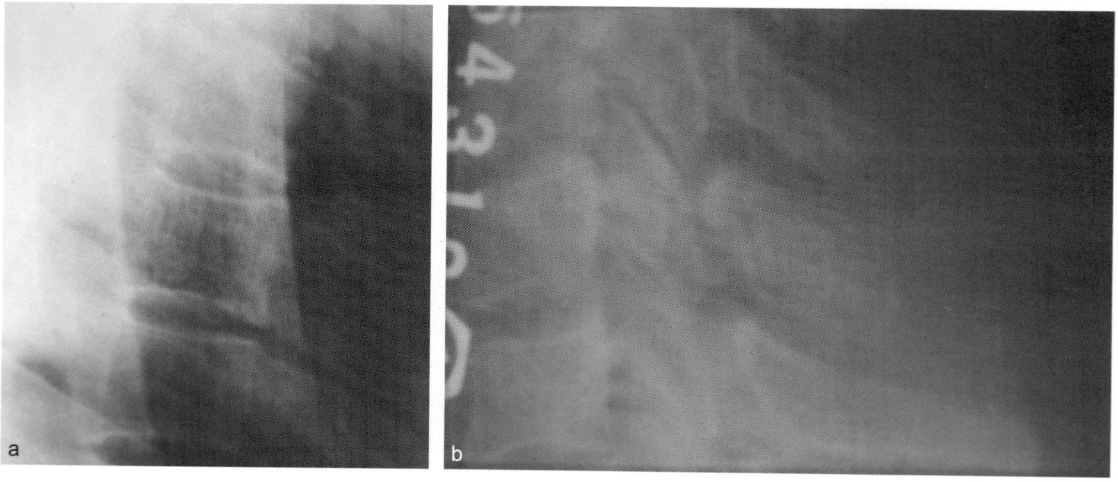

图 8-6-12 血管瘤

a、b 示椎体及棘突内增粗骨小梁呈栅栏状及纱窗网眼状

（3）骨巨细胞瘤：多发生在骨端，病变高度膨胀，病灶周围无或罕有硬化。
（4）骨纤维异常增生症：常有毛玻璃状改变，长骨易弯曲变形，常有塑型障碍。

十二、骨肉瘤

【临床表现】

骨肉瘤是指肿瘤细胞能直接产生骨样基质和（或）骨组织的肿瘤，是最常见的原发恶性骨肿瘤，约占原发恶性骨肿瘤的 20%。

好发年龄：多见于青少年，10～30 岁最多，男性发病高于女性，比例约 2∶1。

好发部位：好发于四肢长骨干骺端，以股骨远端、胫骨近端和肱骨近端的发生率最高。扁骨中以髂骨较多见。发生在骨干者年龄多在 10 岁以下。原发于骨骺者相当少见，主要发生于股骨髁。

临床特征：包括疼痛、肿胀、活动受限、皮温高和发热。可以伴或不伴病理骨折。早期可有肺转移。约 50% 患者血碱性磷酸酶增高，切除肿瘤后可降低，如再升高，应考虑复发或转移。

【X 线表现】

（1）骨质破坏：主要表现早期为渗透性（筛孔样）或虫蚀样溶骨性破坏，其后可融合成大小不等斑片状骨质破坏，边缘均不整齐。

（2）瘤骨形成：从密度而言，有棉絮样、云雾样、毛玻璃样或象牙质样；从形态而言，有条状、针状、斑片状，团块状、无定形或弥漫性广泛大块状（图 8-6-13）。

（3）瘤软骨钙化：多位于软组织内，以外围更多见，为分布稀疏、密度较淡、边缘模

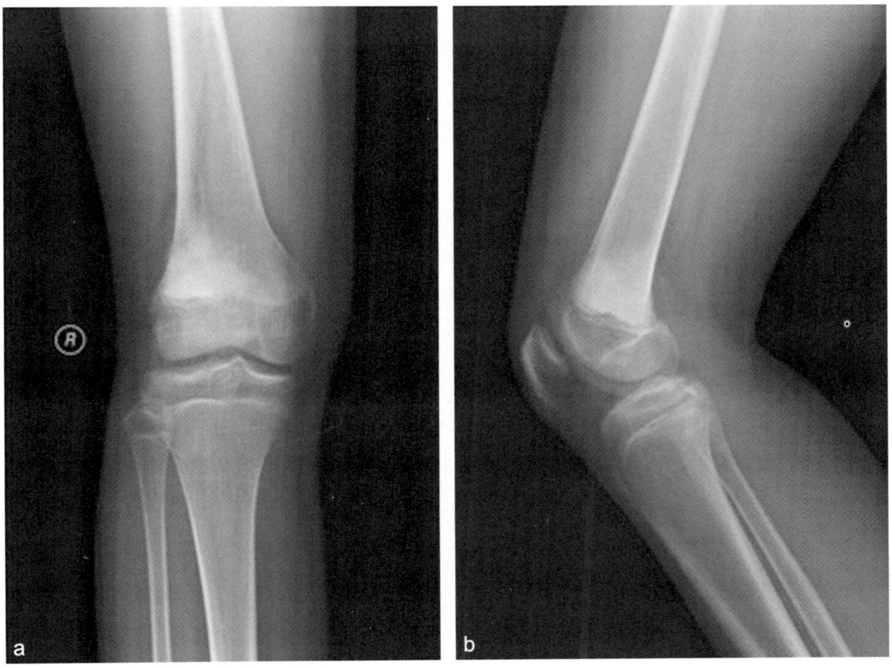

图 8-6-13　骨肉瘤（成骨型）
股骨干骺端外侧局限性高密度影，可见三角形骨膜反应，未见明显软组织肿块

糊的不规则的环形、半环形或弧线钙化，可相互重叠显影。

（4）骨膜反应：主要有层状（单或多层，包括葱皮样，常呈不连续状）、针状（放射或垂直状）、三角形；还可有不规则状、波浪状、无定形。骨膜反应在骨肉瘤中的出现率高达90%以上，有时早期平片上只见长骨干骺端出现少许骨膜反应，骨质破坏尚不明显，因此，容易忽略及漏诊。

（5）软组织肿块：密度常较正常软组织高，其内可见数量级形态不一的瘤骨或瘤软骨钙化。

（6）骨肉瘤侵犯骨骺及关节软骨：骨骺板及关节软骨对骨肉瘤的生长具有一定屏障作用。高度恶性者，可直接破坏骨骺板及关节软骨并进入关节。

（7）病理骨折：发生率为6%～10%，多见于溶骨型骨肉瘤，一般骨痂较少。

（8）骨肉瘤转移及多中心性骨肉瘤：血源性转移最多见，可早期出现。淋巴转移较少。

（9）转移灶可以有成骨现象：多转移至肺。多中心性骨肉瘤包括：多中心病损同时发生（骨肉瘤病），多中心病损发生在不同时间，或单一病损中在同一骨骼的其他部位发生另一个病损，或经关节播散（跳跃转移）到相邻的骨骼，或远程骨转移（伴或不伴肺转移）。

【鉴别诊断】

1. 成骨性病变

（1）成骨型骨转移：好发于中、老年，多见于乳癌、前列腺癌，霍奇金病亦可出现骨硬化病灶，常多发。

（2）化脓性骨髓炎：骨髓炎或骨脓肿的骨破坏区周围绕着新生骨，破坏区内常见大块死骨。而骨肉瘤的破骨与成骨互不相干。病损进展，骨髓炎急性期比骨肉瘤进展快，慢性期常比骨肉瘤进展慢。骨髓炎的骨膜反应在随访过程中密度总是由低变高，边缘由模糊变光滑清楚，反映了骨膜反应由幼稚到成熟的过程，而骨肉瘤骨膜反应无修复趋势，肿瘤突破新生骨造成骨化形态破坏。骨髓炎软组织改变常为弥漫性肿胀，无明显肿块。

（3）尤因肉瘤：多见于5～15岁，好发于长骨骨干及骨干干骺端，葱皮样骨膜反应多于针状，对放疗敏感。

（4）疲劳骨折：好发于胫骨中、上1/3交界处，股骨及腓骨上、下段，跖骨，肋骨、肱骨及尺骨上段，桡骨下段等处。有骨膜增生及骨痂形成。

2. 溶骨性病变

（1）骨巨细胞瘤：好发于20～40岁，多位于长骨骨端的偏心性、皂泡状骨质破坏，一般无骨膜反应，少数恶性者可有。瘤内无骨化及钙化，无或少有硬化缘。

（2）骨纤维肉瘤：发病年龄较骨肉瘤大，多见于20～60岁，多呈局限性溶骨破坏，无瘤骨，无或少有反应性骨硬化。常有软组织肿块。骨膜反应无或有，较骨肉瘤轻。

（3）溶骨性骨转移：好发于中老年，有肿瘤病史，无或少有骨膜反应，常多发。

十三、软骨肉瘤

（一）中央型软骨肉瘤

发病年龄：30～60岁，平均40～50岁，男女发病比例为1.5～2 ∶ 1。

好发部位：骨盆、股骨、肱骨、胫骨、肩胛骨、肋骨、胸骨、脊椎、腓骨、桡骨及尺骨、手足骨、颅面骨。

临床表现：原发性者，一般生长缓慢，局部持续性疼痛，肿胀或肿块引起肌肉、神经、血管相应的压迫症状；继发性者，常有肿瘤突然迅速生长及疼痛加剧史。

【X 线表现】

（1）骨质破坏：髓腔内有溶骨性损坏，可伴有轻度膨胀性骨破坏，皮质可增厚，变薄或扩张，也可呈侵蚀性破坏（图 8-6-14）。

（2）钙化、骨化：散在且密度不均、边缘模糊的斑点状、多环状、单环状或半环状钙影，或为密集成堆的絮状及大块状致密影。

（3）大的软组织肿块。

（4）骨膜反应：可有可无，呈良性层状不间断骨膜反应，也可呈恶性阳光状或三角形骨膜反应。

（5）长骨干骺端骺板闭合后可侵犯骨端。

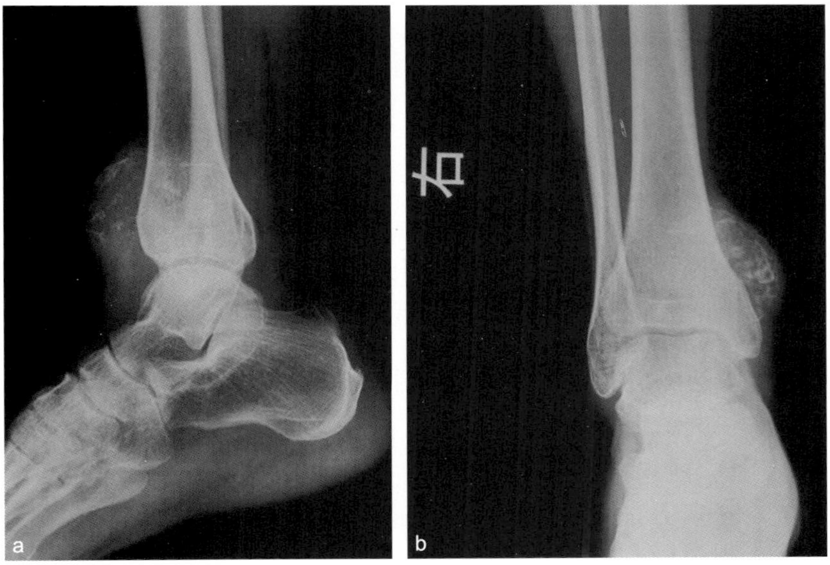

图 8-6-14　软骨肉瘤

（二）周围型软骨肉瘤

较中央型少见，多为继发性，常由骨软骨瘤的软骨帽恶变而来。表现为软骨帽不规则变厚、增大，其内原有钙化影变淡、模糊、数目增多、减少或移位，出现骨质破坏及骨膜反应，可破入软组织形成肿块。

（三）皮质旁型（骨膜型）软骨肉瘤

少见，肿瘤多见于股骨干骺端或干骺端 - 骨干之皮质旁，呈类圆形或分叶状软组织肿块，其内有软骨钙化、骨皮质可受侵蚀，也可附着在皮质上，无硬化缘，可有骨膜反应。

【鉴别诊断】

（1）软骨瘤：常有散在沙砾样钙化点，但较软骨肉瘤小，骨皮质多保持完整，无骨膜反应及软组织肿块。

（2）骨软骨瘤：附着于骨干骺端的骨性突起，形态多样，软骨帽盖厚者亦可见肿瘤端部有菜花样钙化阴影。

（3）骨肉瘤：软骨帽增厚更明显，并形成软组织肿块，其内可见多量不规则絮状钙化点。软骨肉瘤内无钙化时与溶骨性骨肉瘤相似，但若见骨肉瘤具有的特征性肿瘤骨化，以及骨膜反应显著者可资区别。

十四、尤因肉瘤

【临床表现】

（1）好发年龄：好发于5～25岁，高峰年龄10～15岁。

（2）好发部位：肿瘤好发部位与年龄及红骨髓的分布有关，青少年以长管状骨为主，20岁以上以扁骨多见。

（3）临床特征：疼痛，局部红、肿、温度升高，红细胞沉降率增快，白细胞升高，体温升高。早期即可广泛转移至骨骼、肺和其他脏器，对放射线治疗敏感。

【X线表现】

1. 长骨

（1）骨干中心型：最多见，病变位于骨干中段，呈溶骨性渗透样或虫蚀样骨质破坏，部分也可呈地图样改变，骨皮质呈筛孔状、花边状缺损，周围有葱皮样骨膜反应，可形成骨膜三角，可有放射状骨针，多数形成巨大软组织肿块，少数肿块不明显。

（2）骨干周围型：少见，在骨皮质外缘呈局限性蝶形侵蚀性骨质破坏，而骨皮质内缘保持完整，其旁软组织肿块较大，与骨破坏不成比例。

（3）干骺中央型：病变位于干骺端中央，其X线表现与骨干中心型相似，但长骨干骺端松质骨多，故较易产生反应性骨硬化。

（4）干骺周围型：病变位于干骺端边缘，多呈溶骨性骨质破坏，伴有骨膜反应与软组织肿块，少数病变侵犯骨骺称干骺骨骺型。

2. 扁骨及不规则骨　可分为溶骨、混合及硬化三型，以溶骨型为主，虽然尤因肉瘤不产生瘤骨，但扁骨病变常有丰富骨膜新生骨形成，约1/3病变可有弥漫性骨硬化，似骨肉瘤，为反应性成骨所致，而非瘤骨（图8-6-15）。

【鉴别诊断】

（1）急性骨髓炎：病史短、发病急，骨破坏和增生同时存在，软组织肿胀而无肿块。如出现死骨则表示为炎症。而骨内病变的广泛浸润破坏及边缘模糊不清，说明病变的恶性性质。

（2）转移性成神经细胞瘤：尤因肉瘤发生骨转移时，需要成神经细胞瘤鉴别。转移性成神经细胞瘤多在2岁以前发病，尤其是出生后半年内发病更有鉴别意义，病灶常对称出现于长骨干骺端，为多发性溶骨破坏。

（3）骨肉瘤：不典型的尤因肉瘤发生在干骺端时，很难与骨肉瘤鉴别。若发现肿瘤骨时可以为后者，否则只有依靠活体组织检查或诊断性治疗来确诊。

十五、骨髓瘤

【临床表现】

好发年龄：好发于中老年人，多见于40岁以上，男多于女。

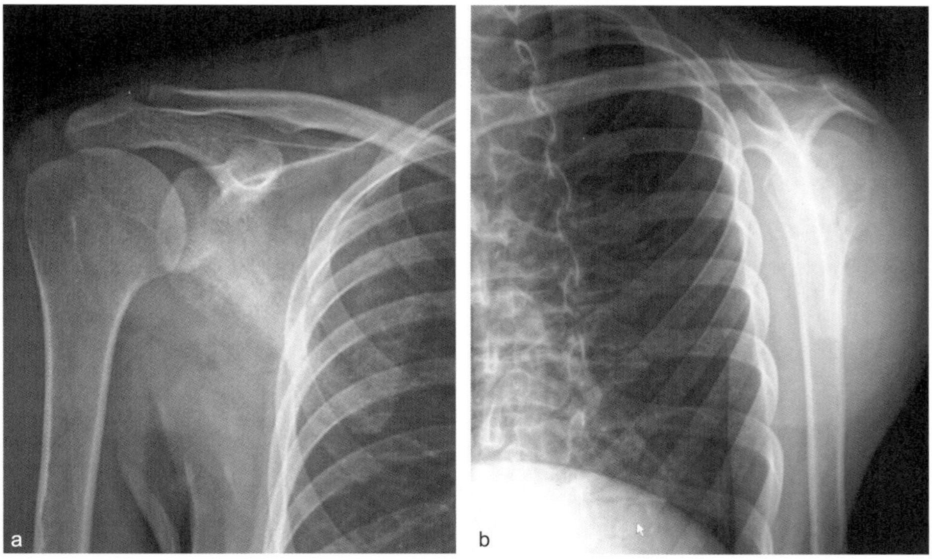

图 8-6-15　尤因肉瘤

右侧肩胛骨正侧位片示：右侧肩胛骨骨质破坏，周围可见放射针状骨膜反应及明显软组织肿块

好发部位：成人有造血性红骨髓的部位均可发病，以发病率高低为序排列：椎骨、肋骨、骨盆骨、股骨、锁骨、肩胛骨、颅骨。

临床特征：主要症状为全身性骨骼疼痛、软组织肿块及病理性骨折；可伴有贫血、血小板减少、高蛋白血症、高钙血症、本 - 周蛋白尿，骨髓涂片可找到骨髓瘤细胞。

【X 线表现】

（1）部分平片不能显示。骨质疏松，脊柱可发生椎体压缩性骨折，也可发生肋骨骨折。

（2）溶骨性骨质破坏，呈穿凿样、蜂窝状、鼠咬状、皂泡状，边缘清楚、锐利或模糊，无硬化缘及骨膜反应（图 8-6-16）。

（3）骨质硬化，很少见，可表现为周围骨膜反应，放射状骨针，破坏与硬化并存，病灶周围反应性骨硬化，经过放疗后的骨髓瘤也可出现骨硬化改变。

（4）软组织肿块，椎体骨髓瘤可伴或不伴椎旁软组织肿块，但肿块较局限，肋骨及骨盆等处骨髓瘤容易形成局部软组织肿块。

【鉴别诊断】

（1）老年性骨质疏松：一般尿中无本 - 周蛋白，血清球蛋白也不增高，血钙正常。老年性骨质疏松主要出现在脊柱和骨盆，而颅骨不受累为其特点，随访中看不到进行性骨质破坏。

（2）转移瘤：有原发病灶，未受累骨一般无骨质疏松，发生在椎体的转移瘤，椎弓根常受累，而骨髓瘤一般不累及椎弓根。

（3）甲状旁腺功能亢进症：骨髓瘤的弥漫性骨质疏松、骨破坏与甲状旁腺功能亢进症的表现相似，但前者无长骨弯曲变形及骨膜下吸收。后者血中无球蛋白增多，尿中无本 - 周蛋白。

（4）骨巨细胞瘤：好发于 20 ~ 40 岁，一般好发于长骨，且有典型的泡沫状及明显的膨胀性，而骨髓瘤好发于扁骨。

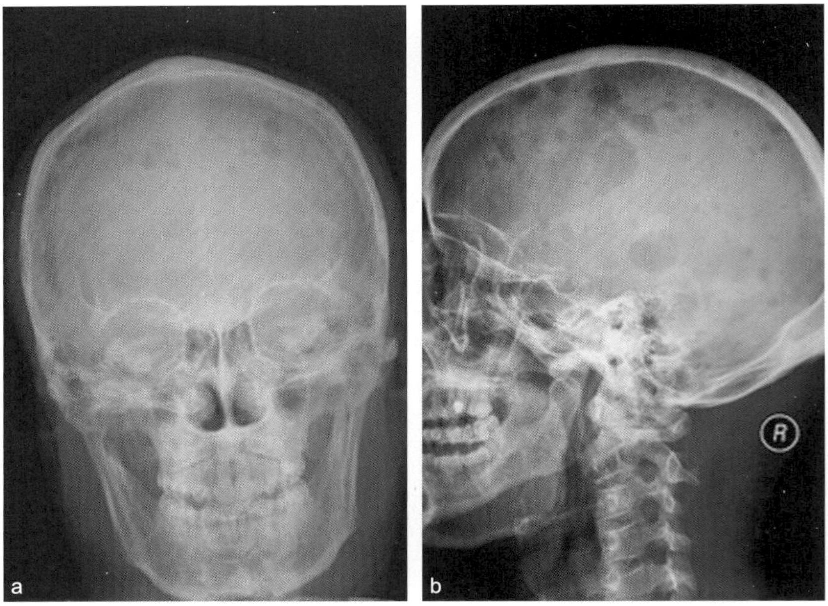

图 8-6-16 多发性骨髓瘤
颅正侧位片示颅骨多发穿凿样溶骨性骨质破坏，无硬化缘及骨膜反应

十六、转移瘤

【临床表现】

癌或肉瘤均可发生骨转移，但 80%～90% 为癌转移，其中以肺癌、乳癌、前列腺癌、鼻咽癌、甲状腺癌、肾癌为最多。儿童以成神经细胞瘤的转移为多见。肉瘤中尤因肉瘤、骨肉瘤等亦可发生骨转移。

好发年龄：可发生于任何年龄，但大多数发生在 40 岁以上。而成神经细胞瘤的骨转移多在 5 岁以下。

好发部位：可发生于任何骨骼，但主要发生在含红骨髓的躯干骨，以脊柱、肋骨、盆骨、头颅最多，长骨中多见于股骨、肱骨及胫骨中段以上骨骼。

临床特征：多表现为持续性疼痛，夜间加重，病理骨折，局部可触及肿块。成骨性转移瘤者，碱性磷酸酶增高、血钙磷正常或偏低；溶骨性转移者血钙、血磷增高；前列腺癌转移者酸性磷酸酶增高。

【X 线表现】

（1）溶骨型：最多见，约占 83.5%，表现为多发或单发的局限性溶骨性骨质破坏，呈虫蚀样、地图样或渗透样，不伴有硬化边缘，一般无骨膜增生。发生在椎体者可因广泛性破坏椎体变扁，但椎间隙常保持完整，椎弓根常受侵、破坏。

（2）成骨型：大多数来自前列腺癌，一部分来自乳腺癌、鼻咽癌、胃肠道癌、甲状腺癌等。一般多发，表现为骨骼外形基本上保持，骨骼内出现小斑点状、结节状骨密度增高病灶或弥漫型地图样骨密度增高区，边界可清或不清楚，少数伴有骨膜反应。

（3）混合型：兼有上述溶骨及成骨型的影像学表现，常见于乳腺癌及肺癌，其次为鼻咽癌、黑色素瘤、膀胱癌等（图 8-6-17）。某些骨转移瘤，经放疗或化疗后，可从溶骨型转

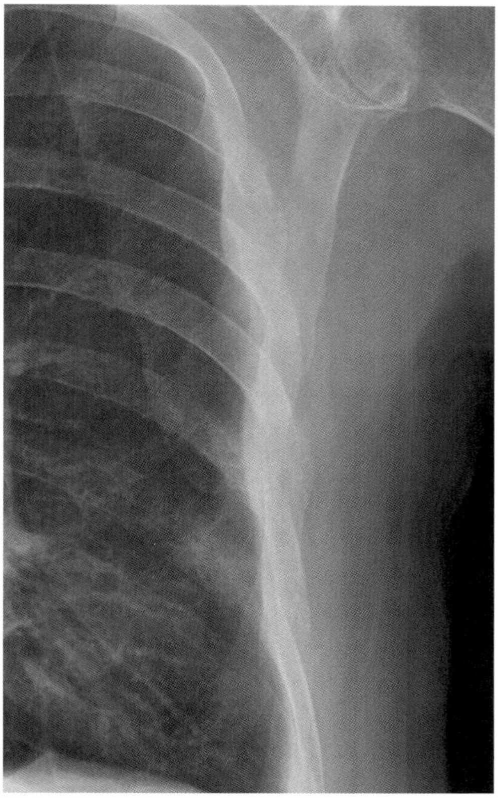

图 8-6-17　转移瘤
左侧多发肋骨骨质破坏，稍呈膨大性改变，密度不均匀

变为成骨型。

【鉴别诊断】

（1）单发性骨转移瘤需与骨肉瘤、骨巨细胞瘤、骨嗜酸性肉芽肿等相鉴别：骨肉瘤好发于青少年，骨巨细胞瘤、骨嗜酸性肉芽肿好发于 40 岁以下。

（2）多发性骨髓瘤：参考本节骨髓瘤的鉴别诊断。

（3）甲状旁腺棕色瘤：一般都有全身性骨质疏松，指骨骨膜下骨吸收及牙周的硬板层吸收。

（4）脊柱结核：除椎体骨质破坏外，常破坏椎间盘引起椎间隙狭窄，常伴寒性脓肿。

十七、骨肿瘤样病变

（一）骨囊肿

【临床表现】

骨囊肿病因不明，目前盛行的学说认为是局部循环障碍、静脉阻滞、骨内静脉压力增高致骨质吸收、细胞外液积聚造成。

好发年龄：可见于任何年龄，但常见约 20 岁以下，男：女为 2～3：1。

好发部位：好发于肱骨（约占 50%）、股骨（约占 30%）及胫骨近端干骺端或骨干的髓腔内。其他发病部位包括腓骨、尺骨、桡骨、跟骨、距骨、髋骨、肋骨等。

临床特征：疼痛，局部肿胀，大部分患者的首发症状是病理骨折。但跟骨、距骨、骨盆等处骨囊肿常无症状，亦少有病理骨折，常被偶然发现。

【X 线表现】

长骨干骺端或连同骨干部位的单发性卵圆形骨质破坏区，与骨长轴平行，边界清晰，常呈中心性生长，骨皮质膨胀变薄，并有硬化缘，不穿越骺板（图 8-6-18）。部分病例呈多房性。病理性骨折后可见骨片陷落征即碎骨片掉入含液体囊腔内。

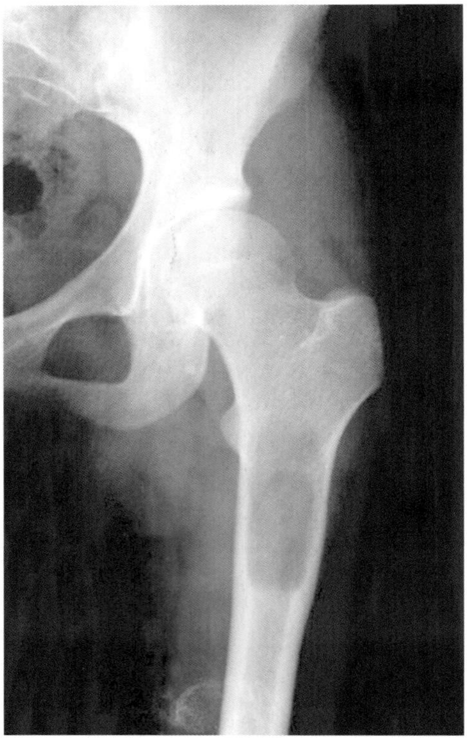

图 8-6-18 骨囊肿

股骨干卵圆形骨破坏区，呈中心性生长，边界清晰，长轴与骨干纵轴平行，边缘硬化

【鉴别诊断】

（1）骨巨细胞瘤：好发于 20 ~ 40 岁，多发生在骺板闭合后的骨端，多为偏心性破坏，呈皂泡状，无或罕见硬化缘。

（2）动脉瘤样骨囊肿：多为偏心性破坏灶，膨胀程度较重，且有骨膜反应。CT 及 MRI 上常可见液 - 液平。

（3）骨纤维异常增生症：病变范围较广，病灶内可见不全骨化或磨玻璃样改变，CT、MRI 表现为实性而非囊性。

（二）动脉瘤样骨囊肿

【临床表现】

病因不明，可能由于局部持续性血流动力的障碍，引起静脉压极度增高，导致血管扩张所致，也可能与外伤有关。目前认为 20% ~ 30% 有原发病变，包括软骨母细胞瘤、成骨细胞瘤、骨巨细胞瘤及骨肉瘤、骨纤维异常增生症等，因此有些报道把本病分为原发性和继发性。

好发年龄：多见于 10 ~ 20 岁青年，但也可见于成人。

好发部位：以脊椎和扁骨为常见，亦可发生在长骨干骺端，短骨较少见，而骨盆是扁骨中最常见部位。

临床特征：以局部疼痛和肿块为主，易发生病理骨折，可有邻近关节的功能障碍。脊椎病变，随着病变长大，可出现相应神经症状。

【X 线表现】

早期或溶骨期，表现为病变部位轻度膨胀，无骨间隔；膨胀期则表现为偏心性膨胀性骨质破坏，骨皮质变薄，可呈"气球样"膨出骨外（图 8-6-19）。病灶常有骨嵴、骨间隔及周围硬化，钙化罕见，可见 Codman 三角。病变较少侵及骨骺，骨骺愈合后，骨端也可被累及。成熟期，增生硬化更加显著。在脊柱，病变多累及脊柱后部附件，邻近椎体可见累及或不累及。

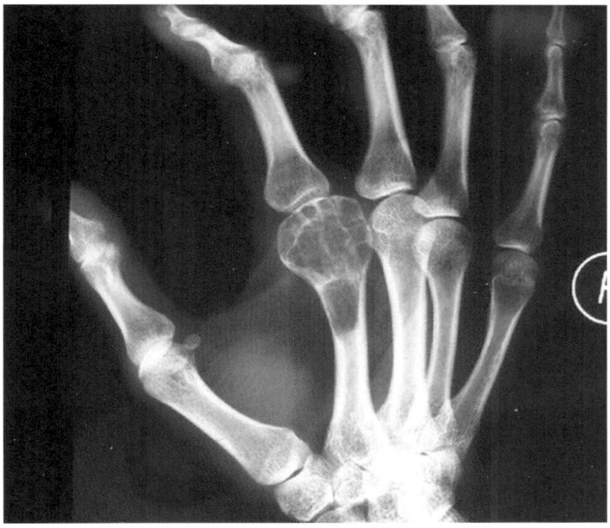

图 8-6-19　动脉瘤样骨囊肿

第 2 掌骨骨干、累及骨端的膨胀性骨破坏区，边界清，骨皮质变薄，气球样膨胀，有硬化缘及骨间隔

【鉴别诊断】

（1）骨巨细胞瘤：好发于 20 ~ 40 岁，多发生在骺板闭合后的骨端，呈皂泡状，无或罕见硬化缘，无骨膜反应。

（2）骨囊肿：为中心性骨破坏病变，膨胀程度较轻。无骨膜反应。

（3）软骨黏液纤维瘤：因其偏心性、膨胀性及内部网状结构而与动脉瘤样骨囊肿相似。但软骨黏液纤维瘤近髓腔侧可见明显的骨硬化，膨胀较轻。鉴别困难时可用 MRI 检查。

（4）毛细血管扩张性骨肉瘤：症状明显，病情进展快，移行带宽，多无硬化缘，可穿破骨皮质形成软组织肿块，可见侵袭性的分层状、日光或三角形骨膜反应，CT 及 MRI 表现少有液 - 液平。

（三）骨纤维异常增生症

【临床表现】

是常见的骨发育异常，发病机制尚未完全清楚。本病分为三型：单骨型、多骨型及多骨病变伴皮肤色素沉着、内分泌障碍的 Albright 综合征。

好发年龄：5 ~ 50 岁，多在 10 岁左右发病（多骨型），合并内分泌障碍者常在 3 ~ 4 岁发病，但到青少年后成年期才被发现。

好发部位：长骨病变主要在骨干。单骨型病变常累及肋骨、股骨、胫骨或下颌骨；多骨型常累及颅骨、面骨、骨盆、脊柱和上肢带骨。

临床特征：单骨型常无症状，可合并病理骨折。多骨型临床有腿痛、跛行、病理骨折、内分泌异常和皮肤色素沉着等。头面部受累可引起不对称性畸形隆突。

【X 线表现】

表现髓腔内囊状、膨胀性骨质破坏，与周围骨质分界清晰，有硬化缘，其内呈磨玻璃样改变，骨髓腔消失，皮质变薄，病变肢体增粗弯曲，广泛病变常常位于身体的一侧，病变以胫骨的前弓畸形及股骨上段“牧羊人手杖”畸形最为常见（图 8-6-20）。颅面骨病变表现为局限或广泛增大畸形，板障呈囊状改变，外板变薄外凸，内板可增厚。

【鉴别诊断】

（1）畸形骨炎：多见于成年和老年人，颅骨外板呈绒毛状增厚，其内有密度不均的虫蚀样破坏；长骨增粗、弯曲畸形，皮质增厚，与正常骨交界处有“V”形疏松区。

（2）骨巨细胞瘤：好发骺板闭合后的骨端，呈皂泡状，无或罕见硬化缘，无骨膜反应。

（3）下颌骨造釉细胞瘤：骨质呈囊状膨胀性改变，透明度较高，内可含牙齿或齿根。

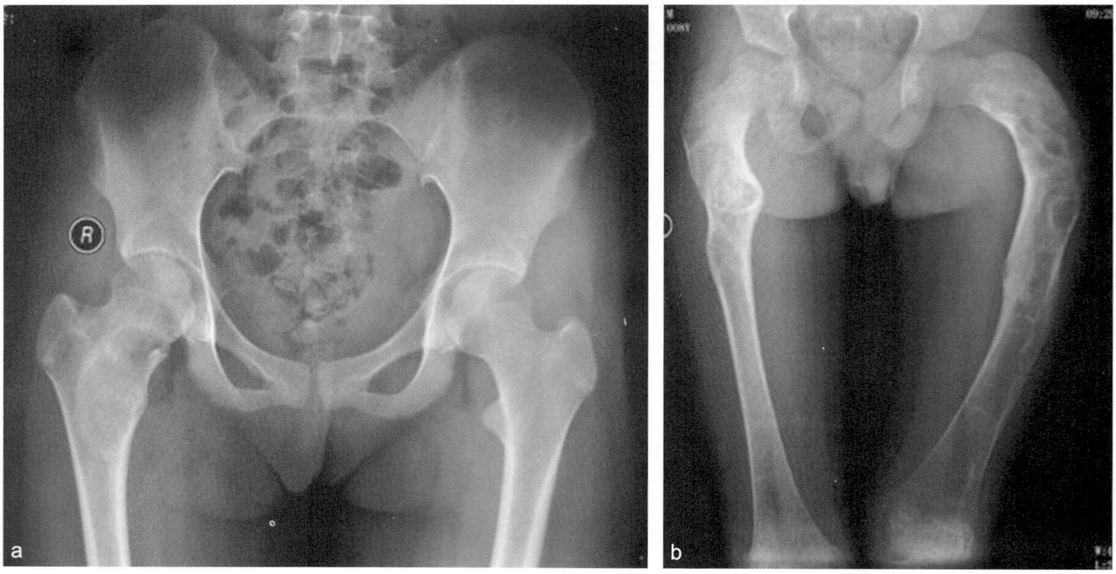

图 8-6-20 骨纤维异常增生症

a. 右侧股骨髓腔内囊状、膨胀性骨质破坏，与周围骨质分界清晰，有硬化缘，其内呈磨玻璃样改变；b. 双侧股骨牧羊人手杖畸形

（刘 松 王 晨 程煜方）

第七节　慢性骨关节病变

一、退行性骨关节病

【临床表现】

本病分原发和继发两种。原发者多见于 40 岁以上，属老年性退变，好发于髋、膝、手指、腰椎及颈椎；继发者多发生于外伤、炎症、神经障碍、缺血坏死及先天性发育异常的骨关节改变。主要症状为局部疼痛、运动受限、关节畸形等。

【X 线表现】

（1）原发者常多发、对称、承重大关节发病。继发者常单关节发病，可累及任何关节。

（2）四肢：关节间隙不对称性狭窄，关节面致密不平，边缘骨赘增生。晚期可出现骨端假囊肿、关节鼠和半脱位等，但不发生强直。脊柱中椎体及椎小关节的变化与四肢相同，但可继发椎管狭窄。

髋关节——髋关节水平面明显，垂直面可增宽，尤其在股骨头半脱位时表现显著。关节面硬化增白，髋臼缘骨质增生呈唇样，可将股骨头大部掩盖，股骨头受压区可变平变扁，股骨颈粗短。关节面下假囊肿多见于股骨头受压部和髋臼上部，紧贴关节凹陷面，周围有硬化致密带，伴有游离体较少见，有时在关节周围见线状或羽状韧带钙化。

膝关节——早期股骨髁间嵴变尖，继后关节缘见唇样骨刺向外突出，髌骨上下缘亦可见骨刺，相应髌骨及膝关节面密度增高。关节狭窄从内侧开始呈不均匀狭窄，股骨髁可呈方形。膝关节面下假囊肿极少见而关节游离体较多见（图 8-7-1a）。

肩关节——很少有骨质增生现象，主要表现为肱骨大结节和关节盂边缘有硬化现象。大结节关节面下方见局限性骨质疏松。关节周围韧带钙化，关节间隙正常。

脊柱——椎间关节突关节的改变，同时也包括椎间盘退变而引起的骨质改变。X 线表现为：①小关节突变尖、小关节间隙变窄，关节面硬化；②椎体前缘唇样骨刺、骨桥；③许莫结节和椎间隙狭窄；④椎体周围韧带钙化（图 8-7-1b）。本病极为常见，以下颈椎、下胸椎及腰椎明显，随年龄增长而加重。老年人几乎都能见到，临床表现与 X 线表现不成正比。

【鉴别诊断】

（1）类风湿关节炎：晨僵＞60 分，侵蚀性关节病变，红细胞沉降率（ESR）增快，而骨关节病患者 ESR 常小于 45mm/h。风湿因子（RF）阳性。

（2）风湿性关节炎：发病年龄小，属于全身性疾病，非畸形性关节炎，游走性关节炎，抗“O”高。

（3）强直性脊柱炎：HLA-B27 阳性。

（4）痛风：第一跖趾关节受累，男性多发，急性发作，有诱因，早期为单关节或少关节受累，有红、肿、热、痛等症状。

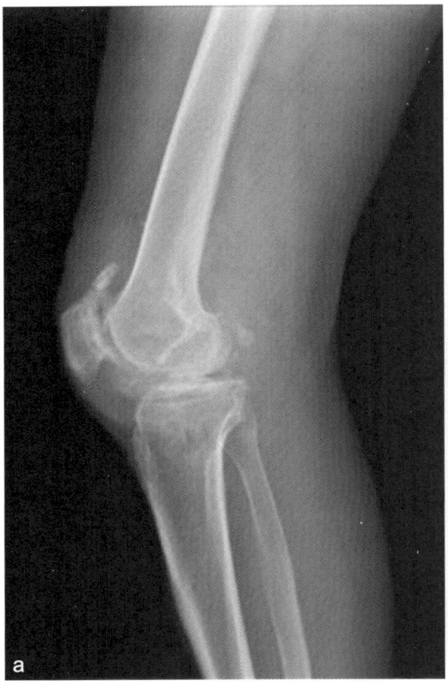

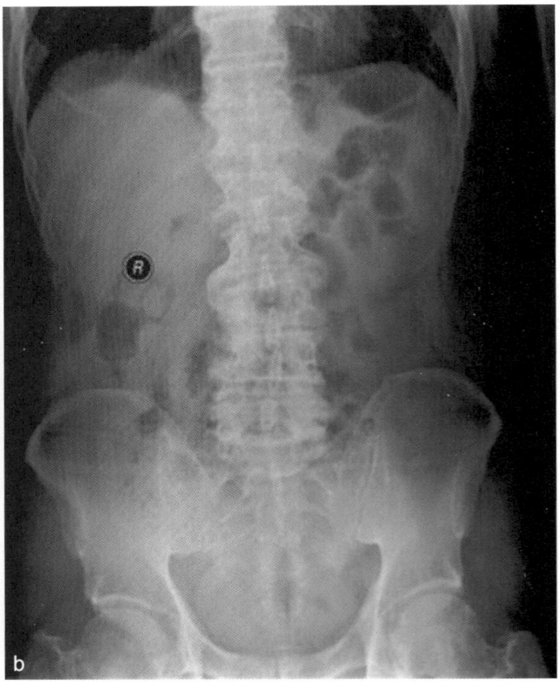

图 8-7-1 退行性骨关节病
a. 右膝关节组成骨广泛骨质增生改变，关节间隙狭窄，骨质密度不均匀；
b. 腰椎椎体呈唇样骨质增生，骨桥形成

二、类风湿关节炎

【临床表现】

慢性关节疾病，常伴全身症状，侵犯多个关节。好发于女性，20 ~ 40 岁多见，对称性发病。常发生于四肢小关节，软组织呈梭形肿胀症状，并伴有游走性关节痛，关节周围皮下结节，活动受限。化验血沉快，类风湿因子阳性，血清球蛋白高。晚期可出现关节畸形。

【X 线表现】

早期：手足小关节多发、对称性梭形软组织肿胀，骨端骨质疏松，关节间隙正常或稍宽（图 8-7-2a）。

进展期：上述变化基础上出现关节间隙狭窄及骨质疏松，关节面边缘呈虫蚀状骨质破坏，破坏区周围有骨质增生。

晚期：关节面模糊、中断、软骨下可见囊状骨质吸收，关节间隙明显变窄，有屈曲畸形，出现半脱位或脱位，最终导致纤维性骨性强直（图 8-7-2b）。

【鉴别诊断】

（1）风湿性关节炎：一般起病急，有咽痛、发热及白细胞增高，2 ~ 3 周前有链球菌感染史，以四肢大关节多见，为游走性关节肿痛，关节症状消失无永久性损害。常伴有心脏病，抗“O”高，而类风湿因子阴性。

（2）强直性脊柱炎：青年男性较多见，主要侵犯骶髂关节及脊柱，外周关节受累多以下肢关节为主。90% ~ 95% 患者 HLA-B27 阳性，类风湿因子阳性。

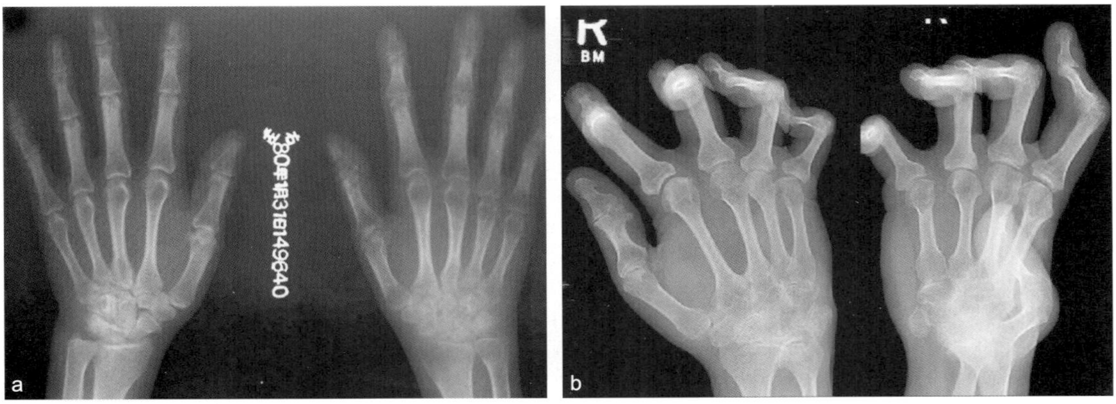

图 8-7-2　类风湿关节炎
a. 双手掌、指骨骨端骨质疏松，关节间隙正常；b. 双手诸骨骨质疏松，指间关节间隙明显变窄、屈曲畸形，腕关节骨性融合、半脱位

（3）骨性关节炎：发病多在40岁以上，主要累及膝、脊柱等负重关节，受累关节疼痛，活动时加重甚至出现肿胀、积液。X线可见关节间隙狭窄、关节边缘呈唇样骨质增生或骨疣形成。

（4）银屑病关节炎：手关节受累较常见，以手指远端指间关节受累为主，易出现关节畸形，类风湿因子阴性，最重要的是患者伴有银屑病的皮肤表现。

（5）痛风：第一跖趾关节受累，男性多发，急性发作，有诱因，早期为单关节或少关节受累，有红、肿、热、痛等表现。

三、强直性脊柱炎

【临床表现】

多发生于30岁以下男性。早期表现为间歇性下腰痛，进行性加重。伴低热、血清类风湿因子阴性，红细胞沉降率增快。晚期脊柱强直、驼背、髋关节活动障碍。

【X 线表现】

最早侵犯骶髂关节，对称性发病。并往往在关节下2/3开始。早期有骨质脱钙，关节轮廓模糊，间隙稍宽，随后关节的髂骨缘出现骨质硬化，两侧关节面呈锯齿状破坏，间隙增宽（图8-7-3a）。随后关节面出现骨质增生、硬化，使关节间隙变窄、消失，发生骨性强直。而软骨下硬化带亦可见消失。脊柱改变，早期普遍性骨疏松，渐次关节突间小关节轮廓模糊，间隙狭窄，骨性强直。由于椎间韧带骨化脊柱呈“竹节样”改变；椎体呈方形椎，椎间隙正常（图8-7-3b）。

【鉴别诊断】

（1）类风湿关节炎：多起病于手足小关节，类风湿因子阳性。

（2）致密性骨炎：多见于女性，影像改变多在髂骨，表现为髂骨面硬化，边缘整齐，主要是关节间隙平滑清晰，红细胞沉降率（血沉）正常。而强直性脊柱炎青年男性较多见，主要侵犯骶髂关节及脊柱，外周关节受累多以下肢关节为主。

（3）骶髂关节结核：多单侧发病，全身及局部症状不明显，数月内可有寒性脓肿形成，

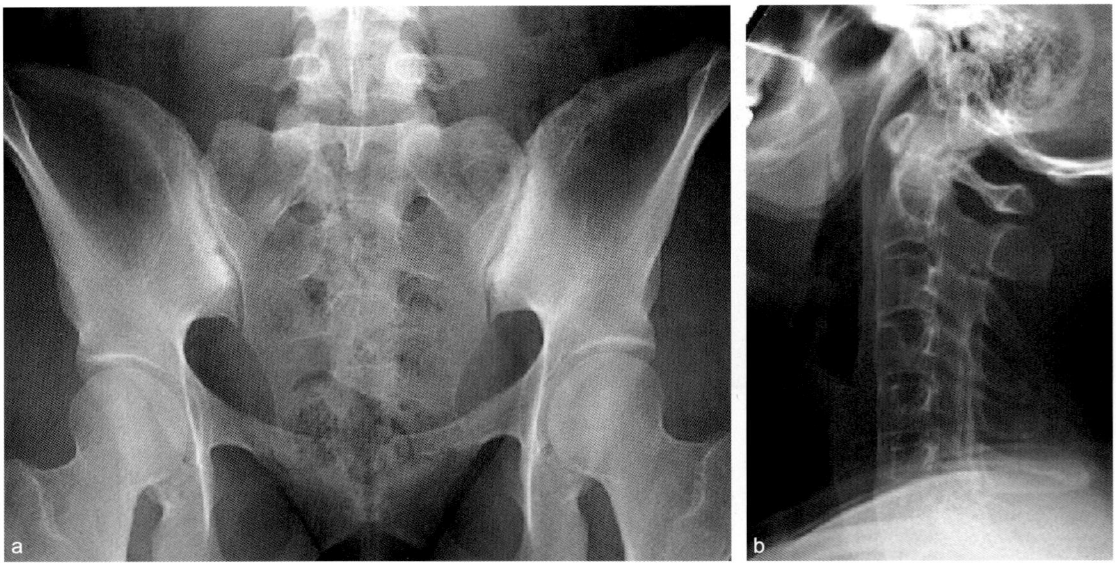

图 8-7-3 强直性脊柱炎

a. 双侧骶髂关节髂骨缘骨质硬化，关节面呈锯齿状破坏，间隙增宽；b. 椎间韧带骨化，椎体呈方形椎，脊柱呈“竹节样”改变，椎间隙正常

局部骨质破坏明显，红细胞沉降率明显增快。

（4）化脓性骶髂关节炎：多单侧起病，起病急，临床有高热，骶髂关节剧痛、红肿，皮温高，影像学上可见死骨形成，周围软组织肿胀。

四、创伤性关节炎

【临床表现】

均有外伤史，日久出现局部关节酸痛，功能受限，活动时有摩擦音，严重时甚至会出现畸形和功能障碍，偶有关节脱位。

【X 线表现】

急性期关节囊肿胀，关节间隙增宽；继发退行性骨关节病使关节间隙变窄，骨端骨质增生，关节内出现游离体，关节周围软组织内可见片条状钙化骨化影（图 8-7-4）。

五、神经性关节病

【临床表现】

多见于 40 岁以上男性，病变部位与神经损伤所在有关，可发生在任何关节，包括脊柱，以四肢关节多见。局部症状主要为关节逐渐肿大、不稳、积液，关节腔内可穿刺出血样液体。肿胀关节多无疼痛或仅轻微胀痛，关节受限不明显。关节疼痛和功能受限与关节肿胀破坏不一致为本病特点。晚期，关节破坏进一步发展，可导致病理性骨折或病理性关节脱位。

【X 线表现】

（1）四肢关节：以膝关节最常见。受累关节积液肿胀，表现为关节间隙增宽，关节囊

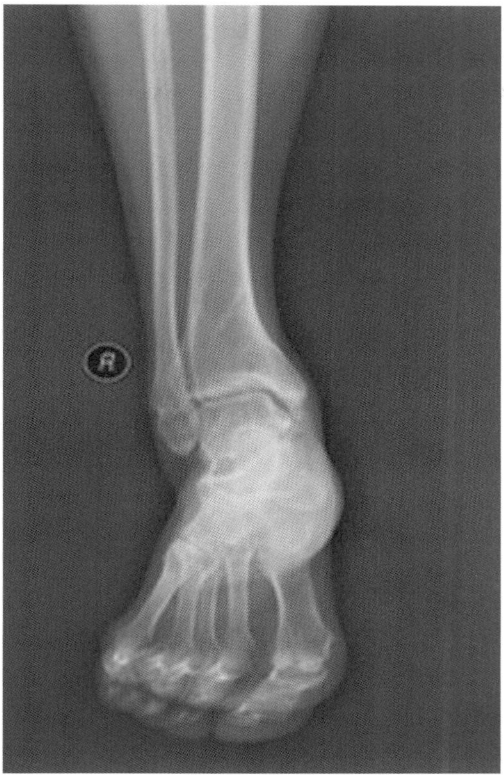

图 8-7-4　创伤性关节炎
踝关节正位片示右踝关节外踝形态不规则，部分增生性改变，胫距关节面变窄

及关节周围软组织密度增高而膨隆，肿胀向骨干方向伸展使肌肉、皮肤层模糊不清。若关节积液量较大则肌腱韧带松弛早，关节呈现半脱位。继则软骨破坏使关节间隙变窄，软骨下骨质硬化和新骨增生，关节面不规则，关节稳固性丧失，出现脱位畸形。晚期可见大量不规则骨质碎块和异位钙质沉积于关节和关节周围软组织内（图 8-7-5）。

（2）脊柱：少见，一般较多见于下腰椎，其次是下胸椎。早期受累上下椎体边缘密度增高，椎间隙变窄。椎体体积增大，密度增高区逐渐扩展到整个椎体。椎体周围软组织可出现较多异位钙化和骨化影，散在椎旁，严重者可使脊柱强直。

【鉴别诊断】

（1）类风湿关节炎：多侵犯四肢小关节，为对称性多发性关节炎，类风湿因子阳性。病损关节周围骨质疏松，关节间隙弥漫狭窄，软骨下散在性、多发性的小囊腔透亮阴影，以关节滑膜受侵犯为主。

（2）强直性脊柱炎：骨质增生，关节边缘往往不清晰，关节内骨性连接、骨强直为特征。早期阶段，病损往往侵蚀关节边缘，关节间隙狭窄往往均匀，而且以韧带钙化、骨化为特征。

（3）痛风性关节炎：第一跖趾关节受累，男性多发，急性发作，有诱因，早期为单关节或少关节受累，有红、肿、热、痛等表现。

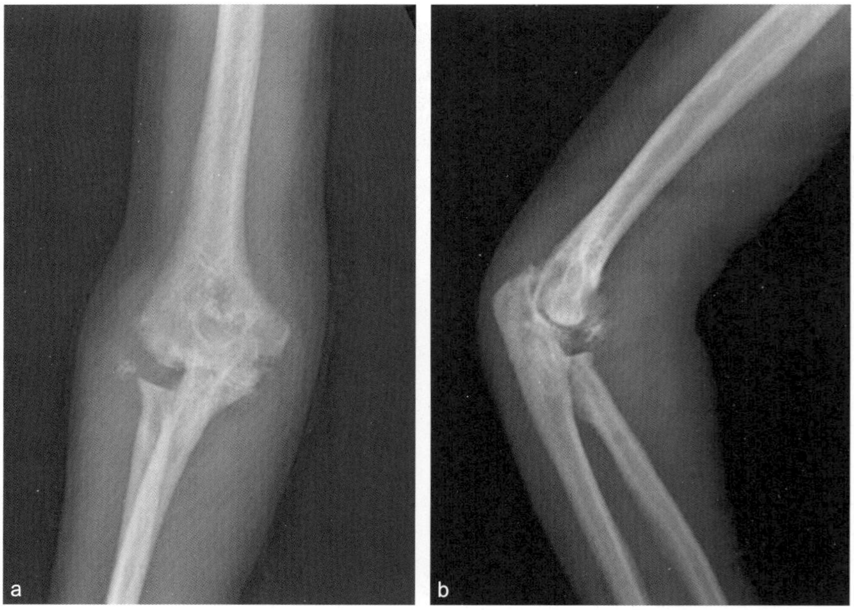

图 8-7-5 神经性关节病

肘关节正侧位片示肘关节广泛骨质硬化，关节面不规则，桡骨小头扁平，关节间隙增宽，肘关节周围见多发骨化影

第八节 内分泌性骨病

一、甲状旁腺功能亢进症

【临床表现】

30 ~ 50 岁女性好发，女性为男性的两倍。临床三大症状：难以忍受的骨痛、高钙血症和尿路病变等体征。

【X 线表现】

全身骨质疏松，骨多发囊性变，骨膜下骨吸收，骨破坏及骨折、畸形（图 8-8-1）。全身性骨骼如骨盆、颅骨、脊柱或长短骨等处的脱钙、骨折和畸形等改变，均常见于本病，但以指骨内侧骨膜下皮质吸收、颅骨斑点状脱钙，牙槽骨板吸收和骨囊肿形成为本病的特点。

【鉴别诊断】

（1）骨质疏松：血清钙、磷和碱性磷酸酶（ALP）都正常，为普遍性脱钙；牙硬板、头颅、手等 X 线无甲状旁腺亢进样特征性骨吸收增加的表现。

（2）骨质软化症：血钙、磷正常或降低，血碱性磷酸酶和甲状旁腺素均可增高，尿钙和磷排量减少。骨 X 线有椎体双凹变形、假骨折等特征性表现。

（3）肾性骨营养不良：骨骼病变有纤维囊性骨炎、骨硬化、骨软化和骨质疏松：血钙降低或正常，血磷增高，尿钙排量减少或正常，有明显肾功能损害。

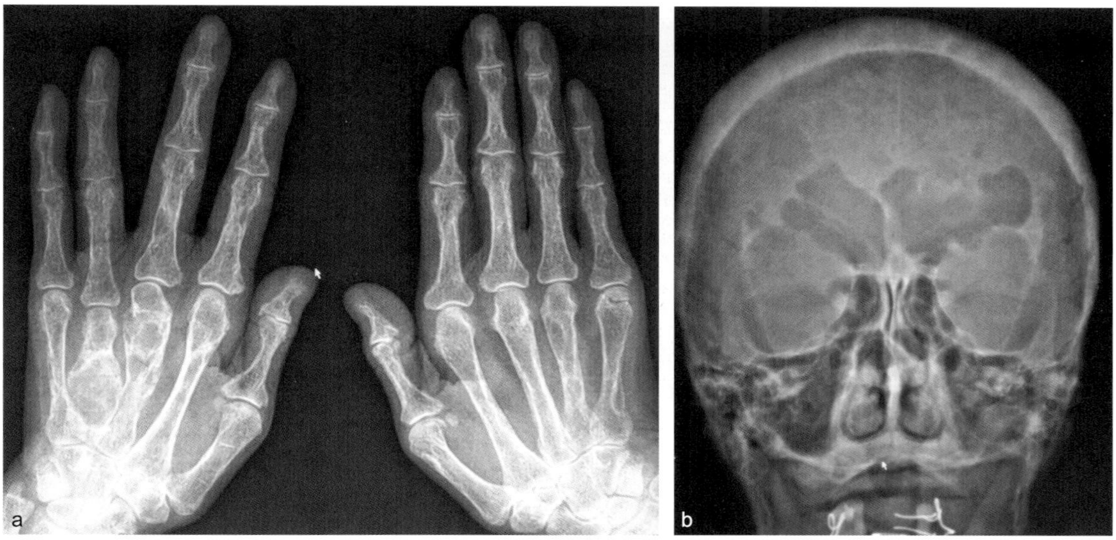

图 8-8-1　甲状旁腺功能亢进症

a. 双手正位片示双手构成骨广泛骨质疏松，指骨可见骨膜下骨吸收，多个掌骨见膨胀性骨质破坏；
b. 颅骨正位片示颅骨板障增厚，密度不均匀，见广泛的斑点状低密度区

二、肢端肥大症

【临床表现】

见于成人，男女发病率相当，主要表现为手、足粗大，颜面皮肤粗厚，耳、鼻、唇、舌肥大，前额眉弓隆起，颧骨突出，下颌部伸长，面容丑陋，脊背常后突，发音低沉而粗大。此外，还可有男性性欲亢进和女性内分泌失调的现象。

【X 线表现】

颅板厚，板障消失；鼻旁窦增大；下颌骨长并向前突；枕外粗隆、颧骨突出；蝶鞍扩大呈球形；手足小关节间隙增宽，指趾骨末梢分别呈圆球状及丛毛状，软组织增厚；跟骨下方软组织厚度超过 2.3cm。

【鉴别诊断】

（1）手足皮肤骨膜肥厚症：以手足、颈、脸皮肤肥厚且多皱纹为特征，脸部多皮脂溢出、多汗，胫骨与桡骨等远端骨膜增厚引起踝、腕关节部显著肥大症，但无内分泌代谢紊乱，血中生长激素水平正常。

（2）畸形骨炎：表现为脊柱弯曲、颅骨增大、长骨增厚等，但软组织不增生，面部极少受影响，没有肢端肥大表现。

三、痛风性关节炎

【临床表现】

好发于成年男性，常侵犯手足小关节，其中第一跖趾关节最为好发。早期常有夜间突

然发病的急性关节炎病史，患者出现红、肿、热、剧痛和关节活动障碍。晚期导致关节变形、强直，并可见痛风结节形成。发作时伴体温升高，白细胞增多，红细胞沉降率增快，血清尿酸盐浓度升高等。

【X 线表现】

早期 X 线无阳性发现，特征性 X 线表现出现在中晚期。主要表现为：

（1）穿凿样骨破坏：位于邻近关节边缘的骨端一侧，呈圆形或长轴与骨干相一致的卵圆形，边缘锐利，境界清楚。

（2）继发性退行性骨关节改变：软骨破坏导致关节面硬化、毛糙，关节间隙变窄，边缘可见骨赘形成，晚期可见关节半脱位或强直（图 8-8-2）。

（3）病变周围骨质结构及密度正常。

（4）痛风结节：表现为受累关节周围的软组织呈偏心性、结节状肿胀，其间密度不均匀，结节的中心与骨质破坏的中心基本相符。

【鉴别诊断】

（1）类风湿关节炎：多见于 20～40 岁女性，多累及双手掌指及近端指间关节，有普遍性骨萎缩，以受累关节为中心，形成对称性梭形肿胀，有明显广泛的骨质疏松，类风湿因子多为阳性，且无痛风结节。

（2）假痛风：也称关节软骨钙化病，焦磷酸盐关节病。好发于周身大关节，如膝、髋、肩、肘、腕、踝等关节，症状与痛风关节炎相似，血尿酸正常，关节软骨出现对称性线状

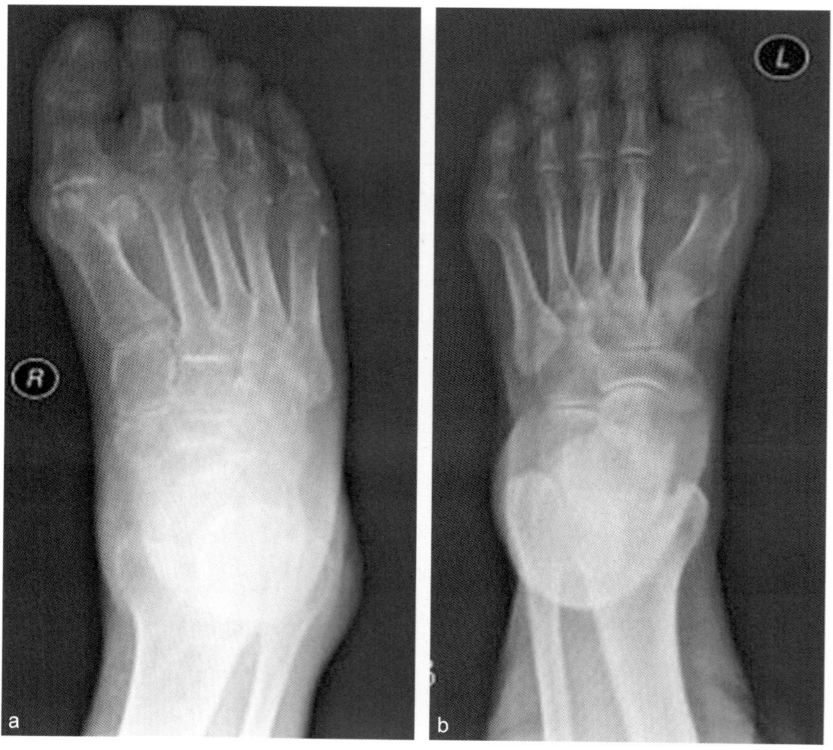

图 8-8-2　痛风性关节炎

a. 右足第一跖骨远端关节面及踇趾近端关节面骨质破坏及硬化，伴痛风结节形成；b. 左足踇趾基底部内侧可见骨质缺损，第一跖骨头变形，跖趾关节变窄并半脱位

钙化，关节液含有焦磷酸钙。

（3）过敏性关节炎：其发作有转瞬即逝的特点，往往累及大关节，关节疼痛不明显。

（4）退行性骨关节病：以老年人多见，多骨关节发病以负重关节为主，表现为关节面硬化，关节面下小囊状骨密度减低区，关节面边缘骨赘形成，关节间隙变窄，无骨皮质侵蚀及痛风结节。

（5）银屑病性关节炎：临床上有银屑病病史，多见于远端指（趾）间关节，末节指（趾）骨远端吸收变细，近端膨大呈“笔帽样”。

（6）内生软骨瘤：多见于短管状骨骨干，骨破坏区呈不规则形，皮质膨胀但无缺失。

四、佝偻病

【临床表现】

一般发生于6个月至3岁以下幼儿，以6个月至1岁发病为多。主要是由于维生素D缺乏，致发育中的骨骼钙磷代谢紊乱，所产生的骨样组织钙化不足，而引起的骨质软化。患儿四肢常软弱无力，腹部膨隆，头颅呈方形，压之有乒乓球感。胸壁两侧有沟状凹入，胸廓呈“鸡胸”畸形，胸骨两旁肋端呈串珠状突起，双下肢“O”形、“X”形或弓状弯曲畸形。

【X 线表现】

双侧股骨远端及胫骨两端干骺端增宽并内陷，临时钙化带模糊不清，呈毛刷状改变。骺板相对增宽。骨骺密度浅淡，骺周边皮质模糊。长骨普遍骨质密度减低，骨内结构不清，骨干向内弧形弯曲，内侧皮质厚，呈“O”形腿改变（图 8-8-3）。

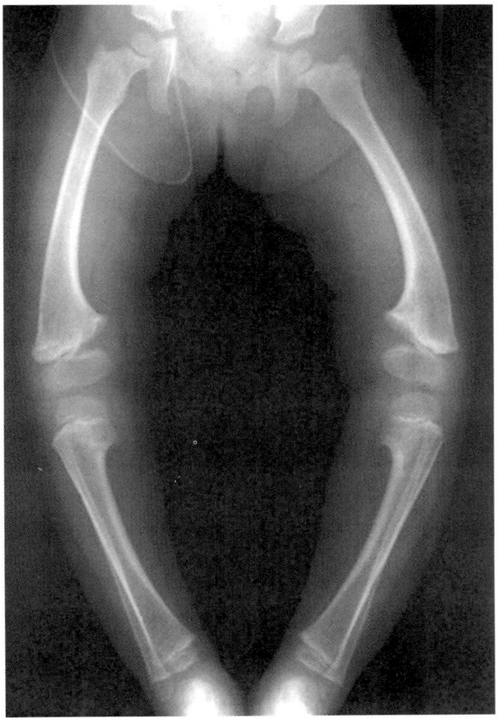

图 8-8-3　佝偻病（“O”形腿）

【鉴别诊断】

（1）黏多糖病：多器官受累，头大、头型异常、下肢畸形、脊柱畸形。

（2）软骨发育不良：头大、前额突出；长骨粗短和弯曲，干骺端变宽，呈喇叭口状，但轮廓光整。

（3）脑积水：前囟进行性增大。

五、坏血病

【临床表现】

本病以人工喂养儿好发。维生素C缺乏数月后，患者感倦怠、全身乏力、精神抑郁、虚弱、食欲缺乏、营养不良、面色苍白、牙龈肿胀、出血，并可因牙龈及齿槽坏死而致牙齿松动、脱落，骨关节肌肉疼痛，皮肤瘀点、瘀斑，毛囊过度角化、周围出血，小儿可因骨膜下出血而致下肢假性瘫痪、肿胀、压痛明显，同时髋关节外展、膝关节半屈、足外旋，呈蛙样姿势。

【X线表现】

（1）长骨干骺端钙化线增厚、增白，钙化线下方有一带状骨质稀疏区（坏血病带）。

（2）骨皮质变薄，骨小梁稀疏，浅淡密度，导致骨干透明度增加，如毛玻璃样。

（3）骨化的骨骺中心亦如毛玻璃样，其周围绕以明显的白色环线，呈环状，与骨干端相近处最为稠密。

（4）在骨骺两侧线与增厚的骺线相连处，出现细小骨刺，由于它的位置伸向侧面，称为“侧刺”。

（5）骨膜下出血处的阴影，使受累的长骨形如杵状或梭状，有时在长骨的两远端出血，形成哑铃状。

（6）在严重病例，可出现骨骺和骨干分离及错位。

（7）肋骨前端增宽，其顶端圆突如压舌板状，易与佝偻病肋骨的杯状末端区别。

【鉴别诊断】

根据维生素C摄入不足膳食史、典型临床表现及长骨X线检查改变特征和对维生素C治疗后迅速好转可作出诊断。

1. 本病肢体肿痛需与化脓性关节炎、骨髓炎、蜂窝织炎和深部脓肿等引起的肿痛鉴别，这些疾病多发生于单侧肢体，并有局部红肿与灼热，全身症状显著，多有高热、中毒现象及白细胞增加，均与坏血病明显不同。

2. 肢体假性瘫痪与脊髓灰质炎、佝偻病、先天性梅毒等鉴别：

（1）脊髓灰质炎：表现弛缓性瘫痪，无肿痛，并有其他症状。

（2）佝偻病：本病的肋骨前端增宽，其顶端圆突如压舌板状，易与佝偻病肋骨的杯状末端区别。

（3）先天性梅毒：多发生于4个月以下幼婴，母亲患显性或隐性梅毒，患儿具有先天性梅毒的特异性体征，血清学检查及X线长骨摄影可资鉴别。

3. 出血症状应与出血性疾病相鉴别，可根据血小板、出血和凝血时间及其他凝血试验和家族史予以鉴别。

（王慧明　祝　志　孙宗璞）

参考文献

1. 韦伯. 胸部影像学. 2版. 郭佑民, 译. 北京: 科学出版社, 2014.
2. 苏惠群, 吴振华. 呼吸系统影像鉴别诊断指南. 北京: 人民军医出版社, 2005.
3. 吴恩惠. 影像诊断学. 5版. 北京: 人民卫生出版社, 2006.
4. 张兆琪. 临床心血管病影像诊断学. 北京: 人民卫生出版社, 2013.
5. 雷迪, 斯坦纳. 心脏影像病例点评106例. 北京: 北京科文图书业信息技术有限公司, 2008.
6. 陈树宝. 先天性心脏病影像诊断学. 北京: 人民卫生出版社, 2004.
7. 陈炽贤. 实用放射学. 2版. 北京: 人民卫生出版社, 1998.
8. 刘玉清. 临床心脏X线诊断学. 北京: 北京出版社, 1981.
9. 艾伦.萧帕雷, 张伟. 乳腺X线影像图谱. 3版. 沈阳: 辽宁科学技术出版社, 2011.
10. 刘秀建. 乳腺疾病X线诊断图谱. 北京: 人民卫生出版社, 2009.
11. 刘佩房. 乳腺影像诊断必读. 北京: 人民军医出版社, 2007.
12. 沈镇宙, 陆劲松, 邵志敏. 乳腺疾病综合诊断学. 上海: 上海科学技术出版社, 2012.
13. 曼赛韦伯斯特, 斯威特兰登. 乳腺良性病变与疾病. 沈阳: 辽宁科学技术出版社, 2013.
14. 温彻斯特, 张国君. 乳腺癌. 2版. 北京: 人民卫生出版社, 2011.
15. 尚克中. 中华影像医学: 消化系统卷. 北京:人民卫生出版社, 2002.
16. 金征宇. 医学影像学. 2版. 北京: 人民卫生出版社, 2010.
17. 高育傲, 高元桂. 胃肠道双对比造影术. 北京: 人民卫生出版社, 1989.
18. 荣独山. X线诊断学. 2版. 上海: 上海科学技术出版社, 1997.
19. 叶滨宾. 泌尿生殖系统影像鉴别诊断指南. 北京: 人民军医出版社, 2005.
20. 周伟生, 赵萍. 妇产科影像诊断与介入治疗. 北京: 人民军医出版社, 2012.
21. 夏玲娣, 田建明, 林琳. 急诊常见疾病X线诊断. 北京: 第二军医大学出版社, 2008.
22. 范国光, 王书轩. 影像读片从入门到精通系列: X线读片指南. 北京: 化学工业出版社, 2012.
23. 吴振华, 张立军. 小儿骨关节临床影像学. 北京: 人民卫生出版社, 2012.
24. 王仁法. 骨关节疑难病例影像. 北京: 人民卫生出版社, 2009.
25. 杜湘珂, 朱绍同. 骨与软组织肿瘤影像诊断与鉴别诊断. 北京: 北京大学医学出版社, 2007.